U0397718

精神病学史

精神病学史

从收容院到百忧解

[美] 爱德华 · 肖特　著

韩健平　胡颖翀　李亚明　译

世纪出版集团　上海科技教育出版社

出版说明

自中西文明发生碰撞以来，百余年的中国现代文化建设即无可避免地担负起双重使命。梳理和探究西方文明的根源及脉络，已成为我们理解并提升自身要义的借镜，整理和传承中国文明的传统，更是我们实现并弘扬自身价值的根本。此二者的交汇，乃是塑造现代中国之精神品格的必由进路。世纪出版集团倾力编辑世纪人文系列丛书之宗旨亦在于此。

世纪人文系列丛书包涵"世纪文库"、"世纪前沿"、"袖珍经典"、"大学经典"及"开放人文"五个界面，各成系列，相得益彰。

"厘清西方思想脉络，更新中国学术传统"，为"世纪文库"之编辑指针。文库分为中西两大书系。中学书系由清末民初开始，全面整理中国近现代以来的学术著作，以期为今人反思现代中国的社会和精神处境铺建思考的进阶；西学书系旨在从西方文明的整体进程出发，系统译介自古希腊罗马以降的经典文献，借此展现西方思想传统的生发流变过程，从而为我们返回现代中国之核心问题奠定坚实的文本基础。与之呼应，"世纪前沿"着重关注二战以来全球范围内学术思想的重要论题与最新进展，展示各学科领域的新近成果和当代文化思潮演化的各种向度。"袖珍经典"则以相对简约的形式，收录名家大师们在体裁和风格上独具特色的经典作品，阐幽发微，意趣兼得。

遵循现代人文教育和公民教育的理念，秉承“通达民情，化育人心”的中国传统教育精神，“大学经典”依据中西文明传统的知识谱系及其价值内涵，将人类历史上具有人文内涵的经典作品编辑成为大学教育的基础读本，应时代所需，顺时势所趋，为塑造现代中国人的人文素养、公民意识和国家精神倾力尽心。“开放人文”旨在提供全景式的人文阅读平台，从文学、历史、艺术、科学等多个面向调动读者的阅读愉悦，寓学于乐，寓乐于心，为广大读者陶冶心性，培植情操。

“大学之道，在明明德，在新民，在止于至善”（《大学》）。温古知今，止于至善，是人类得以理解生命价值的人文情怀，亦是文明得以传承和发展的精神契机。欲实现中华民族的伟大复兴，必先培育中华民族的文化精神；由此，我们深知现代中国出版人的职责所在，以我之不懈努力，做一代又一代中国人的文化脊梁。

上海世纪出版集团

世纪人文系列丛书编辑委员会

2005年1月

精神病学史

本书献给我亲爱的朋友与同仁,历史学家威廉·欧文(William Irvine)和迈克尔·马鲁斯(Michael Marrus):真正的同志。

目录

对本书的评价

把200年的精神病学理论和实践压缩进一个引人入胜而又条理清晰的故事中,是一项了不起的成就。……最打动读者的,是肖特叙述故事的技巧,魔法般再现精神病医师们——他们塑造了他们和他们的患者生活于其中的这门学科和它的环境——人格的能力。

——雷·蒙克(Ray Monk),

英国《星期日邮报》

(*The Mail on Sunday*)

一部坚持己见、满载逸闻趣事的历史……虽然精神病医师们或许会吹毛求疵,弗洛伊德主义者们和其他精神分析师们一定会大声抗议,而那些没有既得利益的人们会从头到尾享受到乐趣,并肯定会得到启迪。

——《柯尔克斯评论》

(*Kirkus Reviews*)

肖特以极大的激情、清晰的叙事和名副其实的博学，讲述着他的故事。

——罗伊·波特(Roy Porter)，

韦尔科姆医学史研究所(Wellcome Institute for the History of Medicine)

内容提要

在《精神病学史——从收容院到百忧解》一书中，爱德华·肖特向我们展示了社会对精神疾病不断变化的态度，有苛刻的，有无情的，也有令人深受鼓舞的。同时，作者描述了好几代科学家与精神病医师为缓解这些疾病所带来的痛苦而作出的努力。作者描绘了精神病学领域重要人物的生动肖像，并毫不留情地评判了他们在促进或阻碍我们理解这些精神疾病起源上所起的作用。

肖特同时考察了决定精神病学发展的那些科学因素和文化因素。他不仅揭示了推动18和19世纪德国精神病学空前进步的力量，而且探明了美国成为精神分析世界领袖背后的因素。

这部文笔迷人、基于彻底研究的著作，对任何在精神病学方面怀有一种私人的、知性的或职业的兴趣的人来说，都是一部引人入胜的读物。

作者简介

爱德华·肖特,1941 年出生于美国伊利诺伊州埃文斯顿,1968 年获得哈佛大学近代社会史博士学位。1967 年就职于多伦多大学历史系,开始渐渐将兴趣从欧洲社会史转向医学社会史。自 1991 年担任多伦多大学医学系医学史方面的汉纳讲席职位。1995 年当选加拿大皇家学会会员。1996 年因为在精神病学史研究方面的重要贡献而兼任精神病学教授。1997 年获得德国洪堡研究奖。肖特教授著述丰富,主要著作有:国际畅销书《现代家庭的形成》(*The Making of the Modern Family*, 1975 年),《身边的礼貌——医师和患者的纷乱历史》(*Beside Manners: the Troubled History of Doctors and Patients*, 1985 年),分别于 1995 年和 2000 年获得加拿大皇家学会贾森·A·汉纳奖章(Jason A. Hannah Medal)的两卷本心身医学史著作《从麻痹到疲劳》(*From Paralysis to Fatigue*, 1992 年)和《从心灵进入身体》(*From the Mind into the Body*, 1994 年),《精神病学史——从收容院到百忧解》(*A History of Psychiatry: From the Era of the Asylum to the Age of Prozac*,

1997年),《肯尼迪家族与精神发育迟缓者的故事》(*The Kennedy Family and the Story of Mental Retardation*, 2000年),《精神病学历史词典》(*A Historical Dictionary of Psychiatry*, 2005年),获2005年加拿大总督奖提名的《肉体写作——情欲的历史》(*Written in the Flesh: A History of Desire*, 2005年)。

前　　言

对三四十年前——这个最近一次尝试完成该学科一个总述的时刻——从事写作的精神病学史家来说，这个故事的情节看起来是相对明确的。首先出现的是那些19世纪的邪恶的生物精神病学家，然后精神分析师和心理治疗师出现，击败了这些生物学狂热者，证明精神疾病产生于童年的不幸和成年生活中的压力。弗洛伊德(Freud)的洞察在我们理解精神疾病方面开辟了一个新的领域，很少还有什么需要说的了。

在20世纪50年代和90年代之间，精神病学界发生了一场革命。有关无意识冲突是精神疾病原因的旧的真理被抛弃了，研究的聚光灯转向了大脑本身。今天，已经很清楚的是，当人们经历一种重性精神疾病时，不仅压力和他们早期的儿童经验，遗传学和大脑生物学也同样与他们的问题有关。甚至在决定人类命运的日常焦虑和轻度抑郁症中，药物治疗现在也能消除这些症状，取代几个小时无意义的交谈。如果说在20世纪结束时出现了一种重要的知性现实，那么，它就是精神病学的生物学方法——把精神疾病作为一种受遗传影响的大脑化学物质紊乱去治疗——已经取得了轰动性的成功。在过去半个多世纪里支配精神病学史的弗洛伊德观念,现在就像最后的冬雪一样消失了。时代由此迎来了一个新的面貌。

现在是撰写一部新的精神病学史,一部讲述基本的情节,强调国家间的不同,指出文化和精神病学相互影响的一卷本的概要的时候了。我们需要一部历史来描述出这段故事的富于戏剧性的脉络,而非把它塞进一个百科全书式的一个又一个国家的叙述中。本书将承担这项任务。我不曾试图以知性史(intellectual history),以观念和理论一个接一个的枯燥演绎来讲述它,而宁愿作为社会史(social history),重温现在处于遗忘边缘的一些重要的积极参与者的生平。它是一部确认有特色的国家贡献,而非在所有的地方记录事件的社会史。同时它也是一部这样的社会史:表明文化和商业如何渗透进常常以一种叙述纯粹的科学胜利的方式被展示的东西中。

总之,我试图从因为他们的意识形态而使这个领域成为一个沙盒* 的这些宗派中营救出精神病学的历史。在一个医学史其他领域不能想象的广度上,狂热的学者们抓住精神病学史来说明他们喜爱的唬人的东西——不论是资本主义、父权制,还是精神病学本身——是如何将抗议的行为变成疾病,将那些在其他方面挑战现存秩序的人关进收容院。虽然这些时髦的观念在知识分子中获得了巨大的流行,但它们是错误的,因为它们不符合实际。的确,精神病学利用它规定什么是"癫狂"的能力,成为可接受行为的最终的规则制定者。但是,存在像精神疾病这样的一种东西。它具有一种独立于性别和阶级习俗的实体,

* 装满沙供小孩玩耍的盒子。——译者

并且这种实体可以被勘察、被理解，并被用一种系统和科学的方法来治疗。正如人们不能主张帕金森病和多发性硬化症是社会建构的(socially constructed)，人们或许也不能认为精神分裂症和抑郁症是社会建构(social constructs)，缺乏一种血肉之躯的基础。但是，患者们如何经历这些病症，社会如何赋予它们意义，的确受到文化和习俗的影响。

我想讲述的这个故事很明确。它开始于18世纪末期的一种新型治疗性收容院，结束于20世纪末期私人执业者安静的诊所。它肇始于认为大脑是这种精神疾病基础的精神病医师们；然后，它被弗洛伊德理论的支配地位造成的脑与心分离的半个世纪所中断；伴随着强调大脑首位的观念的重新胜利，它结束于我们的时代。

读者在这里发现的叙述不是厚脸皮的辩护，而是部分辩护性的。早先，十足的精神病学历史的辩护者们支配着这个领域，他们主张收容院的兴起代表了缓解人类痛苦上的真正的进步。随后在20世纪60年代，这种评价彻底被颠覆了。这个年代的人们坚决主张，精神病医师们和他们用砖块、灰石砌成的收容院所，带领我们步入的不是“进步”——一个至多迷惑人的观念，他们嘲笑说——而是一个令人毛骨悚然的历史性噩梦。据称，与其说这是缓解癫狂，还不如说这些实施“大监禁”的罪人们关押人民，后者唯一的冒犯就是他们的贫穷、他们的桀骜不驯或他们的反传统生活方式。的确，对于这些20世纪60年代的激进主义者来说，整个精神疾病的观念显得可疑。他们更喜欢用——总是放进具有嘲笑意味的引号中——“癫狂”或“狂乱”这样过时的词。这些措词十足可笑，使精神疾病作为一种自然现象存在这种主张变得不可置信。我要很遗憾地说，这些恶意的批评者仍支配着学院性的精神病学史，接下来的这些章节将试图直面他们的修正主义——已经轮到它成为正统了。

如果精神疾病是真实的，那么过去所做的为了缓解它的努力就不能机械地视为一个中产阶级的阴谋。指出这种真实性的精神病医师们，也不能因为顾及私利去努力提高他们自己的职业影响而就机械地被认为是有罪的。有一些历史学家，他们发现了在精神病学史的每一次转折背后的职业化和医学化；这意味着医师们那样做不是出于他们对患者或科学的兴趣，而是为了支撑起他们自己正在坠落的权威。当然，医师们希望增强他们的影响和权威（像我们中的其他人那样），但是，把精神病学史简化为行业性的谋私利，将最终无法解释一个复杂的故事。

精神病学的历史是一个雷区。这些修正主义者和像我自己这样的新辩护者，都冒着被未知的"证据"炸飞的危险。这些原始资料绝对丰富，使通过选择性引文证实任何事情都成为可能。但重要的是获得一种对主要倾向，即大势（larger picture）的意识。在研究这些原始资料许多年后，我呈献出比这种修正主义者的描述更接近历史事实的下面的几章。但是，这是一个年轻的研究领域，或许会有许多事情令我们吃惊。

我要感谢我在许多方面得到的极大帮助。最后的两章特别感激戴维·希利（David Healy）的慷慨，他与我分享了他领导的对当代精神病学史中的重要人物的采访，并同时让我受益于他的有关抗抑郁药物历史的著作手稿。托马斯·班恩（Thomas Ban）也帮忙阅读了本书手稿的一部分。苏珊·贝朗热（Susan Bélanger）帮助做了许多图书馆的工作。任何处理二百年间的世界精神病学史的著作，都不可避免地要依靠馆际的图书借阅服务，多伦多大学科学与医学图书馆的罗伊·D·皮尔逊（Roy D. Pearson）在这方面做了勤勤恳恳的工作。多伦多大学的医学史项目官员安德烈亚·克拉克(Andrea Clark)自始至终都给予我极大的帮助。最后，对我来说，与约翰·威利父子出版公司(John Wiley & Sons)我的编辑乔·安·米勒(Jo Ann Miller)一道工作，是一件愉快的事情。

中文版序

中文版《精神病学史》将会受到欢迎。正当中国这片辽阔而受人尊敬的大地准备在医学上实现巨大飞跃的时候，她也下决心要在精神病学和精神药理学领域取得重要的进展。但是，这样一种冒险既存在希望，也存在危险。本书或许能提供一个向导。

这里讲述的故事令人印象深刻。在漫游这片荒漠经年之后，它是科学在精神病学里的胜利。精神病学是第一个医学专科。伴随着“治疗性收容院”，即其目标是医治而非拘禁的精神病院的建立，它在18世纪的欧洲诞生了。

这个故事里有引人入胜的转折。在19世纪，精神病学作为一门科学学科而成功。但是，在20世纪之交的这些人满为患的精神病院里，它善意的目标开始违反道德。而且，在弗洛伊德精神分析造成的长达半个世纪的间断中，它的科学目标——研究精神疾病症状基础的大脑——改变了。

弗洛伊德的精神分析已经不再是精神病学的主流。今天，精神病学重新回到了它从中发源的生物学思想，重新回到了这种观念上，即大脑是精神疾病症状产生的基础，精神病学中的治疗应该处理导致这些疾病的根本性的生物学问题。所以，这个故事讲述的是一场胜利。

今天的精神病学依靠精神药理学作为它首要的治疗武器，而非三四十年前流行的心理疗法。如果大脑是精神疾病发生的平台，那么用影响精神的药物而非心理疗法就是明智的。但是，这种对精神药理学的强调很容易过火：患者对他们的疾病有一种心理性反应；他们的症状常常为压力所触发，并且他们从心理疗法中获益。但是，大部分西方精神病学的通行观念，是让心理治疗师和精神疾病社会工作者提供谈话疗法，让精神病医生做诊断并指导药物治疗方案。总体上说，在缓解遭受诸如慢性精神错乱和忧郁症这样的重症精神疾病折磨的患者的痛苦方面，今天的精神病学与历史上任何时期相比都是成功的。

但是，这里有一个重要的警告。其他的医学专科，如肾病学和心脏病学，都基于一种坚实的科学基础。肾病或心脏病背后的病理生理异常或说病因机制，大都是清楚的。精神病学还没发展到这一步。我们仍然不知道重症精神疾病背后的原因。治疗仍然是针对症状而非病因。

这种对基本机制的无知要求我们保持极大的谦逊，比实际上精神病学这门学科通常看起来要求的更多。今天的诊断与治疗仍然存在严重的问题。西方精神病学距离解开忧郁症和精神分裂症之谜仍然很遥远，或说仍然远未回答为什么某些药物有效而其他则否这些问题。精神病学诊断仍未“在天然边界处切分事物”，即它们仍然没有与在自然中发现的疾病实体相一致。此外，西方精神病学中通行的治疗，倾向于使用那些由制药公司销售的受专利保护的药物，而非最有效的药物——它们中的一些不受专利保护，没有广告宣传。

这里正好是像中国这样的其他文化的知识和古老智慧，或许可以贡献于一门作为真正科学的精神病学的地方。在非西方的文化中，存在一些传统的药物，它们在精神疾病治疗上明显影响了精神并且有效；存在一些诊断，比起诸如“重度忧郁症”这样的在西方精神病学中流行的疾病标签来，它们在事实上或许更接近一位患者出了什么问题的实质。

认为身处西方社会的我们已经解决了所有精神病学问题，在这种民族中心主义信念下抛弃具有深厚的历史渊源的智慧，对我们来说是一个失误。因为很明显，我们并没有彻底解决精神病学中的问题。**生活在这个地球上的许多民族，他们的若干世纪的经验和智慧有着重要的价值，它将不会消失，因为它没被美国药物专利法保护，因为它远离美国学院精神病学的这座雷达。**手拿这本著作的来自其他文化的读者，应该反思他们自己的经验和智慧可能掌握的、对人类有价值的知识。

爱德华·肖特

2007 年 5 月于多伦多

第一章　精神病学的诞生

在18世纪结束以前，并不存在诸如精神病学这样的学科。虽然从古希腊时代开始就有个别医师看护过疯子，撰写过相关的小册子，但是，精神病学当时并没有成为一门学科，没有一群医师带着共同的身份感为之献身。而且，除外科外，也很少有其他专科曾存在过。医学专科化的出现是19世纪的现象。

不过，精神障碍本身一直为人们所熟知。因为拥有部分生物的和遗传的基础，精神疾病与人类的其他疾病同样古老。虽然并不是所有的精神混乱都埋藏在我们的神经系统里，但有一些确实如此，是由于大脑自身化学物质的紊乱造成的。因此，可以断定，人类社会一直知道精神疾病，一直有着对付它的办法。

一个没有精神病学的世界

生活在一个没有精神病学的世界会是什么样的？在爱尔兰，情况曾是这样的。1817年，一位来自爱尔兰地区的下议院议员说：

“没有什么事情比爱尔兰农夫小破屋里疯子的遭遇更令人震惊了……当一个强壮的男人或女人得了这种病时，农夫们不得不采用的唯一方法，就是在小破屋内的地上挖一个洞穴。洞不够高，人在里面直不起腰。洞上面装有隔栏，以防里边的人起身。这个洞穴约1.5米深，人们在那儿给这个可怜的活物食物，直到他死在里面。”[1]

人们可以立即放弃任何有关这些过去疯子的罗曼蒂克的想法：允许他们在村庄的草地上玩耍，或悠闲地在橡树的绿荫下沉思。在19世纪中叶以前，村民和小镇居民对那些与众不同的人怀有一种恐惧，对与严格制订的规范不相一致的行为专横地不予宽容地予以排斥。欧洲的村民们生活在紧密组织起来的朝夕相处的村落里，极为重视传承下来的社会角色、传统所安排的习俗，以及受季节的变更所规定的日常生活。人们以最残忍和最无情的方式对待那些因智力和情绪的紊乱而变得与众不同、背离了任何这些常规的人。让我们来看一看李尔王时代那些重症精神病患者的命运吧：

> 可怜的衣不蔽体的人们，不论你们在哪里，
> 都得忍受这骤降的无情的暴风雪，
> 你们无家可归，饥肠辘辘，
> 衣衫褴褛，你们将如何逃避
> 这样的季节带来的痛苦?[2]

如果这些精神病患者被赶出他们的家庭和村庄，他们会加入到沿近代欧洲早期道路流浪的乞讨的人群中去。许多这种“村庄白痴”是由分娩外伤（在佝偻病引起骨盆狭窄的时代出现的延迟分娩）引起的精神发育迟缓或精神分裂症患者。拄着拐杖的“傻瓜”是典型的插图形

象。但是，就平时与我们在一起的疯子来说，他们的形象需要作细微的区分。在英国之外的地方，过去大多数患有精神疾病的人在他们出生的地方有权得到收养和享受微薄的救济。人们不会简单地将他们赶走。

因此，是家庭而非社区必须要照顾他们。在19世纪以前，照看这些精神病患者是一个家庭的事情。在我们已经逝去的世界里，家庭看护是件可怕的事情。米勒（Anton Müller）在1798年成为维尔茨堡皇家朱利叶斯医院（Royal Julius Hospital）精神病学方面的领导，他报告了一些新收容的患者的情况："有一位16岁的少年在猪圈里躺了许多年。这个猪圈在他父亲——一位牧羊人的棚屋里。他已经丧失了四肢和大脑的功能，以致像动物一样用嘴来舔食碗里的饭菜。"当起初由家庭看护的患者被送进医院时，米勒照例会发现他们"背都被打得青紫，带着沾满血污的伤口"。一个男人被他的妻子用链子拴在他们家的墙上五年，已丧失了腿的功能。从维尔茨堡收容院出院的患者们，当被村里人发现时，孩子们会追着他们大喊："瞧，怪人来了。"[3] 这些报告在各方面都代表了那些年里精神病的家庭看护情况。

这种状况一直持续到了19世纪。在19世纪70年代，瑞士法语区弗里堡州的官员们在引进收容院前曾实施了一次精神病患者人口普查。调查人员简直无法相信他们的眼睛。在他们认定的164名精神病患者中，有1/5曾被拘禁在家中，通常关进不能取暖的房间和牲口棚子里，"狭窄、黑暗、潮湿、散发着臭味"。据说两个被关进畜栏里的人，"躺在沾满他们粪便的麦秆上，苍蝇爬满他们的脸。"[4] 卡拉代克（Louis Caradec）是一位退役的海军外科医师，在布列塔尼开业。正如他在1860年就附近村庄情况所谈到的那样，"在我们乡下，人们仍抱有荒唐的偏见。舆论认为有疯子的家是不体面的，不愿意把他们送进收容院。这是促成我们乡下人仍把如此可怜、受尽折磨的人留在家里的最主要理由。假如这个精神失常的人是安静的，人们通常会放他四处去跑。但是，如果他变得暴躁或烦人，人们会把他囚禁在畜栏的一角或一个隔离的屋子里，每天送食物给他……这种事在乡下司空见惯，在被当局知道前，这种(拘押)罪行也许已经持续好多年了。"[5]

在英格兰，这样的患者如果没有被囚禁在家里，可能就被拴在福利作坊或救济院的柱子上。珀费克特(William Perfect)医师在肯特州西莫灵经营一所小的养护院，他回忆起1776年被Friendsbury教区工作人员叫去，看"一个被他们关在福利作坊里的躁狂的人……借助一个U形钉和一个铁环，他被束缚在地上，铁环与脚上的一副镣铐牢牢系在一起，手铐铐住了他的双手"。他被接纳进社会了吗？透过窗子上的横木，"络绎不绝的参观者指点着这个患者，愚弄他，激怒他。他被迫用几样灵巧的本领作表演，娱乐大众……如用脚趾把线穿入针孔等。"[6] 在这种特殊看法里，即"前工业社会"温和而有爱心，社区看护也不过如此。

正如新英格兰的社会改革家迪克斯(Dorothen Dix)在19世纪40年代早期所发现的那样，在新大陆，情况并不是更好。当时，她辗转于马萨诸塞的乡村地区，调查当地人对"那些精神失常的可怜人"的安排。

在林肯，她发现"一位妇女被关进了笼子里"。

在梅德福，"一个受监视的白痴被锁着，另一个在封闭的畜栏里呆了17年"。

在巴恩斯特布尔，"四位妇女被关进畜栏和牲口棚；我确信两个被锁着”。

在马萨诸塞州，并不是所有的精神病患者都被监禁在家里。一些人在济贫院里睡大觉，正如迪克斯发现的那样，“躺在铺满稻草的木床上，默不作声”。在丹弗斯，远在迪克斯到达济贫院之前，她就察觉到一位以前曾经很体面的年轻妇女发出的“野性呼叫，时断时续的粗俗歌声、咒骂和猥亵话语”。她被认为“无法医治”而被附近的医院送了回来。当时在丹弗斯，这个女人站立着，正敲打着她那狭小而肮脏的笼子的横板，“一副令人厌恶的样子……久未洗浴的身体穿着破烂不堪的脏兮兮的衣服。虽然除一侧外，其他各侧都通风，但空气极其恶臭，除非只是一会儿，否则要呆在那里而不退出来呼吸外面的空气，简直是不可能的。”[7]

这些轶事所描述的并不是所有情况中最极端或最奇异的；它们是收容院出现以前严重的精神病患者典型的境遇。在一个没有精神病学的世界里，与其说人们宽容或放任这些精神疾病，不如说对它们的处置是粗暴的和缺乏同情心的。在治疗性收容院出现以前，对那些所谓的偏离资本主义价值的不正常的人来说，并不存在什么黄金时代，也不存在什么田园诗般的避难所。任何另外的主张都是在做白日梦。[8]

传统的收容院

但是，自中世纪以来就已经存在收容院了。它绝不是18世纪晚期的发明。假如我们将视线从乡村和小镇移向城市，会发现城市的世界常常必须面对无家可归的精神病患者或发狂的个人带来的问题，并且城市建立一些制度来收容他们。有时送进面向患者、罪犯和流浪汉的收容所，有时送进监狱和福利作坊。成熟的收容院也已经存在了。所有这些机构已经完全具有了监护的职能。传统社会尚没有给患者提供医疗的观念。

欧洲最古老的精神病收容所是贝特莱姆。它的前身是创建于13世纪的伯利恒(Bethlehem)圣·玛丽小修道院。到1403年时，除其他居住者外，该院还收留了6位疯子。在其后的几个世纪里，这个收容所几乎完全专用于精神失常者，它的名字也不可避免地讹传成"贝特莱姆"或"贝德莱姆"(Bedlam)*。1547年，伦敦市接管了贝特莱姆，并将它作为市营收容院一直到1948年。[9]最近的学术观点已经弱化了由这样一些资料传达给我们的这种令人恐怖的贝德莱姆的图像，如贺加斯(William Hogarth)绘于1733年的《浪子生涯》(*The Rake's Progress*)第八帧。它展现了躺着的几乎裸体的流浪汉被镣铐束缚在地上的情形。为对付虱子，他的头发被剃光。一位看护或医师在给他做检查。贝特莱姆的这些特别的患者一定过得还不错，因为他们的家庭支付看护的费用。可是，"贝德莱姆"这个词仍作为无秩序的疯狂的同义词引起共鸣。[10]到1815年，这家在所有有历史的精神病收容院中最有名的一所，也仅有122位患者。[11]因此，在整个监护的历史中，它几乎不占什么比重。

虽然18世纪的英格兰还拥有其他7所收容院或公共慈善机构，如诺里奇(Norwich)的礼拜堂(创建于1713年)[12]，但很可能有同样多或更多的人被送进了点缀着这幅风景的私立部门：或是进了为数众多的私立疯人院，或是进了日后所谓的"私人神经过敏诊所"。这些私人机构小的有收容几个人的医师之家，大的有收容四五百人的大型场

---

* "贝特莱姆"和"贝德莱姆"分别为"Bethlem""Bedlam"的音译。"Bedlam"意为"吵闹嘈杂的地方"，旧指疯人院、精神病院等。——译者

所。它们为在家里已难以管束的人提供监护而不是医疗。私立疯人院患者的情况一点也不比那些在公立机构中的好。[13]正如贝特莱姆的医师（“药剂师”）哈斯勒姆（John Haslam）在1809年说到私立部门时提到的那样，“谈论这批我看到过的引人好奇的妇女是一桩痛苦的回忆。她们罹患一过性精神错乱，在为疯子准备的私人贮藏室遭受残忍的强制进食手术（强行打开一个穿过牙齿这道屏障进入口腔的入口）后，她们被送回到朋友那里，上下颌的门牙都没有了”。[14]

到1826年，英国开始有了可资利用的全国性统计，但只有很少一批人在私立或公立的收容院里。近五千名疯子被按一些方式拘禁起来，他们当中的64%进了私立部门，36%进了公立部门。贝特莱姆和圣·路加两院的患者合计起来也才有500人，另有53名精神失常者被关进监狱——这就是一个拥有1000万人口的国家的情况[15]。在英格兰，像法国哲学家福柯（Michel Foucault）那样谈论任何方式的“大拘禁”都是在胡扯。[16]

与英国私营部门监护体系的传统不同，在欧洲大陆，公立部门一直在提供监护的职能。在法国，通过1656年的一次行政改组，路易十四创建了两所大型的巴黎收容院，来容留患者、罪犯、流浪汉和精神失常者：比塞特尔（Bicêtre）用于男性，萨佩提耶（Salpêetriére）用于女性。它们是一个被称为“综合收容院”的庞大的收容计划的一个部分。这些综合收容院不是医院，而是监护机构，不曾试图以治疗自居。虽然比塞特尔和萨佩提耶都越来越多地容留精神失常者，但直到19世纪晚期，它们仍保留着更多收容院的、而非精神病院的特质。回头来看，这两者都以恐怖的形象而出名。住进这里的人经常遭受鞭打，被戴上枷锁，关在最不讲卫生的环境里。

作为这种“综合收容院”的一部分，法国政府在几个地方城市也创建了收容院。在这些机构中，没有一所收容过大量精神病患者。例如比塞特尔在1788年仅有245名“精神失常”的人(包括癫痫症和智力发育迟缓者)[17]。到1798年，法兰西约有177所综合收容院，绝大多数床位提供给了各种各样的非精神病入住者。精神病患者也被关进散落在这个国家各处的许多福利作坊(dépôts de mendicité)和济贫院(“hôpitaux”,“hôtels dieux”)。[18]现在，我们几乎不清楚这些入住者的精确组合。但是，这些场所中乞丐、老年人和器质性疾病患者的数量看起来曾经如此之高，以至于可以给他们明确地打上非精神病学的印记。[19]在法国这个福柯选择研究的有3000万人口地区里，坚持认为存在任何形式的大拘禁都是荒谬的。相对于这些庞大的人口，精神病床位的数量是很少的。

中欧汇聚着许多小国，缺乏法国这样的中央集权政府。在这里，国家、教会和地方社区的收容院、救济院和监狱分担着精神病人看护的责任。到18世纪末，这种方式的看护陷入悲哀的境地。正如哈雷(Halle)的医学教授赖尔(Johann Reil)所描述的1800年前后德意志一些普通精神病拘留所的情况，“从熙熙攘攘的大都市来到这些疯人院中的任意一所，都会有一种奇异的感觉”。当这些疯子在妄想与幻觉中扮演暴君与奴隶的角色时，他眼前看到的完全就是一场闹剧。“一些白痴无缘无故地大笑，另一些白痴无缘无故地虐待自己。像对待罪犯一样，我们将这些不幸的人关进为疯子准备的笼子、废弃的监狱，或安置在城门上方荒凉的阁楼里——它临近猫头鹰栖息的巢穴，或是在监狱潮湿的地下室里。在那里，或许永远不会有人类同伴用同情的眼光注视他们；我们将他们遗弃在那里，用枷锁牢牢系缚，任凭他们在自己的污物中玷污自身。”[20]虽然这些可怕的“白痴之家”中有几所创建于中世纪，并且大部分到18世纪才出现。但是在中欧，没有地方存在据推测是由 17 世纪专制主义政府引起的、针对疯子的“大拘禁”的证据。[21]

福柯认为精神病学是由这些中欧国家发明的。但是，在主张国家主义的德意志，精神病学在 19 世纪之前还是一纸空文。维尔茨堡的米勒后来回忆说：“那个时代[18 世纪晚期]的任何医师都知道，有关精神疾病的学习对于医科学生来说是多么不重要，能从实践中学到的就更少了，这门学科很大程度上被忽视了。”诚然，传统的医师们一直知道给这些疯子一些药物，用于治疗一种假想的过量的“黑胆汁”和类似的病症。但是，米勒在这里又说：“对藜芦(hellebore)的使用——这种老医师们治疗疯子的技艺——似乎已经失传了。”[22]

美洲的殖民地几乎没有机会体验到一种前近代疯人院的状况。虽然通常是殖民地家庭来处理“精神错乱的人”，但镇上的长辈偶尔会为个别的患者建造坚固的小屋子。例如马萨诸塞州布伦特里镇帮助斯皮尔(Samuel Speere)于 1688 年盖了一间 1.5 米宽、2.1 米长的屋子，用来拘禁他精神失常的姐姐——主妇威蒂(Witty)。1701 年，马萨诸塞州沃特敦的官员安排了一个受到看护的“精神失常的孩子”，批准支付他的生活费。当来年这些举措陷入困境时，社区批准另一位居民将这个孩子拘禁进“小屋子……如果他精神错乱”。[23]因此，针对精神病的某种拘禁在殖民地历史上可追溯到很早。

至于殖民地的收容场所，1729 年新成立的波士顿济贫院通过将精神病患者与其他容留者隔离而具有了第一个精神病病房。[24]1800 年以前，美国仅有两所医院：1752 年在教友会(Religious Society of Friends)的鼓动下创建的宾夕法尼亚医院(Pennsylvania Hospital)和 1791 年开业的纽约医院(New York Hospital)。这两所机构都开始在某种程度上接纳精神病患者。纽约医院在 1808 年得到一栋独立的精神病治疗用建筑，称之为“疯人院”。[25]严格说来，在这片殖民地上的第一所精神病收容院创建于1773年弗吉尼亚的威廉斯堡，它“为白痴、疯子和其他精神不健全患者提供救助赡养”。[26]

这样，大西洋两岸精神病学的历史都开始于监护性的收容院：拘禁那些对他们自身构成危险同时又为其他人所厌恶的狂人。正是这种发现——这些机构能够具有一种治疗的职能——带来了作为一门学科的精神病学的诞生。

宣告治疗性收容院的到来

并不是疯病可治愈的观念在18世纪末出现了变化，而是因为实施放血、通便和提供催吐剂的传统医学弥漫着一种治疗上的自信；这些全都被用于治疗。确切地说，是出现了这样一种观念，认为收容场所自身能被改造成治疗性的。比起只是将一个制造麻烦的人从陷入焦虑的家庭或感到苦恼的乡村长辈那里带走，他们那里的监护更能使患者好转起来。在当时的情形下，这种远见开辟了一条几乎是革命性的道路。

不过，18世纪的启蒙运动的确自以为通过理性的运用，能极大地改进前代的疗法。可治愈的观念是有益的启蒙运动思想，它是通过社会、行政或医学工程来实施的一个大的改良议程的一部分。如果大革命的法国能获得一部宪法，市场经济的法则能得到揭示，那么，疾病就能通过思想健全的治疗哲学得到系统的处置。从诸如爱丁堡这样一些中心地区传播开来的一种新的治疗乐观主义席卷了18世纪后半期的整个医学世界，精神病学也分享了这种乐观主义。新一代收容院医师满怀着对他们治疗能力的自信成长起来了。

然而，变革的精神如此广泛存在，以致要确定某一个个体是这种新形式收容院的创建者是很困难的。德意志人赖尔曾谈到一个帮助精神失常者摆脱困境的国际性活动。他在1803年说："英格兰、法兰西和德意志的医师们马上将阔步向前，去改善许许多多疯子的境遇……世界公民将高兴地看到人类为确保他们邻居的福祉而进行的不懈努力。监狱和拘留所带来的恐惧将成为过去……一批无畏的人勇敢地担负起这个宏大的理想——一个让普通市民惊讶的理想，那就是从地球上铲除掉这一最具破坏性的瘟疫。"[27]想象一下吧：他们满脑子充斥的、用最美妙的启蒙运动语言风格表达的都是要根除精神错乱。

不过，可以确定几位收容院医师，他们的著作成为精神病学世界的灯塔。当人们审视围绕这个主题的大讨论时，会注意到精神病学上的改革运动确实是国际性的。学者们把精神病学的繁荣与各种各样的影响联系在一起，一些人说资本主义负有责任，另一些人则提到中央政府。[28]不过，这种新的精神病学治疗上的乐观主义是在一种非常多样的社会与经济环境下产生的，它使得任何单一的社会力量如资本主义都不能提供这个答案。另一方面，启蒙运动风格的科学思考遍及大陆：刊物广泛传布，重要的书籍很快得到翻译，医师们去海外旅行，了解其他地方正在发生的事情。正是这种很大程度上独立于社会环境的科学思考，看起来开创了精神病学。

第一位主张机构照料患者这种治疗方法有益处的精神病医师是巴蒂(William Battie)。他是1751年开始运营的伦敦圣路加收容院(St. Luke's Hospital)的医学方面的筹建官员。巴蒂非常有名，是两家大型私立疯人院的所有者，并一度是医师学院(College of Physicians)院长。权威的英国精神病学史称他为"那个时代……最杰出的'疯子医师'"[29]。1758年，巴蒂54岁时撰写了《论精神病》(*Treatise on Madness*)，明确将治疗的效力归于收容院。他引用一位不知姓名的同僚谈论其效用的话说："管理比医术更有用；反复的经验使我确信，单独的禁闭通常就够了。而且，在任何情况下它都是如此地必要，没有它，目前为止发明的各种用于治疗疯病的方法都将不起作用。"实际上，巴蒂推荐的正是这种隔离治疗。在这种方法中，患者不得接受朋友们(或参观者们)的探望；看护他的不是他自己的仆人，而是收容院的护工。[30]这是我所知道的第一个站在这种作为治疗中心的收容院一边的有很大影响的宣言。

巴蒂继续强调这种精神障碍的可治愈性："疯病……像其他许多疾病一样是可以对付得了的。那些疾病同样是可怕而难治的，但并不被看作是不可救药的；如此不幸而古怪的人们不应遭到遗弃，更何况是被当作这个社会的犯人或恶人那样关进可憎的监狱。"[31]在精神分析取向的历史学的影响下，像巴蒂这样的近代精神病学的缔造者，事实上已经被遗忘了。[32]但是，正是从巴蒂那里，精神病学开始诞生了。

现在让我们将场景转到意大利的佛罗伦萨。1785年，在那里有一位名叫基亚鲁吉(Vincenzio Chiarugi)的26岁的医师，受雇于人满为患的圣多罗泰娅(Santa Dorotea)安养院。他向托斯卡纳省的行政长官、改革家奥地利大公莱波尔德(Austrian Grand Duke Leopold)提议，应该修缮另一家收容院——老博尼法齐奥(Bonifazio)，将圣多罗泰娅的精神病患者转移到那里。1788年，博尼法齐奥精神病收容院开业。在接下来的一年里，印刷漂亮、有关在这样一个机构里如何保持合理秩序的一套规章问世。很明显这是基亚鲁吉的作品。在1793年和1794年，基亚鲁吉出版了他自己的三卷本著作《关于精神错乱》(*On Insanity*)。在书中，他说明了收容院不单单是要隔离精神病患者，而是要治疗他们。为实施其想法，他草拟了一个方案（我将在下面一节论述它的详细内容）。[33]在运营治疗性收容院方面，由于基亚鲁吉指明了这种基本原则而赢得了声誉。

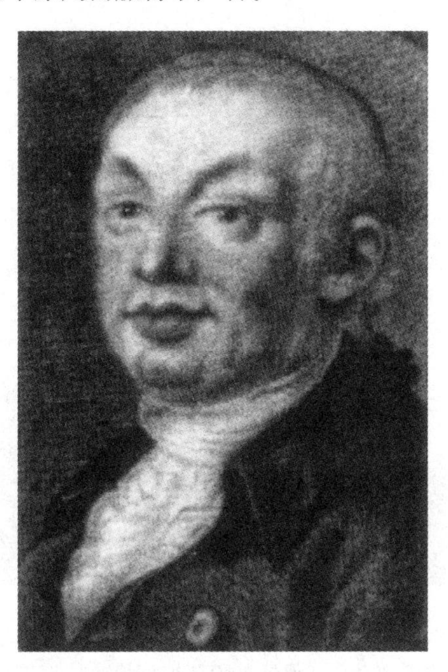

基亚鲁吉是18世纪晚期佛罗伦萨精神病医师，创建了一家属于最早之一的治疗性收容院。（承蒙Donatella Lippi提供）

在同一时期的法国，大革命正在进行中。在科黛（Charlotte Corday）1793年暗杀马拉（Marat）一个月后，雅各宾政权请一位年轻的医师来接管比塞特尔收容院的运营。他叫皮内尔（Philippe Pinel），时年38岁。皮内尔是靠自己努力而成功的野心勃勃者的一个例子，大革命使他崭露头角。1745年，他出生于法国西南部的一个村庄，是境遇不大好的一个医家里7个孩子中的老大。他曾在图卢兹（Toulouse）的地方大学学习过数学，然后在蒙彼利埃（Montpellier）学医。皮内尔作为医科文人去到巴黎，从事写作和翻译，参加沙龙，并在某个至今仍不清楚的团体里——下设一个归贝洛姆家族(Belhomme family)所有的私人精神病门诊——发展了一种实际观察患者的兴趣(与当时医学教科书里充斥的枯燥乏味的理论建构不同)。

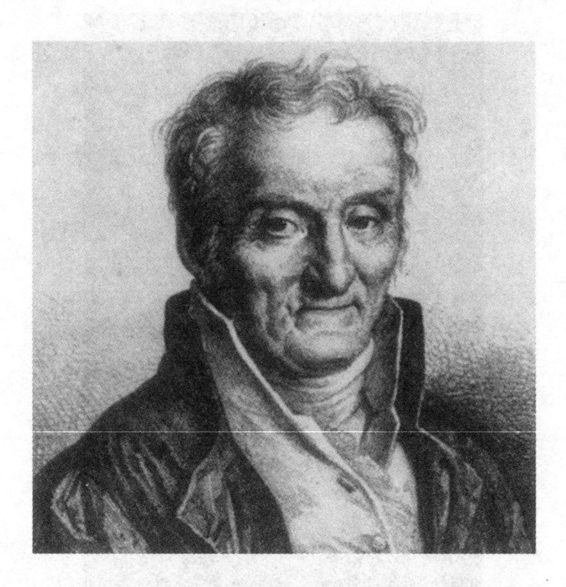

皮内尔是19世纪早期巴黎的精神病医师，被认为是近代精神病学的创建者。(承蒙美国精神病协会档案馆提供)

1789年以后，皮内尔进入了革命家的圈子。尽管他是外省出身，地位低下，带有地方口音，却拥有政治上的前程。受启蒙运动心理学和在18世纪80年代沙龙里获得的一种进步主义的社会哲学的影响，皮内尔的头脑里充满了既是人道主义者、同时又重视治疗的改革家的理想。[34]据推测在1793年，他指示卸去比塞特尔收容院里疯子们身上的镣铐，这使他名声大振[尽管是收容院院长让-巴普蒂斯特·普辛(Jean-Baptiste Pussin)下的命令]。皮内尔在成为萨佩提耶的领导后，于1795年在该机构内废止了施加镣铐的制度。

皮内尔的名字今天仍是精神病学史上的一座丰碑，但这不是因为在许多传说中他解除了精神病患者的镣铐。包括基亚鲁吉在内的早先的精神科医师已经为他们的患者解除了镣铐(而且，皮内尔是用约束衣替换了这些镣铐)。毋宁说是因为他在1801年出版的一部教科书，他才声名大噪。依据在贝洛姆、比塞特尔和萨佩提耶的经验，皮内尔断定收容院是一个能够进行心理治疗的地方。在治疗方式上，它不是明确的精神疗法，而是利用了监禁本身的经验。他在1801年时说："看起来绝望、要重返社会的人们的这种希望是非常正当的。这要求我们最专心而毫不松懈的照顾或正在康复、或正处在间歇的清醒之中的那一大群精神病患者。他们必须被安置在收容院隔离病房里……接受一种为发展和加强他们的理性能力而设计的心理治疗(institution morale)。"[35]虽然这不是第一个有关收容院具有治疗潜质的声明，但它在历史上引起巨大的反响。在最传统的有关这个主题的历史著述中，近代精神病学是从皮内尔开始的。

虽然我们知道患者们非常爱戴皮内尔，他用泡温水澡来使他们安静，用劳动和有系统的活动来充实闲暇，但是，皮内尔1801年的教科书恰恰在人们如何安排收容院生活以使它具有治疗作用这点上是不清楚的。[36]正是为了清楚说明这部有关治疗的精美出版物，皮内尔的弟子埃斯基罗尔(Jean-Etienne Esquirol)作了插图。1772年，埃斯基罗尔出生于图卢兹一个有影响力的家庭，大革命使他们变得贫穷。在四处漂泊寻找工作后，埃斯基罗尔搬到巴黎专心学医。在从一个医院到另一个医院赶场听讲座中，埃斯基罗尔终于在萨佩提耶邂逅了皮内尔。这两个男人很快结成一种牢固的友谊。几乎马上，埃斯基罗尔作为革新的精神病学的接班人而为人所知，这很像一个世纪后荣格(Carl Jung)在他与弗洛伊德(Sigmund Freud)的关系中那样。埃斯基罗尔1802年完成的讨论精神疾患中"激情"的作用的博士论文，博得了名声。在1811年，他取代非医科出身的普辛，出任萨佩提耶精

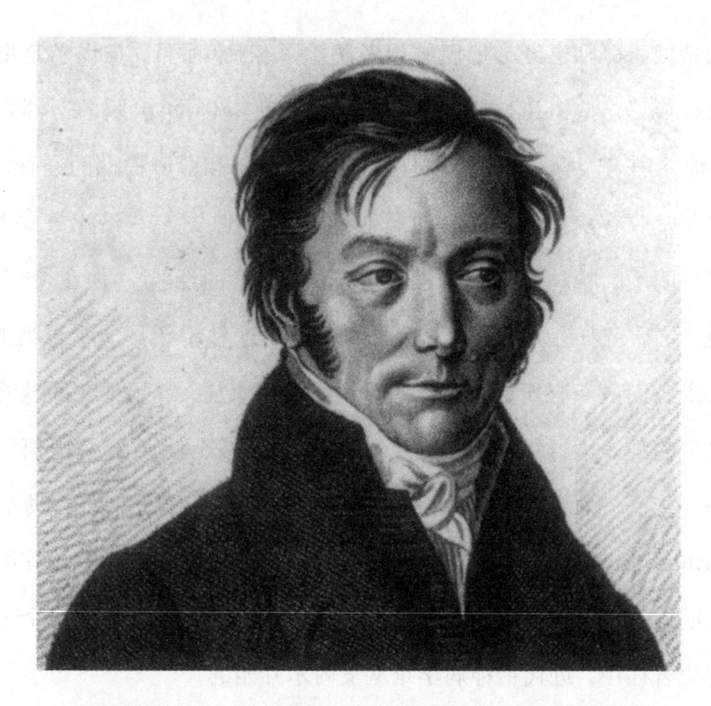

埃斯基罗尔是19世纪早期巴黎的精神病医师，提倡日后被称作“社会与社区精神病学”的学说。（承蒙国立医学图书馆提供）

神病学部门的行政长官。[37]

将皮内尔的这些改革付诸实践是埃斯基罗尔的计划。为了传播自己的观点，他于1817年开始给医科学生讲授精神病学。8年后，当他成为巴黎郊区沙朗通(Charenton)一所大收容院的主任医师时，他已经有10年的时间跟随皮内尔，倡导清理法国的收容院，特别是地方上的[38]。大概皮内尔式收容院最有益于治病的观念，如同埃斯基罗尔落实在运营中的那样，是构筑治疗性共同体：患者们和医师们作为共同体的成员而生活在一个治疗精神病的环境中。在萨佩提耶对面的埃斯基罗尔的私人神经诊所(后来搬迁到郊区伊夫里)里，患者们可以在同一张桌子上与埃斯基罗尔的家人共同进餐。[39]埃斯基罗尔深信从外界“隔离”进这种环境具有的治疗作用，意识到从家庭和朋友们那里迁移出来，将非常有益于使患者远离以前支配着他或她的生活的不健康的激情。[40]

皮内尔和埃斯基罗尔开创的这一精神病学潮流在19世纪将传遍大西洋沿岸的社会，仅当人满为患造成的压力使任何有关收容院提供治疗帮助的观念陷入困境的时候，才会结束。然而，在有关治疗性收容院的观念上，各国之间存在重要的差异。

在中欧，皮内尔的声音被削弱了，因为赖尔这位改革方面的重要权威碰巧对比塞特尔的这位贤人不感兴趣，而喜欢基亚鲁吉。[41]赖尔是18世纪晚期启蒙运动中的博学大家之一。他在神经解剖学和内科医学方面出了名，后来才涉足精神病学。的确，除了在哈雷监狱（关进这里的人中可能包含有一些精神病患者）作为医师当班外，我们不清楚赖尔是否曾经与真正的精神病患者有过许多接触。但是，他有很多想法并写进《关于在精神错乱中应用心理疗法治疗的狂想曲》（*Rhapsodies on the Application of the Psychological Method of Cure in Mental Alienation*）中。这是一本大部头却书名晦涩的书，发表于1803年，赖尔时年44岁。

赖尔震惊于早先收容机构条件的恶劣，用极具启蒙运动风格的口吻发问道："当提到拯救他人时，我们享有盛誉的文化成果、对人类的爱、团体意识、坚信的公民权利以及对私利高尚的摈弃，它们都在哪里？"他发现眼前的精神病学是令人沮丧的。但是，他表示在这里"医学协会"能起到作用。"他们有勇气和活力，因为每个人都需要他们。他们是不愿让我们作为人类而分崩离析的大自然这所大学校里的小学生，当他们发现这个原则受到侵害时他们就会作出反应。"[好像是赖尔而不是席勒（Schiller）写下了《欢乐颂》]。

"医师们能对精神疾病做些什么？"赖尔问道。收容院会有用处的。他说，按常规来说，生病的人在家里能得到比较好的照看，但精神病收容院是一个例外。家庭看护精神失常者的效果要远远差于收容院，因为“家里没有浴室、冲洗液、露天空地和其他的医师在公共收容院里安排的辅助治疗”。考虑到对精神病感兴趣的医师匮乏，他认为更有意义的是，集中这不多的可利用的医师到收容机构，而不是让他们分散到私人家庭做看护。这样一来，“公共收容院必须要清楚说明治疗这类患者的根据”。[42]

应该有两类收容机构，面向不可治愈者的和面向可治愈者的。赖尔为后者精心制定了一套治疗方法，既有身体疗法，又有一种心理疗法。这种心理疗法包括在收容院里修建剧场来刺激患者们的视觉，使男性患者能找得到妓女。[43]其中大部分不过是赖尔的空想——没有实际的计划将其中的任何内容落实到收容院的生活中。但是，它是一个收容机构开展治疗的内容丰富的规划。该规划与皮内尔完全无关，仅有很少的内容源自基亚鲁吉的思想。在使精神病学变成一门治疗性专业方面，它形成了中欧独特的发展路线。

在德国精神病学史上，赖尔代表着这种自由主义倾向。但是，一种强权主义倾向同时在霍恩(Ernst Horn)这位32岁的军医身上出现了。他曾从事过教学，1806年成为柏林沙里泰医院(Berlin's Charité Hospital)副院长。在这个职位上，他承担了精神病科的运营工作。该科创建于那所早先收容精神病患者的监狱被烧毁后的1798年。要理解霍恩方案的性质，就要记住沙里泰曾是一所军队教学医院，其环境由普鲁士式风纪所支配。然而，在传统收容院极其混乱的情况下，这样一个严格的训练方法能带来可喜的治疗效果。作为例子，我们来看一个明显不重要的问题：什么是患者被允许放在他们房间里的。霍恩说，在他到那里的时候，“任何人都能把自己喜欢的任何东西拿进自己的房间。每个人都想给自己建一个小巢，而没有考虑到这个人被允许做的事也必须允许其他人做。很快患者的整个房间都被邋遢的东西塞得满满的。恶果不久就降临了。考虑到大家的需要，我被迫去压制这些个人的欲望。对患者们的这些要求，不得不置之不理，这样患者们的社区会好起来”。[44]

的确，当霍恩1806年到那里时，他目睹了混乱。但是，他针对这种戈雅式(Goya-esque)现象所强制实行的规章不仅仅是整顿秩序和呼吁官员的关注，它同样是治疗性的。他给患者们颁布军队训练用的制度，加进严格的日课来充实闲暇，灌输一种通常的限度感——它有助于引发患者管理他们生活的意识。霍恩的传记作者评论说：“许多患有精神疾病的人为幸运康复而感谢他。”[45]

在美国，欧洲模式的统治地位一直持续到20世纪30年代，这意味着相对来说很少有特别的美国精神病学传统——或至少没有什么被像欧洲模式那样复制到其他地方。因此，在讨论美国的“第一”时，我们必须要避免那种狭隘主义，它已经成为论述这个主题的美国人著作的特征。[46]但是，这种美国人的论述是重要的，并且它绝对是从一位开创性人物开始的。

1965年，美国精神病协会正式确认费城医师拉什(Benjamin Rush)为“美国精神病学之父”。[47]但是拉什，这位宾夕法尼亚州医院(Pennsylvania Hospital)的主治医师，不是一座指引未来的灯塔。他是一位赞同他的欧洲同僚将大脑看成精神病基础的人。他在1786年说道：“那些为大脑智力错乱或缺失而痛苦的人被认为非常适合当作医学的主题；有许多记录的病案证实这种医术已经治愈了他们的病症。”[48]拉什在1812年出版的大部头的精神病学教科书中冷静地宣称：“疯病的原因被主要圈定在大脑血管上，并且它是由那些可以引发其他动脉疾病的不健康和不规则的活动引起。”[49]这是普通的器质论，绝不是美国特有的。

拉什的支持者主张他在道义劝告上的一些零星思考促进了后来心理疗法的发展。但是，在他执业中很难发现他对心理学有什么敏感。一位 1787 年去宾夕法尼亚州医院的参观者讲述了拉什的巡回出诊，“我们接下来去看那些疯子。他们的房间在底层，一部分已没入地下。这些房间约有 3 米见方，坚固得像一间牢房……每扇门上有一个洞，大小够送食物等进去。洞用小门关着，锁着结实的门栓”。大多数患者躺在麦秆上。“他们当中的一些人非常凶狠，胡言乱语，近乎或全然赤身裸体。”[50]这不是一个实施精神治疗和充实的身体锻炼的地方，与他在教科书中描绘的宾夕法尼亚州医院的牧歌般的改革不一致：“[患者们]在夏日树荫下愉悦地散步，享受着空气、日光和运动带来的恩惠……他们重新获得了人的形象，并因而恢复了早被忘却的与他们的朋友和公众的联系。”[51]因此，作为精神病学的创建者，拉什有点名不副实。

这些近代精神病学的创建者都有什么共同之处呢？如何看待这种福柯式观点：精神病学诞生于资本主义和中央政府之间形成的某种邪恶联盟旨在争取精神病医生支持这场监禁脱离社会常规者的大阴谋，以便向动机不明的传统群众灌输劳动纪律。的确，巴蒂和拉什来自初生的资本主义经济侵入的地区——伦敦和费城，在那里他们呼吸着市场的精神。但是，基亚鲁吉所处的冷清的 18 世纪晚期的佛罗伦萨，不会是什么资本主义的。主张大公莱波尔德不知怎么地就把奥地利君主制的建国法令推行到图斯卡纳心理健康体制（Tuscany mental-health system）中，这也是可笑的。[52]维也纳资本家实际上在这一点上对图斯卡纳（Tuscany）没有兴趣，年轻的莱波尔德（当 1765 年他开始统治时仅有18岁)和他的母亲特蕾西亚(Maria Theresa)更被视为传统的贤明“专制君主”，而非产业支持性国家的缔造者。赖尔所在的哈雷当时是一个经济闭塞的地方，不可能促使他——这位人类最伟大的朋友——急迫地去奖励产业劳动训练。福柯式的证据受到质疑，它无法解释皮内尔和埃斯基罗尔的情形：他们在阶级背景和思想倾向(皮内尔是哲学家，埃斯基罗尔是早期浪漫主义者)上完全不同。除了是亲密的朋友外，皮内尔和埃斯基罗尔共同具有的还有私人诊所方面的丰富的经验。虽然很难说清楚皮内尔在贝洛姆家族诊所从事精神病学的前五年是如何影响他的，但埃斯基罗尔关于治疗的观念无疑受到他在自己的私人诊所工作生活的影响。

是否他们当中的一个从私人精神病诊所获得了经验，为什么这是很重要的事情呢？因为私人诊所的兴起令整个福柯式的学说陷入困境：按照字义，这些诊所兴起于私立部门而非公立部门。如果精神病学的诞生主要发生在私人“疯人院”，中产阶级和贵族家庭自愿支付一大笔钱来摆脱发狂的亲属，那么，“大监禁”是什么呢？

其他的学术性解释并不比福柯的观点更有说服力。一些学者主张，当精神病医师们寻求确立一个自私自利的对疯子的支配权来增进他们财富和权力时，“专业化”就开始进行了。[53]确实，一些私立部门医师如巴蒂就积聚了巨大的财产。也确实在那些年里精神病学开始将自身建设为一门独立的学科，为履行职责，它要求特别的智力和情感的品质。但是，这可以解释为一种治疗上的自信的合情合理的表现而不是权力攫取。

这些18世纪晚期的精神病医师相信，一门新的学科正在形成。直到20世纪，它的从业者都被称为“疯病医生”(alienist)，是治疗“精神错乱”(mental alienation)的人。赖尔列举了一位好的精神病医师应具有的品质："敏锐、观察的天分、智慧、善意、顽强、忍耐、经验、强健的体格和令人肃然起敬的仪表。"他发现这些品质很稀缺："所有这些治疗精神失常患者所要求的品质如此罕见，以致收容机构的人员配备变得很困难。"[54]1808年，赖尔为这门新学科发明了精神病学这个词"Psychiaterie"，1816年，他将它缩略为"Psychiatrie"。[55]

英文著作者们过多重复了精神病学代表一种特殊学科的观点。正如曼彻斯特收容院的主任医师费里亚(John Ferriar)在1810年所说的那样，检查疯子症状时，要求医师们熟知莎士比亚(Shakespeare)而不是希腊医学作家阿雷塔斯(Aretaeus)的著作。"由于在人格的探索上缺乏那种敏锐的洞察力——它使一个人更胜任诗歌或浪漫文学的创作而非病理学的讨论，一些医学著作者将精神障碍限制得太窄"。费里亚继续说，相反其他一些著作者使精神失常这个观念事实上与任何"短暂而过分的激情"同义。[56]因而，对费里亚来说，专门研究精神失常要求了解文化和人格。

正如赖尔的合作者所述，在那些年里，"作为科学的精神病学的观念"正在形成。[57]基于以治疗的方式运营收容院是一门像化学或解剖学一样复杂的艺术和科学，精神病医师们开始提出对行业协会身份的合法拥有权的诉求。

组建治疗性收容院

这些创建者们预见了治疗性收容院生活的两个方面：一是具有秩序良好的日程及社区精神的环境自身，二是医患关系。这种关系中的一种特殊的方式过去常被称为"道德疗法"。正如创建者们所认为的那样，不论是在环境上还是在道德疗法上，这种新的收容院都与传统的疯人院不同。

18 世纪的一些小册子说疯病产生于过度的神经刺激。因而一个安静的环境是必要的。巴蒂试图在他的收容院达到一种中庸之道，在那里"必须抑制种种不受节制的食欲，假如可能的话，必须转移对种种固执的幻想的注意"。患者的身体和他的住处要求保持清洁，他的食物是易消化的，"既没有酒精，也不加进大量的调味料"。"适时举行的各种各样的娱乐活动"应该既不太长，也不太使他走神。换句话说，这种私人神经诊所的服务应该像一所休养院。[58]

假如这些 18 世纪晚期的作者们强调加强患者们的自我控制意识，这不仅因为他们是卫理公会教派时代的人，高度肯定自我锻炼，而且因为自我控制是治疗性的。费里亚说，在"疯人院"里这种日课有助于患者学会自我锻炼，会使他能够"照顾自己"。"一套和缓而严格的锻炼方法，能使患者意识到控制而不产生激烈的痛苦和恐惧，是最适合这些疾病的了。"这些效果被认为很快就出现了。费里亚说："当精神异常者从家里搬来这里后，他们康复得非常快，这完全归功于他们意识到了控制。"他们在家里受到的照顾只能使他们病情加重。"在陌生人当中，他们发现必须要开动他们的智力，这种最初的趋向正常思维的倾向成为康复的开始。"这样，收容院的日程应该鼓励节制和注意力集中，鼓励患者们形成一种自我控制的意识。最重要的是，费里亚强调："对患者的希望和恐惧的掌控，构成训练中最有用的部分。少许的关爱，信任的展现，以及明显的肯定，都会加速康复的进程。"[59]

人们如何能掌控精神病患者的希望和恐惧呢？或如赖尔所述，人们如何将一所"疯人院"改造成一座"治疗设施"？赖尔说，人们可能从挑选一个温和的名称开始，叫"神经质患者膳宿公寓"或"心理治疗收容院”。它应该建在舒适的环境中，周围是溪流、湖泊、山丘和原野，有一些小屋子簇拥着本部大楼。窗子上不应该有栅栏。赖尔相信，因为精神患者往往带有特殊的气味，其外表应该易于清洁。这个地方需要一些浴室，它们是一种“魔力殿堂”，以及用于“另外的练习注意力”[60]的场所。为这些大城市的富人家庭建造这些用于治疗的殿堂，可能需要数十年。但是，赖尔的治疗性构想有着令人惊讶的先见之明。

中欧的这种治疗性收容院非常有秩序。在沙里泰，霍恩为他的患者设计了一个按小时划分的日程表，这在当时是前所未闻的：

上午5时—6时：“准时起床，沐浴，吃早饭。”

上午6时—7时：“通过给患者大声朗读适合他们理解能力的段落进行宗教熏陶。”

日子就这样一天天过去，时间空当用于砍柴，进行军事训练，上素描和油画课、地理课，以及在晚上7点到8点半（在天气好的情况下）之间进行的“投球赢取小奖品活动”。[61]霍恩的时间表透露出这样的哲学：合乎秩序的生活有助于康复。

皮内尔极力主张用劳动来安排一天的时间。[62]但是，是他的弟子埃斯基罗尔，用自己在私人诊所的经验，在法国最充分地发展了这种治疗性日程的观念。“让带有狂躁症状的患者受到院里和谐氛围、秩序和规则的约束，将使他的冲动得到比较好的控制，减少怪异的行为。”当1816年埃斯基罗尔写这些话时，他或许在心中完全接受了巴蒂在几乎半个世纪前的忠告（虽然几乎肯定他没有接受）。埃斯基罗尔说：“精神病患者们所享受的远离骚乱与喧闹的安静，以及通过摆脱他们的事务和家庭问题而获得的精神上的休息（*repos moral*），对他们的康复是非常有利的。因为必须服从一种秩序良好的生活、风纪和得到很好调整的日程，他们不得不去反省自己生活中所发生的变化。对适应的需要（*se contentir*）、对在陌生人面前举止适宜的需要、对与患病的同伴们共同生活的需要，成为恢复他们已丧失的理性的强有力的协力者。"[63]

有另外一种看法认为，18世纪晚期的收容院实现了与过去的历史性决裂：医师们开始运用一些技术，它既无关药物的给予，也无关身体治疗。这是心理疗法的出现，是对用于康复患者的医患关系的正式运用。这种特殊的存在于精神病医师和患者之间的心理联系，在皮内尔1801年表述为"le traitement moral"（一个在这种法语语境中意指"精神"而非"道德"的词）以后，有时也被称为"道德疗法"，它实际上并不新奇。[64]非正式的心理介入是一种医师们一直非常熟悉的技术。莫里哀（Molière）这位17世纪法国的剧作家，让"Clitandre医师"在《医师之爱》（*L'Amour Médecin*）中说道："先生，我治病与其他人不同。他们用催吐药和放血，用药物疗法和灌肠。而我用说话、声音、书信、护身符……因为精神牢牢地控制着身体，常常正是因为精神的缘故而生病，我的习惯一直是在病情还不及发展到肉体就医治精神。"[65]赖尔意识到很多古代先驱早已使用了他自己的"心理治疗术"。[66]在法国，1750年后突然涌现出一批有关精神病学（la médecine de l'esprit）的著作。[67]正如历史学家波特（Roy Porter）所论述的那样，在18世纪的英国，道德介入的观念渗透进了整个心理医学。[68]

18世纪末期的精神病学作者们试图在收容院将这些长期为人所知的技术系统化，由此在本质上建构正规的心理疗法。第一位尝试道德疗法的收容院医师是佛罗伦萨博尼法齐奥收容院的基亚鲁吉，他在1793年言及治疗忧郁症时指出："在典型忧郁症的案例中，树立和增进希望——它与悲伤和恐惧完全相反——是非常必要的：它有助于改变个人的身体与精神的状态……值得注意的是，这种新感受能用最自然的方法发掘出来，而不会在这位忧郁症患者那里引起抵触和怨恨。"[69]想必基亚鲁吉正在专门描述这种医师对收容院患者的直接心理干预。

基亚鲁吉的著作在英国并没有多少人知道，然而在19世纪头30年，英国整整一代精神病学著作者都在宣传"道德疗法"学说(见第二章)。这个词在威廉·图克(William Tuke)于1796年建立的一所私人收容院得到普及。他是约克的一位教友会(Quaker)茶叶商人，想改善本地教友会社团中精神障碍者的看护质量。虽然约克的这座"休养所"有一位医学主管，但使它声名远扬的看护和讲求关爱的政策却主要是由外行制定的。塞缪尔·图克(Samuel Tuke)是威廉·图克的孙子，同时也是一位商人。他在一部1813年出版的该休养所的报告中指出："他人的这种贤明的仁慈，看起来唤醒了大批患者的感恩和友爱之情。"图克相信，这种善良在治疗上吸引住了患者，它是一种控制，通过它可以使患者重新恢复健康。[70]虽然这部书看起来是天真的，过分乐观地相信在"躁狂症"和"忧郁症"上意志的支配力量——那时所有的精神病都被划分为这两类，但是，它具有很大的影响——尽管是一位外行所写的，但或许可看作是精神病学史上最著名的单篇文献之一。

法国的皮内尔在此期间很显然从未听说过图克家族或约克休养所。他所看到的是比塞特尔主管的妻子普辛夫人(Madame Pussin)在1793年到1795年这一时期的某个时候展示给他的情景，其中蕴含着她的心理疗法观念。“我在比塞特尔惊讶地看着她靠近非常躁狂的疯子们，用安慰的话语使他们平静，让他们吃原本固执拒绝的任何另外的人端来的食物。一天，一位精神失常的患者因为执拗地拒绝饮食而濒于饿死，他抵触她，推开她端来的食物，用非常粗鲁的话语谩骂她。这位机智的妇人让自己配合他的妄想；她在他前面跳啊蹦啊，和善地应答他说话，成功地使他露出了笑容。她利用这个机会让他吃了饭，挽救了他的生命。”[71]皮内尔无疑也接触到了别的这样一些充满人类同情心的对偶发事件的处理。但是，机会垂青一个有准备的头脑，正如巴斯德（Louis Pasteur）后来所说的那样，皮内尔的头脑已经准备好了，启蒙运动哲学家的这种哲学和心理学的讨论使他变得敏感起来。他很快就得出结论：“再次燃起患者的希望”的关键，治疗性地运用收容院的关键，在于“得到他们的信任”。他说，患者们通常试图隐瞒他们正在想些什么。只有通过“呈现一种亲切的气氛和一种极为坦率的语气，人们才能进入他们最秘密的思想深处，清除他们的不安，通过将他们的问题与其他人的相比较，处理明显的偏差”。[72]

皮内尔1801年的书如此具有威信，以致很快道德疗法就被推广了开来。该书唯一的竞争对手，是皮内尔自己建构的心理治疗的复杂体系，它与独特的学术兴趣有关，因为很明显他是在扶手椅子上推论出它的全部的。[73]英国人称为道德疗法、法国人称为“le traitement moral”的事物，就这样成为开明收容院经营的黄金准则。虽然贝特莱姆的卫生官员哈斯勒姆嘲笑过皮内尔举止威严、声若雷鸣的夸夸其谈，但是，哈斯勒姆仍折服于这种卓识：“拿出一些时间和关心来发现患者的特征，了解在哪里、在什么问题上他精神错乱了。”哈斯勒姆说，要树立患者的信心，人们仅仅需要“一种温和的举止和措辞，一种对他们的叙述的关注，并看起来对其真实性表示赞同”。[74]在其他任何地方，人们都不会找到一个更为简洁的、对在医患关系中要求于医师的那些品质的表达。

道德疗法的发现是少数几位伟人的天才设想，还是源于这种事态——收容院医生们18世纪晚些时候在其中发现了他们自己——内在的逻辑？对他们来说，决心要治疗或减轻他们患者的痛苦，很明显除了灌肠和放血外，某些心理方法是有必要的。患者们无疑会在这种环境中生活得更好，它强调有益的活动和启发性的游戏，而不是在沾满他们粪便的麦秆中打滚。那些医师很清楚，患者们对医师包含安慰的话语和关切的表情有良性的反应，所有这一切都是曾被大肆宣传过的道德疗法中不可或缺的、古老的要素。令人惊讶的不是它被发现，而是它后来从收容院生活的视野中消失得无影无踪。

神经病和非精神病医师

正如那些重性精神疾病一直伴随着我们一样，这些轻性精神疾病，如不安、神经质性抑郁、强迫症行为，也一直在与人类同行。不过，对那些遭受这些病症痛苦的人来说，它们看起来绝不是小病。自18世纪以来，它们时常被称为“神经病”，新近被称为“神经症”障碍或“精神神经症”障碍。每个时代都有它的精神神经症词汇。古代犹太人认为“相思病”能使一个人瘦得皮包骨头。[75]更晚的时期会在疾病分类学上添加这样一些病名，如16世纪的“歇斯底里”和18世纪的“神经过敏”。[76]所有这些词语都完全是非特定性的，能包含几乎任何可以想象到的症状。例如，埃朗根的医学教授伊森弗拉姆（Jacob Isenflamm）在1774年论述了歇斯底里和疑病症如何导致死亡。[77]

但是，所谓的神经紊乱过去并不归入精神病学。它们被划归到家庭医学或某一个研究器官的专业中，如神经病学。在我们自己的时代，神经质和神经性紊乱已经从器质性医学中划出，归入到心理医学中，成为今天开业的精神病医师们的生计依靠。我们的讨论是从18世纪末开始的。在那个时候，人们是如何看待这些病症的？

治疗轻性精神疾病的任务重重地落在了许多矿泉疗养地的医师们身上。欧洲人传统上在矿泉地寻求放松，如英格兰的巴斯、瑞士的Rigi-Kaltbad、德国的威斯巴登（Wiesbaden）和法国的Plombières。在理论上，矿泉疗养地的水曾被看成有镇静作用；在实践上，它们的主要好处可能是诱导通便，从而使忍受慢性便秘痛苦的人舒适，并使把通便看作是通往健康之路的医师们高兴。虽然这些矿泉疗养地在中世纪全盛时期很繁荣，但是，由于30年战争，也由于木材价格上涨和梅毒流行，它们在近代早期衰落了。[78]

到1800年，这些矿泉疗养地处于历史上的低谷，只剩下中世纪晚期荣耀的痕迹。英格兰的巴斯变成一个吸引穷人而不是富人的地方。[79]但是，甚至在最不景气的时候，这些矿泉疗养地仍受到来治病的中产和上流阶级的光顾，因为他们的病症不能找到任何器质性原因（当时的医学已有广泛的发展）。在德意志，位于梅克伦堡的Doberan、靠近汉诺威的Nenndorf和波西米亚的Töplitz的这些矿泉地，被认为对神经病特别有好处。[80]博奇-格朗维尔（Augustus Bozzi-Granville）是一位米兰（Milanese）医师，他于1813年定居于伦敦，有很多上流社会的患者，包括克拉朗斯（Clarence）大公。他在19世纪30年代游历了德意志矿泉疗养地，目睹了在此期间他看到的很多神经病患者。例如，他认为威斯巴登最适合疑病症："在一个充满欢笑的世界里，他阴郁，苦思冥想，或面无表情。因为时刻担忧他的命运，他的疾病吸引了他全部的注意力。他不屑与他的随从聊天，连只言片语都没有。他逃避那些在矿泉疗养地很容易结识的有一面之交的人；因为人们很少在意多久后他们就会被遗忘……像我曾经在[奥地利]的 Gastein、[波希米亚]的 Carlsbad，以及 Töplitz 发现的一样，人们在威斯巴登也遇到这么一个怪人。"[81]

"格朗维尔"——他在出版物中随他母亲的名字叫自己——在符腾堡(Württemberg)泰纳赫(Teinach)的巴特代纳赫(Bad Deinach)遇到了明显患神经症的同事。这里带酸味的矿泉水据说对痛风和风湿病有好处，同时也有益于"疯病患者的治疗……在我访问这个矿泉疗养地的时候，有几位那类患者，包括疑病症和忧郁症患者，正在接受治疗。"[82]这样一来，威斯巴登和巴特泰纳赫这些矿泉疗养地的医师们必定是精神病学上的内行，虽然他们不喜欢称自己为精神病医师、疯病医生、Irre-näzte，或同时代的任何其他的意指疯病的词语：没有已经被明说是疯子的人，会被鼓励在矿泉疗养地寻求解除痛苦(虽然实际上许多人做了，并声称是矿泉疗养地管理上的一个长期问题)。

在时尚的矿泉疗养地解除神经病的痛苦绝不是德意志的专利。1693 年 6 月，Berisford 夫人 19 岁的女儿因出现"处女病中常见的"症状而被带到巴斯。她的手腕非常虚弱，并且皮尔斯(Peirce)医师注意到她面无血色，缺乏食欲，伴有"眩晕和奇怪的痉挛"。皮尔斯用 7 个星期的矿泉浴和矿泉水饮用使她康复了。他相信，"给她找一个好丈夫"有助于防止复发。[83]

在矿泉疗养地之外，富有的神经过敏患者可能落入上流社会医师们的手中。在伦敦，它的代表是英国皇家医师会(Royal College of Physicians)的成员和特别会员，他们在 19 世纪 60 年代后越来越多地聚集在哈利街和靠近伦敦西区的一些地方。不过，早在 18 世纪，已经可以确认存在一个明显的上流社会神经科医师(society nerve doctors)的群体，他们照顾那些希冀全面控制“疯病”的贵族的神经病患者。或许这种典型的上流社会的神经科医师当推切恩(George Cheyne)，他在1733年有关“英格兰人的疾病”的书中和其他著作中，提出完整的“神经病”概念：它是一种折磨神经自身的疾病。切恩是一位苏格兰人，出生于1671年，他曾在爱丁堡学习过，然后在1701年前后来到伦敦，开设了一个上流社会的诊所。正如他的传记作者所述，通过“经常出入年轻贵族和声色之徒的圈子，他变得非常受到他们的欢迎”，赢得了很多老主顾。好几年，他沉湎于酒馆的晚宴，从他的圈子里结识密友做他的患者。在这期间，他变得非常肥胖，呼吸短促且患上痛风。在他自己的健康糟糕后，他试图在巴斯治疗，并如此喜欢他的新的养生法，以至于他开始在那里过冬，在伦敦过夏。在这种上流阶层疑病症和无病呻吟的风气中，切恩写下他对神经病的看法，认为它不代表疯病，而是神经自身的身体性疾病(“一种身体的失调……像天花或热病一样”[84])。

忍受这些神经过敏一定是很大的折磨!“在所有这些危害人类生活并严重地与身体有关的痛苦中，我认为神经失调在其严重性和令人讨厌方面都是最令人哀叹和无可复加地糟糕。”[85]自然，他的读者们喜欢这种对他们的病痛的真实本质的分析：器质性疾病是无法用精神来控制的。据说，“他在公众中的名气非常大，与他那个时代最有名的医师和其他名流都是亲密的朋友。”[86]人们可以将视野前移200多年，会发现这样一些名字，如卡尔·门宁格(Karl Menninger)和威廉·门宁格(William Menninger)而非切恩。但是，尽管门宁格兄弟和切恩都专治同一类型的患者，人们也不认为切恩与精神失常治疗有关，但会称誉门宁格兄弟为精神病医师。

许多上流社会神经科医师追随切恩。佩里(Charles Perry)是牛津大学的医科毕业生，他曾将自己有关世界旅行的书籍献给他的朋友桑威奇伯爵(Earl of Sandwich)；这提供了有关他自己社会阶层的线索。1755 年，佩里写了一篇有关“歇斯底里性激情”的报告。它是一种精神疾病吗？一点也不是，毋宁说是一种“神经紊乱”，由“我们生长和分泌的差错和缺陷”所造成。在佩里看来，“成千上万的妇女(我认为可以说数百万)每天或多或少处在它的折磨和支配下。”他自己已经找到这种证据。“在我工作的很长一段时期里，有一个相当大的熟人圈子，我使一大批歇斯底里患者处在我的看护和观察下：实际上，我让相当多的非常值得注意的那种患者，在刚刚过去的数年间由我来治疗和监管。我所医治过的这些人通常都有了非凡的起色和效果。”[87]他的话并不完全是自吹自擂。有很多证据表明，这些使用矿泉疗法和安慰剂疗法的医师们非常成功地从他们的患者身上卸下神经病这份重负。

18 世纪，每一个国家都涌现出一批上流社会的神经科医师，他们的特征是提供诸如歇斯底里、疑病症和抑郁这样的诊断。在 1763 年，波姆(Pierre Pomme)在法国使“忧郁症”(vapours)一词广为流行，它是一种已经广为英国人所知的失调。波姆从阿尔勒发迹，在巴黎取得社交上的巨大成功，做国王的医学顾问。很显然，他医治上流社会中患有沮丧、“疲劳、疼痛和感觉迟钝”的人，“悲伤、忧郁和灰心毁灭了他们所有快乐”。波姆认为鸡汤和冷水浴会给忧郁症治疗带来奇迹。[88]

在上流社会神经科医师们的公开言论中，神经过敏和疯病有很大的距离。但在临床中它们并非如此不同。专治“神经过敏”的医师们当然终归要收治重性精神障碍患者，因为这些患者的亲戚们需要这种错误的器质性观念来躲避由疯病带来的耻辱。于是，一位像达坎(Joseph Daquin)——尚贝里(Chambéry)城(那时属于意大利的萨维奥公国)的一位顾问——这样的医师在自己的私人诊所里会把贵族妇女们的问题归结于“忧郁症”。在他1787年出版的尚贝里医学地方志中，他说：“神经过敏性痛苦在尚贝里并不常见。但是，我们看到与以前相比数量大为增加；它们甚至蔓延到了城市周边的农村妇女。”这些神经性忧郁症是与生俱来的，能“使大脑的所有功能错乱”。[89]在和那些过着“一种轻松且惯常久坐的生活”的妇女们打交道时，这样的忧郁症听起来像是相当严重，它们使大脑的功能错乱及诸如此类等。但是，在收容院入住资格候选人这种意义上，这些妇女是“精神失常”吗？根本不是。他们的家庭会将她们关在家里。

同时，达坎是当地这家收容院即尚贝里主宫医院(Hôtel-Dieu)的医学主管，治疗精神失常的贫穷患者。一些主宫医院的患者一定具有与他的私人诊所的患者类似的症状。但是，达坎不会让这两个世界重合。在他的地方志的扉页目录中，作者广博的类目中竟然没有涉及主宫医院精神病医疗服务。在向公众传达他的思想时，达坎将神经过敏和疯病完全分开，没有宣称他在行使一位精神病医师的职责。[90]

18世纪的疯病医师们仅仅涉及了今天精神病学术语所包含的范围广泛的精神障碍中的一个很窄的部分。这个范围中的其余病症为执业医师收治，他们躲避任何公开的与疯病的联系，行进在矿泉疗养地医师和上流社会神经科医师的旗帜下。但是，他们共同参与了精神病学的诞生。

走向生物精神病学

精神病学一直在两种有关精神疾病的见解之间做着痛苦的抉择。一种见解强调神经科学，对大脑化学、大脑解剖和药物治疗感兴趣，在大脑皮质的生物学中发现精神性痛苦的根源。另一种见解强调患者生活的心理社会方面，将他们的症状归因于人们可能不完全适应的社会问题或往昔个人的压力。（顺便要说的是，这两种见解都赋予心理疗法相当的重要性，只推崇任何一方都是不严谨的。）神经科学的见解通常被称为“生物精神病学”；社会-压力见解具有疾病的“生物心理社会”模式的重大优点。尽管精神病医师治疗具体的患者时也许会分享这两种观点，但这些观点自身实际上截然对立，因为两者不能同时为真。要么人的抑郁产生于一种或许是由压力激活的、人的神经递质中生物性影响造成的失衡，要么起因于人的无意识心灵中某类心理动力性历程。这样一来，最重要的是在任何给定的时间里哪种见解在精神病学里占上风。

这门学科的历史刚刚开始时就存在这种分歧。起初，生物学的观点占上风。除埃斯基罗尔和他关于“激情”的浪漫主义理论外，创始者一代精神病医师们相信精神疾病的原因在大脑皮质，精神病学在某种意义上可归结为神经病学。（这两个学科被认为是相同的。）1758 年，巴蒂依据布尔哈弗（Hermann Boerhaave）的医学理论提出了一个关于精神疾病的复杂解释。布尔哈弗是来自莱登的临床医师，他在 17、18 世纪之交的著作中强调与体液完全不同的“固体”的病理学。巴蒂认为肌肉“痉挛”导致大脑血管的“松弛”，这反过来又引起这些血管“阻塞”和神经的继发性“压缩”，同时出现不真实的知觉。在巴蒂看来，这样可能出现如字面意义那样的“神经的衰弱”，在其他知觉中引起焦虑。[91] 巴蒂不拥有这些理论正当性的任何经验证据，但这全然没有使他陷入苦恼。他说："虽然精神病是一种可怕的、目前极常见的不幸，但它大体像任何曾使人类痛苦的疾病一样完全不为我们所了解。"鉴于以前有关这个问题的著述是那么的无益，他呼吁进行研究。但是，在这期间他会通过提供适当的"医学看护"来缓解患者们神经纤维的这种松弛。[92]（阿魏是一种引起呕吐的植物制品，它和麝香可能在他的时代是典型的"抗痉挛的药"。）

对基亚鲁吉来说，神经系统无疑是精神疾病的根源："精神错乱可定义为作为神经系统主要部分的大脑的一种慢性的、永久原发性痛苦[不明原因]。"[93]他对他的许多患者进行了尸体解剖，因为他们当中太多人死于传染病（在基亚鲁吉收容院期间频繁染病），他经常能发现大脑的损害。[94]

拉什确信"疯病的原因位于大脑血管"，但精神疾病没有什么特性，仅仅是"疾病整体、特别是热病的一部分。疯病是它们当中的一种慢性病，侵袭到精神寓居的大脑部位"。[95]皮内尔赞许地谈到德国医师格雷丁（Johann Greding）在精神病患者尸体解剖中寻找损伤的努力。正如皮内尔所述，"看起来结构性损伤或发育异常很典型。"但是，皮内尔批评一些研究者缺乏对照人群，怀疑同样一些大脑改变会出现在一些正常的个体身上。[96]皮内尔和拉什对整个这一主题的论述太嫌简略，他们都不能真正被看作是生物精神病学的先驱。

然而，赖尔则是另外一回事。在将脑生物现象看成疯病的原因上，赖尔非常武断，这使他成为第一个预示生物精神病学的医学著述者。虽然基亚鲁吉对机制，或大脑结构上和化学上怎样的改变会引发疯病等没有多少看法，但是，赖尔满脑子充满了基于"兴奋性"观念的理论[该观念源自 18 世纪中期瑞士生理学家哈勒尔（Albrecht von Haller）和苏格兰医师约翰 · 布朗（John Brown）]。要治疗精神病，人们必须减弱大脑自身物质的兴奋性。“当过度兴奋的神经纤维镇静下来时，迟钝的神经纤维则兴奋起来。心灵器官动力机制上的正常平衡得以重建，突出的幻觉消失了。”[97]除精神疗法外，赖尔还有一整套身体疗法用于这些设想中的大脑变化，如热敷，敲击患者的身体，基于对抗刺激哲学(折磨皮肤以抽出下面的刺激物)的热熨斗和芥子膏疗法。[98]

接下来的这代人将抛弃这些特殊的机制而拥护其他的学说，如颅相学。这些其他的学说接着又在19世纪晚期遭到冷落，因为另有了其他的关于大脑如何引起疯病的假想机制。这没关系。重要的是这些早期的精神病医师本能地觉察到了患者痛苦的器质性：苦恼太强烈，幻觉太奇异，患者的整个身体体质变化太大，大脑不能不被牵涉进去。

创建者那一代精神病医师在强调遗传方面也预示了后来的生物精神病学。遗传在那些医师们“一直有所了解”的环境中很显眼，因为重性精神疾病倾向于聚集在某些家系中，一位掌握了其患者亲属情况的医师会很快发现这种聚集。例如，在16世纪和18世纪之间，某些苏黎世家庭中一再出现的忧郁症和自杀非常引人注意，以至于当地的作家们时常谈论起它。施密德(Schmid)家的忧郁症倾向被认为源于“在血液中”的某些东西。在18世纪的苏黎世，像遗传病(malum hereditarium)这样的词很流行。[99]这种世代性聚集并不能被认作是遗传影响自身的证据，因为与基因一样，家庭也可能将社交模式从这一代传给下一代。但这种聚集现象提供了思考的素材。

巴蒂认为遗传是固有的或主要的疯病的原因，提到“整个家族衍生自患疯病的祖先”。他在1758年说：“一旦这种疾病是遗传性的，我们有太多理由害怕它是固有的。”[100]由此，巴蒂将自己放进一个悠久的主张疯病遗传性的不列颠思想传统中。拜德莱姆的哈斯勒姆在1809年评论说："父母一方曾经精神失常，其后代非常可能以同样方式受到影响。"[101]他接着提供了一些频频出现疯病的家庭谱系的例子。第一个例子："R. G. 的祖父发过疯，但是，他祖母家没有精神不正常者。他的父亲偶尔犯忧郁症，曾经有一次严重发作。他的母亲家是正常的。他的叔伯死于精神失常。R. G. 有一个兄弟和五个姐妹；他的兄弟曾被关进圣路加[收容院]，时不时精神低落。他的所有姐妹曾患精神失常；三个妹妹病发于产后。"[102]

其他的精神病学创建者同样有遗传意识。皮内尔和埃斯基罗尔仅用几行字来谈论大脑损伤，但是，他们接着却用好几页的篇幅来讨论遗传。皮内尔在介绍其书中关于遗传的章节时说："当人们回想起在每个地方都有某几个家庭的一些成员在连续几代人中遭受打击，那么，不承认一种狂躁的遗传将是困难的。"[103]在埃斯基罗尔看来，世纪初在萨佩提耶观察到的482位忧郁症患者中的110位，他们的疾病有一种遗传上的"原因"。[104]在他私人收容院的264位富有的患者中，他认为有150位的问题归咎于他们的遗传。他总结说："遗传是广为人知的疯病诱因。"[105]赖尔论述过这种精神疾病的"原基"(Anlage)。[106]基亚鲁吉断然将一位26岁男性的精神躁狂归咎于他的"遗传性素质"，他的父母都曾躁狂发作过。[107]毫无疑问，在精神病医师创建者一代人的头脑中，在实际上所有他们那代的医学同行的头脑中，带有一种家庭精神病史的个体，比起来自非精神病家庭的个体，有高得多的概率罹患疾病。在精神病学诞生的时候，遗传的观点就已经出现了。

浪漫主义的精神病学

与重视大脑生物学和遗传学的神经科学观点相对立的，是这种心理社会学看法，它强调个人经历和社会环境方面的问题。如同精神疾病的真实世界迫使精神病医师关注人的生物学一样，它将不可避免地将精神病医师引向对人的苦恼的思索。尽管心理社会学看法在精神病学诞生的最初并未出现，但是，像人们期待的那样，它很快就到来了。这群试图将苦恼纳入精神和激情范畴中的著作者们后来被戏称为“浪漫主义的精神病学”。［当时他们以“心理取向”（*die Psychiker*）而闻名。］

对激情的看法某种程度上是一代人的问题。创建者一代的成员们如巴蒂，受洛克（John Locke）的影响，将疯病定位于“错误的直觉”和随之而来的不可避免的“混乱的思想”。[108]接下来的这一代浪漫主义精神病医师则与之不同，找到一些无法遏制地从人类心灵中涌现出来的激情。精神病学内部的这种紧张主要是18世纪启蒙运动和18世纪晚期、19世纪早期的浪漫主义运动之间的紧张的结果，前者是一种强调理性的社会与知性运动，后者强调感觉和情绪。于是，德意志的一小批精神病学著述者将讨论从理性转向情绪和激情。他们的基本前提是社会环境而非生物活动控制激情（要抵制犯罪的诱惑），要求严格遵守道德规范来控制这些激情。

与他们生物学取向的同僚不同，这些浪漫主义精神病医师对遗传或大脑病理不感兴趣，却喜欢花很多时间与他们的患者讨论主观的体验。布劳斯（Otto Braus）在那个时候是柏林慈善医院（Charité hospital）一位年轻的住院精神病医师，他回忆起年老的浪漫主义精神病医师、精神科主任伊德勒（Karl Wilhelm Ideler）和年轻直率的代理院长、完全生物学取向的韦斯特法尔（Karl Westphal）之间的对立。

这段轶事一定是发生在19世纪50年代后期：布劳斯刚到精神科后向韦斯特法尔做自我介绍，这时韦斯特法尔对他说："你很快会看到，我们友好的老教授伊德勒仍在往昔岁月里徘徊，使用从疯病疗法处方书中照搬来的处方，因为他认为这些疾病是孤立的，与身体的疾病无关。他试图向患者们证明，他们是妄想的受害者，那是什么样的妄想啊，多么牢牢地附体于他们，等等。你将不得不耐着性子聆听这些非常乏味的论述。"

"但如果你喜欢这个工作，这对你来说是一个全新的领域，那么我会很高兴把我的书借给你。通过与我一起做尸体解剖，在肉眼可见方面(非微观的)和用显微镜可见方面，你都能帮助我。未来在处理精神疾病方面我们唯一的救助将不仅有谈话室，而且也有解剖台和显微镜。"[109]这则小插曲发生在这一时期的晚期，那时浪漫主义的精神病学开始衰落，作为柏林未来的精神病学教授的韦斯特法尔的势头正在上升。但是，在浪漫主义运动开始时，它拥有两位年轻有力的倡导者。

虽然埃斯基罗尔也许惧怕这个词，但最早的浪漫主义精神病医师中就有他，这位一流的拥护精神疾病的心理社会原因观念的重要的专科医师。埃斯基罗尔是一位过渡性人物，一只脚踩在生物学阵营，因为他忠诚于皮内尔；另一只脚踩在了心理社会学阵营，因为他的兴趣是统计分析诸如年龄、性别和职业等如何影响精神疾病。[110]但是，埃斯基罗尔避免了那种德意志浪漫主义精神病医师特有的沉闷说教。

与浪漫主义精神病学联系在一起的德意志重要人物是莱比锡的教授海因罗特(Johann Christian Heinroth)，他知道埃斯基罗尔，并意识到他们很相像。[111]海因罗特出生于1773年，曾热衷于19世纪早期被称作"虔诚主义"的原教旨主义新教徒宗教运动。他在故乡莱比锡学习医学。18 世纪 90 年代他在维也纳，当时因为家庭一位成员的去世而转向神学，但是最终振作起来，于 1805 年获得医学博士学位。在反拿破仑的军队中服役后，1811 年他开始在莱比锡从事一项学术职业，讲授精神病学。1827 年，他在那所大学成为“心理疗法”的教授，他是德意志获得这种教授职位的第一人。

海因罗特经过对道德和罪孽的苦苦思索，获得了一些心理社会学观念。他说，人们的激情驱使他们选择邪恶，而那种选择导致一种内心的堕落。一旦堕落了，恐怖、恼怒，或失望等一类事情会引发精神疾病。在海因罗特出版于 1823 年的《精神卫生学教科书》(*Textbook of Mental Hygiene*)中，他评论了能影响人的精神健康的种种因素：食物、饮品、睡眠、锻炼、大气污染和不讲求皮肤清洁。我们抽取该书一段话来看看：“激情像扔进生活居所的燃烧着的煤，或像把毒液射进这些血管的巨蛇，或像撕咬内脏的兀鹫。从这时起，有人为激情所控制，秩序在其生命体系内不再占据优势。”有什么能保护他们免受激情的影响？是自由！“但是，这个世界没有给我们自由；也将永远不让我们自由。只有神能使我们自由。”[112]人们在一本精神病学教科书中期待能找到的东西是多么少啊！

海因罗特的著述通篇都弥漫着一种难为同时代人所接受的伪善的虔诚。后来在德累斯顿做宫廷医师的卡鲁斯(Carl Carus)，在 1817 年莱比锡的一次秋季旅行中遇见海因罗特，同情地将海因罗特思想的缺乏建设性，归咎于他那没有子嗣的婚姻生活。[113]如果后来精神分析学的批评家们没有将弗洛伊德看作浪漫主义精神病学家——这激怒了弗洛伊德并引起相信精神分析的历史学家们的兴趣，那么海因罗特很可能早已湮没无闻了。[114]海因罗特是最早追随埃斯基罗尔学派的德意志人之一，该派将生活因素与精神障碍联系在一起。他的不太友好的后继者们丢弃海因罗特的教化阐释，转向把社会问题看成精神苦恼的根源，一点也不应受到后世的蔑视。

其他的浪漫主义精神病学家都不太重要，在一册普通的有关精神病学历史的书中不值得去关注。只要这样说就够了：在精神病学中，几乎从诞生开始，神经科学流派就在心理社会一派那里找到一种平衡。不管幸运还是不幸，这种平衡是如此脆弱，以致生物精神病学在整个19世纪都在支配着这门学科，一直到克雷珀林(Emil Kraepelin)的时代。

第二章　收容院时代

收容院的兴起是好心办错事的故事。毫无疑问，早期精神病学家们的梦想破灭了。到第一次世界大战时，收容院已经成了容留慢性精神不正常者和疯子的大货栈。但是，是否收容院的失败在于这种事业自身的性质，仍是一个有争议的问题。一些人主张，收容院失败的原因在于它被19世纪不断增长的精神病患者所吞没。另一些人则断言，许多被送进收容院的人没有精神疾病。他们被拘禁，仅仅因为他们不能适应社会或被社会所遗弃，是不合时宜而非有病。这种将神经科学从心理社会观点中区分出来的裂痕，贯穿于这种史学争论，如同贯穿于精神病学自身那样。在这个故事中，神经科学一侧看到了正在成长的病理学；心理社会观点则看到一个社会全体越来越不宽容脱离常规的人。

在医学的社会史中，这是最令人兴奋的争论之一。为此，在一开始我要表明我的观点。我与这些人站在一边：他们认为精神病患者人数的增长是精神病学疾病模式变化的结果。但是，还存在一种心理社会因素。它关系到将精神上已经出问题的人们重新安排到收容院。“精神上已经出问题”必须要得到强调，因为一些学者主张，那些被从家庭和救济院重新安排进收容院的人，不过是脱离社会常规或无法被容忍而已，根本不是有病。

在这个故事的结尾，这种收容院失败了。但是，这并不代表作为一种诊断和治疗患者模式的这种生物学范例的一个失败。它代表着其良好的治疗意图为后果所压垮的个体们的悲剧。这里我完全不同于那些社会建构论者，他们主张精神病学的显而易见的良好意图是一种骗人的东西，是一种用于获取职业权力的借口。收容院时代的历史，是这种进步与人道的抱负如何不断令人失望的故事。许多出自善意的收容院精神病学的首创——它们是精神病学的过去贡献给今天的遗产的核心——迫于人数的压力，几乎全都陷入失败的命运。

在1800年，只有少数人被关进收容院。甚至在最著名的有历史影响的收容院里，如伦敦的贝德莱姆、巴黎的比塞特尔，或维也纳的“愚人塔”(Narrenturm)，床位也只有数十张，或不足一百。在19世纪，其数量猛增。到1904年，美国的精神病院有患者150 000人，相当于每一千人中有两名的比例。[1] 到1891年，法国有108家收容院。[2] 几年后，仅伦敦地区就不少于16家，其中不乏一些规模较大的收容院，如位于科尔内阿奇[Colney Hatch (Nut Hatch*)]的伦敦郡收容院(London County Asylum)有2200张床位，汉韦尔收容院(Hanwell Asylum)[在19世纪40年代，康诺利(John Conolly)在那里宣传对患者不使用束缚衣]有2600张床位。[3] 面向操德语欧洲人的海因里希·莱尔(Heinrich Laehr)的收容院指南索引，出版于1891年，

* “Nut Hatch”在俚语中指疯人院。——译者

包含有不少于202所的公立收容院的条目和超过200所的私立收容院条目，更不用说众多的面向酒精中毒者、吗啡上瘾者、癫痫患者和精神发育迟缓者的机构。[4] 在一个世纪的时间里，对患有精神疾病患者的这种禁闭，从源于紧迫的需求并仅仅发生在城市的一种非常规处置，变成在处置精神疾病上社会的首要反应。

国家的传统

作为精神病学实践的物质平台，这些收容院对该学科历史来说是重要的。在社会结构和经济发展水平都大为不同的一些国家里，它们几乎在同一时间出现在各个地方。19世纪早期，当精神病学在美国兴起时，美国还是一个发展无序、权力分散、在公共服务供给上有着志愿主义传统的国家。在第二次世界大战以前，这里不会有任何关于精神病看护的国家条例。早期美国收容院的分布反映出一连串地方随机出现的创举是完全不合逻辑的：马里兰州卡顿斯维尔的斯普林格罗夫州立医院(Spring Grove State Hospital)创建于1798年；肯塔基州列克星敦的东部州立医院(Eastern State Hospital)创建于1824年；纽约市曼哈顿州立医院(Manhattan State Hospital)创建于1825年，等等。[5] 在英国也同样，志愿主义而非国家干涉是其常规。尽管1808年的一条法律授权郡建立收容院，但对治疗精神病机构的管理，在英国直到1890年颁布《精神病法》(*Lunacy Act*)为止仍保留在地方手中。[6]

与此形成对照的是，欧洲大陆的医疗看护传统相当地不同。在法国，国家医疗与17世纪的普通医院一同诞生，其后在18世纪出现了县的医学官员。通常，国家医疗卫生受到来自巴黎的管理。极端的中央集权塑造了医疗看护每一方面的特征，包括精神病治疗方法。

而且，在 19 世纪，这种收容院的设立是自上而下的（而非美国那样自下而上地建立）。在德意志、奥地利和瑞士，国家医疗的传统在时间上可以追溯到很远。这种中央管理医疗事务的观念深藏于“医事警政”（medical police）这样一些概念中。该概念因巴登的医师约翰·彼得·弗兰克（Johann Peter Frank）1779 年和 1788 年之间出版的四卷本同名标题的著作而流行。医事警政包括精神病学。正是弗兰克在移居维也纳后，于 1795 年命令在愚人塔附近建一个花园，好让患者散步。[7]

与在法国一样，中欧实施了所有这种管理，自上而下，从中央大臣到边远小镇收容院医师。但法国和德国之间的不同是，法国有一个单一的中央政府，而德国在 1871 年以前是一个拥有 39 个公国的联邦，每个公国都有它们自己的行政集权化传统。一些公国在创建收容院方面走在了前面，另外一些则落后了。普鲁士这个最大的公国（除奥地利外）是一个革新者。但是，在慕尼黑拥有大陆闻名的医学院之一的巴伐利亚却落后了。许多小公国如巴登、符腾堡和几个“萨克森”（Saxonies），它们拥有辉煌而又享有广泛国际声誉的大学，在精神病学历史上扮演了与其大小完全不相称的角色。

德国在 19 世纪成为精神病学方面的世界领袖，正是得利于学术人才散布进许多不同的大学。每一所大学都得到带着称王野心的小公国的扶植。德意志除有两所医学研究院外，还拥有大约 20 所大学。每所大学都为声誉而奋斗，为科学进步而与其他大学展开富有活力的竞争。几乎在每一个小公国里，都有学术人才参与收容院的管理。内务部和教育部只是下令下属实施。与此相反，法国主要有一所大学，即巴黎的索邦大学（Sorbonne）。尽管一些地方城市有他们自己的学院，但比起学术人才云集的巴黎——这个唯一重要的地方，它们好比昏暗的灯泡。甚至在今天，巴黎人仍不感兴趣地将其他地区都看作是“外省”。如今，假如一个人希望拥有一个重要的科研职业，那么它只存在于这座光明之城。

德意志公国的扩张，也使许多公国的收容院精神病医师彼此更好竞争。他们都渴望得到公国给予的荣誉。这些德意志公国有一种悠久的传统，用几乎没有任何意义的头衔来褒扬有功绩的官员和专家，如普鲁士的枢密顾问官(Geheimrat)、奥地利的宫廷顾问官(Hofrat)等。为了证明对工作的热爱，这些收容院院长不断地致力于创新、改革，并以此使他们自己出人头地。与法国——在那里的一些地方安乐窝中去追求殊荣是毫无意义的——相比，这种有关改革的故事会与德国人很相称。

尽管存在国家间的这些差异，但是，在这个世纪的早期，各处都出现了胸怀相同崇高志向的精神病医师们。实际上对个人来说，他们都试图实施初创者这代人已经明确阐述的、用来促进精神疾病治疗的日课* 和道德疗法那些原理。人们可以在毫无结果的早期的孤立的创举，如基亚鲁吉在 18 世纪晚期佛罗伦萨的作为，与一种持久的治疗性收容院浪潮的兴起之间作出区分。

持久的是这种德国浪潮。这一新式收容院最早在中欧集聚冲力，在 19 世纪的头 10 年里，那里的行政官员们决定尝试一下皮内尔和赖尔的想法。[8] 这种事情首先发生在萨克森王国(Kingdom of Saxony)，当时政府决定将这些需要安养的患者跟罪犯分离开来。萨克森政府派遣一位名叫海纳(Christian August Hayner)的家庭医师跟

---

* “daily regimen”指有关饮食和锻炼的日常规定，在本书中译作“日课”。——译者

随皮内尔学习，然后在1806年任命他为瓦尔德海姆一家安养院的主任医师。这所瓦尔德海姆的设施完全是那个时代的典型，它将“可医治的和不可医治的精神病患者、癫痫患者、各种类型的身体有缺陷的人、孤儿、性质大为不同的罪犯，混杂成一个大杂烩”。[9]海纳希望将他们进行区分，特别是把不可医治的疯子跟可医治的区分开。1808年，萨克森政府请他调查这样做的可能性：将位于索南施泰因(Sonnenstein)的堡垒改造成一个面向重度病患的收容院。两年后，海纳提出了一个详细计划。

这种区分看来是一个聪明的主意。但事实上，通过将新患者跟长期生病者分开来取得进步的这种想法多少是难以实现的。[10]患者们倾向于从这些疾病中自然地康复，如抑郁症、躁狂症，甚至在许多情况下是从精神分裂症中康复。这与痴呆患者不同，他们不能痊愈。这样，在他们或早或晚会好起来这一点上，绝大部分精神病患者都是潜在“可治愈的”。

1811年，政府开始经营索南施泰因收容院。可是，令海纳沮丧的是，不是他而是另一位精神病医师，34岁的皮尼特兹(Ernst Pienitz)被选为主任。皮尼特兹也在法国做过见习生，在同样的时间像海纳一样去巴黎旅行，拜见皮内尔和埃斯基罗尔。(当皮尼特兹娶一位巴黎人时，海纳和埃斯基罗尔是证婚人。)皮尼特兹也曾在维也纳跟从约翰·彼得·弗兰克(Johann Peter Frank)学习，在愚人塔陪这位主管巡视。皮尼特兹体现了影响这一整代医师的那种自由主义和人道主义的精神。

治疗精神疾病是索南施泰因收容院的首要任务。它符合这个时代“治疗性收容院”的所有观念，拥有一间弹子房、一些花园、每两周举行一次音乐会的配有三架钢琴的音乐厅、收藏严肃图书(“不是愚蠢的法国小说”)的阅览室。[11]皮尼特兹广泛利用沐浴(即水疗)。他辛苦地寻找那些不殴打患者的可信赖的服务员。他会带着一位外科医师(和一位牧师)去巡诊,努力进行治疗,从各方面抨击人类的愚蠢和任何他能听到的抱怨。[12]皮尼特兹的工作很出色。索南施泰因作为这种新精神病学里“冉冉升起的太阳”而得到赞扬。鉴于皮尼特兹的成就,他受到嘉奖,后来成为一位名誉“枢密医学顾问”(Geheimer Medizinalrat)。[13]

在索南施泰因的故事中,还有另外一个有趣的话题。当部分新精神之风开始吹进私营部门时,大约在1811年,当时是索南施泰因主管的皮尼特兹开始带患者到他的家里。然后在附近的城市皮尔纳创建了一所配备20张床位的德国的第三家高级私立收容院。几年后,大西洋沿岸社会各处主张改革的精神病医师将用这样的私立机构作为一种门诊基地。

同时,在普鲁士的莱茵兰(Rhineland),另外一种开创性的收容院正在敞开它们的大门。正如在萨克森王国那样,普鲁士也拥有一批同样主张干涉主义的老资格的行政官员,他们在精神病医疗中发现了一种卫生改革的方法,愿意支持像海纳和皮尼特兹这样的从业者。早在1805年,这些官员就曾支持朗格曼(Johann Langermann)去改革拜罗伊特的那所收容院。在拿破仑发动的多次战争结束后,这些官员随即又认真地重新开始了这项工作。1817年,普鲁士强有力的教育部长阿尔滕施泰因(Karl von Altenstein)决定征召朗格曼以协助普鲁士整体地推行皮内尔-赖尔的改革。首先,他们决定将锡格堡(Siegburg)从前的修道院的老房子改造成一座面向可治愈的精神病患者的模范医院。该处坐公共马车去波恩有两个小时的行程。该院挑选了一位国家医疗方面的专家担任主任医师,名叫雅各比

(Maximilian Jacobi)。[14]

雅各比 1820 年时 45 岁，他曾在包括爱丁堡在内的最进步的环境里接受教育，并通过成功重组巴伐利亚国家医疗服务而赢得声誉。因为对国家医疗的失望，雅各比决定插手精神病学，并开始接触阿尔滕施泰因。1820 年，雅各比参观了 8 所德意志收容院，之后教育部让他接手锡格堡模范收容院计划，并于 1825 年开业。[15]

在中欧，精神病治疗改革的灯塔不是索南施泰因而是锡格堡。与皮尼特兹或朗格曼不同，雅各比出版了大量著作。他设法运用的疗法远远不只沐浴和关爱。雅各比几乎不折不扣地应用了初创者这代人给出的有关康复的处方。这种康复产生于一种有规律的日课，产生于医师自身作为正派和责任感的典范应该具有的对患者的心理影响。他 1834 年出版的关于这个收容院组织的书被翻译成多种文字，受到激励的医师们从四面八方来到锡格堡进行考察。雅各比把收容院看成是一座"对那些被联想成精神病的器质性疾病进行专属治疗的医院"。像任何医院一样，它必须拥有一个混合的医疗干预。除药物治疗外，还包括"各种各样的沐浴、电击、电疗等等，这一整串相关治疗既属于精神病疗法，也属于身体疾病疗法。此外，还必须加上规定的饮食、健康的空气、适当的温度，以及让患者进行身体活动和劳作"。[16]

雅各比如何治疗患者呢？海因里希 · N(Heinrich N.)是"一位魁梧、力气大的农夫"，三十岁左右开始间歇性发作精神病，几周后会减轻，然后神智非常清醒直到下次发作。雅各比用那个时代标准的医学疗法治疗他，进行放血、通便等等。但是，雅各比在一些非医疗的措施上也花费了大量的时间，如关心这位患者的饮食，以聊天来赢得他的信赖，把脉时抚慰他的手，有事与他商议。在一次发作中，海因里希暴躁不安，把自己的脸涂抹得脏兮兮的，雅各比就用拘束衣和禁闭室相威胁。这引起这位患者"极大的痛苦"，"他最后声明，如果我们答应不使用拘禁，他会安静下来，并保持清洁。我们对他作出让步，他也信守了诺言。几天后，他明显开始康复。"后来，雅各比与海因里希聊天，问起精神病患者对被烧死的恐惧是什么样的。"他作了如下说明。开始当他不安时，人们会很快用链条将他拴在畜棚里。那里有用麦秆给他铺的床，头顶上吊有一盏灯。他一直为恐惧所包围，深怕一点火星落下来，连床带他一起烧掉。这是一种其后一直挥之不去的对被火烧死的恐惧。"[17]虽然在雅各比的管理上存在一些特征令人回想起传统的收容院：使用禁闭，努力去纠正据猜是引起这些疾病的怪癖和令人恼怒的行为，但是，这种对医患关系的治疗性运用，仍旧是一场彻头彻尾的改革，旨在使用言语规劝和日课产生的规律性产生良好的疗效。

在雅各比领导下，锡格堡进入了它的黄金时代。1858 年，雅各比在办公室去世。（就在三年前，他成为枢密医学顾问。）精神病医师佩尔曼(Karl Pelman)在其他地方做主管，曾在锡格堡作助理医师，他回忆德国精神病学史上那些兴盛的日子时说："当一位收容院院长数小时坐在他的桌旁回答其目的和含义对他来说从未清楚过的那些问卷时，如果他的思想不知不觉地又回到了从前的那种好日子的话，任何人都不能去抱怨它……在锡格堡期间，我从来不必做法医鉴定，也没有人发明有关事故的[精神病学报告]。我们有很多时间，我们必须拿出一部分时间给患者，即使今天怀着最良好的意愿这也是不可能的。"在佩尔曼的记忆中，锡格堡具有这种家庭生活般的亲密："整个收容院真就是一个家庭，每个人都分享着同伴们的喜怒哀乐。如果一位医师的家庭在生活中出现了不幸，甚至躁狂病房的患者也感受到一种义务要保持安静，不要发出响声。”[18]德国革新的收容院正是在这种精神中起步的。

在法国，改革收容院这股浪潮几乎没有冲击到埃斯基罗尔所在的巴黎之外的地方。法国外省的收容院仍是毫无生气的监护机构，在缺乏进步活力或思想性实验的情况下，几乎不能走出监狱一步。[19]这种德国和法国之间的差异是引人瞩目的。在权力分散的德国，所有事物都是“外省”的。地方改革的中心如锡格堡和索南施泰因已经发展起来，成为小国君们王冠上的宝石。相比之下，在中央集权的法国，一座高傲的城市直面着一片广袤的外省荒原，不论埃斯基罗尔自己还是巴黎内务部的行政官员们都不太在意发生了什么。正如历史学家戈尔茨坦(Jan Goldstein)所说的：“埃斯基罗尔认为这是公理，即所有有关疯病治疗的专门知识都是在巴黎发明的，并且任何在治疗方法上的改良必须采取这种从中心巴黎将那种专门知识输出到愚昧的边远地区的方式。”[20]

直到1840年埃斯基罗尔去世，他都能在首都影响事态的发展。1825年他成为沙朗通收容院的主任医师。该院接收政府送来的患者和家庭资助的患者。埃斯基罗尔很快为该机构博得相当高的国际声誉。他为女患者建造干净的新病房，认为它在提高治愈率方面产生了有益的影响。对家庭资助的患者，他准备了“一个沙龙。在那里，他们沉湎于与同伴和工作人员之间的各种社交游戏、音乐和舞蹈”。患者们还有台球桌和一个可以散步的大花园。男人可凭出入证外出。（“女人们从不单独外出。”）那些不付费的患者也有一些专门的花园和活动。女人们做缝纫活，男人们进行军事操练。埃斯基罗尔说：“经由这样的组织活动，沙朗通收容院为精神不正常者的治疗提供有利的环境。”在沙朗通，什么才是确切有疗效的？他宣称：

“舒适的地方、管理上的信誉和进步精神(douceur)、精神病医师的热情、充分提供的看护、这个地方的这种一般气氛……”所有这一切使得精神疾病在沙朗通成为可医治的。[21]

但是在法国，仅仅在沙朗通精神疾病在这种意义上成为“可医治的”。没有更多的仁爱风潮扩散出去。官僚政治的惰性和政治上的阻挠，挫败了埃斯基罗尔向86个行政区输出其改革的所有努力。虽然埃斯基罗尔安置他的几个学生到边远的收容院——如福维尔(Achille-Louis Foville)在鲁昂的圣-扬(Saint-Yon)收容院(带来严重后果的退化学说后来诞生于这个机构)——地方上的法国远远落后于地方上的德国。

终于在1838年，法国官僚部门拼凑出一部管理巴黎和这些行政区的收容院经营的国家法律。该法律主要关注允许进入一所收容院的办法(不需要法庭提前作出指示)，并致力于扩充一个贯通全国的收容院服务网络。道德疗法明显不是这些改革的焦点，甚至在议会辩论中根本没有引起注意。[22]半个世纪后，法国的许多地方仍然没有公立的收容院，患者们死在衰败得像是避难所的私人收容院里。[23]大体上，通过1838年提出的法律，整个精神卫生组织增加了，但提供的却是一种最低限度的看护。当患者增加的洪潮在西方社会的每个角落都压垮了收容院的服务时，必须要说在法国没有什么要被压跨。

英国因为缺乏中央集权而与德国类似。英国政府自诞生起就显示出它与卫生保健和医学研究几乎完全无关。它提供给英国人一个精简的政府，将其权力限制在征收关税和维持街道秩序上。因为在医疗事务上缺乏这种契约，英国人日后在实验室研究上将付出代价。(尽管国家权力在德国是支离破碎的，但每个小公国都拥有古老的管理上的本能反应，与英国完全不同。）但是，在医学和精神病学新思想的传播上，有一个重要问题是，中心是否可以席卷边远的地方。在法国它是这样，但在英国和德国则不是。英国和德国这些热闹的行政与工业城镇，提供了一个比法国僵化的行政官僚机构所能给予的更为宽容的环境。后者很可能发现道德疗法是令人生厌的，因为它暗示了患者的自由。

在19世纪头30年里，这种有关道德疗法和日课治疗作用的概念在英国精神病医师当中确确实实兴盛起来了。费里亚是一位普通的医师，曾视察过曼彻斯特的疯人院（Lunatic Hospital）。他在1810年版的《医学史》（*Medical Histories*）中写道："一套关爱与安抚的方法正在得到广泛的采用，即使它不总是有助于治疗，至少也倾向于改变患者的命运。"[24]威廉·图克的道德治疗已经成为一句英国口号。1813年，威廉·图克的孙子塞缪尔出版了一本广为人知的关于这种治疗如何正确地发挥作用的研究报告："在这个收容所里，[比起恐惧惩罚，]对尊重的渴望被认为通常更起作用。这一原理……被认为有很大的影响，甚至超出了对疯子的管理。"学会克服人的"病态特性"，能"增强[患者的]注意力，有助形成一种自我克制的健康习惯；这是经验根据道德手段治疗疯病所具有的极大的重要性而指出的一个目标"。[25]这些都是精神病学史中经典的台词，尽管它们是由一位外行写出的。约克收容所（York Retreat）的消息传遍了英国和欧洲大陆，提醒人们什么是可以做的。

其他的改革主义冲动从欧洲大陆传到了英国。例如，收容院业主伯罗斯（George Man Burrows）看起来就是从欧洲汲取了他精神病治疗上的自由主义。1816年，他从普通诊所——在那儿他已经成为一位重要的医学代言人——退休，在切尔西开设了一所小型私立收容院。在接下来的这一年，伯罗斯走访了巴黎的精神病医师，然后回到英格兰。1823年，他在克拉珀姆创建了一所很气派的、他称之为“休养院”（the Retreat）的私立精神病院。伯罗斯是最早喜欢“收容院”（asylum）而非“疯人院”（madhouse）的这批人之一。在一本出版于1828年的有关精神疾病的教科书中，他报告了那时在欧洲大陆广泛实践的这种温和管理的标准技术。他宣称，“如果当代人在精神病治疗上有任何权利获得尊重的话，那肯定是因为研究了那些被称为道德的手段。”在伯罗斯列举的这些准则中，如不要试图说服重病患者克服他们的症状，他包括进了“这种源自友情的、用来平息回忆所时常带来之痛苦的安慰声音”的治疗效用。[26]对于治疗在伯罗斯收容院注册的上层中产阶级患者的上层中产阶级医师们来说，这种源自友情的安慰声音是多么适合的治疗模式啊！而且，这些方法是有效的。这本教科书是“目前为止已经在这个国家出现的有关疯病的最全面和实用的专著”。[27]

最详细地叙述了这种新方法的那位英国精神病医师几乎被遗忘了，因为接下来的这代医学传记作者们认为他是一位多少有点令人尴尬的颅相学家，一名从颅骨的隆起来诊断精神病的学说的信徒。埃利斯（William Charles Ellis）是两所新设郡收容院的创建者：韦克菲尔德的约克郡西赖丁疯病收容院（West Riding of Yorkshire Lunatic Asylum）（1818年开业）和伦敦的米德尔塞克斯郡疯病收容院（Middlesex County Lunatic Asylum）（从1831年到1838年）。他作为重要的欧洲大陆派改革家出现在英国。当埃利斯仿照埃斯基罗尔和雅各比将他的收容院设计成一个大家庭时，他将收容院治疗看作是实用人道主义。正如他在1838年所写的：“道德疗法是目前为止这门学科中最困难的部分。在这当中，最本质的要素是持之以恒和永不倦怠的关爱：即使是在精神不正常者当中，也很少有人不被爱的关怀所改变，如果他还有一点心智留下来的话。”他说它很有用。“在很多病例中都会欣喜地发现这种渐进的对理智和快乐的反应。”[28]

仿照查尔斯沃思(Edward Parker Charlesworth)1821年在林肯收容院(Lincoln Asylum)创始的“无拘禁方式”，埃利斯在汉韦尔也废止了拘禁躁狂患者的策略。他和他的妻子还学习霍恩在沙里泰的做法，引入用来充实生活的手工和消遣活动。到1837年，汉韦尔612名患者中有3/4在做某种有益的日工。[29]甚至连埃利斯古怪的颅相学说也成为道德疗法的一种延伸。当他边用手指捋过患者的头部边与他们交谈时，埃利斯实施了一个有很高疗效的按手礼(laying on of hands)，用一种从前的医疗——催泻和放血——没能实现的方式使他们安定和放松。[30]

如果伦敦的汉韦尔收容院是英格兰道德疗法和工勤养生法(busy regimen)的震中的话，那么，邓弗里斯(Dumfries)则是苏格兰的震中。当邓弗里斯的克赖顿(Elizabeth Crichton)考虑在疯子救助方面捐献亡夫的遗产时，碰巧读到了威廉·亚历山大·弗朗西斯·布朗(William Alexander Francis Browne)1837年出版的《收容院的过去、现在与未来》(*What Asylums Were, Are and Ought to Be*)。[31]布朗当时就在她家附近的苏格兰蒙特罗斯收容院。他曾在沙朗通的埃斯基罗尔手下学习。在19世纪30年代，身为蒙特罗斯领袖的他，成为一位废止这种身体拘禁的早期的热情支持者。[32]布朗充满了对这种治疗性收容院的热忱。他在1837年写道：“这种新体制和道德疗法——通过它治愈率翻了一倍——的全部秘密，或许可以归结为两个词：关爱和工作。”[33]这正是克赖顿夫人正在寻找的东西。她在蒙特罗斯找到布朗，然后捐赠10万英镑建一家有120张床位的收容院，即克赖顿皇家济贫所(Crichton Royal Institution)。这个济贫所采纳了这些原则，并接收所有阶层的患者。[34]它于1839年在蒙特罗斯开业，布朗是它的第一位医学主管。

到1839年，这种收容院的新风潮在英国已经完全被接受了。这里如同欧洲大陆一样，这种观念变得无可置疑，即收容院的职能在于治疗，疯病医师的职能是利用全部内在于医患关系和时间管理中的方法，来减轻实际上是由大脑紊乱造成的疾病。

当这股改革的浪潮席卷大西洋共同体时，美国处于遥远的边缘，并落在了最后。与欧洲一样，推进这第一次浪潮的疯病医师们往往是富有经验的医师，像雅各比和埃利斯那样，为一种强烈的念头所激励。到1811年，费城教友派成员们看到宾夕法尼亚医院(Pennsylvania Hospital)——这所医院是他们在1752年捐款修建的——疯病病房已变得明显拥挤不堪。于是，他们在宾夕法尼亚靠近法兰克福的地方买了一小块地，决心建立一座正规的收容院。1817年5月，受这种新浪潮影响的美国首家收容院开张了。它以英格兰约克市的休养院为范本。正如法兰克福收容院一份稍后的年报所自豪宣称的："在东海岸这边，这所收容院是首家从不将一具枷锁用于患者监护的医护场所。"由于受到风行英国和欧洲的相似的养生法的影响，法兰克福休养院的信条是："不管发生什么事情，关爱这一定律一定会成功。"[35]与约克市的休养院不同，在法兰克福从一开始就有一位住院医师，卢肯斯(Charles Lukens)。

现在，一连串的机构接连出现了。法兰克福的这家收容院给托德(Eli Todd)和伍德沃德(Samuel Woodward)留下深刻的印象，他们决心推动康涅狄格州的医疗团体，在哈特福德建立一所类似的机构，即休养所。许多人定期捐钱给这所典型的英国类型的志愿机构

(voluntary institution)。1824年，哈特福德休养所开始接纳患者；虽然在性质上它是半公共性的，但它面向哈特福德的穷人。托德是一位耶鲁大学文科毕业生，他像那个时代的大部分医师一样，以学徒方式学过医。在这种定期捐赠中，他非常积极，被任命为主管。伍德沃德也是一位耶鲁大学毕业生，曾给做医师的父亲当学徒。他在这个休养所和邻近韦瑟斯菲尔德的感化院担任顾问。因此，指导管理这所哈特福德休养所的是托德的人生哲学。托德说，他使"这一关爱定律成为休养所道德磨练中到处弥漫的力量，并且要求它的每一位成员都要对休养所里的人表现出毫不懈怠的亲切和尊重"。[36]哈特福德休养所后来变成完全私立的。在经历了几次名称的变迁后，今天，它作为高级私立神经诊所仍存在于那个城市，叫作"生存研究所"(Institute for Living)。

几乎同时，马萨诸塞州也成立了一所收容院。1810年前后，波士顿的商业巨头们决定建一所志愿性综合医院。但是，因为一些事情的延误，已经成为这家医院一部分的这所收容院却先于这所医院而独自于1818年开业。(马萨诸塞综合医院直到1821年才开始接收患者。)1826年，在接收波士顿商人梅克林(John McLean)捐赠的一笔钱后，这个精神病部门易名为"梅克林收容院"(McLean Asylum)。首任梅克林收容院主管是怀曼(Rufus Wyman)。他是哈佛大学毕业生，曾在波士顿当学徒学医。怀曼读过皮内尔和图克的书，并且成为一位"道德管理体制"的提倡者。他在1822年的首份报告中叙述了工作和娱乐在这所收容院的养生疗法中具有的益处："提供的娱乐如跳棋、象棋、双陆棋、九柱戏、摇摆戏、锯木头、园艺……将其注意力从不愉快的思想对象中转移出来，并使他们获得精神上和身体上的锻炼。"为了给患者提供户外锻炼，怀曼在1828年配备了收容院第一辆马车和两匹马。他后来骄傲地说，“这所收容院从未使用或提供过镣铐和拘束衣”，而且，从未有护工被允许去伤害一个患者。（实际上，梅克林收容院早期的一些患者受到了拘禁。）[37]与哈特福德休养院一样，当面向精神病患者的公立病床在马萨诸塞州可供利用后，梅克林收容院也就变成私立的了。

在这个时候，由私立部门制造的这根接力棒传递给了公立部门。第一所普通公立收容院于1773年在威廉斯堡创建。兴起于这种治疗性管理新浪潮中的首家公立收容院要到60多年后才出现在马萨诸塞州的伍斯特。它是1830年由教育改革家霍勒斯·曼(Horace Mann)向州议会提议修建的。1833年1月，伍斯特收容院开业，它的主管是从康涅狄格州来的伍德沃德。在那里他曾是哈特福德休养院的顾问。（只有在美国，私立部门积累的经验刺激了公立部门。）我们必须说在关爱治疗方面，伍德沃德并不具灯塔般的指示性。他用腐蚀性的化合物使患者的皮肤起泡，希望让这种有毒的体液排到体表。当患者们举止不当时，他将他们关进牢固的房间。不过在伍斯特，他给“狂躁的疯子们”的生活带来了宁静和秩序。这所医院的理事们写道，“在以前脱光自己衣服的40人中——甚至是在一年中最严寒的季节，现在只有8个人还这样。在所有这些走廊里，只有很低的对兴奋的易感性，更多的是经由相互练习获得的安静、礼貌和关爱。沮丧者的哀号和躁狂者的咆哮被消除了。”[38]

当时，许多美国公立收容院开始消除绝望者的哭嚎。一批具有治疗而非监护意图的收容院在19世纪40年代建立，范围从尤蒂卡州医院(Utica State Hospital)[在这里，布里格姆(Amariah Brigham)曾发表过长篇议论。他于1848年参与创建了最后成为精神病学协会的这个组织。]到乔治亚州米利奇维尔(Milledgeville)的一所收容院，该院一开始就怀有崇高的治疗意愿。当患者被带来住院，它的主管会亲自将他们的镣铐解掉。这所米利奇维尔收容院后来却成为拥有8千张床位的拥挤之所。[39]

到了19世纪40年代，治疗性收容院已经在大西洋共同体内遍地开花。在欧洲也和在美国一样，这些年轻的精神病医师们已经嗅到了空气中弥漫的胜利的气息。在他们改革的收容院，他们要去征服精神疾病。

人数的压力

挫败这些改革家的不是他们的观念有根本缺陷，而是来自人数的压力。这种治疗性收容院在内部已经种下了成功的种子，因为通过收容进他们认为是安全的地方，通过努力去帮助病患安排他们的时间和生活，通过药物治疗，患有严重精神疾病的人确确实实得到了治疗。早期的收容院尝试了所有这一切，正是在这种设想下，医师和职员们会花时间去治疗患者，而不是单纯地把他们关进大货栈里。但事实却是，人数压垮了这种治疗性的收容院。到1900年，任何实现这些早期改革家理想的希望都已经被猛冲大门的这股住院者的洪流所击碎。

在美国，最初的悲观论调因1869年纽约州一所专门面向慢性患者的收容院威拉德州立医院(Willard State Hospital)的建立而触发，该院是第一所放弃任何伪装治疗和出院的美国收容院。[40]在患者人数的压力下，出现了许多个威拉德：典型的美国收容院的年平均入院数从1820年的31名上升到1870年的182名，每个收容院的平均患者人数从57名上升到473名。[41]早在19世纪70年代，观察者们就吃惊于这种人数上的无情上升和不断的对更多收容院的需求。1875年，一位纽约银行家对一位来访的英国医师谈起这种持续的需求，“我不知道它究竟怎么了。他们已经花了很多钱，但是我们从来不知道这些钱都去哪了。好像什么地方一直有一个漏水的水龙头”。[42] 19世纪80年代以后，大部分美国公立收容院都在历史学家罗斯曼（David Rothman）称之为“从康复治疗向监禁的衰退”中放弃任何治疗的努力。[43]

1895年，年轻的瑞士精神病医师阿道夫·迈耶（Adolf Meyer）发现自己变成了一名在著名的伍斯特收容院——公立部门医疗的发源地——没有临床职责的科学研究者。在伍斯特另有4名精神病医师看护1200名患者；每年还新增600名新收容者。迈耶抗议这种过度的工作重荷（每名医师看护300名患者），不久后，该院医护人员数量翻倍。一位医学方面的拜访者问他，“你们如何让这群小伙子忙忙碌碌？”[44]换句话说，对医疗的期望已经明显地从典型的美国精神病医师的工作描述中消失了。

德国的精神病医师们受到同样大的来自人数压力的打击，因为监护的比例从1852年的每5300人1位精神病入院者，上升到1911年的每500人1位。[45]面对这种人数的无情上升，德国精神病医师们的迷惑不比美国人少：一所收容院建好后，马上又需要建另外一所。一位医师在1911年说：“这样，床位不足已经成为几乎所有精神卫生当局者们永远关注的事。”[46]另外一位悲叹说：“需要收容院看护的患者数量如此增长真令人不安，而且与人口的增长没有任何关系。”[47]在上巴伐利亚（Upper Bavaria），一位诙谐的人在1907年说，如果照这样下去，222年内整个州的人都得进疯病收容院。[48]

到1911年，巴黎的圣-安妮收容院（Sainte-Anne asylum）的14栋病房收容了1100人，而原先1867年时设计收容490位患者。当靠近奥尔日河的埃皮内的沃克吕兹收容院(Vaucluse asylum)在1869年开业时，它被指定收容500名患者；到1911年，它收容的人数已经超过1000人。这种相同的不曾料到的人满为患情况，真实存在于巴黎区的几乎每一所1867年后建立的收容院。[49]同时，在一流的巴黎收容院里，过度的拥挤已经严重地破坏了环境。一位19世纪80年代去比塞特尔参观的人描述了"这种由拥挤的房间和潮湿的院子组成的忧郁的混合体"。[50]

在英国，收容院人数已经翻了一倍多，从1859年的每千人口1.6人上升到1909年的每千人口3.7人。在1827年，收容院平均收容116名患者。到1910年，人数达到了1072名。[51]就在第一次世界大战前，斯塔福德郡的一个郡收容院的监察委员会主席在记录本上写道："我们的人数已经增长得完全超出了我们所提供的膳宿。在上个星期六，我们的人数达到了最高，有916名，在这个收容院这是不曾有过的……我们有36名男患者睡在没有床架的地方。我以每个30英镑3便士的价格订了20个铁床架。"[52]洛马克斯(Montagu Lomax)是一位家庭医生，第一次世界大战期间临时去给一所收容院帮忙，他后来在想，英国的收容院是多么彻底地放弃了任何形式的医疗角色。他说："我们的收容院作收容，但它们的确不作治疗。如果它们治好了患者，可以说那仅仅是意外。尽管存在这样的体制，但不能当作是它的一个结果。"他看护的患者从来都不少于350到400名，其数字"有时变成两三倍，简直不可能给予他们每个人单独的关心。"主管至少持有这种治疗的期望吗？"假如实施矫正疗法和尝试性治疗方法被看作是卫生官员的一部分职责的话，我只能说，就与我相关而言，在我任公职期间，我没有看到这种事情的任何迹象。"洛马克斯总结说，"对大部分公立收容院来说，它们的存在仅仅是为了收容而非治疗精神不正常的人。”[53]一种巴蒂式或埃利斯式的先前的希望，已经被设施里拥挤的患者碾得粉碎。

为什么会增加？

收容院患者人数的这种增加为什么会发生，在精神病学社会史内部引起非常大的争论。已经出现了几个明显不同的学派。在过去的20多年间，支配这个领域的是一些怀疑精神疾病根本存在，深信它是社会建构的学者。这些作者们试图使这些收容者的疾病变得无足轻重，解释这种情形是资本主义社会对患者们的报复，因为他们不情愿去工作，或有着放荡不羁的生活方式，甚或反抗男性权威。这样，据说社会正在成长的对异端的不宽容，导致了这种对人数不断增加的“无法容忍的”个体们的拘禁。[54]令人惊讶的是，这种解释能如此流行，尽管没有任何实质上有利于它的证据。

另外一批学者主张，精神疾病确实是真实的，未必是一个人为编造的标签，它的发病率随时间的流逝大体没有变化。由此，必须寻找社会性解释来说明19世纪的大拘禁。[55]这个模式是一个重要的竞争者，但被研究者们给弱化了：他们不愿去将“疯病”分解成它的组成部分，看看每一类病症都发生了什么。然而，区分是非常必要的。写一部精神病学的历史，却不对痴呆、精神失常（psychosis）和低能（feeblemindedness）作出区分，如同要写一部噪声的历史，却不去区分噪声是由电脑发出的，还是由坦克发出的。一些精神疾病或许在历史上会保持不变，但另外一些则不。不加区分地谈论疯子、精神错乱者和不安者等等，等于一开始就放弃了任何考察标签下面的东西的努力。对社会原因的这种寻找，回避了是什么原因的问题，不正是这样吗？

第三批学者主张，精神疾病是真实的，并且它会视作用于精神和大脑的社会环境而频繁地变化。[56]我属于这一学派。在我看来，细分“疯病”（madness），审查这些为数众多的、不同的疾病与症候群——其最终通常的进路是焦虑、精神错乱或痴呆——是非常重要的工作。19世纪收容院患者人数上的迅猛攀升，似乎存在两种因素：一是“重新分配的结果”，一是精神疾病发病率的真正升高。要理解这些，就需要穿透疯病这块巨石，看看在它下面的这些人和他们的疾病。

收容院收容患者的这种增长中的一些是重新分配患者的一个结果。在19世纪里，患有严重精神疾病的人越来越多地被从家庭或救济院转移到了收容院。这种重新分配与精神疾病总发病率全然无关。它只牵涉到在看护上的重新安排。

但是，除此以外，一些种类的精神疾病却频繁增多。在19世纪，几种主要的“疯病”一直呈上升趋势，特别是神经梅毒、酒精中毒性精神病和疑似精神分裂症，虽然后者还不那么确定。

有关这些进展的两方面——精神病患者的重新分配和他们上升的人数——真实性的历史证据是如此地压倒一切，以至于它不可能再被忽视了，因为它在意识形态上是不合时宜的。许多20世纪六七十年代步入成年的精神病学史家，被视为迷惘的一代。因为他们选择争论虚无飘渺的东西，却对正好碰巧什么使精神和大脑出偏差这个问题不感兴趣。如果我们希望同情地来叙述这部精神病学的历史，我们就必须要涉及这种疾病的故事，而不是争论它是一种非虚构的或不可知的。

对疾病的重新分配

让我们来体察一下屋里有一位精神病亲属的贫穷家庭的困境吧。我们是在19世纪的维也纳。1901年，维也纳精神病学教授瓦格纳-尧雷格(Julius Wagner-Jauregg)说："假如穷人们必须在他们拥挤的家里容留精神病亲属一个相当长的时间，那么，许多家庭成员要忍受夜晚睡眠遭受干扰的痛苦，或为患者的举止所惊吓或激怒，或因为缺钱而不能提供适当的医疗关怀。一种危机因此产生了。收容院超量收容时，这些人首当其冲。"[57]

照看这种精神病人，首先落在这种家庭头上。决定将一位折磨鬼留在家里，或为其寻找看护的正是这种家庭。一位对美国收容院精神病学研究感兴趣的学生总结说："从1843年到1900年的这整个时期里，家庭一直掌控着入院的过程。"[58]这样，收容院患者人数要增长的话，家庭首先必须决定把他们送走。

但是，为什么是在19世纪家庭如此经常地作出这种决定？是因为先前没有收容院可以送恼人的亲属去，还是因为这种家庭生活动力上的一些改变？是家庭的推动，还是收容院的吸引？

让我们来考虑一下这种吸引的论据。在没有收容院的情况下，家庭必须将发狂的亲属留在家里，或将他们赶到大路上，这是非常真实的。但是，那仅仅是穷人家的真实情况。富裕家庭也一直为这种精神病问题所苦恼，而且，这些家庭支付得起外面的膳宿费，如果他们这样希望的话。一些家庭确实将折磨人的亲属扔给了教会，但是我们发现，在上层阶级家庭中的疯子绝大部分通常都被留在了家里。文艺复兴时期德国的这些疯王子，会被关进他们的房间里或要塞。[59]布尔德(Andrew Boorde)是一位蒙彼利埃的医学博士和牧师，他将1552年出版的《健康祈祷书》(*Breviary of Healthe*)中"疯病"一节留出来论述这种疾病的家庭管理。[60]在某段时间之前，这些富人家庭没有显示出对私人疯人院的兴趣。事实上，没有一家疯人院出现在18世纪以前的英国，也没有一家疯人院出现在19世纪以前的欧洲大陆。

我们如何来解释这种要将他们的亲人送走的这些富裕家庭的变化了的意愿？我认为它涉及到了家庭生活中的变化着的情感范式。[61]当这种家庭开始日益把自身看成是一个感情单元时，家里捣乱的亲属开始显得越来越令人难以容忍。在18世纪以前，这种家庭的维持更多地是基于财产和血统的纽带而非情感。它很少有亲密关系可以打乱，而且不在餐桌旁或其他私人时间里赞美它的团结；也很少有这些机会。但是，在18世纪晚期，这种家庭生活中的情感氛围开始变化。亲属们变得更加亲密，晚餐成为一个赞美这种源自"小家庭和睦团结"的私人情感的场合；法国人叙述为紧密结合在一起的小家庭(la petite famille bien unie)。精神不正常的亲属，不再适合进入这种幸福的画面中。

格尔根(Bruno Goergen)是19世纪早期维也纳一所新建成的私人精神病诊所的业主，他曾解释为什么富裕家庭开始光顾他的诊所。格尔根说，精神疾病中存在一些固有的东西，它使患者把亲属们安慰的话语、未婚妻的焦虑与担心、亲近的人们的眼泪与叹息误解成……与实际上的它们是完全不同的东西。他的兴奋的幻想、他的敏感，现在对任何和睦的感觉都是极为不利的，让他动不动就把亲爱的妻子看成是毒药的调制者，把可爱的孩子当成魔鬼，把惬意的住所认作监狱。他听到别人听不到的声音，他看到别人看不到的东西……处在混乱中的这个男人，他对他的家庭唯有满腔的热忱，却既不观察也不倾听他们的痛苦。那是一种话语中夹杂着手势大声将痛苦本身宣告给他的痛苦。[62]人们很难在先前时代的医学的或外行人的文献中找到具有这种力量的言辞。这里，我们在讨论一种新的生活的方式。对这种生活方式来说，一位亲人身上的精神病不再是可接受的了。

统计数据显示，引起的混乱越大，这种家庭摆脱患病亲属就越快。斯维特林(Wilhelm Svetlin)拥有19世纪晚期维也纳一个面向富人的私人精神病诊所，他向一些家庭询问了送到诊所之前患者疾病的持续时间：在来诊的56名忧郁患者中，1/3的家庭(36%)在带患者来诊所前，曾打算等半年或更长时间；只有18%的这些忧郁症患者在疾病稍一发作的一个月内被送来。在16名多疑症患者中，没有一个家庭在三个月内管过什么。但是，在患躁狂症——这是一种使受害者日夜坐立不安的病——的22名患者中，68%的患者在症状发作不到一个月就被带来了。[63]这意味着在19世纪70年和80年代，2/3的有躁狂症亲属的维也纳富裕家庭，已经不能忍受尖叫、击掌、吟唱、叫嚷和对家具的破坏超过一个月。

这种情况意味着，在17世纪70年代和18世纪70年代，这样的家庭能忍受躁狂症。这样，控制变化的不是收容院看护，而是家庭情感自身的氛围。因为在17世纪这些家庭如果希望的话，是能够提供外面的看护的。在这种家庭生活形成的紧密的小的情感核心中，一个显眼地受到疏远的成员的存在是难以想象的。这样，收容院收容者人数上升的一个要素，就是容忍精神病的家庭意愿的减弱。曾在家庭里救助的精神疾病，现在指派给了这种收容院。

这种相同的、不断增长的摆脱困境的意愿，大体适用于高龄痴呆症患者。虽然家庭从前愿意容忍一位痴呆老人的存在，但最迟到19世纪末，家庭开始寻找外界的护理。1908年，一位英国医学著作作者注意到，一种收容院收容者的增加“源于无攻击性的老人被送进收容院。他们是这种或多或少被称为老年痴呆的国民，先前呆在救济院，或被允许与愿意照顾他们的亲人或朋友在一起……”[64]在白金汉郡的一所收容院里，收容的60岁以上者的百分比，从1811年的18.7%上升到1911年的24.0%。[65]在美国也出现了同样的倾向。在19世纪70年代后期的尤蒂卡州医院，这种因“年迈”而被收容的患者的比例激增。[66]宾夕法尼亚州沃伦的沃伦州立医院(Warren State Hospital)的资料仅始于1916年，当时全体患者中的14.8%罹患“老年性精神疾病”。在1946年到1950年，这个数字是26.4%。[67]历史学家格罗布(Gerald Grob)总结说，在20世纪美国精神病医院越来越成为一座老年人的仓库。[68]这些都是从家庭向外重新分配疾病的例子。

另外一类重新分配，包括将先前在监狱和救济院的人送去收容院。在英国，1874年的一个法律规定，帝国的资金可以用来转移地方上的贫民疯子去郡的收容院，引起一种明显的护理负担的变动。[69]一些著作者争论说，这些贫民疯子更主要是贫困者而不是疯子：他们是多余的人而并非精神不正常者，社区高兴送走他们。[70]但是，那个时代的见闻广博的观察者确信，在大部分情况下，在收容院度过一生的贫困者有一些严重的精神疾病问题。例如，1887年斯塔福德郡伯恩特伍德收容院(Burntwood Asylum)的年度报告，让我们瞥见了一位满腔人道主义热情的主管，站立在收容院的门旁，欢迎新从救济院到来的人：“从这个救济院移送来的、需要非常特别看护的无助的慢性患者相当多。人们时常产生抱怨，认为收容院会受到那些患者的拖累；但是对我来说，我高兴地认为，我们掌握的、用于护理和照看这种贫困和恼人的患者的方法，被幸运和有益地用来减轻他们疾病产生的这种重负。”[71]

要到我们对贫民疯子和其他被重新分配的患者，逐一依据他们的档案有一个回顾性分析时，我们才能说是否这些被重新分配的患者患精神疾病，还是仅仅不合时宜。但是，强有力的基于轶事的证据暗示，这些被他们的家庭和地方社区扔给收容院的个体们，怀有一些严重的精神问题，而非因为挑战20世纪60年代以来出现的、学者们津津乐道的这些话题中的资本主义、父权秩序及所有其他的混乱的东西而受到监禁。

上升的精神病发病率

这种人群压力的另外一个主要部分源自19世纪期间精神疾病发病率真正的上升。在1800年到1900年间，这种危险明显升高了，即普通人在他或她的一生中会受到一种严重的精神疾病的侵袭。让我们按争议从最少到最多的顺序，讨论一下各种引起这种上升的危险的因素。

19世纪，这种发病率上升最为明显的精神病是神经梅毒。在精神病学历史上，这种梅毒对中枢神经系统的浸润是头等重要的事，因为它以精神病症状的形式在临床上宣布着自己的到来。这种晚期神经梅毒会在公立收容院和私人诊所得到医疗。正是这种疾病发病率的急剧上升，解释了涌入设施的这股患者洪流的一部分。曾被称为“世纪之病”的神经梅毒，实际上在今天已经被遗忘了，而且通常受到精神病学史家的忽视。这也解释了为什么如此荒唐的有关“疾病的社会建构”和诸如此类的作品通行却未受到挑战。根本不存在任何有关神经梅毒的社会建构。[72]

通常，在婚前还得不到“可爱女孩”垂青的时候，年轻的医学生或生意人会与妓女发生性行为。他会察觉到阴茎的炎痛，或腹股沟

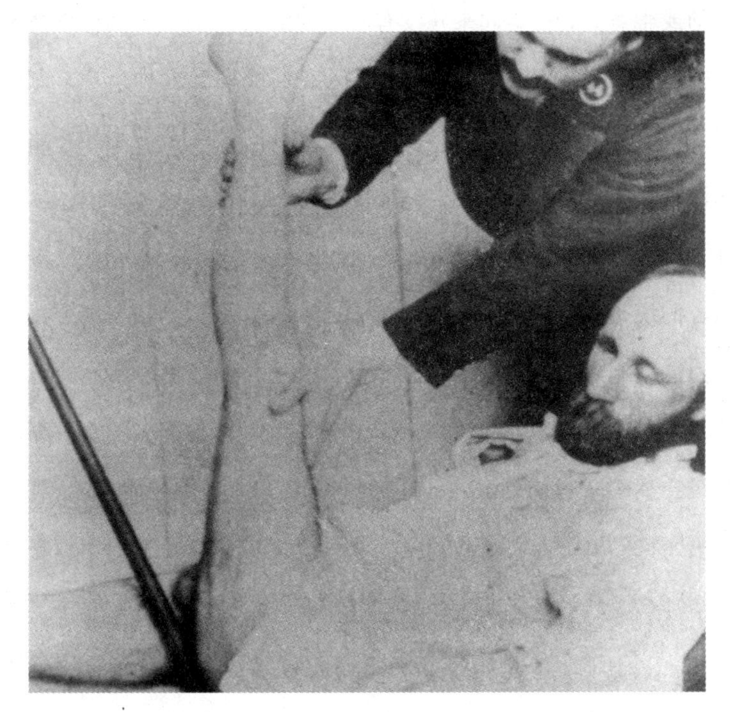

1900 年前后，伦敦科尔内阿奇收容所（Colney Hatch asylum）呈现神经梅毒脊髓痨体征的患者。注意关节张力减退，不能抬起眼睑（“上睑下垂”）。

资料来源：《为穷人服务的精神病学》（*Psychiatry for the poor*），亨特（Richard Hunter）和麦卡尔平（Ida Macalpine）合著，1974 年。伦敦：道森（Dawson）。承蒙道森英国有限公司提供。

淋巴结的肿大；这被视为早期梅毒的证据。然后，这些感染体征会消失，而且这段插曲也会从他的头脑逝去。这部分地说明了，为什么如此多后来的中年受害者会否认曾患过梅毒。这不仅仅是件丢脸的事，而且在一个皮肤感染司空见惯的时代，早期的证据常常在不经意间就消失了。

但是，这些螺旋体即引起梅毒的微生物，不会离开这个年轻男人的血液。一年之内，它们可能已经侵入脑膜内侧和脊髓，却在临床上悄无声息。这样在许多年中，面临罹患这种疾病严重危险的这些年轻医师或生意人，行走起来并没有不适的症状。这时，两件事情中的一件会可能发生。要么他身体内的免疫系统战胜这种疾病，由此它事实上消失了。要么，10年当中走向这条路，受感染的个体开始出现症状，可能表现为不能说清楚某些习语。为了从神经梅毒中区分出精神分裂症，波士顿的年轻医师刘易斯·托马斯(Lewis Thomas)会请他的患者们说，“上帝保祐马萨诸塞州的全体人民。”[73]*

由这种螺旋体引起的早期脑膜炎，可以表现出更为明显的精神病症状，如躁狂症的浮夸特征。在一个病例中，一位著名的法兰克福化学教授突然中断了他的演讲，开始讲起市民中流传的闲话。前一天他外出，买了10台汽车和100块手表。[74]中年生意人和专家们身上的任何精神病症状的这种突发，都使得那个时代的医师们立即想到神经梅毒。最令医师们咬牙切齿的症状，是螺旋体源性躁狂症的这种幸福感，因为这些患者从不承认他们有病，(他们感觉自己很伟大!)而且他们有这种使家庭破产的能力(如许多人所做的那样)。

随着这种疾病的发展，它会表现为两种类型中的一种。如果它首先侵袭了脊髓，那么它就会以脊髓痨(tabes dorsalis)[也称运动性共济失调(locomotor ataxia)]，即脊髓后部坏死而为人所知。脊髓痨会引起腹部枪刺样疼痛和一种高抬步，患者们形容为“脚踩在棉花上”。(在19世纪，并没有证明这些症状是许多年前一次早期梅毒感染的结果，因此未被称为“神经梅毒”。)如果这种病主要侵袭大脑，那么，精神病症状首先出现，接着是痴呆和麻痹。这种类型以全身麻痹性精神病(GPI)、麻痹性痴呆(dementia paralytica)或进行性麻痹

---

* 刘易斯让患者讲这句话，目的在于区分精神分裂症和神经梅毒，因为后者不能清楚地说出某些习语。——译者

(progressive paralysis)而为人所知，其晚期症状通常可以在收容院遇见；患有脊髓痨的中产阶级的患者，会更倾向于在温泉疗养地寻求缓解。

两种神经梅毒类型全都是致命的：一旦一位患者出现症状，他或她就完蛋了。里韦(Maria Rivet)夫人是巴黎一家私人神经诊所的经营者，正如她在19世纪70年代所说的那样，“la paralysie générle... ne pardonne jamais”(全身麻痹性精神病不给以任何仁慈)。[75]这种病在早期会以许多形式出现，只有对这些瞳孔、眼睑或反射上的些微变化很专业地作出说明的医师，才能诊断出它。但是在晚期，特别是GPI，具有非常明确的特征：没有另外一种病是这样的，首先中年男人(它主要感染男性)突然痴呆，然后伴随着晚期的惊厥，在麻痹中死去。这样我们或许可以确信，这些当时的报告中的统计数据给了我们一个合理的、反映神经梅毒真实水平的指标。

神经梅毒不是一种由来已久的像抑郁症那样的疾病。在18世纪最后25年之前，它似乎并不广为人们所知晓。为什么会是如此，仍是一个谜，因为梅毒在欧洲自中世纪以来就有记载了。但是，只是在18世纪80年代及其之后，医师们才开始报告第一批涉及中枢神经系统的病例，[76]或谈及至少听起来像第一批病例，因为诊断术语“脊髓痨”和“进行性麻痹”只是在19世纪才被创造出来。珀费克特是1787年出版的一部精神病学教科书的作者，他描述同事告诉他的某位患者的情况：他是一位中年男性，“放纵情欲，性情孤僻到了极点；在这种行事方式下，他的疯病开始显现：接下来他向他的银行业务员支取大笔的钱，超过他的账户所能支付的。当在这方面失望后，他变得愠怒，立即填写了一些面额巨大的汇票，用在一些反正与他无关的房产上。”他开始认为他是英国上议院的大法官、西班牙国王和巴伐利亚公爵。到此为止，这个男人表现出了躁狂症的标准症状。但是，然后他变得痴呆，这是躁狂症不会发生的事情。按照珀费克特的医界朋友带来的最新消息，这个患者已经“慢慢消瘦得不成样子，当他步入这种白痴边缘的时候”。[77]这像是一个早期进行性麻痹病例。

几乎同时，佛罗伦萨的基亚鲁吉报告了一些无疑患上神经梅毒的患者。如这位40岁的军人，他的瞳孔不能转动，并且不对称(一种大脑受到损害的迹象)，正在发展成痴呆。然后，他“下肢完全不能活动”，在床上死于“严重的萎缩症”。基亚鲁吉还报告了一位发作过躁狂症的37岁的会计的情况：那时他变得痴呆，几乎开始完全麻痹，在“缓慢的消瘦中”死去。[78]

在这些早期报告出现的二十多年间，有经验的疯病医师正在把这种麻痹和精神失常的组合叙述为常见症状。哈斯勒姆在贝德莱姆担任医师，他在1809年说道：“长期沉溺于放荡生活很可能落得一个麻痹的结局……麻痹又会常常引起精神的错乱。”他认为这种病的发病率正在上升：“与通常设想的相比，麻痹病变是一种引起精神病的更加常见的原因，它们也是疯病的一种常见的结果；更多的躁狂者在半身不遂和中风中死去，而不是因为其他任何疾病。”[79]由此推论出这种婚外性交与疯病之间的联系，经由联想，使同时代人把注意力集中到避免精子泄漏这件事本身——一个假想的引起全身麻痹的原因。因为他们的苦恼，他们会被未来一代历史学家嘲笑为卫道士。

在拿破仑时期之前的法国收容院里，这种麻痹和痴呆的并发已经成为一个每天发生的事情。例如，埃斯基罗尔叙述了他在萨佩提耶和他的私人收容院看到的各种各样的痴呆患者，其中一大半的私立收容院患者和一小半的公立收容院患者都不到50岁。他说，在235个人里，有超过一多半的患者“表现出一些麻痹的症状”。他总结说，因麻痹而恶化的痴呆十分常见且完全不能医治。但他注意到，在男人和女人之间没有特别的差异。[80]

埃斯基罗尔是在1814年说上面那段话的。数年后，埃斯基罗尔再次尝试考察这个问题，当时他注意到既痴呆又麻痹的年轻和中年患者非常普遍。他说，“麻痹在男患者中比在女患者当中更为普遍。”“18年前，那时我负责领导比塞特尔的精神病部门……在将比塞特尔收容院的精神失常和麻痹的男性患者与萨佩提耶的女性麻痹者[非常少]的人数进行比较时，我被这种差异深深地震惊了。”埃斯基罗尔说，他的学生——当时负责领导圣·扬收容院——福维尔也注意到了这一点：在圣·扬收容院，全部患者中的1/10患有麻痹；2/3是男性，1/3是女性。埃斯基罗尔注意到，与法国南部和意大利相比，巴黎地区的这种精神失常者不同寻常的麻痹更为普遍，引用的同行的统计也支持这一点。但是，对埃斯基罗尔来说，这种麻痹可能不那样神秘。因为在1826年，他年轻的同事培尔(Antoine-Laurent Bayle)已经说明，这些患者严重的麻痹和妄想都是脑膜——大脑内膜——慢性炎症的一个结果。[81]虽然这种疾病的原因尚不清楚，但这些都是器质性大脑疾病引起的精神病症状。

埃斯基罗尔和培尔有关进行性麻痹的观察变得世界知名。人们往往遗忘了，德国同样在拿破仑时代神经梅毒开始加速流行。1814年，当时的埃朗根医学教授哈勒斯(Christian Friedrich Harless)，提到脊髓型神经梅毒是“一种早已熟悉的体质性疾病”，已知一旦出现麻痹的早期征兆，它将是致命的。[82]30年后，柏林伟大的神经病理学家莫里茨·龙贝格(Moritz Romberg)观察到，“紧随我们时代的这些大战之后”，这种疾病最近在增多。他称其为“脊髓痨”。[83]

当一种性病的流行在19世纪的欧洲和北美四处传播开来时，神经梅毒的流行滞后了10到15年，它正好是从最初的感染到精神病症状出现之间的平均间隔时间。大批的人受到影响：5%到20%的人口会患上终生不去的梅毒。[84]其中，多至6%的人会发展成神经梅毒。[85]数百万人口的6%，是一个很大的人群。并不是他们当中的所有人都会被送进收容院：一些人死在家里而免于蒙羞，另外一些人死于像比利牛斯的Lamalou这样的时尚矿泉疗养地，或寻求用吗啡自杀。因此，收容院的人口仅仅只是冰山的一角。重要的是，这些麻痹者和脊髓痨者在19世纪收容院收容的患者中占据了很高的比重。

因为神经梅毒往往是一种中产阶级的病痛，所以在私人神经诊所的男性病房里这种病很突出：在19世纪60年代早期靠近布雷斯劳的私立Pöpelwitz诊所的111名男性患者中，32%的精神失常者患有全身性麻痹；在75名女性患者中，则一个都没有。[86]在密苏里州堪萨斯城的一所“面向神经病和精神病的疗养院”里，从1901年到1907年，在重症精神病中，“全身性麻痹”通常仅排在抑郁症和躁狂症后面，而领先于精神分裂症（“早发性痴呆”）。[87]其他十几项源自私人诊所的研究，反映出在重症精神疾病中神经梅毒同样很突出。

神经梅毒开辟出一条它的穿越这些大西洋共同体的公立收容院的小道。在1850年以前，没有一位被送进法兰克福城市收容院（Frankfurt City Asylum）的犹太人患者患有神经梅毒。在1871年到1880年之间这些年里，21%的患者患有此病；他们大部分来自商人和其他这样的付费患者阶层。[88]一直到1875年都是该收容院主管的沃克曼（Joseph Workman）说：“当我1853年进入多伦多收容院（Toronto Asylum）时，就我所能鉴定的而言，在这个收容院里尚没有一例麻痹性痴呆患者。但是，没有多长时间它就出现了。”在1865年到1875年这十年间，65名男性和7名女性死于麻痹性痴呆。“这是一个令人忧伤的供认，但它是真实的：该收容院有关麻痹性痴呆的记录，一直是一个非常接近正确的、有关这种得到承认的疾病的病例数的陈述。”[89]英格兰的洛马克斯说，患有麻痹性痴呆的患者们“时常占了男性收容病房里患者的一大半”。[90]这样，脊髓痨患者在大街上的外在步态，预示医师诊所里他的到来；麻痹性痴呆患者含混的吐字和不对称的瞳孔，预示安排收容院里他的入住。

对于与精神病学的生物学史相对立的精神病学社会史来说，所有这一切意味着什么？柏林的埃德尔(Karl Edel)私人精神病诊所实际上有两栋侧楼：一栋豪华型的面向来自上流阶层的秘密精神病患者，一栋经济型的面向来自柏林和周边地区的公开患者。19世纪晚期，神经梅毒在埃德尔诊所是典型的中产阶级的事件：从这种秘密男性病房中熬出来的976名男人中，有46%患神经梅毒。只有很少的麻痹性痴呆患者来自贫民阶层。在这个诊所的女性患者中，5%的富裕妇女和7%的贫困妇女患有神经梅毒。

在这些来自埃德尔诊所的统计数字里，有意思的是诊断为麻痹性痴呆的患者被送进来后在他们身上所发生的事。在这些秘密患者中，不论男性还是女性，约有一半的人被他们的家人领走，死在收容院的外面。同样的事情对工人阶层男性来说稍稍不那么合乎事实：他们当中仅有30%被家人接出院。最引人瞩目的，是带着这种诊断被送进埃德尔诊所的22名工人阶层妇女的境况：她们全都死在了诊所。没有一个人被接走。[91]这种证据暗示，许多在收容院历史中寻找社会性意义的学者，一直把精力用错了地方：社会建构的不是这种倾向于描述生物性大脑事件的诊断，而是罹患这些疾病的患者们的经验。当我们有了这数千名不能移动他们双腿的患者——他们因护工不勤给他们翻身而长着流着些许脓液的褥疮，主张精神疾病仅仅象征着"戴标签"，或为使不正常者顺从所做的社会努力，都将是完全没有意义的。但是，从这些贫穷的妇女身上——她们因罹患蒙羞的疾病而被家庭抛弃在外面的黑暗中，我们找到了一个真实的、不幸的，很大程度上未被人讲述的故事。

收容院人数惊人上升的另外一个原因，是与酒精有关的精神病。大量饮酒会经由各种途径影响神经系统：这种毒品自身会引起幻觉。戒酒会引起精神错乱、惊厥和震颤性谵妄。长期过量饮酒会使一位饮酒者不注意其他热量来源，引发一种慢性精神病和由俄国收容院医师科尔萨克夫(Sergei Korsakoff)于1887年首次描述并命名的记忆丧失(维生素 B_1 不足以成为其真正的元凶)。同时，德国精神病学教授和收容院医师韦尼克(Karl Wernicke)(于1881年)也记述了这一疾病的急性类型，即酗酒者可能突然精神混乱，步履蹒跚。因饮酒引起的肝病会引起它自己的精神病症状。总之，存在许多理由，说明为什么公众消费的酒精总量的急剧增加，能引起收容院入院人数的上升：一些是短期的和自己决定的，另一些则是长期的。[92]

在被一位史学家称为"豪饮的黄金时代"的时期里，饮酒绝对实质性地增长了。[93]英格兰每人在烈酒上的消费在1801到1901年间上升了57%，从每人一年不足1.9升到超过2.8升。[94]虽然在1845年平均一位成年美国人仅仅饮用6.8升无水酒精，但到1910年，这个数字上升到了9.8。[95]法国在18世纪末到20世纪初之间，酒和啤酒的产量上涨到14倍：从1781年的117 000 000升增加到1913年的1 670 000 000升。[96]在19世纪中叶的几十年里，啤酒的消费在巴伐利亚翻了一倍。[97]当法国农夫开始每天就餐时喝葡萄酒，德国工匠备一瓶什么放在手边时，提高的生活标准和便宜的用甜菜糖制成的酒产品，推动着这种增长。

上升的消费量蔓延到了因酒精中毒被送入收容院的患者人数里。比如，1875 年在普鲁士，这样的患者尚不足 600 人，到 1900 年则上升到1300人左右。[98]邦赫费尔(Karl Bonhoeffer)，后来德国学院派精神病学的一位重要人物，19 世纪 90 年代工业城市布雷斯劳的一位精神病科住院医师，他谈起那些年时说："那时……带着寝具、迷迷糊糊游走的酒精中毒患者占据了接待室。夏季里的每一天，都至少会有一位这样神志不清的患者……在这些大城市的精神病收容院里，患有酒精中毒性谵妄的患者的百分比那么高，对于今天的我们来说简直是不可思议……"邦赫费尔指出，19 世纪 80 年代晚期，在柏林的慈善医院(Charité Hospital)中有 39%的患者患有震颤性谵妄。[99] * 像柏林和布雷斯劳这样的城市，它们的酒精中毒发病率，远远超出其人口整体水平(考虑到 1875 年到 1900 年间，酒精中毒者在普鲁士收容院的全部患者中只占 3%)。[100]与更早的时代相比，此类精神疾病正在上升。

这种增长不仅仅是一种德国现象。在 1886 年至 1888 年间接受巴黎大区警署[Parisian Prefecture of Police (the Infirmerie Spéciale)]法庭精神病部门鉴定的 8000 余名古怪患者中，酒精中毒在诊断中名列首位(占全体患者的 27%)。[101]在巴黎的收容院里，1/3 的男性是由于酗酒而被送来的(这一数字在女性中则是 1/10)。圣安妮收容院(Sainte-Anne asylum)院长马尼昂(Valentin Magnan)确信，酒精是该

* 震颤性谵妄是一种严重的、有时还会致命的阵发性意识错乱。通常由于习惯性过度饮酒后戒酒或节制饮酒导致，也可在大量饮酒的时期发作。——译者

时期收容院人数增长的主要原因。[102]

在英国，精神病学是浸泡在乙醇中的。在1874年到1894年期间，皇家爱丁堡收容院(Royal Edinburgh Asylum)各种病房里的酒精中毒患者，占到全体男性入院者的15%到20%(女性的这一比率则非常低)。[103]致力于帮助富有的酒精中毒者戒酒的私人诊所突然到处涌现，比如针对"酗酒和药物滥用"的、临近埃塞克斯郡(Essex)玛唐(Maldon)附近的"江塘"(Rivermere)，就是"一所理想的、为上层阶级的女士们和绅士们治疗的私立疗养所"。莱斯特市(Leicester)的"塔屋"(Tower House)，是一家"面向淑女们的私人高级疗养所"，它还治疗酒精中毒者以及药物滥用者。1908年，英国的《医学名录》中含有24条此类"疗养所"的广告。[104]很明显，在19世纪下半叶，病理性酗酒已成为一个严重的精神病学意义上的问题。

包括神经梅毒和酒精中毒在内，情况是相对简单明了的。两种疾病发生频率的上升，对收容院入院人数产生明显的后果。然而，这两种疾病加在一起仅能说明所有入院人数中的一小部分(在1875年到1900年期间的普鲁士，整体上它占到11%)。[105]这些收容院入住者的大部分，由接受回顾起来并不明确的一些诊断的患者们组成的，如癫痫性精神错乱(epileptic insanity)、歇斯底里性疯狂(hysterical madness)之类的病。剥离掉附着在疾病的根本事实上的当时的一些诊断，我们所需要的将不止是前些年的那些国际性诊断术语：我们需要对单个患者做出我们自己的评判。要求根据患者列表做回顾性诊断，从这种文件报告的迹象和症状上进行重新评判。但是，这种研究非常费时，需要背景和疾病这两方面的知识，而且刚刚起步。因此，关于第三类疾病精神分裂症——它的发病率出现了一个明显的上升——我不得不说在某种程度上是尝试性的。然而，我认为有足够的证据论证这种推测是有效的：精神分裂症的发病率在19世纪有很大的上升。

现在清楚的是，精神分裂症是一种大脑发育方面受遗传影响的疾病，可能肇始于子宫，也可能肇始于分娩时的外伤，因为孩子的大脑还没有适当地发育。它让这个人常常从青年时期开始，就不能应付正常的人际关系，不能处理生活中常有的压力，或不能成功地组织他或她的思想。这种疾病也会导致明显的精神错乱，意味着幻觉、妄想和错觉。虽然被称为“精神分裂症”的这种病很可能代表了混合在一起的几种不同疾病的病程——一些是遗传性的，一些则不是——毫无疑问的是，这种疾病是常见的，大体影响人口的1%。19世纪的情况也大致如此，在由一些精神疾患组成的这种大杂烩中，精神分裂症无疑是非常重要的。但是，它究竟有多重要？它的发病率如何随时间而变化呢？

关于什么可以识别为精神分裂症的最早的描述出现于1809年，由法国的皮内尔和英国的哈斯勒姆作出。哈斯勒姆写道，“与这种记忆丧失有关，存在一种年轻人身上出现的精神错乱类型”：先前“接受能力快且性情可爱的”个体们开始变得沉默寡言和缺乏兴趣。“这种感受能力显得相当迟钝了；他们不再怀有此前对父母和亲属的那种友爱了。”他们变得对他们的伙伴不感兴趣，不能讲述他们刚刚读过的东西，也不能在纸上写出总共超过一两句的话。这是典型的青春期忧郁么？“随着他们冷漠的加重，他们不讲究自己的着装，也不注意个人卫生。”他们会变得大小便失禁。哈斯勒姆指出：“在青春期和成年之间的这段时间里，我痛苦地见证了这种绝望和屈辱的变化；它在很短的时间里，把最有前途和活力的聪慧的人，变成了一个胡言乱语和傲慢的傻瓜。”哈斯勒姆讲述了一位狂怒中割掉自己阴茎的年轻男人的故事。但是，在送进贝德莱姆后，这个小伙子似乎康复了。哈斯勒姆对此非常怀疑。“尽管在他的言谈中察觉不到语无伦次，但在他拘谨的举止和古怪的眼神里有些什么，使我相信他并没有康复。”哈斯勒姆看到，这位患者走路时一瘸一拐的，有时会脱掉鞋子坐在那里搓他的脚。他告诉哈斯勒姆他的脚起了泡，但婉拒了医师的察看。一天，在又看到这位患者搓脚后，哈斯勒姆坚持给他做了检查。“他的双脚没有任何疾病。这回他难为情地告诉我……他行走的这些木板(第二层)，已经让下面的火烧热了。他确信，在看不见的、恶毒的力量的指引下，这些木板意图慢慢吞噬掉他。”[106]

这样的患者同样也出现在了英吉利海峡的对面。当谈到年轻人中的“白痴”时，皮内尔提到了一个年轻的雕刻家。他28岁，“酗酒和纵欲很早就耗干了他的身体”。他一直被锁在一个固定的位置，“几乎总是一动不动的，沉默不语。有时他会发出一种白痴般愚蠢的笑声，但是没有面部表情，没有对他从前生活的回忆。不过他从不缺乏食欲，甚至食物的这种靠近，就会让他的颌骨咀嚼起来”。[107]现在还不能说，是否哈斯勒姆和皮内尔的这些年轻患者中的哪一位，患了后来被认为是精神分裂症的那种病。但是，如果我们发现一大批个体被相似的症状侵害，那么，推断他们当中的一些人患有精神分裂症就不是没有道理的。

哈斯勒姆和皮内尔让精神病学熟悉了一种明显很新的疾病类型：它在年轻人身上呈现为精神错乱并发展成慢性精神失常。这样的疾病在那个时代的语言中被称为“痴呆”，但事实上它并不存在一种智力丧失，而是与混乱的思维相伴随的慢性的错觉和妄想。从1800年以前的这些医学文献来看，有关这种症状的描述事实上是不存在的。从那以后，它们开始持续频繁出现。

历史学家黑尔(Edward Hare)唤起人们对一种19世纪期间发生在患者人数上的实质性增长的关注。这些患者报告幻听——一些说给他们听的有关他们的声音。以这种证据为基础，黑尔提出了这一“新近的假说”：精神分裂症是一种新近出现的疾病，而非像抑郁症这样的由来已久的一种人类状态的产物。[108]对于这种精神失常的发病率在19世纪是否上升这一争论，他的回答是一个斩钉截铁的“是”：“我们现在称为精神分裂症的这种疾病……很可能是这种上升的入院人数的主要原因。”[109]

这里实际上有三派观点。黑尔新近的假说从两个方向上遭到了攻击：一些学者深信根本不存在精神疾病这样的东西，而另一个完全对立的阵营则坚持精神分裂症始终伴随着我们。根据这些反精神病学学者们的观点，是这种19世纪晚期收容院自身令人疯狂的环境，才使一些其问题起初可能是很轻微的个体成为被医师们贴上精神失常标签的“慢性”患者。[110]根据这种解释，这些患者在入院时大体没有任何疾病，不过是贴标签和医学化的受害者。

另一派学者坚持认为，精神分裂症“很可能非常古老”，根本不是一种新疾病。关于这种疾病的清晰描述，会零星存在于不完整的前现代医学文献中。[111]这样，变化的只是医学文献的精确性和密集度，并不是存在于真实世界中的疾病的现象。

第三派学者主张这种新近的假说。由黑尔和一些着手利用个体的收容院患者卡片进行回顾性诊断的学者代表的这一流派，坚持认为精神分裂症是新出现的，其发病率在19世纪里上升了。

这种三角争论刺激了大量研究的出现。这个赌注下得很高，因为这场争论真正在问，精神病学是起源于为职业扩张而对疾病进行的这种编造，还是起源于对大批受到历史上新的疾病侵害的患者们的看护？尽管还不可能彻底解决这场争论，但是继起的研究已经倾向于支持这种新近的假说，而非有关疯病社会性建构的主张。

通过依靠看护记录回过头去诊断患者，一位学者发现，关于精神分裂症症状的描述，在1790年费城的宾夕法尼亚医院（Pennsylvania Hospital）非常少见；依据相似证据，到1823年时，在贝特莱姆皇家医院（Bethlem Royal Hospital）它们却已经变得很常见。他总结说：“这为其他地方提出的、支持这种新近假说的证据增加了很多分量。”[112]

在这种利用个体患者卡片进行的回顾性诊断中，几位历史学家已经证明，在许多19世纪私人诊所和公立收容院中，存在这种非常像精神分裂症的明显的精神病症状。在1830年以后住院进贝特莱姆的少年中，暗示着精神分裂症的这种幻听和错觉的发病率看起来一直在上升。[113]在1880年到1884年间收容进约克休养所的118名患者中，31%的人表现出这些幻觉和错觉——这些将给他们开具一个精神分裂症的回顾性诊断。这些作者们发现，没有证据来支持这种论点，即维多利亚时代的医师们“将不道德的行为或其他不符合准则的举止与精神失常混淆了”。他们总结说：这些年送进该休养所的患者中的大多数，“严重精神错乱。”[114]还有其他的以回顾性诊断为基础的研究，就这种精神分裂症在19世纪收容院中的流行，得出了相似的结论。[115]

确信年轻人中精神失常将会增多的19世纪的医师们，终究大概不会那样有错。卡尔鲍姆（Karl Kahlbaum），德国城镇格尔利茨的一家私人神经诊所的业主和精神病医师，是最早将年轻人的慢性癫狂表述为一种与众不同的临床疾病单位的医师之一，他称为“青春期痴呆”（hebephrenia）。他在1884年发表评论说，“所有精神病治疗机构一定有着这样的经历，即年轻患者的人数最近有了一个相当大的增长。”[116]

里韦是巴黎著名的精神病学家(Alexandre Brierre de Boismont)的女儿。她虽然不是一位医师，却是在精神病患者的周围长大的。她还经营家庭诊所，那是St.-Mandé特区的一家上等医院。当她在1875年开始著述时，她持有这种明确的看法：有一些古怪和不同寻常的事情与所有这些带着严重精神疾病露面的年轻女性有关。举一个例子：“N小姐曾在大学里承担了一项耗尽她心力的研究计划，阅读医学书籍也加剧了她大脑中的混乱。虽然她很年轻，现在却遭受着痴呆的折磨，而这种不治之症通常只侵袭老年人。”N小姐癫狂在什么地方？最初她确信自己是夏娃，世上第一个女人，“并且用雄辩和发人深省的话语向我们讲述创世时刻地球上伊甸园的壮观；那时已经有她了。”之后，她因害怕变成一只鸡而拒绝食用鸡蛋。“她相信自己就是神，太阳是她手里的作品；我们必须使很大劲阻挠她去凝视太阳。她感到气愤，侮辱我们，因为我们竟敢不承认她的全能。她说：‘我自己创造了太阳。’”一长串其他错觉跟随而来。N小姐时常写信表达这些虚妄的想法，“但用的是一种几乎不可思议的风格”。最近，N小姐在诊所的花园里驯养了三只鹅。有一只亲密地啄她的口袋，另两只则趴在她的肩膀上。“她几乎总是坐在草坪上，向这些看起来像在听她讲话的动物激昂地做长篇演说”。[117]在18世纪最后25年之前，医学和精神病学的文献中事实上还没有这样的记述。研究里韦私人诊所而没有感受到在精神病的世界里，一个新的疾病单位已经抬头，这是不可能的。

死胡同

到 1900 年，精神病学已经走进了死胡同。它的从业者们大部分聚集于收容院内，而收容院基本上变成了大货栈，在那里任何实施治疗的希望都是幻想。精神病医师在他们的医学同僚中有一个相当糟糕的名声：迟钝和二流。如果是那样的话，他们就仅比温泉疗养医师(spa-doctors)和顺势疗法医师(homeopaths)略强一点。

当收容院塞满慢性麻痹性痴呆、痴呆以及紧张性精神分裂症的患者时，它就已经陷入一种令老一辈改革者沮丧的荒凉之中。怀特(William Alanson White)是华盛顿圣伊丽莎白医院(St. Elizabeths Hospital)的主管，曾在纽约布莱克韦尔岛收容院(Blackwell's Island asylum)接受过培训。他回忆起一天清晨划船驶离曼哈顿，然后停泊在靠近收容院的一个码头上。"我能回头看到数百英尺远的地方，而且我看到了这幢囚禁着女患者的建筑。在我的记忆里，那是一幢每扇窗户都闪烁着一道强光的建筑，我当时能听到从那里传来的声音。它让我想到一个供蜜蜂们栖息的蜂箱。正如她们被称呼的那样，这些躁狂的女人们整晚不停地吵吵嚷嚷……"人们对那些太吵闹的人还能做些什么呢？怀特描述了在缺乏其他机械约束(后来被禁止)的情况下，19 世纪 90 年代宾厄姆普顿州立医院(Binghamton State Hospital)用在发狂患者身上的这种拘束布(restraining sheets)。"可以毫不夸张地说，在炎热的天气里，它完全是一个恶魔的发明。由于它的缘故，我确信我至少看到过一位患者死于中暑虚脱。"[118] 当然，这样一所收容院对于这些患者会是可怕的，对于那里供职的医师们来说，它也是令人泄气的。一种由一些为了谋生而做这种事情的从业者构成的职业，它是不会抬起头来的。

英国也没有什么不同。据一位年长的曾是白金汉郡贫民精神病收容院(Buckinghamshire County Pauper Lunatic Asylum)的精神病医师的看法，“在1860年至1930年期间，可以说，英国的收容院一直是一潭死水。”[119]疯病医师们自己已经失去了与医学的许多接触，一位主管的生活更像是一位举止得体的农场主。正如斯莱特(Eliot Slater)后来所说的那样，“会受到邀请去参加神父寓所举办的网球派对，然后钓鱼，甚至骑马打猎。”斯莱特在20世纪30年代是伦敦莫兹里医院(Maudsley Hospital)的精神病医师。

斯莱特继续说道：“对患者来说，生活就不是如此令人愉快了。”“他们被关进上了锁的病房；病房带一个封闭的用于锻炼的院子。最厉害的发作已经过去而仅留下一些后遗症的患者们，将年复一年地留下来，被空闲起来，被剥夺掉积极性或说自决的责任，越来越被固定在由一种不变的日常惯例形成的这种束缚里。”[120]

从19世纪30年代开始，英国人就非常自豪他们废除了机械性拘束。在洛马克斯称为“滤出蠓虫，吞下骆驼”的一项活动中，英国人指望(估计是非法的)独立的小隔间比将患者们关在一起更使他们蒙羞。一天晚上，洛马克斯被叫回了这家收容院，因为一位麻痹性痴呆患者从床上跌了下来，摔断了腿。“当我去医院路过这些病室中的一栋时，我走过了一个单间，里面‘隔离着’一位难以驾驭的患者。那是晚上7点之后，没有任何护工在附近。”这位患者用拳头和脚击打着房门，还尖声地诅咒着：“医师！看在上帝的份上，放我出去吧！看在上帝的份上，放我出去吧！啊，救世主！他们要杀死我！看在上帝的份上，放我出去吧！”

“当我接好断腿返回来时，我的耳边又传来那可怕的声音。那些声音或许会持续数小时，让附近的每一个人都不能入睡，到最后或许我有必要给他皮下注射一针。回忆起来我感到特别不舒服。”[121]

1900年前夕，德国的收容院或许是世界上管理最好的。这是因为德国政府慷慨地支持着它们，同时也是因为中欧的收容院医师们仍然保持着这种进行科学研究的干劲，它是一个开展良好看护的法宝。[“枢密顾问先生(Herr Geheimra)”现象也推动了看护。医师渴望荣誉，他们希望向内阁阁员显示他们自己达到了医学的标准：这在别的地方几乎不为人们所知。]但是，即使在这个改革的故乡，精神病治疗的条件也是令人苦恼的。克雷珀林后来是最著名的学院精神病学家。1878年，当他找到新工作，在慕尼黑城市收容所(Munich City Asylum)担任助理医师时，他患上了偏头痛。他是一位来自北方的梅克伦堡人(Mecklenburger)，对巴伐利亚根本不了解。医院的主管安排他负责男性偏僻的病房。当克雷珀林面对这150位“痴呆、肮脏[意指身上抹有粪便]、中度兴奋和高度兴奋的患者”时，他感到很不舒服。他们当中的许多人没有工作的能力，三五成群呆在走廊和院子里。“在那里，他们会到处游逛，大声叫喊，相互之间斗架，收集石块，抽烟和喋喋不休说着什么。暴力倾向非常普遍；几乎没有一天的日查中是没有人不报告一次打架、砸窗户或毁餐具事件。我必须非常频繁地缝合或是包扎由这些造成的创伤。”

在克雷珀林每日的巡回路线里，最可怕的是G病房，那里收容最躁狂的男性患者。一位被关在一间隔离房的患者，曾设法用一个板刷打碎了同伴的头骨。后来，还是这位患者几乎勒死一位粗心的护工，拿走他的钥匙，逃进了城市。当这位患者正要将一位过路人用力投入伊萨尔河(这条河流经慕尼黑)时，他被制服了，并被送回了这所收容院。克雷珀林说：“没有人曾注意到他失踪了。”[122]这种情况绝不是雅各比能想到的。

不仅收容院自身跌到了一个历史的最低点，精神病学这个专业也同样如此。德国精神病医师海因茨(Werner Heinz)开玩笑地问:"谁会成为一位精神病医师?(1)申请州医疗官员职位的人。如果没有一些实践经验的话,他们害怕无法通过精神病学的专项考试;(2)那些身体不合格的人,他们有风湿病或一种心脏问题。或是那些在其他方面无法胜任农村行医,或许连城市行医都不够格的人;(3)那些智力不合格的人。他们本能地想进收容院,因为他们不会在那里太显眼。并且请相信我,就是这些人日后会成为收容院的主管。"[123]

早在1908年,瑞士莱瑙收容院(Rheinau asylum)的主管就请年轻的格尔(Karl Gehry)医师考虑一下他那里的一个职位。格尔左右为难。一方面,他可能会面对这种开设一家私人乡村诊所的不确定性。另一方面,"到处存在一种对精神病学强烈的怀疑。"他的老师是闻名于世的荣格,曾在苏黎世告诉他,"精神病学不是医学的亲生子",因为它没有被归类在自然科学中,不能称量或是测量任何事物。"人们完全不认为一位精神病医师能够做得更多。他只是断言每个人或多或少会患精神疾病。"格尔继续说道,如果他成为一名外科医师的话,没有人会觉得那是令人吃惊的。"因为外科医师能养家,能有身份。精神病学会放逐你到一家收容院。在那里你基本上是孤单的。精神病医师不得不治疗那些自认为不需要治疗的人,结果他每天都必须忍受所有那些侮辱……"[124]大体上这就是精神病学每日的处境。

这样到了1900年,精神病医师们自身的地位已经跌入谷底。与这种早期精神病医师傲慢拒斥将他们自己与构成医学其余部分的痈疡医和灌肠医联系在一起相比,差别多么悬殊。1853年,新成立的美国收容院医师组织曾拒绝和美国医学会(American Medical Association)建立联系。[125]但随后这种自我强加的隔离开始引起众怒。

当费城神经病学家和上流社会神经科医师米切尔(Weir Mitchell)在1894年发表他的历史性谴责时，疯病医师们坐立不安了。米切尔在他们的年会上说：“我必须要坦率批评……许多依旧戴着‘医学主管’这种荒唐标签的人。”他问他们：“有关你们患者的心理与病理的科学研究，你们的年度报告在哪儿?”“我们通常得到的你们对科学的贡献，是有点奇怪的陈述，关于一两个病例的报告，几页无用的、孤立的尸检(post-mortem)记录，而且这些还被夹杂在了无法看懂的统计表和农场资产负债表中。”治疗呢？完全是一个假象。米切尔断言：“不管这些容易上当受骗的公众会多么轻信治疗，我们[神经病学家]都持相反的看法。而且认为，除了作为这仅剩的资源外，你们的医院从不曾被利用过。”[126]很少有精神病医师从这次会议走出来而不扪心自问，我还是一位医师吗?

美国神经病学学会(American Neurological Association)主席布拉德(William Bullard)在1912年波士顿召开的学会会议上作了回答。他嘲笑说，的确，在“建筑的管理和建筑的取暖上，在煤和食品的购买上，在甚至小到细目的账目编制上”，精神病医师们已经做得很了不起了。但问题是，在这样做的时候，他们已经错失了与医学其他领域的联系。[127]1933年，怀特声称绝大多数收容院的医师只不过是“死木头”。[128]

正如一位懊悔的精神病医师许多年后所说的那样，“因为被牢牢拴在慢性疾病的环境里远离医学主流”，收容院精神病学已走上了末路。[129]为了证实存在这样一门学问，如一门关于脑和心智的科学(a science of the brain and mind)，而这门科学的应用能够帮助患者好转，那么，这支火炬必须要被传递到另外一些人的手中。

第三章　第一次生物精神病学

在两个世纪中，精神病学里占支配地位的主题，一直是利用神经科学来进行治疗。在收容院里，19 世纪的精神病学在实现这个目标的过程中走进了一条死胡同。在收容院的外面，在人们或许该称作的“第一次生物精神病学”中，19 世纪的疯病医师们尝试着在护理患者上得到神经科学的帮助。与收容院的情形相同，这种为精神病学提供一个科学基础的首次努力失败了。作为一个有前途的、描述精神病生物与遗传根源的尝试而开始的这一切，终结于对“退化”的这种恐怖。这种观念认为：遗传的精神疾病在一代代人中无法挽回地变得越来越糟糕了。但是，这种与收容院故事的相似是惊人的。不论是在收容院还是在生物精神病学中，这种观念的失败，并不必定意味着这种观念本身是错误的。毋宁说，是在 1900 年后，这种考虑疾病的整个范式变化了。

输入观念

第一次生物精神病学是一场观念的运动，而不是一种在病房里的运用。它追问，大脑的遗传与化学构造如何事实上使人们生病？什么疗法对这种疾病会是有效的？答案不可能在收容院枯燥的日常事务里找到，而是存在于大学和研究机构所做的研究中。使第一次生物精神病学区别于以前的体液理论的，不是认为精神疾病具有一种内在的神经结构的信念——自古以来医师们就已经这样认为了——而是要通过系统研究去揭示心智与大脑之间关系的渴望。新出现的是这种成系统的要素：在人和动物身上做实验，检验药物，研究尸检的大脑。

总的来说，精神病学里的研究，是19世纪医学内部一股更大的研究潮流的一部分。医师们开始应用临床病理学的方法：从尸体解剖中的发现物到这位患者生前所表现出来的征兆和症状，反反复复进行推理。这种交互式推理，有可能让研究者区别出不同的疾病。举一个例子，如果一个人对肺病感兴趣，他就会尝试把一位患者生前肺部发出的汩汩声和嘎嘎声与尸检时的发现物联系起来：不同的疾病，如肺气肿和肺炎，在尸检上能清楚地区别，临终时会发出不同的声音。19世纪的精神病学也努力地尝试这种临床病理学方法，希望证明生物学的探索路径是正确的，而不是仅仅在信仰上接受它。一般来说，这些努力出现在大学而不是收容院。

有两方面事件需要了解，虽然在很大程度上它们是重叠的。一方面是研究事件：生物精神病学如何奋力向前？另一方面是教学事件：精神病学如何成为一门通常的大学课程？联接这些事件双方的，是这种实际工作的现实：家庭医师必须对精神疾病要有所了解，以便帮助恼火的家庭和精神有病的患者。整个课程对这种普通医科学生来说必须是去妖魔化的；他们是带着和世俗大众同样的先入之见走进教室的。家庭医师必须认识到精神疾病是医学经验中常见的一个方面，而不是一种魔鬼的诅咒，凭借邪恶的力量降临在不幸的人们头上。在工作中，他们会遇到很多的躁狂症、抑郁症、恐慌症和痴呆症的举止，在决定谁有病、谁需要在家里治疗、谁要求机构性看护上，这种赌注是大量的。

培养家庭医师的感受能力，意味着精神疾病必须要被“医学化”，或说必须要被纳入到这种医学经验的领域内。精神病学中的医学化，出现在其他医师用医学方法处理诸如肺结核和肾炎这类疾病的同时。内在逻辑是相同的：正如同家庭医师必须要对肺有所了解以治疗肺结核一样，他们需要熟悉大脑和中枢神经系统以治疗精神疾病。巴黎的精神病医生比约（Ernest Billod）在1884年激昂地问道：“在将一位患者送进一家收容院这种重大的、可能发生的事情上……掌握尽可能详尽的关于这种病的知识，对这位医师来说难道是不需要的吗？”他指出，这种错误所带来的后果可能是可怕的，将给这个家庭打上精神不正常的“烙印”。[1] 医师必须知道他正在做什么。

因此在19世纪，精神病学方面的大学课程开始在整个大西洋共同体内得到开设。要教授医科学生，首先必须要有讲义，随后是带有通向精神病病床通道的精神病科或欧洲所谓的“门诊部”，最后是大型精神病学研究机构。第一次生物精神病学就这样同时受到教育需求和科学好奇心的驱策。

在最早改革的这些18世纪的收容院内部，疯病医师们已经开始给医科学生们授课。1753年，巴蒂在伦敦圣·路加收容院开始讲授精神病学。“为了使这个医学分支能有益于他们的特别护理与研究”，这些医院主管们允许巴蒂去吸引“系里更多的绅士”。[2] 1805年，基亚鲁吉在佛罗伦萨他的收容院开始授课。[3]

这些都是引人注意的开端。但是，在下一个一百年中，精神病学方面的教学和研究将是德意志人的天下。

德意志的世纪

在一部精神病学的世界史中，给一个国家或一种语言如此多的关注，需要给出某种正当的理由。这种正当的理由就是德意志人实际上主导了这个领域。在现代医学中，大量的人名名称，或说以个体来命名的事物，都是以德意志人的名字命名的。症状是医师在患者身上发现的病理现象。当一个人打开医学词典查“症状”，会发现这页中充溢着德意志人的名字：“贝格尔症状”(Berger's sign)，一种早期神经梅毒中出现的瞳孔变形，以奥地利眼科医师埃米尔·贝格尔(Emil Berger)命名；“默比乌斯症状”(Möbius's sign)是在甲状腺疾病中出现的一种眼球辐凑反射障碍，以莱比锡精神病学家默比乌斯(Paul Julius Möbius)命名(他在1900年撰写的一部题为《妇女的生理性弱智》的书，使他在医学史上臭名昭著)；韦斯特法尔症状(Westphal's sign)指神经疾病中的膝反射丧失。[4] 这种德意志的优势，源自许多政府支持的大学和收容院；1800年以后，这些地方的研究和教学快速发展。

德意志大学有两种机制将教学与研究联结在一起。一是博士论文的传统，因为所有的医科学生必须完成一部专题论文以获取医学博士学位(法国也这样，但德国学生更多)。二是一项博士后研究项目。它被称作“职位资格”，要求有志于大学教学的哲学博士和医学博士们具有。不像专题论文那样，常常只是一株科学的马勃菌，这种“职位资格”要求必须对已有的知识做出一项重大的贡献。取得这种职位资格后，一个人会首先担任非正式的讲师，获得讲课的资格，然后成为一名助教授(ausserordentlicher Professor),再最后成为正式的教授(ordentlicher Professor)。再没有其他的国家用这种方式将如此多的学生和研究生拴在出版物和研究上了。这种学术结构,再加上来自政府部门的充裕资金,确保了德意志直到1933年在科学上都处于领先地位。

在中欧,精神病学方面的授课始于1811年的莱比锡,由海因罗特担任。为什么首先提及的不是霍恩?他在1806年被任命为柏林慈善医院副院长,并负责该院精神病科工作。因为他正式的精神病学教学直到1818年才开始。而且,直到1832年伊德勒接管慈善医院的精神病学以后,它才成为一个自主的部门。[5] 这些早期的教授们,没有一位符合后来的同时负责一个学院部门和一所精神病院(或"诊所")的教席负责人的模式。海因罗特没有去接触精神病患者。实际上,这门学科伴随着他在1843年的去世而很快从莱比锡消失了[直到1877年弗莱克西希(Paul Flechsig),一位眼光狭窄的脑解剖学家,被委派这个职务后才重新开始]。[6] 1865年以前,这种零星的创举也出现在其他的德意志大学,如维尔茨堡(1834年)和慕尼黑(1861年)。

在那些日子里,压着大学教学的收容院精神病学非常强势,以致一位像罗勒(Christian F. W. Roller)这样厉害的收容院人,就能使海德堡的这所新成立(1826年)的教学部门垮掉。1842年,罗勒将海德堡的这些患者转移到他自己在Illenau的新收容院里。[7]

这些早期的向医科学生们讲授一定的精神病学的努力通常都失败了,因为这些讲义自身被安排在远离学生其他教室的收容院里。向这些学生展示患者,也常常解释不了什么。因为这些收容院主要收治慢性患者,他们的症状看起来全都或多或少相似。而且,这些收容院精神病医师他们自己太关注于管理，没有显示出太多教学上的兴趣。[8] 身处在他们的世外桃源里，他们也被切断了与医学的联系。正如一位大学精神病学家后来所描述的那样，“没有一个医学分支，有如此多古怪的人像在这些老疯病医师当中那样”。[9]

精神病学所需要的，是一个靠近其他医学系设立的精神病学系，能收治其病症是这些教授们想在讲课中展示的患者，能通过隶属于一所综合性医院而使精神病学成为医学中一个令人信服的部分。当时年 48 岁的格里辛格(Wilhelm Griesinger)，其工作时而在内科医学时而在精神病学，答应担任柏林慈善医院的精神病学教授时，这种需要在 1865 年的德国就实现了。格里辛格不仅成为唯一最具影响的第一次生物精神病学的代表，而且他创建了用于教学、研究而非监管主义的精神病学系的现代模式。正是因为格里辛格，大学的精神病学才战胜了收容院的精神病学。

1817 年出生于斯图加特的格里辛格曾在相邻的蒂宾根学习医学，然后在苏黎世舍恩莱因(Johann Schönlein)手下学习，最后又回到蒂宾根读学位。在将德意志医学从对生命本质的哲学思考转变成这些自然科学研究上，舍恩莱因起过最重要作用。这是一个这样的时代：问题刚刚开始被提及疾病在身体组织中的这种生物基础，这些化学、生理学和显微镜技术被用来解答它们。在舍恩莱因手下，格里辛格开始懂得一个医师应当被培养成一位科学家，在病床边通过直接观察来研究患者，而非依靠延续千年的有关体液的观察。

1838 年从蒂宾根毕业过了不多久，格里辛格就在新开设的邻近斯图加特的 Winnenthal 收容院做了两年的助理医师。当时该院由一位充满活力的、名叫策勒(Albert Zeller)的年轻精神病医师领导；他是从锡格堡的雅各比那里获得鼓舞的这代改革者中的一员。在格里

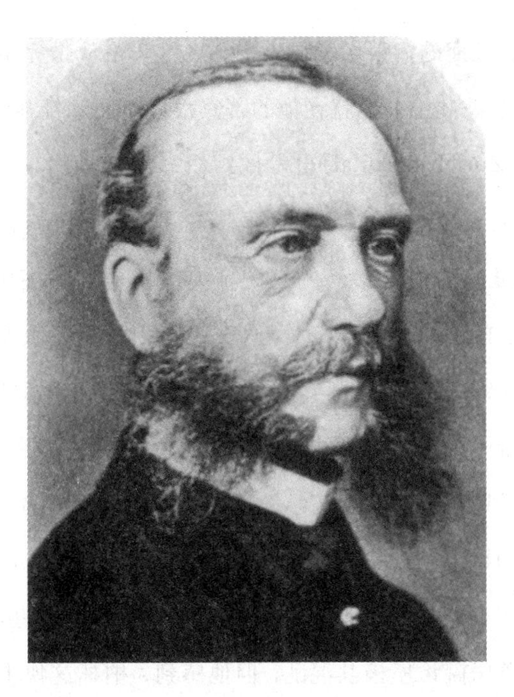

1865—1868 年在柏林期间的精神病学教授格里辛格。他被认为是“第一次生物精神病学”的创建者。（承蒙国立医学图书馆惠允刊载）

辛格滞留 Winnenthal 的最后日子里，他让自己带有了一份与一位 28 岁大的医师不相符的、令人惊讶的自负：他在 1845 年出版了一本的确获得某种承认的精神病学教科书。[10]

在这个时候，格里辛格放弃了精神病学，成为蒂宾根这家内科诊所的一位助理医师。然后他转职到那些运营有门诊部的德意志北部基尔的小客站，成为开罗副摄政的私人医师(利用这些经验出版了一部有关传染病的大部头著作)。1854 年，格里辛格返回蒂宾根——与精神病学有很大距离——担任医学教授。最终在 1860 年，他获得了苏黎世内科医学教授的职务；几乎是在 30 年前，他在那里开始做医科学生。确实值得注意的是，这位克雷珀林之前的最著名的精神病学家的大部分时光，会耗费在完全另外一个领域。

但是，在长期的内科医学探索中，格里辛格从未完全忘记思考精神病学。只要有机会，他就在他的蒂宾根诊所展示精神病患者，或在苏黎世医院(Zurich hospital)自发地组织一门精神病学方面的讲义。1861年，格里辛格重新拿起他的教科书，彻底进行修订，并出了新版。这版的正文遵循他最新的有关精神疾病是大脑疾病的想法，或说是他所称述的“神经疾病”。与第一版相比，第二版取得巨大的学术成功，一直到克雷珀林的巨著在19世纪90年代出版为止，很可能是西方世界唯一最具影响力的精神病学教科书。[11]

当伊德勒这位柏林精神病学教授职位的前任拥有者、浪漫主义精神病学家在1860年去世时，格里辛格显而易见是接替他的人选。1865年，格里辛格接受了那里的精神病学领导职位。虽然他到达后可能发现慈善医院诊所极其混乱，但他感到，柏林这块土地已经准备好要迎接他有关精神病是大脑疾患的观念。在那些年里，柏林正在迅速向维也纳看齐，成为世界医学的震中。例如，格里辛格年迈的老师舍恩莱因在1840年被请到柏林担任病理学和治疗学的教授，他将那里的内科学置于一种科学的基础之上，强调这种对患者身体的检查要与实验室发现物相联系。另外一位伟大的柏林名士、病理学家菲尔肖(Rudolf Virchow)经常进行脑的尸检研究。[精神病学家韦尼克(Carl Wernicke)后来诋毁菲尔肖的大脑解剖，说“这就像你在切奶酪。”[12]]就这样，格里辛格在柏林发现了一个医师圈子，他们习惯将他们自己看成是科学家，渴望获得精神疾病这个领域的领导地位。

格里辛格将慈善医院的门诊分成两块，一块诊治“常见的神经疾病”，另一块则面向“带有一种重要精神病表征的神经疾病”。因为在整个学期里他奔忙于两者之间，所以会每周三次从上午7点到9点讲授临床课。在1867年春季学期里，除了在收容院工作的年轻精神病医师们和一个访问柏林的外国医师代表团以外，有46名医科学生按时上课（考虑到精神病学没有考试这个事实，这就是一个令人印象深刻的数字）。这些医科学生还能带单个患者外出到门诊的花园散步，练习测试他们的反应能力，观察他们的眼球。[13]

慈善医院的住院医师（正在接受培训的医师们）体验了不是收容院、而是综合医院（例如，它拥有其他科室）里实践的精神病学。沃伦贝格（Robert Wollenberg）是当时的精神病住院实习医师，他回想起自己满怀恐惧、战战兢兢地被叫到产科，去处理一个迁延的分娩。在助产妇们挑剔的注视下，他最终完成了一项困难的、叫做“胎儿转位法”的操作。这意味着进入子宫，紧紧抓住婴儿的双脚，用力将他拔出来。这是一项将挑战任何有经验的产科医师的手术。[14]（正好相反，今天的精神病学实习医师们甚至于想到要做神经学检查就会颤抖。）

正如格里辛格告诉慈善医院的住院实习医师那样，他们在那里要学习如何去做诊断。在人们能确定一种疾病的性质之前，必须观察这种疾病发展一段时间，这是新精神的一部分。由此就有了建立一所市内短期收容院的想法：它会接收患者，并几乎不需要什么手续（并很少损及名声），然后要么让他们出院，要么移送他们到一个正规的收容院。[15]

1867年，格里辛格创建了这种新神经病学取向的精神病学旗舰杂志《精神病学和神经疾病报告》（*Archive for Psychiatry and Nervous Diseases*），它使收容院医师们主办的老的《综合精神病学杂志》（*Journal of General Psychiatry*）相形见绌。格里辛格《报告》创刊号的卷首语里包含一个纲领性的声明，其历史反响堪与列宁（Lenin）的

《怎么办?》(*What Is to Be Done ?*)相提并论。格里辛格说:“精神病学在它与其他医学的关系方面，已经在经历着一种变化。这种变化主要基于这种认识，即通常称为‘精神病’的患者，实际上是患有神经和大脑疾病的个体。”精神病学为此“必须走出它的作为一个行会的封闭身份，成为所有医学圈子都容易进入的普通医学的不可或缺的一个部分”。[16]这些都属于精神病学历史上曾经喊出的那些最具远见的话语。它们开创了一个致力于研究大脑和神经组织的大学精神病学的新时代。新《报告》创刊号刊行1年后的1868年10月，格里辛格因盲肠破裂去世，享年51岁。[17]

格里辛格模式的门诊部现在开始出现在一批大学里。路德维希·迈尔(Ludwig Meyer)曾在担任汉堡收容院(Hamburg asylum)院长时，因拍卖用于约束患者的器具而出名。早在1866年，他就出任一所新创建的大学精神病学门诊部的领导。该门诊部附属于格丁根的一家收容院。迈尔是格里辛格《报告》的共同编辑者，属于这个学院“神经医师”(Nerve doctors)[18]核心集团的成员。更多的设施随之出现。1872年，慕尼黑优秀的脑构造学者古登(Bernhard von Gudden)将那里的精神病门诊部(首次开业于1859年)改造成一个重要的研究中心。[古登死于1886年，被他的患者、发狂的巴伐利亚国王路德维希二世(Bavarian Ludwig Ⅱ)拖入施塔恩贝格湖的湖底溺死。][19]菲尔斯特纳(Carl Fürstner)于1878年在海德堡创建了一所适中的大学门诊部(第一所明确按格里辛格方针建在大学内的收容院)。

在同一时期的奥地利，事情以它们自己的方式展开，并且从某种意义上讲完全独立于格里辛格。1848年，15岁的迈纳特(Theodor Meynert)随家人离开他出生的德累斯顿，来到他父亲刚刚安顿下来做一名记者的维也纳(迈纳特的母亲原先住在维也纳)。[20]迈纳特在维也纳学习医学，作为一名学生，他非常幸运地被伟大的病理学家罗基坦斯基(Car von Rokitansky)赞赏为很有前途。1861年毕业后，他在罗基坦斯基指导下专门研究“大脑和脊髓的构造与机能”。毫无疑问，迈纳特曾一直准备去做一名精神病学家。他是一位神经病理学家，并以这种身份在维也纳收容院获得一个病理学家的职位。但是1868年以后，迈纳特也开始讲授精神病学方面的课程。1870年，奥地利政府任命他为精神病学副教授，导致了他直接与老一辈人道主义者，即心理学取向的收容院临床医师们的冲突。迈纳特追随主张自然科学研究和治疗虚无主义的维也纳学派，该派认为对不治之症的治疗是毫无意义的。他认为他进入精神病学，是为了进行研究，而不必去治疗患者。实际上，他一直在大脑和脊髓的微观结构方面做着前沿性的研究。这是一个挑战性目标，包括发现染色剂(迈纳特使用洋红色染料)，利用它使各种脑细胞在显微镜下显现出来，然后将大脑皮质和脑的其他特殊部分分层(细胞结构)。[21]他在住所的四楼工作，埋头于显微镜上，不仅寻找神经的结构，还寻找神经的病理性损伤。因为做这种研究，迈纳特在后来的精神分析取向的这代历史学家中间成了一个笑料。这些历史学家确信，曾是迈纳特学生的西格蒙德·弗洛伊德才在这门学问上找到了正确的道路。除了找到神经梅毒造成的损伤外，迈纳特几乎什么也没有发现。但是，这并不意味着他错了，仅仅表明他在使用不适当的工具进行研究。

虽然迈纳特对大脑额叶部的关注会在后一辈人中间继续被看作是一件滑稽的事情，但是，人们却忘了，迈纳特——或许排在19世纪第一次精神病学最著名的代表人物格里辛格后面——已经预见了20世纪的第二次生物精神病学。正如迈纳特在1890年所写的那样：“人体解剖研究以当前的水平看，已经在从一种单纯的描述性科学向更高一级迈进，向一种试图进行解释的知识水平迈进……精神病学越在一种深入而精细的[脑]解剖结构知识中寻找和发现它的科学基础，它就越提升自己到一种进行因果分析的科学的地位。”[22]这些话语都极富预言性。

但是，迈纳特像很多他的同时代人一样，当涉及患者时，也生就一个阿喀琉斯之踵。* 他基本上对患者不感兴趣，认为他们大部分无可救治。奥地利医师和剧作家施尼兹勒（Arthur Schnitzler）曾在维也纳综合医院迈纳特的精神病门诊接受6个月的培训。他谈到了有关这个男人门诊风格的一个感受：“[他]是一位伟大的学者，卓越的诊断专家，但是作为一名狭隘意义上的医师，就他与患者的个人关系来讲……他不能赢得我的敬重。尽管在疾病面前他或许是权威，但在患者面前，他的举止让我觉得冷漠，捉摸不定，如果不是非常不安的话。”[23]迈纳特是一位慢性酒精中毒者，这大概也是无益的。[24]一些刻薄的话声称，迈纳特与精神病学的唯一联系，是他经受过一次震颤性谵妄。

尽管如此，迈纳特仍是一位先驱性人物。1868年，他呼唤一种精神病学的根本性重新定位——完全与正在柏林提出相同要求的格里辛格无关——远离对症状归类的热衷，转向认识这种基础的解剖学意义上的精神疾病的起源。[25]迈纳特的工作标志着第一次生物精神病学发展中的这最后阶段的开始：全神贯注于解剖学。

在19世纪80年代及其后，一股用显微镜来研究精神病学的无限

* 希腊神话英雄阿喀琉斯一直没有人能够战胜他，因为他的母亲将他浸泡在环绕地狱的冥河水中，使他的身体能够刀枪不入。但她的母亲由于疏忽，忘了将握住的右脚后跟沾湿。阿喀琉斯的死敌帕里斯知道这个秘密后，就用弓箭射中这个部位，英雄于是死去了。这个典故比喻身上唯一致命的弱点。——译者

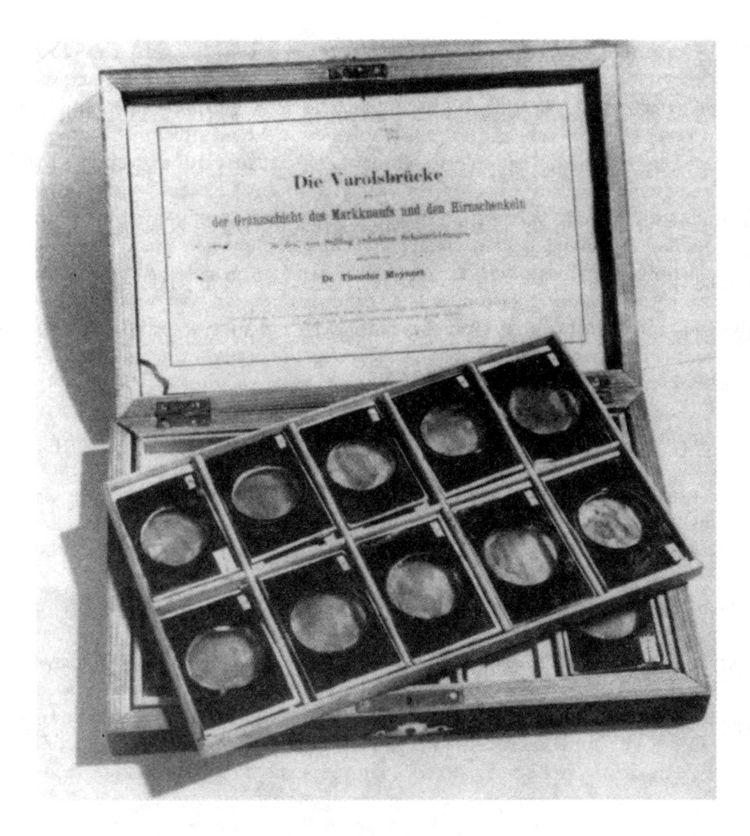

迈纳特的滑阀匣，内装大脑不同部位的切片。迈纳特试图在显微镜下发现精神疾病的这种身体上的原因。（承蒙维也纳 Institut für Geschichte der Medizin 惠允刊载）

狂热占据了德意志、奥地利和瑞士的大学。通常认为，这种狂热引向了一条死胡同，而第一次精神病学的失败，是因为它让自己完全超然于患者和他们的世界。但是，不管是不是被错误引导，这些研究者试图取得一些什么，而不是单纯地绘制大脑皮质的灰质和白质的构造。以神经梅毒的研究为榜样，他们想在其病症看起来主要是精神病学上的而不是神经病学上的那些患者中确认一些特殊的病变。换句话说，他们认为他们自己在这一点上是精神病学家而不是神经病学家。（神经病学在很多地方是内科学的一个分支。）这个领域的领导者几乎都是迈纳特的学生。

两位神经解剖学和脑定位研究上的卓越人物在19世纪80年代都开设了大学门诊部：弗莱克西希1882年在莱比锡，希齐希（Eduard Hitzig）1885年在哈雷（Halle）。弗莱克西希阐述了大脑皮层的什么部位主司什么功能（“脑定位”）的基础地图，希齐希则确立了大脑对电刺激的反应。两人都取得了巨大的成功。[26]两人也都是糟糕的临床医师。

与在奥地利一样，生物精神病学在德意志也显示出相同的阴暗面。由于相信精神疾病是无法治愈的，这些教授中的许多人将精力全部集中在基础科学研究上，在临床精神病学上很少表现出兴趣。他们没有思考这门使他们的患者好转的学科。克雷珀林作为一名实习医师在弗莱克西希手下工作了很短一段时间，直到厌恶地离去。他回忆弗莱克西希完全没有兴趣去了解患者或他们的问题。[27]施雷贝

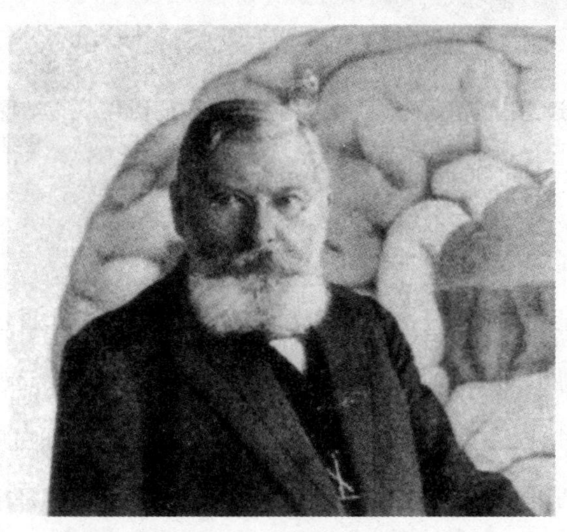

1877—1921年期间在莱比锡的精神病学教授弗莱克西希，他开创了大脑定位研究（但诊治患者方面很差）。（承蒙Museen der Stadt Wien惠允刊载）

(Daniel Paul Schreber)是一位律师，明显患有神经梅毒。1884年前后，他花了一些时间去弗莱克西希的门诊部。对他来说，弗莱克西希是“残害我灵魂的凶手”[28]。（弗洛伊德1911年试图回顾性地进行精神分析的对象正是施雷贝。[29]）希齐希获得了“烦人”这样的声誉。在他的一位同事的评价里，他不大懂精神病学，而且要是他的科学成果不能让他去控制人，他将决不会在一所大的精神病学门诊长期做医务人员。[30]从而，当脑解剖学和脑生理学中的研究开始加速时，第一次生物精神病学在临床医护的可能性上走向虚无主义，改为试图成为这种基础医学科学的一个附件。

虽然第一次生物精神病学勉强在“神经神话学”(neuromythology)和脑解剖学之间取得平衡，但还是在韦尼克的工作中滑向了一个尽头。韦尼克这位最野心勃勃的神经病学意义上的精神病学家，开始证明特殊的症候群能与大脑的特殊部位联系起来。这里他取得了了不起的最初的成功，在24岁时他的名字就载入医学史。1870年从布雷斯劳刚刚毕业，他就来到维也纳与迈纳特一道工作。1874年，韦尼克证实当一位患者大脑的一个特殊部位(外侧裂周区后缘)有一处损伤时，他或她将听不懂别人说的话，而且他们也只会讲令人费解的意义不连贯的话。大脑的这个部位作为韦尼克区(Wernicke's area)而开始为人所知，这种特殊的失语症开始称作“韦尼克失语症”。这种科学上的头彩在韦尼克的兴趣上打上了永远的印记。他利用接下来的几年时间在柏林尝试去确定其他的这样一些区域，在1881年到1883年间，出版了一部有关大脑疾病的三卷本著作。[31]

在这个时候，韦尼克转向了一个或许更加空想的研究领域：可以被定位在某些大脑区域的精神病症候群是否存在。1885年，他成为布雷斯劳的精神病学教授，利用几乎所有其余的日子，尝试将患者的症状与假定的大脑异常对应起来。[32]他为此发展出他自己的词汇，用于这种对精神病学和神经病学意义上的病症的解释。在他1904年搬家到哈勒的这所精神病门诊部数个月后，一辆卡车碾过他骑的自行车，使他受到致命的创伤。这位走到人生尽头的临床医师，在弥留之际沉思着说道："我正在死于自主精神性定向障碍（autopsychic disorientation）。"[33]韦尼克的词汇并不比他更长命。

这种雅斯佩斯(Karl Jaspers)后来称之为"大脑神话学"的生物精神病学的发展，与韦尼克一道，走到了它的终点。[34]克雷珀林非常不客气地宣称，精神疾病的病程提供了最明确的探求其本质的线索，而不是像韦尼克相信的那样，是患者在任何特殊的瞬间具有的这种症状。克雷珀林赞同一种纵向的探索，韦尼克则取一种横向的研究。正是克雷珀林的观点对韦尼克的这种历史性胜利，为第一次生物精神病学画上了句号。

到1911年，德国拥有16所格里辛格式的大学精神病门诊部，187所公立收容院和225所私立收容院，更不用提奥地利和讲德语的瑞士还有许多收容院。截至那一年，德国有近1400名从事精神病学的医师。[35]这种积聚起来的研究能量远非世界任何其他地方所能比肩，解释了在心智与脑科学上这种中欧的领先。但是，正如这些德意志国家的特殊的发展已经给科学政策打上某种印记一样，其他国家发生的事情也将给那里的神经科学打上相应的印记。

法国的灾难

与德国不同，法国的大学精神病学的历史并不是生物学研究的同义语，因为埃斯基罗尔对大脑外皮(integuments of the brain)没有什么特别的兴趣。关于这部法国故事的最引人注目的事，是1877年一项政府法令最终让四所主要大学设立精神病门诊部之前，政治如何实际上破坏所有的创设任何形式的——神经科学的或社会心理的——大学精神病学的努力。

在1815年以前的某个时候，皮内尔除在大学讲授内科学和病理学外，还为学生们在萨佩提耶提供了一门精神病学方面的临床实习。这门课程并不长命。1817年，埃斯基罗尔开始在萨佩提耶讲授一门非公开的精神病学课程。它不是系里一门正式的课程，直到1821年，鲁瓦耶-科拉尔（Antoine Royer-Collard）才开始开设系里的精神病学课程。一年后，出于政治上的原因，政府废止了巴黎的所有医学院，讲座随之被中止。[36]由此，巴黎正式的精神病学教学中止达半个世纪。

法国有才华出众的精神病学家，他们当中的许多人为这门学科作出了永不磨灭的贡献。但是，他们的活力从未被按照德国——拥有20余所大学和大批非正式的讲师、教授——的体系化方式来加以利用。[37]年轻的培尔才华横溢，他的这种经历是极富启发性的。在1882年的一篇医学博士论文中，培尔将神经梅毒的精神病症状归因于脑膜的一种慢性炎症，从而使自己成为发现一种具有明确器质性的精神疾病的第一人，并证实当这种根本的疾病变重时，这些症状也会加重。[38]这位法国韦尼克的命运怎样呢？他成为里昂的精神病学教授了吗（类似的例子是韦尼克在布雷斯劳获得教授职位）？绝对没有。由于一些政治阴谋，培尔连一个收容院的职位也从未获得过，更不用说一个大学的教授职位了。培尔在政治上被联系到鲁瓦耶-科拉尔一边；在沙朗通时，培尔曾在他的手下做过研究。鲁瓦耶-科拉尔曾与皮内尔-埃斯基罗尔这个圈子的人发生过争吵，就在1825年11月鲁瓦耶-科拉尔刚去世后，这个圈子的人就逼迫培尔接受一个巴黎的医学系助理图书馆员的职位。当几年后重返收容院精神病学时，培尔强烈的探索欲望恐怕已经熄灭了，他没有再作出更有意义的贡献。[39]

这样的花招在法国层出不穷。另一位受害者是巴宾斯基(Josef Babinski)，这位有才华的精神病学家和以他的名字命名的反射的发现者(如果大脑存在一种上运动神经元损伤的病变，那么划过脚掌会引起拇趾上翻)。19 世纪 90 年代的政治斗争，阻挠巴宾斯基在任何时候去获得一个学术职位。[40]可以说，一个高度中央集权的体制会搬起石头砸自己的脚，因为事无巨细都受到来自唯一的内阁办公桌的控制。由于在外省中机会很少，没有另外的地方可供培尔或巴宾斯基这样的人去，不像德国的那些精神病学教授能经常从一个职位跳槽到另外一个职位。例如，在布雷斯劳市议会干涉韦尼克的诊室运营后，他就于 1904 年去了哈雷。

因此在法国，政治决定了精神病学方面的研究将被置于收容院而非大学的环境中。在这些立足于收容院的学者中，最为人所知或许也是最著名的，是莫雷尔(Bénédict-Auguste Morel)，最早描述精神分裂症的学者之一。正是莫雷尔，他将“退化”(degeneration)这一概念发射到了它的引发灾难的弹道上。莫雷尔出生在一个因父亲去世而陷入贫困的家庭，上了一所法国东部的宗教寄宿学校。被学校开除后，他来到巴黎，成为一个算是赤贫的另类文化人。他混迹于新闻业，与年轻的贝尔纳(Claude Bernard)(后来成为著名的生理学家，但在当时像莫雷尔一样贫困潦倒)共住一间公寓。莫雷尔和贝尔纳都下决心学医。1839 年，莫雷尔提交了一篇博士论文，里面涉及精神错乱等内容。因为决心要更进一步深入到精神病学中，他请贝尔纳(当时是萨佩提耶的一位实习医师)将他介绍给该院的精神病学学家和主任医师法尔特(Jean-Pierre Falret)。由此莫雷尔参与进临床精神病学。1841 年，莫雷尔陪伴一位患者去做一次国外旅行，偶然碰到了一所面向精神发育迟缓儿童的收容院。它位于瑞士的阿本德贝格(Abendberg)，古根尔比(Johann Jakob Guggenbühl)博士负责其运营。古根尔比专门研究患呆小症(cretinism)(后来确认是由碘缺乏引起的)的儿童。阿本德贝格之行激发起莫雷尔对整个精神发育迟缓问题的兴趣。考虑到这种病的几种不同形态的器质性，如唐氏综合征(Down syndrome)，莫雷尔将发现从总体上提出关于精神病学的器质性假说是轻易的一步。

1848年，莫雷尔成为临近南锡的Maréville收容院的医师。在那里，他大刀阔斧地进行改革，将患者从堡垒式的狭小房间里解放出来。三年后的1851年，他开始在那里讲授一门精神病学课程。虽然莫雷尔的观点有时可能带有一种浪漫的色彩，那是他虔诚信仰的一个结果，但毫无疑问，他绝对属于生物学的传统者。他宣称："我深信大脑是灵魂的器官。"[41]到1856年，当莫雷尔成为圣-约恩收容院(St.-Yon asylum)的主任医师时，他已经形成了一种有关不同形式中的"退化"的"固定观念"(*idée fixe*)，包括精神发育迟缓。从而，莫雷尔这位自埃斯基罗尔和鲁瓦耶-科拉尔以来在法国讲授精神病学的首个重要人物，站在了生物学这一边。[42]

要在这种法国大学体制中教书，必须要通过一门困难的考试，叫做*agrégation*(教授资格考试)。(这是法国精神病学落后的另外一个原因：年轻的科学家们花费他们所有的时间去记忆事实而不是去做研究。)莫雷尔没有获得教授资格。但是，与莫雷尔和贝尔纳在学生时代一同闲逛的另一位朋友拉塞格(Charles Laségue)通过了这种资格考试。

正是拉塞格，他复苏了巴黎的这种大学精神病学教学[这与19世纪40年代及其后在病院讲授的非学院性的课程完全不同；几位临床医师——如巴亚尔热(Jules Baillarger)在萨佩提耶——开设过病院性的课程]。虽然比莫雷尔年轻7岁，但拉塞格利用的却是相同的渠道来开始他的事业：他请贝尔纳将他介绍给法尔特。像莫雷尔一样，拉塞格也着迷于精神病学。两个人都在30岁这个年龄完成他们的医学博士论文。但他并没有像莫雷尔那样，去某个边远的精神病院。1846年毕业时，拉塞格留在巴黎，去了市警署法医科。1853年，他通过教授资格考试，成为这些巴黎医院里的一名医师。终于在1862年，他被允许在医学院讲授一门精神病课程——不过无需接触患者。那一年的11月28日，拉塞格在学院唯一的大讲堂正式开始了这门课程。此外，他还将讲座搬到内克尔医院(Necker Hospital)。

人们或许推断至少法国体制里的这些天才人物已经获胜了。拉塞格，一位对精神病学作出若干独创性贡献的真正有才能的人(1873年，他首次将神经性厌食症作为一种独特的疾病予以描述)，最终到达了格里辛格1865年在慈善医院的位置，或迈纳特1870年在维也纳的位置。但是，情况绝不是这样。1867年，在拉塞格授课开始5年后，他被任命为普通病理学的教授，而非精神病学的，因为仍没有精神病学的教授职位。1869年，拉塞格接受了Pitié医院的临床医学教授职位。[43]很少有重要的精神病学家愿意在他那里接受培训。这个体制再一次陷入瘫痪。

此时，精神病学和神经疾病正在变成一桩令内阁和国会为难的事；那里存在对这种教学极大的热情。1875年，两个委员会建议设立一个精神病学(“maladies mentales”)方面的全职席位。1877年，一项政府法令规定，法国四所医学院——位于巴黎的索邦神学院，以及位于里昂、南锡、马赛的三所学院——中的每一所都要在拥有一位全职教授职位的级别上开展精神病学教学。这里内阁和学院再一次把他们自己给难住了。这个时候，巴黎有几位著名的精神病学家正在讲授基于病院的精神病学讲座。谁将成为教授呢？尽管存在诸多政治压力，拉塞格推荐的候补者占上风。他是一位身份卑微的45岁的精神病学家，名叫鲍尔(Benjamin Ball)，出生于那不勒斯，父亲是英国人，母亲是瑞士人。除了鲍尔强势的保护人外，没有什么人支持他。在拉塞格的鼓动下，鲍尔在19世纪70年代早期开始在这个学院开设一门精神病学方面的副课。1879年，作为新职位拥有者的他开始在圣-安妮收容院授课。但是，当这些权威们为鲍尔在圣-安妮设立一个席位时，他们却忽略了让他同时做收容院的医学主管。圣-安妮内部的斗争，困扰着处在整个任职期间的他。令所有人失望的是，58岁的他于1893年在沮丧中离世。[44]

关注这些协商是值得的，仅仅因为它们能够说明为什么法国一直是一股二流的精神病学势力。不过，很少有像沙尔科(Jean-Martin Charcot)的故事那样如此充分地说明，平庸的人不可能出人头地。沙尔科是一个常常被誉为是伟大的精神病学家的人，虽然事实上他只是一位内科医师和病理学家，而且几乎对主要的精神疾病都一无所知。1825年出生于一个工人家庭的他是一位自我奋斗的人，一位靠着自己机智的力量挤进一个由上层中产阶层临床医师和官僚们把持的体制的学者和研究者。在经受住通常的学院性考验后，1862年沙尔科成为萨佩提耶的主任医师。萨佩提耶是一所收容院，除了有医护精神病患者的职员(但沙尔科不是它的一个成员)外，还拥有自己的医学部门。1866年，沙尔科开始在萨佩提耶讲授有关慢性病的课程。这所收容院有大量的(非精神病)步入老龄的妇女，是一种病理学研究的财富。正如迈纳特在与罗基坦斯基的交往中发现研究的这种器质性侧面一样，沙尔科也开始为神经病学意义上的疾病研究所吸引。

但是，至少迈纳特在精神病学部门做过教学，沙尔科却从未做过那种事情。19 世纪 60 年代，沙尔科在神经病理学领域做出了一些基础性发现，例如，将解剖中发现的变化与多发性硬化症的临床症状联系了起来，或者说描述了 ALS［肌萎缩性侧索硬化（amyotrophic lateral sclerosis）即“Lou Gehrig's disease”］。这些都是重要的发现，并使沙尔科赢得了极高声誉，以致他在 19 世纪 70 年代成为在法国最知名的医师。1882 年，还特意为他设立了一个神经疾病方面的教席。

在 19 世纪 70 年代早期，沙尔科开始纠缠于后来构成诊室业务的精神病学的那种东西，即他称为“歇斯底里”的未加分辨的大量神经官能性疾病。由于深信歇斯底里是一种真正的器质性疾病，通过遗传传播，并与推测的而非证实的神经组织的改变相关，沙尔科阐述了一种空中楼阁般的“歇斯底里铁律”（iron laws of hysteria），认为它是一种服从其自身规则的疾病。从 19 世纪 70 年代早期到 1893 年沙尔科去世，他将大部分精力倾注在了歇斯底里研究上，指导他的许多学生去攻克它，造就或者说毁了整整一代研究者；他们当中许多人是精神病学家。他拥有巨大的权威。全欧洲都开始相信沙尔科的“歇斯底里”。不管愿意不愿意，它都成了法国精神病学中最重要的东西。

但是，在沙尔科死后，他的歇斯底里大厦整个轰然倒塌。这种被称作“大歇斯底里”的所谓的器质性神经疾病，同这种推测性的歇斯底里“圣痕”（stigmata）——诸如所谓的管状视野这样的固定的体征——一样，被证明只不过是一种暗示的产物。整整一代的医师们和患者们一直受到蒙骗，相信并在他们的疾病特性中去再现根本就不存在的、体现一套铁律的这些症状。[45]对法国精神病学来说，它完全是一场灾难。甚至到了第二次世界大战，法国人仍未完全恢复过来。

(1925年为纪念沙尔科诞辰100周年举行的一场巴黎学术研讨会作出了同情的解读。[46])

这种不幸的故事多半已成为法国体制的组成部分。唯有在法国才可能是少数巴黎的教席去支配这种一个近四千万人口国家里的医学培训的命运。当一个像法国这样的体制产生一位巴斯德时，它的高度中央集权有可能去调动大量的人才。当它产生一位像沙尔科这样的完全缺乏常识且盲目崇拜自己判断的人时，它可能藏匿着灾难。

一个更大的灾难已经在等待着19世纪法国的精神病学。它的元凶是圣-安妮收容院的主任医师马尼昂。[47]仅次于莫雷尔，马尼昂或许是第二位最著名的法国生物精神病学家。出生于1835年的他，离开曾学习过医学的里昂，到巴黎做一名对他来说很重要的实习医生。首先是1864年在比塞特尔(Bicêtre)，跟从器官病变论者(organicist)马尔塞(Victor Marcé)和遗传学家(hereditarian)卢卡斯(Prosper Lucas)学习。然后在1865年到萨佩提耶，度过他实习医生时期的第二年。正如马尼昂的传记作者所描述的那样，当时的萨佩提耶在神经病学和器官论导向的精神病学领域，是一个“非常活跃”的地方。[48]马尼昂完全沉浸在法尔特这类教师开展的研究里。或许正是从法尔特那里，马尼昂获得了对分类的强烈兴趣。日后证明这对法国精神病学受到国际上的孤立产生了严重的影响。

1866年，马尼昂在刚刚完成他的论文后，就在圣安妮收容院一年后运营的住院处赢得了一个职位。(这个奇怪的巴黎收容体制让患者从市警署法医科汇聚到圣安妮收容院入院处，从那里他们再被送往巴黎地区的各个收容院。)在这里，马尼昂处于这股席卷首都的精神病理学巨大潮流之中：只在1868年，他和他的同事就检查了2600名患者。在那一年，马尼昂在圣安妮开始举办当时也在其他收容院和病院尝试的病院型系列讲座。（因为一桩涉及展示患者给学生的公开丑闻，当局在1873年终止了这个讲座，但4年后又恢复了。[49]）由于落选教授职位，升任此职的是鲍尔，马尼昂于是留在了圣安妮，成为法国精神病学的灰衣主教*，直到1912年退休。

在这些经由入院处检查的患者中，马尼昂开始特别对酗酒者、癫痫患者和那些遭受由当时流行的苦艾酒（后来作为一种神经毒素遭到禁止）引起的神经损害病症者感兴趣。没过多久，马尼昂就挑选出了那类莫雷尔曾鉴别为“退化”的患者们。在他的著作中，马尼昂愿意尽快在欧洲广泛传播这种“退化”学说。这是对法国精神病学的一种伤害。

马尼昂带来的另外一个伤害是效仿沙尔科，发展出了他自己的一套复杂的关于精神疾病的这种所谓的进程的铁律。在这种精神疾病中，发病时伴随烦躁的患者们最终将变成痴呆，即这种典型的法国式的“伴有每况愈下病程的慢性妄想症”（délire chronique à évolution systématique）。除神经梅毒和阿耳茨海默病外，再没有重症精神疾病以这种方式变化。并且，这种打算将慢性妄想症作为一个有利的分类的想法没有任何意义，因为妄想症与其他症状一同出现在几乎所有的精神疾病中。但是，马尼昂对妄想症的怪僻性探索已经深入法国的精神病学里，成为一个国家的传统。它妨害了对精神分裂症的接受，孤立法国于其他国际社会之外，在一种民族自豪感的掩盖下阻挡着它的发展。[50]

马尼昂代表了法国第一次生物精神病学的最高水准。这种生物精神病学是一种太多渗入了他的基因化约论而短命的类型。第一次

---

* 灰衣主教用来比喻幕后操纵者。——译者

世界大战后，“精神卫生”和其他的心理社会类型的精神病学的口号将独步天下。

落伍的盎格鲁-撒克逊人

1904年，当一位名叫的法勒(Clarence Farrar)的年轻美国精神病住院医师利用一个假期来访问伦敦时，他十分自然地想要参观英国所有精神病学机构中最出名的贝特莱姆皇家医院。医师斯托达德(William Stoddart)前来为年轻的法勒作向导；人们称他“穿晨礼服，戴高顶礼帽的大胖子”。这位来访者请他的向导描述了一下英国精神病学的状况。法勒在日记中写道：“斯托达德说，英国精神病学远远落后于欧洲大陆；在英格兰，不存在任何的精神病学学院。”“贝特莱姆没有病理学家，没有病理学研究，除斯托达德医师‘找时间’去做的以外。在组织学诊断上，G. P.(全身麻痹)是唯一他认为有可能识别的疾病。一点心理学研究都没有。人们认为它吃力不讨好。”[51]法勒刚好从海德堡的那些伟大的病理学实验室来。在那里，像尼斯尔(Franz Nissl)和阿尔茨海默(Aloys Alzheimer)这样的带头人正夜以继日地俯身于显微镜上，寻找精神错乱和痴呆的病因。法勒很难相信英国精神病学的这种落后状态。

在英国，所有的事情都依赖于私人的和慈善的措施，没有事情可以指望公共基金，生物精神病学研究几乎就不存在。1879年，外科医师里文顿(Walter Rivington)在有关英国医学的描绘中说：“下面这段概述将展示出在巴黎和伦敦奉行的这些体制有多么大的不同。在巴黎，1所医学院，1位教授职员，1组实验室和博物馆、阶梯教室及解剖室……向政府负责和中央集权是其主要特征。在伦敦，11所学院，11位教授和助教职员，开设11门独立的有关各自研究领域的课程，11 套办公室和带有阶梯教室和实验室的学院大楼。医院职员的任命，不是通过竞争，而是由该医院的外行权威考虑私人的影响或由受举荐未来同事影响的好感来决定的。”[52]在这种权力极端分散的英国体制中，找不到钱用于实验室或研究机构，也很少能从临床工作中抽出时间用在显微镜上。实际上，对用实验室研究来解开自然奥秘不感兴趣这一点上，斯托达德还并非典型。

所有这一切并不是说英国精神病学不是生物学取向的。从最早开始，英国医师就已经给精神疾病分配了一个身体席位。正如贝德莱姆的哈斯勒姆在 1809 年所写的那样，“根据这些先前的对精神错乱患者的解剖，或许可以推断躁狂症一直与脑和脑膜的疾病有关。”[53]从在汉韦尔进行的一些尸体解剖中，埃利斯获得了对他的理论的支持，即“增大的血流活动发生在精神错乱的开始”。[54]另外，当一种躯体论(somaticist)的主题在 19 世纪的英国精神病学中传播时，它在这种学院环境中也得到明显的强调。实际上，向英国医科学生传授精神病学的这些人，毫无例外地都是生物学取向的。

自巴蒂时代以来，在这些伦敦的医院医学院里，一直零散有关于精神病学的讲座。但一门长期的学院课程好像只是在 1851 年才由爱丁堡的皇家疯病收容院(Royal Lunatic Asylum)医师斯克(David Skae)开设。信奉器质论的斯克建议，精神病的类型应该根据诱发它们的身体疾病进行划分，由此有“自慰躁狂症”、“妊娠躁狂症”等等，最终列出一个内含 25 种疾病的名单。他说：“每一个或许都能描述成引起多种或一种精神失常症状的疾病。”[55]在晨边(Morningside)爱丁堡收容院斯克医师的教室里，疾病思考已经失去控制。

在伦敦，桑基(William Sankey)首先于 19 世纪 60 年代在大学学院(University College)开设了一门精神病学课程。桑基大约在40岁开始为这种精神疾病问题所吸引，并在伦敦发热病院(London Fever Hospital)度过了他职业生涯的最初时光。因为许多发热疾病引起谵妄这种伴有精神错乱症状的方向迷失，桑基对发热的兴趣可能自然地将他引向了精神病学。作为一位典型的器质论者，虽然他确定不了忧郁症准确的性质，但毫不怀疑它有一个病态的解剖组织结构。[56] 1854年，他成为汉韦尔的米德尔塞克斯郡收容院(Middlesex County Asylum)女患者病栋的主管。10年后他离开这里，去了一家外地的私人诊所，即格洛斯特郡桑德韦尔公园疯病收容院(Sandywell Park Lunatic Asylum)。1865年前后，他也开始在大学学院开设精神疾病方面的课程。[57]

由于一位名叫莫兹里(Henry Maudsley)的大学学院年轻成员的失败的举措，桑基获得这个职位。当时30岁的莫兹里，在还是一位医科学生的时候就已经就有了一项光辉的记录，即1856年获得MB(医学学士，该英国学位相当于美国的MD)。在24岁这个年纪，他令人惊讶地被任命为曼彻斯特皇家疯人院(Manchester Royal Lunatic Hospital)的医学主管。三年后，他来到伦敦，主编英国精神病学的旗舰期刊《精神科学杂志》(*Journal of Mental Science*)。1865年，莫兹里向大学学院建议，因为精神疾病方面的教学已经在爱丁堡、巴黎、维也纳和柏林出现了，伦敦也应该开设一门课程。由于“每位医务工作者在实践中都不得不像处理其他任何疾病一样处理精神病；而且在这种病的早期给它予以诊治的事常常落在他们身上；这时总是最有希望……治愈好它”。该学院的任命委员会为莫兹里的逻辑所说服，但没有提升他，而将职位给了桑基。[58]

莫兹里拥有的环境更看重其他的，而不是他的才华。1866年，莫兹里与著名的疯病医师康诺利(John Conolly)最小的女儿结婚。康诺利像他的前任在汉韦尔和其他地方已经做过的那样，在1850年曾广泛宣传过废止拘束的益处。[59]一下子，莫兹里当时拥有了岳父带来的权威(其岳父在婚礼后一个月就去世了)。莫兹里还取得了一个小型私人神经诊所绿草屋(Lawn House)的租契；它由康诺利建在汉韦尔自己的家中，供八名全都是富有妇女的患者住宿。绿草屋，再加上莫兹里在伦敦汉诺威广场(Hanover-square)他的其他住所的咨询业务，构成了一笔可观财富的主要部分。[60]

1869年，莫兹里被任命为大学学院医院(University College Hospital)法医学教授，实质上是一个精神病学方面的教授职位。他随即成为最知名的维多利亚时代的精神病学家。他深信正如任何其他的疾病一样，精神疾病是身体的一种物质失调。他在1870年说道：“当一个人发疯时，他是……疯到了手指梢。”如同对格里辛格来说那样，对莫兹里来说，精神失常就是大脑疾病。“精神错乱是精神性症状突出的神经疾病，既不多，也不少。”[61]在这种维多利亚时代精神病学的背景中，根本不存在对这些理论的质疑或攻击。莫兹里用语言明确地表达了几乎是这个时代每个精神病学家和医务工作者都相信的事，但他是从一个伟大权威的位置上来论述这些的；这种权威给予他一个机会来展现他是正确的。

1907年，莫兹里提供30 000英镑给主管首都收容院的机构伦敦郡议会，用于建立一所新收容院，条件是它是格里辛格熟悉的那种：它只接收新近发病的人，为教学和研究服务，并且一定要在靠近医学院校的市中心。1915年竣工的这座新建筑首先被用作了一所军队医院。直到1923年——莫兹里去世4年后——它才开始成为他设想的、用于“有关精神病的原因和病理的精密科学研究”的医学场所[62]。这样一来，在拥有自己的第一所大学精神病门诊——仿照格里辛格1865年使其出名的这种德国模式——之前，英国必须要等待差不多60年的时间。

英国精神病学的阿喀琉斯之踵，或说特征——如果有人更喜欢这样说的话——就在于它全是临床医学，几乎没有科学研究。英国人作为优秀的观察者、临床诊查者和检测者是出了名的，但他们的临床发现缺乏一种自然科学上的支柱；而德国人是多么地受惠于自然科学。一位名叫阿道夫·迈耶的年轻的瑞士医科学生在1891年访问伦敦和爱丁堡后说："当医学被设想为治疗的技艺，科学位居其下时，一个人最接近英国医学的这种真相。不论在哪里，实用的事情都获得优先权……"[63]这并不是英国人本质上更注重实用或不那么倾向于严密，而是他们被赋予了一种体制——在这种体制中，教学性医院依赖于慈善机构。正如在德国那样，作为资助者的政府有一种对科学的强烈偏好，因为它的成功增加了国家的声望。而像在英国那样，私人捐赠者更喜欢资助医护，因为他们的活动是出于人道主义和王朝的原因。这样，这种每个国家采取的体制在它产生的这种精神病学上，带来一种非常大的差异。

要理解世纪之交美国精神病学的落后状况，就必须要牢记美国医学的这种大体上较差的条件。历史学家史蒂文斯(Rosemary Stevens)写道："1900年，不到10%的美国开业医师是真正的医学院校毕业生。大约20%未曾上过医学院的课程。大部分医师是学徒或私立学校出身。"[64]由此，美国在精神病学上研究和教学有一个缓慢的起步就不能让我们惊讶了。1868年，格里辛格发表宣言的这一年，格雷(John Gray)这位进步的尤蒂卡州立医院(Utica State Hospital)主管向理事们提议，修建一个从事脑和脊髓解剖的病理实验室。当时从哥伦比亚的医学院出来有两年的奥尔巴尼年轻的医师爱德华·洪(Edward Hun),被雇用来做这件工作。虽然除了他1873年离开以外,我们对他实际的活动全然无知,但我们仍了解到他就这样一些主题有所著述:如“神经失常者的脉搏”和“血肿之耳”,即有时称作“疯人耳”并被认为是躁狂特征的耳朵上的血泡(实际上它们是收容院护理人员棒打患者的结果)。[65]人们不能想象在欧洲一位声望这样低的人会坐在一个同等的位子上。

在尤蒂卡接任洪的是迪克(John Deecke),一位所谓的科学的坚定拥护者。在来访的外国医生眼中,他超群出众。例如,当英国精神病学家巴克尼尔(John Bucknill)1876年偶然来这里时,他发现“迪克将时间全都用在病理学检查上;目前正全神贯注于制作尺寸和精确性都很出色的大脑和脊椎切片的照片”。[66]的确,这是一项科学成就。但是,一位更加靠近现场的目击者告诉我们,迪克“更像是一位技师而不是病理学家,……能制作切片但不能说明它们”。[67]迪克从未在医学院学过大脑解剖。来访的英国人(不像满怀强烈兴趣的年轻医师法勒在伦敦那样)并不与迪克讨论他们实际上正在关注什么。这所位于尤蒂卡的“病理学实验室”在1886年伴随着格雷的去世而倒闭,整个这段时期在美国精神病学家当中留下了一个可说是笑话的“尤蒂卡州立医院组织病理学的传统”。[68]

现在,让我们把故事转向阿道夫·迈耶,他在1891年曾访问过欧洲的一些收容院。他说,1892年在苏黎世刚刚获得医学博士学位后,为了学习神经病学,他移居到美国。[69]在柏林的一次偶然的交谈中,迈耶受到一位称赞芝加哥大学的美国神经生物学家的劝说,作出了一个显然很古怪的决定(或许迈耶相信一些升迁的前景在美国比瑞士更好)。[70]他来到了芝加哥,发现那里是一片科学的荒原。[71]随后在

1893 年，迈耶被任命为一家精神病医院正式的病理学家，即伊利诺伊东部医院(Illinois Eastern Hospital)。该院位于伊利诺伊州的坎卡基，开业于 1879 年。它是美国首家“非聚集”收容机构，意味着患者住进数排小石房中，而不是挤在简陋的大棚屋。[72]虽然坎卡基在建筑上很进步，但是在迈耶到那儿的时候，职员们“毫无希望地陷入例行公事中，并对此非常满意”。迈耶开始给他们开设一门神经病学方面的课程，然后发现根本深入不进去。“当我意识到这一点时，我开始从医师们每天似乎更感兴趣的事情切入。通常在工作之余休息的一个小时里，我会非正式地让新来的患者在全体职员面前接受一次检查。”[73]这是迈耶的特点：广泛的病史询问、广泛的检查、广泛的笔录。如果说英国人热衷于非拘束性看护，德国人热衷于显微镜，迈耶则热衷于“事实”。自此以后，迈耶有点像苹果籽约翰尼(Johnny Appleseed*)一样，行走在美国精神病学的天地里，无论到哪里，都播撒下他所一直设想的普通“医学”的那种东西的种子(他倾向于同义地使用医学和精神病学这些术语)。

1895 年，迈耶离开坎卡基，来到位于马萨诸塞州伍斯特的收容院。它是受美国精神病学第一次改革浪潮影响于 1833 年建立的一所机构，但是到了世纪之交，它已经成为一所容留疯子们的仓库。迈耶几乎是在非常偶然的情况下来到伍斯特的：在 1895 年一次精神病学家会议上，他与波士顿麦克莱恩医院(McLean Hospital)院长考尔斯(Edward Cowles)讨论，需要在伍斯特的公立部门中设立一所病理学实验室，与考尔斯在麦克莱恩创建的那所实验室相似。伍斯特的那

* 苹果籽约翰尼(1774—1845)原名 John Chapman，是美国历史上一位传奇人物。他一生中的 49 年时间都用来在美国的荒原上播撒苹果籽。200 余年后的今天，其中的一些果树仍能产果。译文仿中文绰号的译法，译为“苹果籽约翰尼”。——译者

位院长后来写信给迈耶，提供给他这个职位，保证他在研究和培训方面完全自由地想做任何他想做的事，而不仅仅局限于尸体解剖。这时迈耶已经厌倦了任何方式的尸体解剖，开始将兴趣转向“活着的患者”。[74]但是，他带到伍斯特的这种精神病学仍然是坚定的生物学的。他在1897年写道：“今天的精神病学赖以建立的基本原则，毫无疑问是人的一种生物学概念。”迈耶在美国的头十年里，完全与他的欧洲老师站在一条线上，认为大脑是所有精神活动的基础：“我们不能设想一种精神上的疾病不伴有一种[大脑的]细胞运行机制上的功能障碍。”[75]

在伍斯特工作6年后的1901年，迈耶被任命为位于纽约市的病理学研究所(Pathological Institute)所长。该所成立于1895年，用来研究由国立收容院提供的大脑切片。病理学研究所在首任所长治下已经偏离了方向，现在迈耶被请来用德国科学的直尺予以纠正。[76]1902年，他将研究所迁往曼哈顿州立医院(Manhattan State Hospital)院舍中一处废弃的面包房里。该院面向精神失常者，位于纽约沃德岛(Ward's Island)[77]。在这些年中，迈耶越来越认识到精神病学研究的合适场所是病床边而不是“太平间”。但是，他的兴趣仍然明显是生物学而非心理社会学的。例如，他在1903年召集所有州立医院的收容院医师们一道来讨论他的新项目。“我略述了适用于精神病学的病理学的一般原则，精神失常者身体检查的方法，一般医学和神经病学诊断中频发的问题和困难，以及在这些方面的一些最新观察，如一侧性失用症(不能完成试图要做的运动)和一侧性谵妄。”[78]

当迈耶1910年在约翰·霍普金斯(Johns Hopkins)成为精神病学教授时，他眺望到一幅缺失大学科学研究的景象。不多的接近欧洲标准的实验室，其中两所是他亲自建立的，位于坎卡基和伍斯特；几所建有德式实验室的州立医院，如艾奥瓦和明尼苏达州；1855 年开业的位于华盛顿的面向精神失常者的国立医院（Governmen Hospital）[即后来的圣·伊利莎白医院（St. Elizabeths Hospital）]正在建立一个科学研究部门。麦克莱恩医院大体上最接近欧洲模式，拥有自己的医师团队和数目不大的床位。[79]到世纪之交为止，尽管美国许多大学开设了这方面的课程，但几乎没有一所参与到系统的精神病学研究中去。[80]

因此，美国精神病学发展的特点是教学与研究的脱离，与欧洲大陆模正好相反。这也就是为什么 1893 年约翰·霍普金斯医学院（Johns Hopkins Medical School）的建立具有如此重要意义的原因：它承诺要将科学研究与临床相结合，并且迈耶 1910 年的巴尔的摩之旅将完成精神病学的这一目标。具有讽刺意味的是，正是迈耶在霍普金斯任职期间为美国的第一次生物精神病学画上了句号。

退化

19 世纪的精神病学家最先提出对这种神经科学的遗传学与生物学的现代理解。但另一方面，他们这一步又迈得太远。他们声称，不仅这些主要的精神疾病具有严重的生物和遗传成分，而且当这些疾病从一代传给另一代时，它们会恶化，在家系图和全人口中引起进行性退化（progressive degeneration）。这里精神病学站在了非常危险的立场上。当这些观念被政客们为己所用作为一种行动议题时，这种立场实际上会引起大的灾难。

虽然退化这一概念在 20 世纪后半叶的人听来臭名昭著，被教导说它被滥用于大屠杀。但这个术语包含着一些真理：某些伴随有一种精神病和神经病表现的疾病，确实当它们传给后代时会恶化。当这些疾病在家系图中往下传时，引发这些疾病的基因会体形增大（专业上称作三核苷酸重复突变）。DNA碱基对的总数会变大。例子有仅次于唐氏综合征的第二号最常见引发智力迟钝的“脆性X”综合征（“fragile-X” syndrome），以及伴有不随意的、抽搐样运动（舞蹈病）和智力退化的亨廷顿病（Huntington's disease）。[81]由此，对特定一些疾病来说，逐代地恶化这种观念有一定的道理。但是，到19世纪末，退化的支持者扩大了这个概念，使它包含了太多精神病学和人类学的东西。退化这一概念开始助长这样的社会性政策，如在犹太人是一群“退化”的人的借口下，对他们实施绝育、安乐死和迫害。

1857年，莫雷尔将退化这个概念推向了它的历史性轨道。他震惊于在欧洲诸如精神失常者的全身麻痹、癫痫、自杀和犯罪这类邪恶的“持续进展”，试图发现根本的、影响这种人类命运的“自然力量”。他印象很深的是他的许多患者看起来很滑稽。例如，一些智力迟钝的患者（“愚昧病者”）出现甲状腺肿大（由碘缺乏引起）。一般上讲，收容院里的患者在莫雷尔看来有一个“他们面相上特别的标志”。这些人身上发生了什么？他想，这不只是因为他们患有可遗传的精神失常。莫雷尔时代的所有精神病医师都相信精神疾病是直接遗传的。这是因为“他们用身体重现先前许多代人的病态的器质性特征”，因为他们在承受数代人躁狂的累积的影响。通过借用他那个时代比较动物学中流行的一个术语，莫雷尔决定称一个家系图中的这种病态冲力为“退化”。它不仅对这个家庭不好，而且对社会有害。莫雷尔写道：“这种退化的人如果自暴自弃，会陷入一种持续的退化。他……不仅无法在人类社会中成为传递进步之链的一个部分，而且他还通过与人口中健康人群的接触而成为这种进步的最大的绊脚石。”幸运的是，“像所有怪物一样，他活的时间有限”。[82]

这样，莫雷尔式的退化开始危害到这个世界。它或许源于一种获得的特性，如酗酒，或在大城市贫民窟中的淫乱。这些邪恶的特性会进入这个个体的精液，经由遗传传播，并在每一代中恶化。他推想，以母亲的肺结核所开始的东西，或许三四代后会引发痴呆或不育。对于社会卫生人士(清理整顿贫民窟和酒吧)和治疗专家双方来说，这都真正是一个挑战性的议题。因为，如果获得性性状能够遗传的话，就有必要行动起来根治这些邪恶。也存在别的行动议题。虽然莫雷尔没有发展这种要义，但他坚信退化者应该受到隔离。[83]

在每一个国家，莫雷尔都有他出色的支持者；他们是肩负着将这种有关退化的学说应用于本国精神病学界使命的代理人。在中欧，这个人是维也纳精神病学教授克拉夫特-埃宾(Richard von Krafft-Ebing)，他主要是作为《性精神变态》(*Psychopathia Sexualis*)的作者而为后人所记住。该书是一本有关男学生自慰的手册，出版于1886年，与日后所谓的异常性欲有关。但是，《性精神变态》日后只是使克拉夫特-埃宾声名狼藉。带给他最初威信的，是他在19世纪70年代撰写的、有关法医精神病学和普通精神病学的一些大部头的教科书。

克拉夫特-埃宾出生和受教育都在德国。19世纪60年代后期，他在巴登伊尔梅瑙收容院(Illenau asylum)做在职精神病医师，那时他第一次警告读者们莫雷尔学说中的退化是犯罪的一种原因。[84]后来他断言：“当疯病最终发作时，它正代表了体质性遗传或退化性遗传造成的这种精神变态链条中的最后的一环。”[85]这是彻底的莫雷尔学说，并且伴随着克拉夫特-埃宾地位的上升，这种学说在中欧得到了更大的发展。1874年，他成为位于奥地利格拉茨的外省收容院院

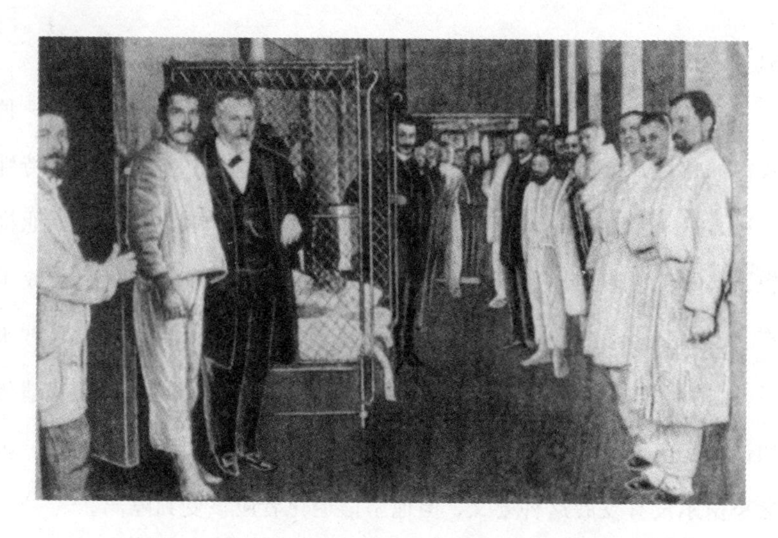

在维也纳综合医院巡诊的克拉夫特-埃宾。1892—1902年期间在维也纳任精神病学教授。他因赞同“退化”理论和有关性生活研究的《性精神变态》(1886年)而知名。(承蒙维也纳 Institut für Geschichte der Medizin 惠允刊载)

长，以及那里的大学精神病学教授。五年后，他写了一部教科书，成为关于退化理论的德意志《圣经》。让我们抽取一段做样本：“(在退化者中)性功能异常司空见惯，其程度到了要么全然没有性驱力；要么它异常强烈，暴躁地表现它自身，冲动地寻找满足；要么异常地早，在儿童时代早期就已经开始骚动，并导致自慰。也就是说，它会显得不正当，意味着这种满足不是生殖取向的。”[86]1886年克拉夫特-埃宾撰写《性精神变态》，很快被请去维也纳就任教授席位的。这期间他正在从床笫之事中认真地寻找着退化。展示进全书(后来的版本甚至变成彩色的)中的这些手淫者、同性恋者和早泄者，被毫无例外地打上“退化者”的印记。[87]这本书一直是一个脱轨的精神病学的经典例子，滥用科学的权威使文化偏爱成为恶魔。正如一位同事说到克拉夫特-埃宾那样：“他是一个在文学词藻上极有天赋的人，但他不能够科学地、批判地切中弱智问题的要害。”[88]

在法国，莫雷尔1873年去世后，马尼昂成为退化学说的主要的旗手。1882年，马尼昂在圣安妮他的讲座上第一次对这个主题感兴趣。10年后，他撰写了被广为阅读的有关这问题的一个概述。尽管马尼昂追随达尔文(Charles Darwin)，但他将退化者解释为一场重要的物种生存之战中的失败者。1895年，他与合作者勒格兰(Maurice Paul Legrain)说道，一个不希望在这种"为生命繁衍而进行的遗传之战"中屈服的社会，会削剪掉它许多的退化。[89]"退化决不止是一种个体的疾病，它还是一种社会威胁：采取一种严厉的社会卫生方式去防止它是很重要的。人们一定不要忘记，这种退化者常常是一个危险分子，社会应该而且必须保留这种保护它自己以免受伤害的权利。"甚至，这两位作者在他们著作的最后一句里暧昧地暗示，人们可以"从根上解决这个问题"。[90]其后的发展证实了这一不祥的预示。

尽管1857年桑基就将莫雷尔的学说介绍到了英格兰，但他们的首要倡导者却是莫兹里。[91]早在1870年，莫兹里就与莫雷尔一样，建议他的同事除在"外耳的畸形……抽搐，面部歪扭，或其他的脸部肌肉、眼睑和嘴唇的痉挛……口吃和发音缺陷"中，也在流露着"一种失神的、或将惧将疑和猜忌"的眼神的眼睛中去寻找退化的圣痕。"我相信，这些标记都是内部的、不可见的大脑组织特征所产生的外部的、可见的征兆。"[92]

在维多利亚时代晚期的英格兰，患者和医师同样接受着这些教义。[93]斯特拉恩(Samuel Strahan)是北安普敦贝里伍德收容院(Berrywood Asylum)的资深卫生官员，谈到要从对家系图中的这种退化的幽灵感到恐惧的亲戚们那儿打听出该家族的精神病史是多么困难。"我们太了解这种做法了，这些人——甚至在生活较为贫困的阶层——千方百计通过各种手段向我们隐瞒这种家族污点的哪怕一点消息。”这种带有家族污点的患者的百分比，在统计上呈现相当大的摆动。而且，在斯特拉恩看来，这些统计主要计算了“由精神失常者的亲戚们提供的这种搪塞的、不真实的数字”。他说，实际上这种“遗传的精神失常素质[倾向]”在“大量的这种病例”中被发现。[94]这就是大多数英国疯病医师在19世纪最后20年开始相信的东西。在萨里的布鲁克伍德收容院(Brookwood asylum)，医师从中发现有一种遗传病因的患者的百分比从1870—1872年的4%上升到1890—1892年的40%。[95]毫无疑问，这些患者中的许多人的确有一个肯定的家族病史，但这不是关键。关键是在英格兰和其他地方的精神病学教授中的许多成员开始确信，一种产生于数代人之间的、毁灭一切的遗传力量正在逼近他们的患者。这完全不同于这种说法，即一种遗传成分或许与许多其他环境因素一道，在一个给定的个体身上引起精神疾病。

在精神病学自身中，对退化的信念在它是一种势不可挡地聚积起来的遗传宿命这种意义上，很快就被遗忘了。到了这个美好时期，*退化概念在精神病医师中已经开始不时兴了。马尼昂，一位孤独和不被信任的老人，死于1916年。[96]斯特拉恩，这位社会达尔文主义者，离开医学，进入法律界。在医师当中，退化开始成为一个遭人取笑的对象。在1911年的一篇讽刺作品中，弗洛伊德的合作者斯特克尔(Wilhelm Stekel)让这个虚构的“打着退化招牌”的维也纳咖啡屋成为一个医师们聚会的场所。[97]

新一代精神病医师们开始用冷静的眼光来评价这些学说。正如

---

* 原文此处的“*belle époque*”为法语词汇，意为文化精致、社会文明、繁荣和安全的时期，特指19世纪最后的几十年和20世纪初期到第一次世界大战为止的这段时期。——译者

布姆克(Oswald Bumke)——当时是一位31岁的弗赖堡精神病诊所的临时讲师——在1908年所说的那样："这种遗传学说曾经建立起来的宏伟的大厦，近些年来正在被一点一点地抵毁，留下来的只是一些瓦砾。"他当时最大的问题，是说服全科医师不要写"遗传性所致"(*erblich belastet*)是他们患者精神病的原因。他告诉他的目标听众家庭医师们，遗传确实是导致精神病的一大因素，但让我们不要夸大它。[98]其他的非生物学解释，诸如雅斯贝斯1913年的"现象学"(强调与患者主观症状的共感[99])，正在获得至尊的地位。这样，到第一次世界大战开始时，退化在精神病学内部已经不被人们所相信了。在两次世界大战之间的这些年里，那些继续宣传精神疾病像一辆快速列车在一代代人中加速穿行的人，被看成是边缘的、古怪的人物。

但是，妖魔已经跑到瓶子外面。在19世纪最后25年，退化从学院精神病学这个封闭世界里的一个讨论对象变成了街头的新闻舆论。大众对退化这个概念感到恐惧，证明观念会产生后果(医师们在向大众宣布之前，他们必须非常小心他们所相信的东西的正确性)。受过良好教育的中产阶级开始完全相信欧洲社会将注定遭受厄运，除非采取行动遏制住这种对遗传源泉的污染。

小说家左拉(Émile Zola)在其有关鲁贡(Rougon)和玛卡尔(Macquart)家族命运的系列小说中，描绘了由社会达尔文主义铁律驱动的相互斗争的巨大的社会力量；退化者命中注定要向下滑落。一旦我们了解到左拉1885年的小说《萌芽》(*Germinal*)中的艾蒂安·朗蒂埃(Étienne Lantier)的母亲是玛卡尔家族中的一员，我们就知道他的命运已无法改变。

"你不应该喝酒，"卡特琳(Catherine)对艾蒂安说。

"噢，别担心，我知道我不应该喝了。"

艾蒂安点了点他的头；他憎恨烧酒，夹杂着对一个酒鬼家族的这位末生子的厌恶，夹杂着对如此苦于一种放纵的、为酒精浸泡的遗传特质，以致一滴酒对他也是毒药的人的厌恶。

但是，卡特琳也有她自己的遗传问题。当恶棍沙瓦尔(Chaval)要强奸她时，"她跌倒在废绳堆上，停止了反抗——屈服于这个男人。她带着遗传的屈服。在她之前，它已经使她的家族的女孩子们甚至在童年时代就倒在户外。"[100]这些人全是退化的受害者，一生受他们的基因驱使；这种情况延续不断。

作为欧洲文化的一个重要部分，这个灾难性的退化概念被优生学家，一心要通过绝育与精神发育迟缓战斗的社会卫生学家，以及对诸如同性恋和犹太人之类"退化"人群怀有一种很深厌恶的反民主政治势力捡拾起来。尽管如此，精神病学的责任只是部分的。虽然存在一些例外，如1907年以后在慕尼黑的大学精神病诊所工作的瑞士精神病学家吕丁(Ernst Rüdin)，以及1920年合作撰文为安乐死辩护的弗赖堡教授霍赫(Alfred Hoche)，但在20世纪20年代，学院精神病学家通常并不与右翼的种族卫生学说关联在一起。[101]德国的学院医学总的看来站在了齐腰深的纳粹阴沟里，并对随后而来的灾难负有沉重的责任。1933年后，退化成为纳粹意识形态中一个正式的部分。希特勒(Hitler)的死亡机器单独挑选出犹太人、精神发育迟缓者以及其他所谓的生物退化者，对他们进行灭绝。[102]

1945年以后的许多年里，这种纳粹对遗传概念的滥用使任何对它们的讨论都是不被允许的。有关退化和遗传的观念在受教育的中产阶级的头脑中成为同样的东西。 两者都是纳粹的邪恶的同义词。第二次世界大战后，不论是作为许多因素之一，还是作为不可阻挡的退化，任何对精神疾病基因传递的提及，都成了禁忌。 随之而来的几十年当中，在中产阶级国民的谈话中，稍微对精神病遗传学的讨论都为法庭所不允许。

第一次生物精神病学的终结

第一次生物精神病学作为一种临床研究，早在纳粹之前就已经死亡了。 它未必是由于一些研究发现而败坏了声誉，也不是医学内部的范式发生了变化。 当一种新的思考精神疾病的方法出现时，人们完全失去了对大脑解剖的兴趣。 这种新研究垂直地、而非横切地看待疾病：试图在患者一生的历史背景中去理解一个给定时刻里他或她的问题，而与试图将这一时刻的症状与尸体解剖时的神经病学发现和大脑发现联系起来的这种生物学研究不同。 开创性地引入这种看待疾病的新的垂直方法的人，就是克雷珀林。

精神病学历史的中心人物，是克雷珀林而非弗洛伊德。 弗洛伊德是一位不诊治精神错乱疾病的神经病学家。 他的精神分析学说依赖于对空想的直觉飞跃，没有经受住时间的考验。 相反，克雷珀林和他的数据卡片提供了这种唯一最重要的、19 世纪晚期和 20 世纪早期必须对重症精神疾病给出的洞见：存在几个重要的类型，它们有非常不同的进程，它们的本质或许通过对大量患者的系统研究而得到认识。 具有讽刺意味的是，克雷珀林带着他对有关大脑的假说性理论的厌烦，将第一次生物精神病学带进了一条死胡同。

美国的克雷珀林是迈耶，他推动了美国第一次生物精神病学的终结。 虽然迈耶从未成为一位国际性人物(尽管他在英国曾短暂地受到

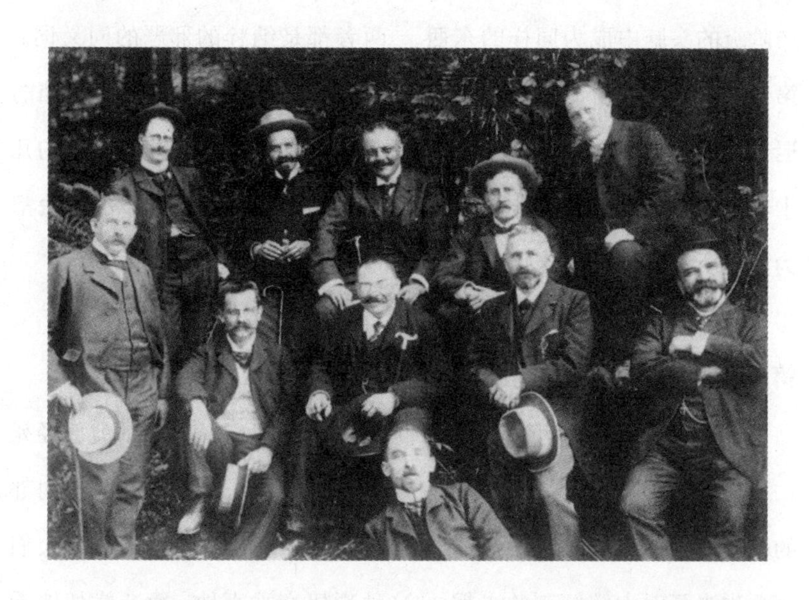

克雷珀林和他的同行们。 克雷珀林(右下持帽者)和他的同行们在德国西南部神经病学家和精神病学家学会(Wanderversammlung der südwestdeutschen Neurologen und Irrenärzte)的一次会议上，时间大体在 1902 至 1904 年的某个时候。 克雷珀林当时是海德堡的精神病学教授。 顶排自左至右为 Albrecht Bethe(施特拉斯堡)和阿尔茨海默(海德堡)。 尼斯尔(海德堡)坐在克雷珀林的左侧，臂腕里揽着他有特色的手拐杖。 高普(Robert Gaupp)，克雷珀林后来的对手，当时在海德堡，就坐于左下，手搭在膝盖上。 这幅照片在法勒医师的论文中发现，承蒙遗产所有者惠允刊载。(这张照片的另外一个拷贝有错误的身份辨认信息，发表在德文版的克雷珀林自传中)

过欢迎)，但他在第二次世界大战前是美国最著名的精神病学家，他独特的风格极大地影响或误导了美国精神病学全盘的发展。 任何人由此有权利将克雷珀林和迈耶相提并论，并心里记住开创者的影响是世界性的、不朽的，而后继者的影响却是易消失的、地方性的——但是在美国的故事中是重要的。

克雷珀林的精神病学生涯开始于对生物精神病学的反叛。[103] 他 1856 年出生于北德意志，1878 年在维尔茨堡获得医学博士学位，然后到慕尼黑，在脑生物学家古登手下做了一名住院医师。 这所位于慕尼黑的诊所创建于1859年，已经在这些早期大学精神病诊所中崭露头角，甚至比格里辛格的诊所更早出名。古登是该诊所的第二任院长，属于相信通过显微镜能解开精神病学奥秘的一代人。许多有影响的研究者，诸如瑞士人福雷尔（August Forel），就毕业于这所慕尼黑的诊所。

当克雷珀林这位冷漠的德国北方人到达慕尼黑后，他与一位同样是住院医师、来自巴伐利亚帕拉提纳特、名叫尼斯尔的年轻医师很要好。但是，当尼斯尔、古登和其他人忙于通过他们的显微镜来观察大脑时，克雷珀林却因为眼睛有问题而不能参与进去。与别的慕尼黑人不同，克雷珀林也对作为精神疾病一个侧面的人类心理学非常感兴趣。他从青年时代开始就喜欢心理学，并作为一名医科学生贪婪地阅读实验心理学家冯特（Wilhelm Wundt）的著作。后者被认为是真正的近代心理学的创始者。当冯特于1879年在莱比锡创建了一所心理学实验室时，克雷珀林——这位年轻的精神病医师——就发誓要去那里跟从他学习。这样，带着古登的祝福，克雷珀林于1882年离开了慕尼黑。

克雷珀林对心理学的着迷和对解剖学取向的精神病学的反感因为他在莱比锡的经历而得到加强。为了谋生，他不得不作为一名助手与弗莱克西希一道工作；后者唯一的兴趣在显微镜和解剖桌上。克雷珀林非常讨厌弗莱克西希，三个月后他就停止了这份工作，全身心投入到跟冯特做心理学研究中。在一个与格里辛格——当他撰写一本教科书时既年轻又缺乏经验——相似的故事中，年仅24岁的克雷珀林也尝试写成了一本教科书，一本小篇幅的没有什么价值的《概论》（*Compendium*），出版于1883年。[104]他写这本教科书，是因为他想结婚，需要钱。[105]

克雷珀林这时处在一个几乎与弗洛伊德这些年发现自己所处的完全相同的境遇中：因为决定结婚而必须要谋一个生计。正如1886年弗洛伊德开始私人行医以糊口一样，1884年，克雷珀林成为一名收容院医师。但是与弗洛伊德不同，幸运更早地降临到克雷珀林身上。1886年，他获得位于爱沙尼亚市的当时被称为多尔帕特大学（Dorpat University）的精神病学教授职位；第一次世界大战后该大学改名塔尔图大学（Tartu University）。

在多尔帕特，克雷珀林开始热衷于这种未曾引起古登学派兴趣的观察：在病程的尽头患者身上发生了什么？他们的疾病是如何发生的？但是，不懂爱沙尼亚语使他不能系统地调查这个问题。

1890年，克雷珀林离开边远的多尔帕特，前往海德堡就任精神病学教授。那是一个处于德国学院生活中心的大学诊所。在海德堡没有任何压力要求精神病学家做神经病学研究；神经病学研究在一个单独诊所中进行。在这里，克雷珀林得到了他应该得到的东西。现在，他能将自己对患者疾病的轨迹与他个人喜好的心理学探索结合起来。他也能将他在慕尼黑所学的、在那个时期仍被要求的解剖学意义上的精神病学结合进这所海德堡诊所。克雷珀林特别进行了两项革新。他开始管理他的每位患者的小卡片，记录他们先前的病史和出院时的状况。第二，为了仿效这种综合性的格里辛格风格的精神病学系，克雷珀林希望将可以获得的最好的研究人员团结在他的周围。

由克雷珀林带到海德堡的这所大学精神病诊所的人，他们的名字读起来像一个世纪之交德国神经科学方面的荣誉名册。1895年，他劝说慕尼黑的老朋友尼斯尔从法兰克福市的收容院来到海德堡。那所收容院当时在强有力的肖利（Emil Sioli）领导之下，算得上是一个研究中心，而不仅仅是一所城市拘留所。尼斯尔此时是一位著名的神经组织学家，已经发现了让细胞核和其他神经细胞可见的染色剂，使得将大脑皮层分成许多局部区域和细胞层成为可能。[106]尼斯尔是一位举止迟钝却好奇心极强的人，脸上有一大块胎记，全然不在意服饰穿着。他也因为古怪的工作习惯而在圈内出名：在实验室的工作台上度过从晚上7点到黎明的这段时间。[107]在法兰克福收容院与尼斯尔一道工作的，是另一位才华横溢的年轻神经组织学家阿尔茨海默；1906年发现了日后以他的名字命名的疾病。[108]阿尔茨海默和尼斯尔是非同寻常的好朋友，并且是著名的工作狂。阿尔茨海默也因为白天睡觉、整晚在显微镜前工作而出名。1903年，阿尔茨海默追随他的朋友来到海德堡诊所。（这两个人在其他方面却像奶酪和粉笔那样全然不同，阿尔茨海默是一位豪放的有家室的男人，尼斯尔是一位患强迫症的单身汉。）这样在器官研究方面，海德堡诊所拥有两位伟大的研究大脑微观结构的学者。

虽然克雷珀林在心理学方面的兴趣当时正在减退，但他仍把对患者精神功能的测定，当作他们工作的一个部分。他试图聘请像黑尔帕赫（Willy Hellpach）（他像克雷珀林一样，曾在冯特那里学习过[109]）这样有希望而又年轻的心理学取向的医师，来发展他的一个综合性的、涵盖患者的睡梦和他们的大脑皮层的精神病学的庞大计划。但是，其重点既非心理学，也非神经解剖学，而是放在了患者这些年的病程上。

考察精神疾病的结果，依据那些结果来区分不同的精神疾病，构成克雷珀林革命的本质。作为宣传他的思想的这种首要的媒介，克雷珀林选择的不是学术性的论文，而是他1883年完成的那本教科书的连续的修订版。从1893年第三版开始，这本手册的新修订版开始密集地一个接一个出现。克雷珀林开始宣称的这些见解如此令人吃惊，以致整个精神病学界都带着极大的兴趣关注每个新修订版。[110]

让我们来看看克雷珀林着手工作之前的精神病诊断状况。半个世纪的神经解剖学和神经病理学研究，除开对神经梅毒的描述外，几乎没有做出什么对临床精神病学具体有用的东西。这些生物精神病学家发明了一批杂乱的临床疾病标签；每一个标签都根据的是与一个疾病相关的特定的情况（“自慰性精神错乱”、“洞房夜精神失常”），或症状的特定的组合（“慢性妄想病症”），几乎与脑病理学无关。多发梗死性痴呆、神经梅毒和甲状腺功能减退等是仅有的一些例外。

不过，在克雷珀林开始研究之前，几个基本的问题已经得到澄清。这种根据病程或结果划分疾病的想法已经由卡尔鲍姆提出；他是精神病学史上最为人所忽视的人物之一。作为位于艾伦堡（Allenberg）的普鲁士国立收容院（Prussian state asylum）的一位年轻医师，卡尔鲍姆被诺伊曼（Heinrich Neumann）在1859年的断言所激怒。诺伊曼声称精神疾病不能再细分为不同的疾病，因为只有一个“单一的精神疾病”（Einheitspsychose）。[111] 1863年，卡尔鲍姆对此作出回应，认为实际上存在许多不同的精神疾病，其中之一是年轻人罹患的精神错乱，卡尔鲍姆称之为“青春期痴呆”。[112]三年后，他离开这个公立部门去了私立机构，成为格尔利茨的一家私人诊所助理医师。1867年，他接管了这个诊所，增设了一个青少年部。它是一个“医学塾”（Medical Paedagogium），这给他很多机会看到十几岁和20岁出头的精神错乱患者。当卡尔鲍姆做格尔利茨诊所的领导时，他从艾伦堡带回一位24岁的同行黑克尔（Ewald Hecker）。他们两个人一块工作。1871年，黑克尔撰写了一篇论文，将卡尔鲍姆的青春期痴呆概念应用到几个临床病案中，详细描述了一种青少年特有的病症。这种病导致智力上的定向障碍和精神失常，并且病程每况愈下。[113]这是第一次有关精神分裂症的临床描述，并声称它代表了一种不同的疾病。这样，克雷珀林有了卡尔鲍姆和黑克尔的工作来做他的基础。

他也接触到了两位萨佩提耶的医师法尔特和巴亚尔热（Jules Baillarger）的工作。他们在19世纪50年代早期证实，躁狂和忧郁，常常不只是单个症状，而是与另外一个同时出现的，作为“循环性精神失常”在人的一生中交替发作。[114]（1899年，克雷珀林重新将这种病命名为“躁郁症”。）两位法国医师就这样给了克雷珀林另外一块积木，支持了这种观念：精神疾病是用这样的构件——在它们的症状和结果上都不同的独立的疾病实体——搭建起来的一座大厦。

克雷珀林和他的住院医师们通常要为每一位患者填写一张卡片，并将它们放入“诊断盒”中。在他们有一个机会来研究这个患者时，他们会再次取出这些卡片，并在一个名单中记入这位患者的名字和修正的诊断。当这位患者出院时，最终的结果会记录在这个名单中。“通过这种方式，我们能够获得一个总的看法，并发现哪一个诊断是错误的，以及这些将我们引入这种错误推论的理由。”[115]每逢假日，克雷珀林会带走这些名单和卡片，尝试做些整理。

只是在他1893年版教科书中，他才发现他的档案卡片已经开始具有意义了。克雷珀林在序言中强调，所有他知道的都学自经验，采自患者的资料为每个断言提供了理由，以及他最终的目标是试图切中要害：确定自然的疾病实体。[116]克雷珀林当时的分类是相当常规的，概念大体取自他的前辈们。但是，他的类型学确实容纳了源自他的档案卡片的成果中的一部分：“退化在精神上的进程”，意味着一些最终变成痴呆的疾病。这些病中的一个亚类是“早发性痴呆”，即*dementia praecox*。

即使克雷珀林实际上有所了解，他也不承认莫雷尔首先在1852年和1860年的著作中使用了早发性痴呆这个用语。[117]但是，甚至在莫雷尔之前——之后也与他完全无关——其他的精神病学作者们已经在谈论青春期精神失常。1873年，爱丁堡精神病医师克劳斯顿(Thomas Clouston)描述过这种“青春期的精神错乱”，他又有几分厌恶地称其为“青春期的遗传性精神失常”。[118]1891年，克劳斯顿又一次尝试研究这个问题，当时称之为“青春期精神失常及其继发性痴呆”。[119]其他的医师们也表示赞同。在1890年8月鲁昂的一次精神病学会议上，巴黎的精神病医师沙彭蒂耶(Albert Charpentier)提交了一篇有关“早发性痴呆”(“les démences précoces”)的论文，其中包括“思春期痴呆”(“les démences de la puberté”)。[120]到1893年，早发性痴呆的观念(démence preécoce)或多或少出现在了精神病学的天空里。

克雷珀林1893年的教科书是一部历史性文献。他极其详尽地描述了黑克尔——克雷珀林认为他是早先主要的权威——在1871年仅仅勾画出轮廓的东西。克雷珀林认为早发性痴呆的原因是生物性的，使用了“精神变态性素质”这个术语(这种19世纪90年代的表述，相当于20世纪90年代的委婉说法“源于神经发育”)。[121]这部1893年的著作所取的成就是令人敬畏的。通过给出一个谨慎的有关早发性痴呆，或说精神分裂症的解说，将其看作一种不同的疾病，克雷珀林已经将20世纪最具影响的术语传递给了精神病学。

令人惊讶的事不断出现在这部著名教科书后来的版本中。1896年，在对产生第五版的档案卡片的重组中，克雷珀林抛弃了退化这部分内容。早发性痴呆此时是一种“代谢紊乱”，使每一个人都感到惊讶的是，它被排在甲状腺性精神错乱和神经梅毒后面。但是，最吸引读者注意的，是他在序言中宣称，他已经厌倦了根据症状来对疾病进行分组；他希望能获知这些疾病的内在本质，“如同显现在它们的病程和结果中那样。”“我已经放弃了任何根据临床表现来划分［精神病］的努力。”[122]这是一个决定性的宣言。克雷珀林开始从研究精神疾病的假想性原因，如遗传学、脑生物学等等，转向专注于某种程度上能让一个人预测结果的那种疾病分类。预后而不是原因，是理解克雷珀林的唯一重要词语。

在1896年的第五版中，克雷珀林宣称，他开始将生物精神病学抛在身后，决定转而专注于一种以全程的对患者的临床观察为基础的精神病学。他不是要否定生物精神病学的正当性，只是宣称自己是不可知论者："只要我们不能客观地依据原因为疾病分类，并区分不同的原因，我们有关病因学的看法就一定是不清晰和相互矛盾的。"[123]换句话说，在我们目前的知识状态下，原因是某种我们还不能知道的东西。

在1899年第六版中，克雷珀林的思想取得了其最具权威的形式，推出了一种对疾病的分类；它为日后美国精神病学会的《精神疾病诊断与统计手册》(*Diagnostic and Satatistical Manual of Mental Disorders*)——我们自己这个时代的世界精神病学方面的权威指南——提供了基础。但是，克雷珀林强调，所有这种分类的目标，完全不是象牙塔式的主观归类，而是要创建一种对患者和家属都有意义的精神病学。确定自然疾病实体，将使医师有可能回答这样的问题：我丈夫究竟是否还能从他的疾病中康复？正如克雷珀林在1899年所说的："站在病床边的医师的首要任务，是能够对这个患者可能的、更长远的病程做出一个判断。人们常常要求他这个。对于精神病医师的这种实践活动来说，一个诊断的价值就是让他就未来给出一个可靠的预见。”[124]

克雷珀林决定将全部精神疾病分为13个大类，它们当中的大部分都是常见的（神经官能症、发热性精神错乱、精神发育迟缓，等等）。仅有其中的两类使他的读者震惊，这是因为克雷珀林当时已经将这个广大的没有一个明显的器质性原因的精神疾病的世界分成两个简明的阵营：含有情感性要素的疾病和那些不含情感性要素的疾病。（不管患者是忧郁的、躁狂的，还是焦虑的，七情六欲都意味着情绪。）当他证明这种激动人心的、将几乎所有的情感性疾病压缩进一种单一疾病是正当的时候，他说："在这些年里，我越来越深信，[周期性和循环性的精神失常，加上躁狂症]，全都正好是一种单一疾病进程的表现。”[125]他将这种进程贴上了"躁郁症"（*das manisch-depressive Irresein*）的标签。

这种将精神失常划分成两大类的做法，使诊断变得非常简单。假如这些患者是忧郁的或欣快的，始终大喊大叫，总是无缘无故地疲倦，或表现出任何其他的抑郁或狂躁的迹象，他们就被确诊为"躁郁症"。如果他们是在没有情感性要素的情况下精神错乱的，他们就患了早发性痴呆。如果他们是躁郁症，他们或许会好转；如果他们得了大家很快缩写成"d. p."* 的病，他们大体就治不好了。

就这样，到了1899年，克雷珀林已经将这两大非器质性（"功能性"）精神病——躁郁症和精神分裂症——提升到了金字塔的顶部；它们作为严肃精神病学致力于研究的对象，以些微被修正的形式，留在塔顶直到今天。"老处女精神失常"、"偏执狂"、"月光性狂病"以及其他病症，都被化约成这两种疾病。它们的诊断能够根据患者

* "d. p."为"dementia praecox"（早发性痴呆）的缩写。——译者

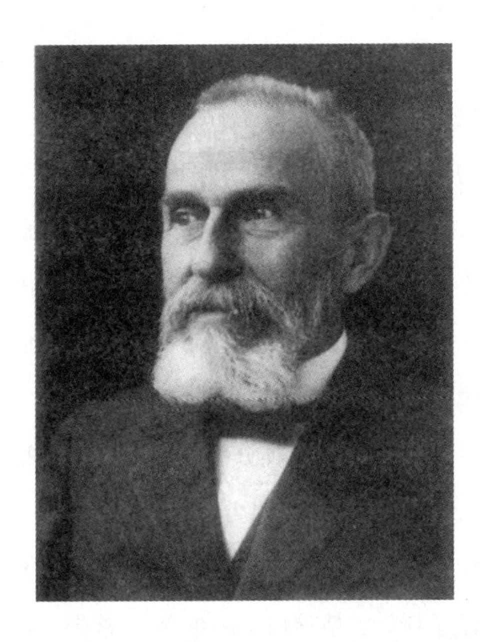

1920年左右的布洛伊尔。1898—1927年，他在苏黎世任精神病学教授。布洛伊尔于1908年发明了“精神分裂症”这个术语，并且一段时间里赞同弗洛伊德和精神分析运动。（承蒙 Psychiatrische Universitätsklinik Zurich 惠允刊载）

的病史和当下的症状做出，并且它们的病程能得到预测。这种预后的概念是整个拱门的拱顶石：躁郁症患者有一个自然会好转的循环发作的病症；早发性痴呆患者会恶化成克雷珀林认为是“痴呆”的那种病，或者说他们中的至少3/4的人会这样；1/4的克雷珀林所谓的早发性痴呆患者会康复。克雷珀林的分类与其说安慰了患者和他们家庭，还不如说使他们充满恐惧——回想起来真是太不公平了。事实上，精神分裂症患者不会变成痴呆，虽然他们的思想过程可能变得混乱，但他们仍拥有智力。

由于认识到那些患者不是痴呆，并且其发作也不一定早，苏黎世精神病学教授布洛伊尔(Euger Bleuler)——他把自己看成是一名克雷珀林忠诚的学生——于1908年建议，用术语“精神分裂症”取代克雷珀林称谓的早发性痴呆。[126]但是，在布洛伊尔提出这个建议的这次德国精神病学会的会议上，以及后来在他1911年有关“精神分裂症”的书中，布洛伊尔确实有点将这种讨论从诸如紧张症(强直的姿势)这样的身体症状，转移到假设的、诸如法国精神病学家雅内(Pierre Janet)提出的意识“分裂”这样的心理过程上。[127]精神分裂症这个术语或许是一个不幸的选择，因为随后一代医师和外行们都将它与某种分裂或分离的意识联系在一起。在精神分裂症里，没有什么是分裂的。这种疾病以妄想、幻觉和混乱的思想为特征。

但是，这些都是次要的细节。最重要的是，克雷珀林整个体系的这种强大力量已经刺穿了精神病学的世界。首先，对精神病症状的这种解释已经被颠覆。精神错乱的这种内容已无关紧要。患者所显示的这种确定的症状不再值得注意，除非它们提供有关原因的证据(神经梅毒、甲状腺病等)，或有关病程和结果的证据。迈耶1904年惊讶地说：“这些有着一个超过2000年传统的术语全被推翻了。”[128]

除了提供一个新的疾病分类方法外，克雷珀林的体系还强调有许多不同的精神不适，或说疾病，每一个都区别于它临近的病症。正如腮腺炎和肺炎不同，忧郁症、精神分裂症等等，也都是不同的。最终，正如这条日后划出的战线那样，加入“克雷珀林”一派，意味着一个人在“医学范式”内工作，而非一个“生物心理社会(biopsychosocial)范式”。一位医学取向的精神病学家相信，探索精神疾病正如同一位心脏病专家探索心脏疾病，同时又牢记精神受到文化的影响，而心脏病则否。一位赞同弗洛伊德或迈耶的生物心理社会观点的精神病医师，可能认为疾病更是一个人个人的不幸造成的，而非体质上的因素。

克雷珀林的学说没有完全被接受。一些精神病医师拒绝放弃综合征理论（看起来可靠地结合在一起的一些症状，而不管长期结果会是什么），并且抵制让所有的疾病从属于那两个巨大的范畴里。霍赫是弗赖堡的精神病学家，他自豪于自己所谓的不变的综合征的学说，嘲笑克雷珀林“一年一变的想法”——一次对这本教科书是多么频繁地变化的提及。[129]别的一些人憎恶克雷珀林自信的说教，如这位世故的维也纳精神病医师埃科诺莫（Constantin von Economo）就称呼他“只不过是一位德国北方农村的校长”。[130]生物精神病学家不满于他们的学说被取代：韦尼克奚落克雷珀林的工作“肤浅”（*feuilletonisch*）。[131]

在国际上，克雷珀林的纲要在法国人当中遭到空前的抵制；在马尼昂精心构建的那些区别在其他地方被放弃了好久以后，法国人仍牢牢抓住它们不放。当尼斯尔带着年轻的美国精神病医师法勒短途旅行去参观马尼昂的诊所时，他们有了一次奇遇。法勒很久以后说：“马尼昂停掉所有的事情，在他的诊所里给我们安排了一天的观摩……这一天的高潮是马尼昂自己做的、一个出色而详尽的对一位非常特殊的患者的展示。”

马尼昂展示了一位患者，作为他曾经描述过的、病程日趋恶化的慢性妄想症（*délire chronique à évolution systématique*）的一个“确凿的例子”。“尼斯尔全神贯注地听着，当这位法国男人就症状做出一些出色的心理学分析时，他时时欣赏地点着头。这场介绍会完毕后，马尼昂满怀希望地等待着尼斯尔的批判。”

回答简短而直接：“一个相当典型的早发性痴呆病例。”

法勒和尼斯尔了解到，在他们离去后的第二天，“马尼昂来到他的办公室，将头伏在桌子上，哭了”。[132]

尽管第一次生物精神病学学派的个别代表直到20世纪20年代还迟迟不愿从校正他们的显微镜的工作中离开，但克雷珀林和他的合作者们作为占优势的学派，已经给生物精神病学画上了句号。这不只是因为克雷珀林——原因上的不可知论者——宣称过解剖学不重要。这还因为克雷珀林的使用显微镜的同行们，诸如尼斯尔，也协助摧毁了一切精神疾病必定有大脑上的基础这种观念。他们宣称，尼斯尔和阿尔茨海默在显微镜下所能发现的东西是“神经病学”。他们所不能发现的是精神病学。正如尼斯尔在1908年所说的那样，“这是一个糟糕的错误，没有意识到大脑解剖学上的发现与精神病学上的发现缺乏任何联系。除非大脑解剖结构和大脑功能之间的这种联系首先得到澄清，而它们当然到现在还没有出现。”[133]在第二次生物精神病学中，人们将意识到尼斯尔已经给出了太多的东西。

一个美国续篇

这个故事有一个美国续篇。迈耶——一位美国的克雷珀林——像一道分水岭屹立在美国。迈耶最初对克雷珀林的热忱，使他将早发性痴呆和躁郁症这种学说带到了美国，并与旧的生物精神病学决裂。而迈耶后来对克雷珀林的排斥，又促使美国陷入到精神分析的冒险中。

迈耶不是唯一采纳克雷珀林新体系的美国精神病学家，因为一批年轻的研究者频繁往来于这所海德堡的诊所和他们美国的大本营之间。例如，霍克(August Hoch)原本是瑞士人，但从马里兰大学获得一个医学学位。1893年，他作为一位病理学家，一类彻底的生物学取向的人，受雇于贝尔蒙特的麦克莱恩医院。在他去海德堡旅行过几次后，他开始对实验室研究失去兴趣(这使麦克莱恩的主管很沮丧)，转向那种克雷珀林正在从事的“临床”工作。到了19世纪90

年代中期，霍克建议医院接受克雷珀林的体系，导致对所有这些记录进行了一次分类。[134]

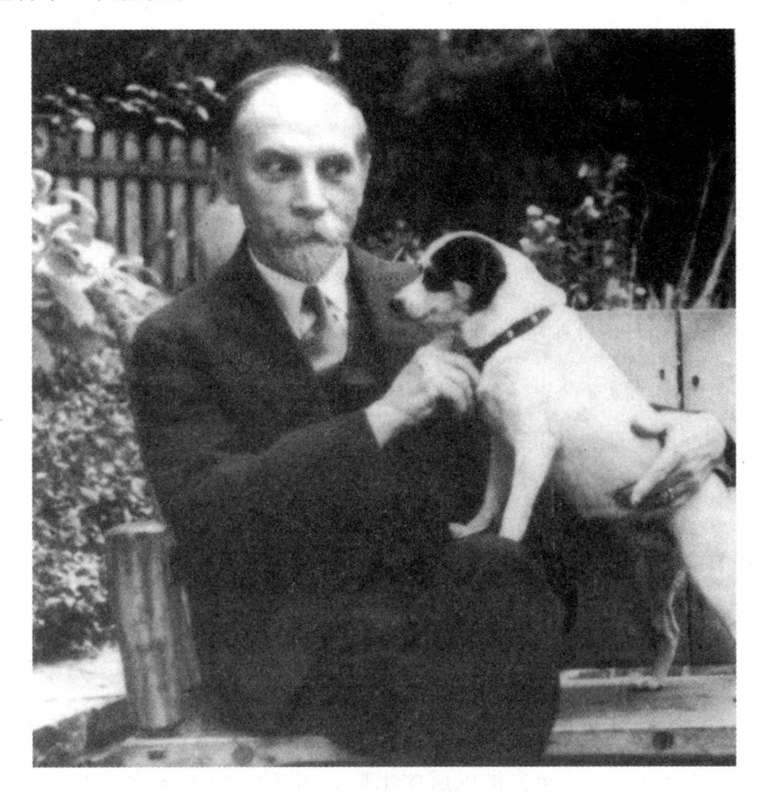

1910—1941 年期间任约翰·霍普金斯大学精神病学教授的迈耶。这位他那个时代最著名的美国精神病学家，不加区分地提倡从生物学到精神分析的所有形式的精神病学思想。[承蒙约翰·霍普金斯医学研究所（Johns Hopkins Medical Institutions）艾伦·梅森·切斯尼医学档案（Alan Mason Chesney Medical Archives）惠允刊载]

1896 年，迈耶亲自将克雷珀林体系引入他受雇在那里作病理学家的伍斯特收容院（Worcester asylum）。[135]尽管在日后对迈耶是一位精神分析热衷者的赞誉中，这件事被彻底遗忘了，但当初他是一位坚定的克雷珀林的信奉者，并于 1897 年撰文谈到克雷珀林的“与临床精神病学相关的杰出工作”。[136]他好些年都受到克雷珀林的影响。当他 1910 年在霍普金斯获得精神病学教授职位时，这种影响有助于建设一所德式的精神病诊所；它早已被计划，并将于 1913 年开业。这个诊所是一座雅致的四层楼，带有隐秘地受到监视但没有护栏的窗户，一个屋顶花园，可安排膳宿，其奢华让粗鄙的职员回想起“一个全身麻痹患者的梦想”。[137]毫无疑问，迈耶头脑中的这种模范，是克雷珀林位于慕尼黑(克雷珀林于 1904 年已经离开海德堡来到慕尼黑)的崭新的精神病诊所。这个菲普斯诊所(Phipps clinic)因其完备的、用于对患者的这种心理学和实验室研究的设施，已经完全被归入到克雷珀林模式中了。

但是，迈耶走得更远。他坚持将精神病学整合进一所综合性医院的其他部门中，用一种甚至超过德国人的方式来像“内科”那样治疗患者。例如，患者乘救护车来到菲普斯诊所，不戴手铐，并且通常不需要证明。[138]

因此，迈耶后来被称为贯彻始终的反克雷珀林者，这是令人迷惑的。[139]一个解释是，他早期的著述已经全然被遗忘了，他的全集中的主体只是在他 1950 年去世以后才出版。的确，精神病学界的集体记忆已经淡忘了迈耶——这位最受人尊敬的 20 世纪的精神病医师——曾是退化的一位热诚的信奉者。例如，1895 年，他称耳朵是自然的、许多类型的“退化”的路标。[140]迈耶甚至很生气克雷珀林抛弃了这种退化的概念！[141]或许这里有某种健忘症吧。

评价迈耶的一个更大的拦路虎是迈耶自身。他是一位二流的思想家和一位文风冗长的著者。在他自己的头脑中，他不曾能够分清一些完全不相容的学派，最终新出现什么就接受什么。因此，迈耶热诚地称赞狂热的特伦顿精神病医师科顿(Henry Cotton)。这个人相信拔掉患者的牙齿，去掉他们的大肠，能治疗由“自体中毒”——

如科顿所相信那样——引起的精神病。迈耶极力主张，这项工作——“源自开创精神的卓越的成就”——在科顿1933年死去后应该继续得到开展。[142]

但是，后来在其一生中，迈耶确实拒斥克雷珀林。他还将生物精神病学抛到脑后，这完全是另一回事了。迈耶大胆地提出了他的有关精神疾病的心理社会范式，背弃克雷珀林的分类，转向自己古怪的有关“反应类型”的术语，使用“客观精神生物学”（ergasiology）、“变态精神障碍”（pathergasias）和“单纯精神障碍”（kakergasias）这样的新词。[143][反应类型这个观念自身直接来自德国的路德维格·宾斯万格（Ludwig Binswanger）这样的反克雷珀林者。]至于精神疾病的原因，迈耶最终接受了这种立场：一切都是非常复杂的。[144]尽管在某一层面上是真的，但这种绝望地放弃收集更多的“事实”（迈耶的惯常做法），对一门科学学科的进步是有害的。

不论好坏，迈耶骤升的名声结束了第一次生物精神病学在美国的发展。到20世纪40年代，他声称精神分裂症是“心因性的”，主张精神疗法是首选的治疗方式。[145]在大西洋两岸，深入到脑生物学中的对精神疾病原因的寻找已经成为一件往事。

第四章　神经质

对医师来说是生物精神病学的东西，对患者来说是神经质。在19世纪早期，患者家属带患者去收容院不是因为疯病，而是因为神经疾病。在20世纪早期，正是神经疾病为私立的、以诊室为特色的、治疗神经症的精神病学提供了舞台。神经质于是成为精神病学历史的中心。这是一个极大的讽刺，因为有关神经质的疾病实际上属于神经病学而非精神病学的范围。

这里精神病学的社会史出现了。患者们发现，相信自己患有神经质这样一种身体疾病，远较了解到他们的问题是精神错乱更易使他们感到宽心。直到精神分析在20世纪40年代取得胜利，医师们都愿意赞同这种谎话，即严重的和轻微的精神疾病在性质上都是“神经性”的。为什么精神病医师们愿意让患者戴上这块遮羞布是一个重要的问题，它让我们了解到一些驱动精神病学历史的基本力量。对精神病医师来说，神经质这块遮羞布提供了一个绕过收容院的机会，使他们能够从事面向中产阶级患者的赚钱的私人诊疗。对于患者来说，这种掩饰提供了一个机会，以躲避精神失常带来的耻辱以及与遗传疾病和退化的牵连。不像精神疾病，神经疾病被认为大部分是非遗传性的，因而也是非耻辱性的。在神经疾病领域，这种医师和患者之间的共生关系是完美的：当精神病医师（指这种第二次世界大战后被称为“精神病医师”的医师们）成为城市神经专科医师（nerve-specialist）、电疗师（electrotherapist）、神经精神病医师（neuropsychiatrist）以及诸如此类的医师后，他们在社会地位和收入上都有了一个非常大的飞跃。而且，由于患者们知道他们的问题事实上是“器质性”的，并不构成遗传论家庭退化的证据，也不“全在于他们的头脑”，他们体验到了极大的解脱。

神经质要比疯病好

“真的！——神经质——非常、非常可怕的神经质。以前我这样，现在也是。可你干嘛说我是疯子？”这是爱伦·坡（Edgar Allen Poe）1942年的短篇小说《泄密的心》（*The Tell-Tale Heart*）中主人公的一段话。

为什么他会被认为是疯子？因为一件事，他能从一个很远的地方听到他正要杀害的那位老人心脏的跳动：“它越来越快，越来越响，无时无刻。这老头一定是恐惧到极点了！我敢说，它越来越响了，不断地！——你们很注意我？我早跟你们说了，我神经质：我就这样。”[1]

这位明显心烦意乱的患者要求被认为是“神经质”而非精神失常的恳求，呼应了整个世纪——这个作为神经质世纪的19世纪——的恳求。正是开始时体会到对收容院和疯病医师的恐惧，我们才能够理解大众对神经疾病的强硬主张。

从一开始，这种被关进一所收容院的想法就在公众中引起了恐惧和憎恶。它与诸如可怜的诺里斯（William Norris）在贝特莱姆被关了十多年这类故事不可能有什么不同。[2] 格尔根（Bruno Goergen）是一所高级私立收容院的业主，他在1820年说道：“维也纳这家公立收容院或许正像所有这类公立机构一样，受到公众舆论如此广泛的憎恶，简直不需要我再详述这些憎恨的理由。”[3] 公众的悲歌回响了数十年：疯人院是一个非法监禁、虐待和景象恐怖的地方。疯病医师们激愤地声明，实际上并没有精神健全的人受到监禁，或说精神病医师都是令人尊敬的医师，并不残忍。但这些都不能改变由像里德（Charles Reade）的《现金》（*Hard Cash*）——大约出版于1863年——这样的小说所制造的印象。

在《现金》中，这位被误抓进来的艾尔弗雷德（Alfred）试图用一百英镑贿赂看护，放他出去。

> 这个建议引来一阵狂笑。“你要是打这算盘，你满可以把价开到一千嘛。”
>
> 艾尔弗雷德说：“我会那么做的，而且我还要跪着谢谢你。”他声明他有这些钱。
>
> 看护回答说：“喂，你还太嫩。你认为送你来这儿的那些人会让你花你的钱？做梦吧，你的钱现在是他们的了。”[4]

19世纪60年代以后，当空气中弥漫着退化的传闻时，这种对收容院的恐惧变为一种严重的恐慌，以致人们不惜一切代价来防止一位家人被关进精神病收容院。19世纪90年代，当苏黎世的一位深度抑郁的年轻人的父母被建议说他们的儿子需要收容院的看护时，他们坚决不同意："他不好好克制自己，太不体谅人了……他的三个姐姐马上就要到结婚的年龄，她们的求婚者肯定会被吓跑的。没有人愿意因结婚而沾上一个有精神病患者的家庭。"另一对父母，直到他们的孩子躺在床上不能动弹三年后——在这段时间从不跟他们说一个字——才决定采取行动。还有其他的父母们，直到发现——如他们告诉诊所那样——"我们的孩子想象自己是一匹马"后[5]，才下定了决心。

这种退化学说意味着威胁这个家庭和它的荣誉的，不只是收容院，还有精神病医师和他讨厌的诊断。19 世纪 60 年代以后，这些精神病专业常规术语开始变得令人生厌。重症的精神疾病来自受感染的遗传这种观念，灌输给公众一种永久的恐慌。奥地利一家私人神经诊所的业主建议，永远不要告诉患者们他们得了疑病症(hypochondria)：他们会去查词典，然后发现它意味着"精神失常"。[6] 据说，伦敦医院(London Hospital)一位的优秀内科医师克拉克(Andrew Clark)先生建议不用"抑郁症"(melancholia)这个词。"那次视察的后果是极糟糕的，在周围引起很大麻烦。甚至安德鲁先生自己也身受其害，数星期为书信所骚扰，这些书信询问他在使用术语'抑郁症'的时候，头脑中出现的是不是精神失常的想法。"[7]

在德国，世纪之交的精神病医师们对公众在躲避"可憎的精神病学"[8] 上的愚昧深感震惊。人们情愿相信疯子与市长互换身份的怪诞故事。一位精神病学编辑讲述了一个这样的故事：这位比格尔迈斯特(Bürgermeister)先生应该送一位疯子到收容院。"据说途中他在喝了几杯啤酒后就睡着了。于是，这位患者与他调换了文件。据报告，在收容院这位患者让自己成了合法的市长，并将他的吓坏了的同伴交给收容院看护。在经历了极度绝望的几天后，这场误会才被澄清。”这种传闻居然在德国的大众媒体中传播，强化了精神病学意味着危险的这种观念。[9]

因此，世纪之交的德国已经出现了自己的反精神病学团体也就不足为奇了。“我们想要什么？”1909年，这场正处于萌芽中的运动要求实施精神病法和精神病治疗的改革(Reform of Psychiatric Law and Psychiatric Treatment)。“我们要遣责故意隐瞒、欺骗和伪善。这些都是使一个人不配为人的行为。”它的刊物充斥着像“博伊滕(Beuthen)* 市议员卢卑基(Lubecki)在疯人院受尽折磨”这样的故事。[10]

因为报刊中充斥着疯子与市长调换角色和市议员遭受收容院虐待的故事，无论在德国还是其他地方，精神病学都不再拥有一个非常光明的前途。弗赖堡的精神病医生霍赫说，在他的记忆中与医学的其他分支不同，这些患者把医师看成是一个敌人而非一个朋友。霍赫又说，刚刚踏入精神病学领域的年轻医师们必须明白，“他们与患者的关系变成了一种完全不同的关系。通常，患者将医师视为帮助者，因为他们希望他会使他们的症状消失，并实现一种治愈。但是，在这里他们拒绝这种他们有病并且需要一位医师帮助的想法。的确，医师在他们的信念中往往是敌人。”然后，霍赫又加上了一句有趣的评论：“这种情形在治疗神经病患者的精神病诊所中则并不如此明显。”[11]

不难看出，精神病学要想在收容院之外有一个前途，它就必须呆在神经病这个题目下，而非这个恰当的描述性术语精神病学之下。因为后者简直就意味着持续恶化的、遗传的精神疾病，而神经疾病仅

---

* 博伊滕是旧地名，现称贝托姆(Bytom)。——译者

仅暗示了一种神经的器质性折磨，它在本质上并非必然遗传，而且也不危及一个人的女儿们出嫁的前景。几乎从这门学科自身创建开始，这种洞察就忽然为从业者们所领悟，并且大量过去的精神病学看护都被置于神经疾病而非精神病学的标签下。

虽然这类神经性疾病作为种种精神性神经症可以追溯到18世纪30年代的切恩（Cheyne），但直到19世纪的前几十年中，神经质才真正成为精神失常的一种委婉说法。自19世纪30年代以来，精神疾病——或说“精神失常”——越来越多地被解释成大众头脑中的神经疾病。精神病医师在他们与公众的沟通中，当他们意指器质性的、大脑的、生物性的、体质的或那个主题的一些变体时，他们倾向于使用神经、神经性或这个主题的一些变体。这是一个弥天大谎，一个长达一个世纪的对公众的欺骗；它大意是说疾病意味着神经的一种紊乱，然而实际上所意味的是大脑的紊乱。当患者们认为他们的“神经”问题产生于过度操劳（在中产阶级之中）和体液的不平衡（在下层民众中）时，医师们却相信神经问题本质上是体质性的，并且有着一种很严重的遗传成分。虽然医师和患者双方使用了相同的术语，但他们却完全误解了对方的意思。

为什么这种欺骗——这种欺骗也存在于今天，比如当医师告诉患者，他们正承受着“压力”（stress）时[12]——看来好像是必要的呢？因为医师在告诉患者们他们想要知道的东西时，总是存在很大的压力；那是一种影响精神病医师的压力，特别是在一种乐观的心境被认为是治疗的结果的地方。萧伯纳（Bernard Shaw）1911年讲的有关一般医患关系的东西，未必是说给精神病学的，尽管它很合适。

> 不得不通过取悦患者来谋生的这位医师，在与每一位查看病

> 房，勉强通过考试，并且带着一枚黄铜铭牌的人的竞争中，很快会发现自己正在让不沾酒者喝水，让酒鬼用白兰地和香槟果冻治疗；让一家人用牛排和黑啤酒的处方，让街对面另一家人食用“无尿酸的”素食；让年迈的上校关闭窗户，烧旺炉火，穿厚重的外套大衣，同时又让时尚人士多呆在户外，在无伤风化的情况下尽量裸体。未曾一次敢说“我不知道”，或“我不同意”。[13]

可以推想，19 世纪精神病医师们感受到了他们自己是在极大的胁迫下，来向患者们传达他们想听到的、有关他们疾病的原因与本质的一些意见。

珀西瓦尔(John Perceval)是一位英国绅士，他在 1831 年被送进布里斯林顿私人收容院(Brisslington private asylum)，他说“我被称为一名神经质患者”。珀西瓦尔一直听到一些声音，看到一些景象。他的母亲同样“罹患严重的神经病”，在患病期间她几乎挺不下去了，并且她强烈地感到需要安静，甚至不允许在她的房间打开一张报纸。[14]里亚多(Evans Riadore)是伦敦哈利街的一位医师，非常乐于帮助像珀西瓦尔这样的富有家庭。他在 1835 年宣称，神经质倾向“在上层社会中”是非常普遍的。这些疾病“如此加重了他们生活的痛苦，以至于使他们在世俗享乐方面几乎与穷人和苦力处在一个水平上”。[15]

在这些年里，法国的著作者们愿意谈论的不是忧郁症——一种适合于收容院的精神错乱疾病——而是“神经性过敏”，一个包含过度敏感、情绪不稳定以及沮丧含义的术语。这种过敏的患者基本上都是习惯了“奢侈”的城市人，据说发病呈增长态势。[16]

德国拥有大规模集中的私人诊所，在那里，这种神经疾病的流行开始很早显现在机构名称的改变上。埃伦迈尔(Adolf Albrecht Erlenmeyer)医师的私人收容院创建于1847年，是一家面向“精神失常者与呆傻者的私立收容院(Private-Institution for the Insane and Idiots)”。十年后，它变成一所“大脑与神经疾病私立收容院(Private Institution for Brain and Nervous Disease)”。埃伦迈尔医师在1858年解释道，他的诊所面向“精神失常(包括可治愈的和不可治愈的)的充分发展型，同时也面向初期型。这些疾病的受害者们正在被命名为神经质患者(Nervenkranke)”。[17]在1858年到1876年之间的某个时候，莱茵省艾托夫的这家私人收容院将其入院条例的措辞从“只接纳精神失常者”变成了“接受神经质患者”。[18]这些变化是进步中的科学带来的结果么？黑克尔到1881年时已经终断了与卡尔鲍姆的联系，并一直在莱茵河畔约翰内斯堡(Johannisberg-on-Rhine)经营自己的面向“神经质患者”的私人诊所。正如他所说的：“在内部人当中，它是一个公开的秘密，即人们仅仅出于委婉而选择了这种称呼，以便让有一位精神失常患者[Geisteskranke]的亲属们带这个人入院更轻松点，因为对他们来说，精神病收容院的名称听起来太恐怖了。”[19]到1900年，中欧的每一个主要精神病诊所事实上都放弃了诸如“精神混乱”(psychisch-gestört)和“精神失常”(Irre)这样的术语了，转而使用包括“神经”和“情绪”(Gemüt)障碍在内的自我描述。在这类私立部门中，这种虚构是彻头彻尾的。

公众对“精神病学”是如此憎恶，以至在中欧的这类公立部门中，老式的描述也为新的所取代。1906年，吉森(Giessen)的精神病学教授佐默(Robert Sommer)成功说服卫生部接受了一个这样的更名，即将其所在大学的精神病学部门从“精神失常诊所”改为“精神与神经疾病诊所”。他说，他希望这种改变“体谅到了这些精神病患者和自愿前来的神经病患者；他们不愿意被认为患了‘精神错乱’[Geisteskrank]”[20]。1924年，当克雷尔（Ferdinand Kehrer）在明斯特能建立一家“神经精神病诊所”时，“正是为了公众着想，我们才简单地称它为‘神经诊所’[Nervenklinik]”。[21]

在英国，没有发现任何迹象将同等的诊所命名为“精神病的”。20世纪20年代，当一个短期住院型精神病医院和门诊部门被整合进位于莫宁赛德的爱丁堡收容院后，人们决定命名这地方为“乔丹伯恩神经医院和心理学研究所”（Jordanburn Nerve Hospital and Psychological Institute）。“精神病的”甚至就没有赢的希望；一位权威人士说，甚至“神经性的”这个术语也已经获得了一个不幸的“流行意义或多多少少的暗示。但那不是灾难性的，我也会喜欢‘神经性的’而非‘精神病理性的’；后者太令人恐惧了”。然而，这位主任医师还是给“神经性”加上了具有讽刺意味的引号，因为他非常清楚他在治疗什么。[22]

所有这种更名的发生，都没有任何根本的科学上的理由。医师们明白，格里辛格的“神经疾病”意味着生物学上的大脑疾病而非外周神经的疾病。这种更名，是为公众着想而做的。德国的收容院继续在研究这种一流的、艰难的精神病学：精神错乱。但是正如一位收容院精神病医师在一战后所说的样，“公众仍愿意称它们为‘神经’诊所，以便避开那个听起来刺耳的术语‘精神失常’收容院，或那个外国术语‘精神病的’”。[23]

这种对精神病学的逃避，也蔓延到内科医学和综合医院：除收容院之外的任何地方！家人们在哭泣。将神经病学从精神病学中分离出去的逻辑是什么呢？收容院精神病医师内克（Paul Näcke）曾提出这样一个问题他是希望它们分开的。“神经质患者尤其发现，住进精神病病房是令人不快的，甚至是在独立的单元或特殊病房。因为非常清楚，很多神经质患者发现直接面对这些精神病患者让人苦恼，并且开始满怀恐惧，由此延误他们自己的康复。”内克指出，综合医院设立精神病科室，会使某些患一种“急性精神失常”的人，“在不被人注意的情况下康复，而不会在公众眼中被打上收容院的耻辱烙印。”[24]光明正大地实践精神病学，由此已经变得不可能了。希望治疗中产阶级中的重症精神疾病，以及不论什么人的任何团体中的轻度精神疾病的医师们，必须要找到已经捏造了这些疾病本质的环境。

疯病逃进温泉

在现代医院于第一次世界大战前后出现以前，中产阶级在酒馆和温泉之中寻求健康保健。这有着许多的理由。自古以来，水本身就被赋予了一种治疗的功效，而且矿泉水中的微量物质的确就能做到促进肠道蠕动，治愈便秘。一些富含碘和铁的泉水会缓解由这些物质的缺乏引起的需治疗的病症。温泉疗养地规律的作息让很多人释放了工作和社交所带来的压力。所有这些事实都有助于解释：为什么这种为了精神疾病而逗留温泉的习俗自18世纪以来一直完好保存了下来。

然而在19世纪，逗留温泉的频率极大地提高了。而且，水疗法开始明显地与精神疾病联系在了一起，而非一种治疗可以想象得到的每种病症的万能药。在这里，19世纪许多的社会变迁再一次有助于说明这种新的流行：增长的中产阶级财富（因为逗留温泉先前一直是贵族阶级的一种特权）；中产阶级对于社会进步的兴趣不可避免地转化为自我完善以及自身身体的更深的迷恋；更好的交通方式，特别是

1860年以后的、通往拥有矿泉的小城镇与村庄的次级铁路网的延伸。需求高涨。水疗诊所大量涌现，经营诊所的医生能够对温泉疗养的整个过程给予一种商业性的关注。所有这些环境因素在大西洋共同体的每个国家里都在发生作用，使得到1900年时温泉成为可选择的、用于慢性疾病治疗的属于中产阶级的场所。随着温泉疗法治疗的慢性疾病越来越变成精神病性的，温泉成为躲避收容院的首选之地。

温泉疗法的流行在英国或许是最短暂的。虽然英国的久病衰弱者总能找到像巴斯(Bath)这样的温泉疗养地，但只是在19世纪40年代，英国温泉才以“水疗院”的形式成为一种医疗时尚；它们是一些私人诊所，中产阶级能经常去那里获得全面的治疗。韦斯(Joseph Weiss)是一位奥地利温泉疗法行家，他于1841年前后在斯坦斯特德伯里(Stansteadbury)的赫特福德郡建立了英国第一家水疗诊所。当时被两位英国人——威尔逊(James Wilson)和格利(James Gully)——仿效，他们于次年在马尔文开业。[25]到1850年，至少两打那样的机构正在英国存活着。毫无疑问，在蜂拥到它们那里的数千人中，有一批患者患有重症精神病问题。这是一种无疑因1843年一个收容院法案的通过而加剧的趋势。该法案使私立收容院收住自愿入院患者变得困难：患者现在会去寻找其他的治疗，在那里他们可以得到保障，能在付完账后再一次自愿离开。[26]众所周知，达尔文多次前往马尔文治疗慢性疑病症。在一段时间里，布尔沃-利顿(Edward Bulwer-Lytton)——利顿男爵一世和著名的国会议员与作家，也因为他认为本质上是神经性的症状而在马尔文获得解脱：

> 正如布尔沃-利顿在1846年告诉我们的那样，他完全被工作

压垮了，但是休息没有一点用。当他试图躺一会时，“我所有的不适都包围了我——并且使它们本身变得更易察觉和可感觉到。我没有任何办法，除非逃离开我自己——逃到另外一个书籍的、或思想的、或梦想的世界……只要我总是在工作着，似乎我就没有闲暇去生病。宁静是我的地狱。”

然后，布尔沃-利顿又开始发展出明显的精神病症状。“由于巨大的焦虑和悲伤，这种辛苦工作和研究造成的疲惫一度到了极点。”在一个家庭成员过世后，“我好像要活不下去了。”到1844年1月，他“彻底地垮掉了”。很轻微的运动就让他筋疲力尽。“神经在最普通的兴奋中崩溃了”；他认为这一种神经大面积表皮——我们称为黏膜——的慢性炎症的结果。这位明显悲观的布尔沃-利顿，像他的许多同胞一样，通过马尔文水疗院的治疗方法而康复。[27]

但是，水疗在英国本地的流行是相对短暂的。19世纪80年代，富有的英国神经病患者对国内温泉不屑一顾，认为它们效力弱或不够时尚，开始寻找那些欧洲大陆的温泉（自19世纪20年代起，英国人为了胸腔疾病而在欧洲大陆过冬）。这种神经质的流行是新近才出现的，并没有受到这些靠处理胸腔疾病为生的外国顾问的欢迎。[28]但是，由于19世纪80年代法国人在里维埃拉* 轻视肺结核（当时已知具有传染性），而突出神经质，英国人的医学观念才抛弃了它的偏狭。

这场变化的领先者是哈里街一个姓韦伯（Weber）的医师世家中的

---

* 里维埃拉是地中海沿海地区的游憩胜地，从法国东南部的马赛一直延伸到意大利西北部的拉斯佩齐亚。——译者

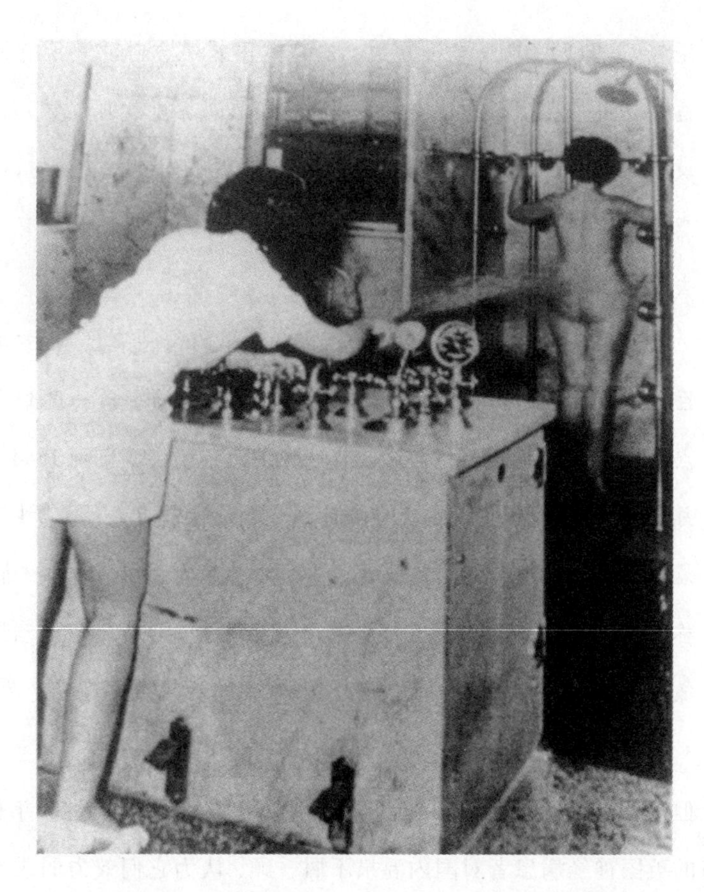

在这些19世纪30年代的物理疗法出现以前，水疗是让不安的患者镇静的少数几个方法之一。这是位于惠特菲尔德的密西西比州立医院(Mississippi State Hospital)。(承蒙密西西比州立医院惠允刊载)

两代人；他们是典型的、明明是普通内科医师(或当时相当于内科医师)却大量从事精神病学实践的例子。父亲赫尔曼·韦伯(Hermann Weber)，出生于德意志，19世纪40年代后期，跟从叔父、波恩(Bonn)精神病学家纳塞(Feiedrich Nasse)学习。19世纪50年代早期，当韦伯在波恩邂逅卡莱尔(Thomas Carlyle)后，他决定访问英国。在那里，他娶了一位英国妇女并决定留下来。在1855年成为伦敦皇家医师学院授权的一名开业者后行医。由于他非凡的个人魅力，他得到了一个富有顾客的业务，成为五位主要大臣的医师，并把自己包装成一位气候学家，一位温泉方面的专家。在1880年出版的、他的广为阅读的温泉疗法指南中，赫尔曼先生建议他的医疗行业的读者推荐意大利的里维埃拉（Italian Riviera）给神经紊乱者。[29]到1898年，当大韦伯和他学医的儿子费雷德里克（Frederick）出版他们的指南的另一个版本时，他们越发青睐能俯瞰里维埃拉海滩的这片高地："对神经病患者以及患神经痛的那些人来说，靠近地势高的地域将是最有益的，诸如格拉斯（Grasse）和西米耶（Cimiez）。"[30]

有关费雷德里克·帕克斯·韦伯（Frederick Parkes Weber）在哈里街的大量的业务记录留存了下来，从中可明显看出，许多他送往那些欧洲大陆温泉的患者，都有某种精神疾病问题。一个不太典型的例子是25岁的X小姐，来自达勒姆。1908年10月，她来到伦敦，就8年前做过一次阑尾手术的这个部位周围的偶发性疼痛来向帕克斯·韦伯（当他被称呼时，音被发成了VAY-ber）咨询。然而，帕克斯·韦伯察觉到了一个更直接的问题：这位"相当瘦弱，相当苍白"的年轻女人总会在餐后约一小时内不断地呕吐。她还"今年常常头痛（脑袋里并有爆裂的感觉）"。帕克斯·韦伯诊断为"原因不明的恶心和精神抑郁"，建议她去位于巴登-巴登（Baden-Baden）的登格勒（Friedrich Dengler）和弗赖（Anton Frey）的神经疾病疗养院，或者也可以去Val-Mont，另一家位于瑞士Territet的"神经疾病疗养院"，"然后在圣·莫里茨（St. Moritz）过一个冬天"。[31]正是在韦伯这样的顾问的影响下，那些有精神病症状但程度又不及严重精神失常的英国患者，就都被转移到了欧洲大陆的水疗地。

至少就上流阶层顾客来说，英国自己的温泉业在第一次世界大战期间经受了一个致命性的衰落，从此一蹶不振。1922年，那列在战争期间一直运营的、开往苏格兰的温泉专列被停运了。正像一份医学杂志谈到的那样，现在“去一个法国或瑞士的温泉，要比作这样的旅行去苏格兰便宜”。[32]一位伦敦上流社会的医师说：“不要让有关它的错误再犯下去了”，欧洲大陆的温泉更高出一头。“(在欧洲大陆的)这些最好的设施里，治疗被发展到一种极高的水平。”[33]

在法国，温泉治疗和水疗诊所保持了更长时间的流行。部分是由于这个国家幸运地拥有阳光充足的气候和一大批矿泉，部分是由于法国人对这些水的治疗力量的信念；从深处冒出来的这些水非常热，一直保持到了今天。“温泉热”开始于19世纪20年代。去温泉疗养的健康追求者的年度人数从1822年的31 000人激增到19世纪30年代晚期的100 000人，再到19世纪60年代晚期的200 000人。到19世纪末，法国的温泉疗养地每年要接待300 000到400 000的游客，并且像艾克斯－萨瓦地区 (Aix-en-Savoie) 和维希(Vichy)这样的水疗地已经赢得了世界性的声誉。[34]这些“饮水族(water-drinkers)乡村共和国”——我们突然想起这句话出自一个报告：一位年轻女人遭受着歇斯底里发作之苦，那个病后来在一个温泉疗养地转成了多发性人格障碍[35]——散发着焦虑性疑病症和神经官能症的气息。

法国的温泉浸满了神经病患者。米尔博(Octave Mirbeau)在他1901年的小说《一位神经衰弱者的二十一天》中，允许温泉的“医师Triceps”大声呼喊，“神经症！神经症！神经症！……神经症！”[36]在多姆山省的鲁亚特(Royat)，这些矿泉水据说主要有益于“神经病症状”，诸如偏头疼、肌痛，以及“某些精神变态问题”。最重要的是，据勒维兰(Fernand Levillain)——一位在鲁亚特做顾问的、尼斯(Nice)的水疗与电疗专家——说，温泉“为神经衰弱症提供了最有效的帮助”。“今天[1894年]这种病已经变得很常见了，而且在大多数我们的风湿和痛风患者身上遇见一些单独的神经衰弱症症状已不罕见。”[37]这样，勒维兰单从表面上看，是一位拥有众多整形外科患者的物理治疗专家，实际上却正在鲁亚特完成一位精神病医师的职责。

如果说英国精神病学中的这种对温泉的迷恋并没有什么讲究的话，那么法国人的则是基于这种信念：温泉能够根据指征或说表现出的病症来细分种类。用最精密的笛卡儿式方法，数以百计的法国温泉，被根据它们适合什么疾病分了类。这些可治疗的指征包括了从子宫充血到肝脏充血的所有医疗；据说位于侏罗（Jura）盐湖、萨利-德贝阿恩（Salies de-Béarn）和拉莫特（Lamotte）的那些温泉对前者很好，而波旁（Bourbonne）和巴拉吕克（Balaruc）则被推荐给了后者。在这幅虚假用途的全景中，位列所有其他之上的指征是精神病性的。如果这位患者极度瘦弱是抑郁的一个结果，那么鲁亚特、圣·耐克泰尔（Saint-Nectaire）、圣·玛格丽特（Sainte-Marguerite）和夏都诺夫（Châteauneuf）的水将是合适的。如果神经病患者患腹疼（肠痛），则他们该去涅里斯（Néris）、巴涅尔-德比戈尔（Bagnères-de-Bigorre）或普隆比耶尔（Plombières）试一试。如果问题是神经衰弱，那么吕克瑟伊（Luxeuil）和吕松（Luchon）会被建议有益。如果你的神经病患者同时患歇斯底里的话，医师就该送他们去圣·索沃尔（Saint-Sauveur）、依云（Evian）或于萨（Ussat）。这些目录没完没了，直到包括持续性神经痛、“大脑软化”和麻痹症。由脊髓痨引起的麻痹症被分配到拉马鲁（Lamalou）（那里的城镇广场中至今还矗立着一尊沙尔科（Charcot）的塑像）；而由歇斯底里引起的麻痹症则首选奥莱特（Olette）。[38]利用这些精选出来的“指征”，法国的这些温泉医师（spa-physician）们上演了一场盛大的演出：制造出了一些没有意义的区分。因为这些治疗用水的大部分只是一些安慰剂，今天被瓶装放在餐桌上供我们消费。由于常常由当时在温泉有医疗经营权的医师来开处方，因此，这些所谓的指征只不过是一场公关的胜利而已。[39]

在法国及讲法语的瑞士，它们的温泉从19世纪80年代开始的这种从肺结核到神经病的重心转移中获益匪浅。人们突然发现，法国里维埃拉的气候实在是太适合神经病而非肺结核了。[40]伴随着蒙特勒(Montreux)将适应证从肺结核变成神经病患者（“不论它们被证实是神经衰弱者，还是单纯遭受疲惫和过度劳累折磨的患者”），它在客源方面经历了一个巨幅的增长：观光客从1896年的22 000人增加到了1908年的62 000人。[41]当肺结核患者被转移到像莱特岛(Leysin)这样的高度隔离的游览胜地时，法国及讲法语的瑞士的整个阿尔卑斯高地却都在向神经病患者开放。到1900年，与一个世纪前相比，讲法语的欧洲变得更加适合这些神经病患者了。

与英国相同，一个典型的法国水坑的医疗中心会变成私人水疗院，或水疗诊所，这类机构在各地迅速地发展。这里温泉疗法的这种精神病学本质见证了它最完美的表现。虽然水疗诊所遍及各个地方性的法国温泉疗养地，但最密集的地方——到20世纪之交时约有40家——还是在巴黎。正是在这些使用自来水而非矿泉水的水疗院里，聚集着被诊断为诸如神经衰弱和歇斯底里的巴黎中产阶级。正好是相同的这部分人，70年后会去咨询精神分析。比较典型的是贝尼-巴尔德 (Alfred Béni-Barde) 的水疗疹所。贝尼-巴尔德是一位有40年经验的水疗专家。在19世纪和20世纪之交时从中心巴黎移居到时尚郊区欧特伊(Auteuil)。他描述了两位在1908年前后来咨询的患者：“[她们是]孪生姐妹，其中一个显示了歇斯底里的主要特征，另一个则为神经衰弱。由于出生于一个被许多有关神经过敏和关节炎的坏名声所玷污的贵族家庭，她们接受了一种古怪的、带给她们两个人一种不幸影响的教养。”其中的一位甜美、忧伤且长时间地沉思，愿意独处。她看起来经历了精神上的空白和无法解释的行为失当。另一位则活泼、敏捷，并热衷于她的兄弟们讲的那些下流故事，但她容易歇斯底里发作。

贝尼-巴尔德为每个人都选择了适当的水疗步骤。“对于这位神经衰弱者，我们求助于一种有镇静效果的淋浴，然后慢慢将水调至一种更加令精神振奋的温度。治疗这位歇斯底里患者，需要使用苏格兰灌注法(Scottish douche)[冷热交替]，这种冰冷的水迫使她时时跳进一座注满冷水的游泳池之中。”贝尼-巴尔德说，自从接受这些治疗，“尽管还有一种明显的易感性”，但两个人都健康了。[42]

贝尼-巴尔德的精神水力学(psychohydraulics)理论是非常简明易懂的：“这种突然[歇斯底里]发作的混合型神经病不需要安静。这些女性患者必须被抑制。这就是为什么冷水能够奏效。”[43]这些水疗专家们就这样阐明他们的精神动力学(psychodynamics)理论。

在第二次世界大战之前的这些年里，法国温泉在某种程度上有着和英国同样的命运。它们双方都让它们的上流顾客流向了大德意志的一些世界浴场(Weltbäder)，或说国际著名的水疗胜地。[44]在中欧，这种水疗传统由于精神病学上的理由得到广泛而深入的传播。虽然德意志的温泉可追溯到中世纪，但只是19世纪城市中产阶级开始温泉休闲时，它们才有了巨大的发展。这些新温泉客带来的不是热病，也不是贵族以前患的急性传染病，而是神经病。举个例子，在卡尔斯巴德(现卡罗维发利)的波西米亚水疗地里，贵族在游客中所占的百分比，从1793年的32%下降到1814年的11%，再降到1911年的1%。与之相反，生意人的代表则从1814年的12%上升到了1911年的59%。[45]1870年以后，随着工业化带来的这种收入上涨以及铁路网的扩充，温泉迎来特别迅速发展的时期。在1871年到1911年之间，到基辛根（Kissingen）的游客人数翻了4倍多，从一年8000上升到34 000；威斯巴登（Wiesbaden）是主要的“神经”浴场之一，它的人数从1871年的60 000上升到1900年的127 000；巴登-巴登是另一个主要的神经浴场，来这里的“治疗客”（cure-guest）从1871年的50 000人增加到1911年的79 000人。[46]

温泉生活和精神病治疗之间的联系很早就建立了。苏黎世附近巴登的矿泉水据说劲很大，以至于1818年，一位医师阻止将它们用在这些有着“非常脆弱的神经系统”的患者身上，“如果喝这些矿泉水会增加神经病发作的次数，并延长神经性头疼的时间的话。”[47]然而，这种失败主义的语调很快就被欢庆的呼声淹没了。在1837年的一个有关温泉地层的游览中，一位医师宣传格列森（Gleissen）对“神经衰弱”有效力，另一位则赞扬特普利茨（Teplitz）对“神经系统”疾病，特别是对年轻妇女的歇斯底里性麻痹有益。据说迈恩伯格（Meinberg）的矿泉水对歇斯底里发作——又是年轻妇女患的——特别好，而卡尔斯巴德对一般普通歇斯底里有奇迹般的效果。[48]这如果不是诊所业务的精神病学，又是什么呢？

虽然重症精神疾病不受欢迎，但它们也来到了温泉。在19世纪60年代这些“开放的”私人神经诊所（意指无需一个证明就能接收患者）出现以前，疯病医师定期将精神失常的患者送往温泉。从1858年到1879年，在7063名被奥尹豪森（Oeynhausen）的当地温泉医师亲自检查过的患者中，有2111名，或说30%都有某种精神病学上的或神经病学上的问题（神经梅毒是最大的单类）。在这2111人中，有118位精神失常者。相对于神经病患者的总数来说，他们的数目不算大。但是，人们可以想象118名患有幻想和妄想症，或说被认为严重精神错乱的个体，在那20年中对小小的奥尹豪森的意义。然而，这位温泉医师甚至报告了有关他们的好的效果，特别是由“先前的手淫”引起的病例。[49]

这种真正的精神失常和神经病的温泉疗法，不会在公共浴室，而会在水疗院中实施。它们是私立的、带住宿的诊所，表面上完全致力于水疗，但事实上也提供一些其他的疗法——比如电疗、按摩或其他这类东西。这些诊所增加了各种各样的疗法，以求在激烈的争夺富有患者的斗争中使他们自己与竞争者有所不同。在首批中欧的水疗院里，就有赖尔——现代精神病学的缔造者之一——于1809年在哈雷建立的那所。［在赖尔的早期患者中有作家格林（Wilhelm Grimm）[50]］不过在中欧，这种对水疗诊所的狂热是在1833年以后才开始的。在那一年，普里斯尼茨（Vincenz Priessnitz）这位不懂医术的农民的儿子在奥地利西里西亚的格雷芬贝格（Gräfenberg）出租了几间屋子给寻求水疗的患者。这样，通过利用格雷芬贝格冰冷的矿泉水进行湿裹、局部洗浴（胳膊，腿）和全身洗浴，开始了一场无异于一种世俗宗教的自我救治运动。[51]英国水疗院最初的经营者都曾是普里斯尼茨的助手，一整代外行的、开设的店铺遍及中欧的水疗师和自然治疗师也是。

原先，那些冷水浴的主要适应人群似乎是患热病的患者，并且冷水的确带来了某种主观上的安慰。但是，随着时间的推移，热病患者让路给了神经病患者，而这些冰冷的矿泉水——据说远远超过了一个脆弱神经体质所能忍受的——被加热。1851年普里斯尼茨死后，这些时尚的、由外行经营的水疗中心就从东部的冷矿泉转移到了由医师们经营的，有热矿泉的巴登-巴登、威斯巴登和其他西部温泉。[52]

从一开始，维也纳、康士坦茨湖（Lake Constance）、黑森林（Black Forest）以及莱茵河流域的这些时尚的水疗院，就含有一种很重的精神病学成分。精神病学甚至潜伏在了看起来更加是器质性的水疗院的背景中。温特尼茨(Wilhelm Winternitz)是维也纳大学的水疗教授，他于1865年在维也纳外的卡尔腾洛伊特盖本(Kaltenleutgeben)建立了一所水疗院。他为自己能够将水疗放在他认为的一个科学的基础上而感到自豪。但是温特尼茨先前做过收容院医师。[53]在温特尼茨水疗院广告所宣传的的适应证包括神经质。虽然它也接收精神失常者，但没有为他们做广告。

1894年11月初，41岁的巴巴拉·T(Barbara T.)因为感觉到"四肢痉挛"而办理手续进了温特尼茨水疗院。在那里，她接受了轻微的电疗，在这个过程中开始变得"越来越焦虑"。当巴巴拉·T带着一个"躁狂"的诊断被从温特尼茨水疗院转走后，维也纳收容院的医师们谈到她，"持续长时间唠叨，试图讲高地德语。夜晚，她祈祷好几个小时。当有人对她说话时，她却背过身去。她不停地大声谈论她日常生活中的一些事情，向一个墨水瓶或一块石头讲话。她会突然试图脱掉衣服。在接受检查时展示性欲。"[54]

这个水疗院的世界里挤满了巴巴拉·T，让目睹了治疗失误之类造成的水疗院转诊的收容院精神病医师们感到沮丧。一位被触怒的精神病医师在1874年的一次会议上说，"这些水疗诊所和矿物温泉不应被视为适当的、对有着重症情绪混乱早期症候的患者的治疗。"不过他又说道，"在前年，德国和瑞士的许多地方已经出现了由经过训练的精神病医师主管的不同的水疗诊所，它们事实上优先治疗早期情绪混乱。但是，为了不暴露这种目的，更重要的是为了避免打上一个疯病收容院的烙印，这些机构戴上了这种'水疗诊所的面具'。"[55]

但是，这些家庭可能更看重水疗诊所而非收容院。位于莱茵河畔本多夫(Bendorf-on-Rhine)的一家著名私人收容院的院长，鼓励他的同事们将患者转诊给这样的诊所："[在一个水疗诊所中]实际上有许多精神病患者，我们从许多人好了出院的经历中知道了这些。"这位作者认为，从家庭中隔离出来是导致这些成功的主要因素。[56]

位于莱茵河畔的博帕德(Boppard-on-Rhine)的水疗诊所马林贝格(Marienberg)在中产阶级水疗院的每个方面都是典型的，而且马林贝格的统计数据显示，毫无疑问它是一个重要的精神病治疗机构。在1883年到1888年之间那里看到的1185名患者中，只有1/5可以不在精神病的范围内(胸腔疾病、贫血、超重)。马林贝格的全体患者中的52%患"神经病"(神经衰弱症、歇斯底里、疑病症)；5%患像神经梅毒这样的器质性中枢神经系统疾病；13%是酗酒者；9%有某些被认为是"精神失常"的表现，主要是强迫症和抑郁症。[57]这样，马林贝格的患者压倒多数的就都是精神病性的。虽然马林贝格的院长赫斯特曼(Karl Hoestermann)将自己称为水疗专家，但从后来的标准来看，他会被认作是一位精神病医生。像马林贝格水疗院这样的地方，必须要被写进任何一部全面的精神病学史中，因为它是中产阶级接受精神病护理的地方。

到19和20世纪之交的时候，这些水疗诊所已经开始失去它们的威望，因为公众——就像一位评论者所言——"认为它们是一个伪装的通往疯病收容院的入口"。[58]是中产阶级的精神病护理转移到另外一种机构中的时候了；在那里，一个人不会如此轻易地被打上"精神失常"的标记。

疲劳的神经和静养疗法

在这个时候，美国人冲上了舞台，定义了一种新的疾病——神经衰弱，并发现休息就是它的治疗方法。“疲劳的神经”和静养疗法都是美国人的发明。但是，他们回响在世界舞台上，使一种新的、提供精神病护理的开放的收容院变得合法，并将医师们的注意力吸引到产生疗效的心理学方法上去。

精神病医师们用来描述这些轻度精神疾病的词汇已经真的是相当有限了。神经质、歇斯底里和疑病症都是18世纪遗留下来的“超期服役者”，并且或多或少可以互换；歇斯底里用于患有心身失调性疾病或看起来情绪失控的妇女；男人有了相同的症状则称之为疑病症；神经质用于每一位体验了压抑、强迫性行为或焦虑的人。这些都被视为功能性的神经疾病，意味着它们被假想是器质性的，但没有表现出任何确凿的组织病变。

在接下来的19世纪的后半叶，临床神经病学的进步开始让人们更容易地在患者活着的时候发现某些器质性东西，而不仅仅是在尸体解剖时。在19世纪60年代以后，多发性硬化症能从歇斯底里中区别出来，或者说全身性麻痹能从疑病症中分离出来。如果在你要求患者闭上眼睛直立后，他们摔倒了[罗姆伯格征(Romberg's sign)]，那么他们很可能患神经梅毒而非神经质。

这些新发现使一批医师完全不知道应该做什么。正如这位年迈的维也纳临床医师萨洛蒙·费德恩(Salomon Federn)[心理分析学家保罗·费德恩(Paul Federn)的父亲]后来所说的那样，“所有这些新的检查方法都出现了，诸如反应能力，不同的瞳孔变化以及对皮肤和肌肉所做的复杂检查；它们被假设指向特定的病症[一种给定疾病特有的症状]。许多这些新疾病在文献中仍根本不为人知，而且开始时恐怕也没有充分熟悉这些步骤，并能做出一个明确诊断的神经病理学家，更不用说一位临床医师了。”[59]一个暧昧的词是需要的。

什么是真正的器质性，什么又是假想的器质性，这种医学上不确定性的情形，清楚地反映了患者们不能确知什么是疯狂和什么是神经病。医师和患者都需要一座联结这两种不确定性的桥梁，一种听起来是器质性疾病的术语，它能说明看起来是精神病性的病态行为。1896年，纽约电疗师比尔德(George Beard)通过宣布其神经衰弱——一种所谓的可区别的疾病实体——的发现，提供了这种桥梁。神经衰弱像它一百年后的“孙子”慢性疲劳综合征(chronic fatigue syndrome)和多重化学物质过敏症(multiple chemical sensitivities)一样，发挥了一个联接所谓的器质性原因与症状(包含情绪和认知)的桥梁作用。比尔德宣称，一大批神经病症状确实是因为神经的一种物质性疲劳，或说神经衰弱。不像神经梅毒，一个人不能在显微镜下看到物质性疲劳，所以它是功能性的。但它一定是真实的，因为患者们本人看起来是如此真实地被折磨着。由此，神经衰弱症成了这些功能性神经疾病的原型。

这种新诊断包含的症状范围很广。比尔德说，“[它]可能会引起消化不良、头痛、麻痹、失眠、知觉丧失、神经痛、风湿性痛风、男性的遗精[梦遗]和女性的月经不调。”其原因是什么呢，比尔德大夫？“……这些中枢神经系统脱磷，或者也许是失去了它固体结构中的某些东西。”[60]比尔德的神经衰弱症并没有建立在最坚实的科学基础之上。

但是，这种新诊断开始普遍流行，特别是在1880年比尔德写了一部冗长的有关它的著作之后。(他把自己比作中非的探险者，闯进“一片鲜有人进入的、未经勘探的地区……”[61])这本书很快于次年被译成德语，后来又译成许多其他语言。直到第一次世界大战爆发，比尔德的神经衰弱都将是这种标准的、针对所有功能性神经疾病的诊断，尽管它谎称处在一方是重症抑郁症和精神失常，另一方是歇斯底里(一个妇女专属的词汇)的两者之间。神经衰弱成了医学上需要的一个暧昧词语。就像费德恩所说的那样："正如细菌学的原理支配着传染性疾病的王国一样，神经衰弱统治着慢性的、功能性的器官疾病的王国。"[62]

然而，让我们假设我们有一位神经衰弱的患者。我们要为他或她做什么呢？这里，又一位美国神经医师发挥了重要作用，那就是米切尔，他在1875年发明了一种被称作静养的疗法。它有着几乎与神经衰弱疾病一样的一条历史轨迹，被设计用来抗击神经衰弱。

虽然米切尔的静养疗法很可能是精神病学历史上最著名的静养疗法，但它绝不是第一个让患者静养的治疗方法。这种针对神经疾病的休息与隔离的治疗方法，已经有了一个很长的前史。1787年，珀费克特在自己的家中安置了一位精神失常的男患者："我……禁止他与亲戚和熟人的所有往来……"珀费克特将这位患者禁闭在"一个寂静、安宁和几乎完全黑暗的屋子里。我从不允许别人跟他说话……也不允许任何人来看他"。珀费克特不仅在这位患者那里树立绝对的权威，将他从外界影响中隔离出来，他还偷偷将各种饮食规定和物理治疗安排进调养中，诸如"清淡、凉爽且易消化的膳食"，或热水烫脚。这样治疗4个月后，患者被恢复到了"一种心智健全的状态"。[63]这是米切尔静养疗法雏形。在忧郁症的治疗上，欧洲大陆有一种悠久的传统：在黑暗的屋子里卧床休息并隔绝声音。[64]这种将收容院的患者与他们的朋友和家人隔离开来的观念也很常见。[65]历史地来看，这些都是每一代精神病医师自己创造的技术。

米切尔只是阐述了这个古老主题的一个变体，但在1875年它是一个生逢其时的观念，因为这种静养疗法被合适地传输进了私人诊所，而这些诊所又才刚刚开始涌现。米切尔生于1829年，从宾夕法尼亚大学医科毕业后，他跟随贝尔纳在巴黎学习了1年。在美国内战期间，他作为一名外科医师为联军工作。在这个时候，他遇到了像发生在四肢已经被锯掉的士兵们身上的幻肢痛(phantom pain)现象，有了对神经系统的一种浓厚的兴趣。但米切尔怀有一种傲慢的自命不凡，这妨碍了他胜任军队医务，不过却非常适合富有的女性神经性患者的需要。当他回到费城时，他正是作为一名上流社会的神经医师而出名的：

> 1874年1月，一位来自缅因州的G夫人成了一家由米切尔协助经营的私人诊所——神经病诊室(Infirmary for Nervous Diseases)——的患者。她正忍受着深度疲惫的折磨，不能上楼、读书或写字。“任何这类用眼都会引起头痛和恶心。”在几轮温泉治疗失败后，她接受了一种隔离的生活。但是，有一项令人振奋的记录：“如果她躺在一个没有声音且黑暗的屋子里休息，她就能或多或少地消化并保持进食。”
>
> 米切尔说：“我一天天坐在这位妇女身旁，听她那令人同情的故事。”他发现她能吃东西了，这很耐人寻味。
>
> 她说：“是的，我一直被告知，由于这个缘故我应该躺在床上。”但她不喜欢整天卧床休息，并恳求米切尔不要再让她呆在床上。
>
> 但是，他还是那样做了。她便对抗他的权威，开始吐掉所有她吃的食物。现在，米切尔突然想到，并不是这里上演的这种医患关系里存在一个复杂的权威问题，而是她需要运动。他告诉自己，是需要休息加运动。“我怎样能把两者结合起来呢？”这时，一个念头出现了：按摩！她需要“无须用力的运动”。于是，他训练一位年轻

妇女成为女按摩师，并为G夫人按摩。几天后，米切尔又偶然有了使用电流的主意。“因为她被隔离时总是做得很好，所以在此期间我坚持让她完全休息，把朋友、亲属、书籍和信件拒之门外。”在10天内，G夫人就“像一朵玫瑰一样绽放了”。因为G夫人现在能够咽下她的食物了，米切尔就开始让她“多吃”一份丰盛的、带牛奶脂肪的食物。两个月内，她长了40磅，高兴地回到了缅因州的家中。[66]

由此，这种米切尔静养疗法诞生了。它包括通过卧床休息强制实行的隔离、一份牛奶膳食、电疗和按摩这些成分。米切尔相信，他的一流的治疗代表了治疗器质性病症的一种器质性疗法（organic treatment），并且他一生都不明白这种观点：一种心理学的成分可能被包含了进去。他的确承认，为了这种静养疗法成功的实施，它需要一种“孩子般的顺从”，[67]因此，对女性的效果要好过男性。不过，对于米切尔来说，器质性是核心：我们必须要让血液重新流入这些“处于精疲力竭状态的脊髓神经节”。他在1875年4月——这种静养疗法首次在医学界内公布——向他的同行们作了上述说明。1877年，米切尔出版了《脂肪和血液》（*Fat and Blood*）一书，阐释了这种疗法的作用机制。这本书轰动一时，米切尔的神经病诊室变成了“全世界患者的麦加”。[68]

这种静养治疗需要一大笔钱，并且主要限于一批神经病患者中的、跨洋寻求解脱的国际精英。医师们会让患者乘船到远方的一个温泉诊所，去接受一个典型的6周到3个月的静养治疗。米切尔首批患者中的一位是从赫尔曼·韦伯那里转诊来的患者。韦伯吃惊地说：“她完全被治好了。”[69]因为这种静养疗法对一个私人休养院来说是如此理想，所以在温泉诊所、城市神经医师和大西洋共同体内的中产阶级女性神经病患者之间，很快形成了一种共生关系。它们全都一荣俱荣：19 世纪晚期的私人诊所热、神经衰弱（静养疗法最适宜的对象）的诊断，以及在诊室中实践的精神病学（并不被这样称呼）这门行当。

1881 年，上层社会的妇科医师普莱费尔（William Playfair）——他的诊所位于伦敦梅费尔区科荣街——在英国适时地引入了静养疗法："我只是遵循米切尔医师的指示而已，但是，在相当令人痛心的病人（他们顽固抗拒一切正常的管理）中，出现了如此令我震惊和满意的结果，使我确信[米切尔的计划]应该得到一个更广泛的检验。"[70] 为了实施这种疗法，普莱费尔显然使用了伦敦的私人出租公寓，雇用了在使患者服从时必要的强悍的护士。他的同行们则依靠护理之家（nursing home）、"歇斯底里之家"（hysterical home）或私人诊所；它们被很好地装备来强制实行隔离、组织电疗和按摩，提供特殊膳食。然后，快到治疗结束时，在公共餐桌旁重新将这位患者介绍给社会。[71]

1885 年，沙尔科把静养疗法带到了法国，虽然他不承认米切尔的优先权，并坚持他自己已经发现了他称之为"隔离"疗法的东西。[72] 他常常介绍患者们去一个水疗诊所和类似机构组成的协作网，然后从他的第七区的咨询室追踪他们的情况。非常乐于接受新事物的德国医师们无需任何正式的介绍，到 1884 年时，已经有很多私人诊所将某些人称谓的"牛奶膳食"（*Mastkur*），或说"米切尔-普莱费尔疗法"，整合到他们的治疗歇斯底里和神经衰弱的整套疗法中。[73]

到 1900 年，静养疗法在各处都成为了那些能负担起花费的人首选的治疗神经衰弱的疗法。这些最高级的新式开放型收容院、神经诊所以及当时在很多国家迅速涌现的综合疗养院，会通常特别推出米切尔疗法。虽然作为一种诊断的神经衰弱从未像在欧洲那样在美国流行，但它的某种流行的确与静养疗法联系在一起。艾奥瓦州德梅因(Des Moines)的“疗养院”(The Retreat)是一家治疗“神经和精神疾病的”私立医院。在这里，“神经衰弱和轻度精神病患者”可以获得一种由“休息、沐浴、按摩、电疗……以及适当训练的护士”构成的治疗。俄勒冈州波特兰(Portland)的神经与精神疾病水晶泉疗养院(Crystal Springs Sanitarium for Nervous and Mental Diseases)声称，要在“农家屋”(cottage home)用电疗及类似的方法来缓解“神经病状态，特别是神经衰弱引起的失眠”。[74]

在中欧，这种选择是不受限制的。博帕德的马林贝格水疗诊所在神经衰弱治疗上非常重视“普莱费尔疗法”。在 Wölfelsgrund 的里夏德·耶尼施(Richard Jaenisch)疗养院，神经衰弱者可以从许多疗法中选择被有代号的“牛奶膳食”。[75]静养疗法就这样在世界各地得到采用。

但是，很快许多医师就明白了，米切尔疗法的本质是一种医师的权威，而不是疗法自身特殊的物质性部分。使患者好转的东西，在同时代的人看来是一种屈服于医师的行为。这是一种心理学而非生理学的成分。哈里街的神经医师斯科菲尔德(Alfred Taylor Schofield)描述了一位他的“疑似神经病”(neuromimetic)患者；她的神经能量已经从她那里耗散得太多，以致她都无法行走。他命令用车带她到某个隔离的花园里，由两位护士扶着前行。“那天晚上，这位患者试图跃过围栏却摔坏了腿，结果不能走路了；这事失败后，她拒绝所有的食物，于是两个星期不得不用管子通过鼻子喂食，直到她愿意让步。她把一位护士的衣服撕成一条一条的，终于有人在一个星期日早晨无意中听到她低声对自己说：‘安妮，你遇见对手了’；于是她出去，很快开始不停地走了三英里。”[76]这整个冗长的论述都试图在这位患者那里引出一个服从医学权威的告白。它非常有效，这着实提醒我们那个时代的社会风气与我们今天是多么不同。

在实践方面，静养疗法就像英裔美国女演员和小说家伊丽莎白·罗宾斯(Elizabeth Robins)在一部讲述六星期隔离治疗的报告文学中说明的那样有效。它取材于“加思·文森特(Garth Vincent)医师”[事实上是一位伦敦西区的、名叫沃恩·哈利(Vaughan Harley)的顾问医师]向她所做的叙述。

> 他命令说：“不许有信件，不许有电报，不许有传话，不许有日报，六个星期内不许有任何形式的人际交往。”例外的是，她在自己的家中尝试静养疗法，由一位护士监督。
>
> 这位护士来了，她犹豫是否应该让“凯瑟琳”(Katharine)阅读。“[文森特医师]很少同意接受一位不在疗养院接受护理的静养治疗患者。”
>
> 那是为什么呢？
>
> “因为——你很清楚——在疗养院每件事情都按规矩进行，它非常像上了发条的机器。他认为人们，特别是妇女，没有足够的纪律意识来为他们自己执行命令。”
>
> 此时，文森特医师上门走访来了。“他迅速走进来，好像甚至都没有看她一眼，径直到了最近的窗子。这扇窗户从顶部向下开了一英寸，他将它开到了一英尺半。‘你在这里太热了。’他说道，并站着从他的口袋里取出一个听诊器，放好位置后，对它皱起眉头。凯瑟琳感到一阵战栗袭遍全身。”

关于饮食发生过一些争执，因为凯瑟琳一直吃得很少。那天晚上，凯瑟琳没有吃黄油。护士警告说，文森特医师也许必须得再回来。

“来这里么？再一次？今晚？”凯瑟琳问道。

“是的。”护士说。她将不得不给他打电话了。

“你不得不那样做过吗？”

“噢，是的。”护士说。

“会有什么事吗？”

“当他被叫来时，他总是那老一套的不高兴。”

凯瑟琳开始在她的吐司上抹黄油了。

经过6个星期在按摩、牛奶膳食等等问题——所有凯瑟琳试图摆脱的——上的斗争后，她的神经衰弱好转了。她知道明天就能下床和读信了。当她想到外出，想到她的老症状现在都被抛在了身后，她是多么地兴奋啊。在故事结尾，她欢乐地呼喊：“我新生了。”[77]

作为一名医师，的确必须要在心理上将患者当普通人一样看待，并以这种态度去看护患者，并仍然相信神经衰弱是用牛奶膳食可以治愈的一种神经系统的器质性疾病。凯瑟琳明显将她的改善归功于她对这位医学上厉行严格纪律的文森特医师心理上的服从。随着美国、法国、英国和德国的医师们实施了成千上万例这样的疗法，一种共识出现了：他们正在治疗一种心理成分很大的疾病。

沙尔科的学生勒维兰认为自己是一名精神病医生和“临床神经病医生”。就在他离开巴黎去尼斯他的新诊所之前，他为法国的医师们写了一份有关米切尔疗法的概要。勒维兰说，像电疗这样的特殊部分真是次要的。这种静养疗法的核心部分是与外部世界的隔离，因为它赋予“心理力量……来对抗神经衰弱的某些心理形式”。[78]

在美国情况也一样，从业者们开始认出这种心理学成分。神经病学家德卡姆（Francis Dercum）是费城杰弗逊医学院（Jefferson Medical College）神经疾病方面的教授，完全是一位器质性的信徒。不过他认为，静养疗法基本上是一种暗示现象。德卡姆在1908年的一次波士顿精神病学会议上宣称，充分摄食和其他项目，主要有助于解开患者的“病理性联想”。[79]之后不久，另一位怀疑的神经病学家、哈佛的沃特曼（George Waterman），推测在米切尔的著名疗法中，他自己的强烈个性或许是一个治疗性因素。“这种全身的效果……都归功于这种暗示性影响，而非发生的任何物质性改变。”[80]

在英国，埃德温·布拉姆韦尔（Edwin Bramwell），揭穿了这种由美国最著名的神经病学家设计的所谓神经病学疗法，他是爱丁堡著名的、布拉姆韦尔家族医学王朝的成员和大学的神经病学讲师。布拉姆韦尔在1923年说：“甚至现在，还有很多人不能看出，当隔离被用于这种神经官能症的治疗时，它仅仅是一个辅助……在大部分建议一种静养疗法的病例中，隔离的目的是让这位医师自由发挥，这样他采用有说服力的手段制造的影响，或许就不会被反暗示所削弱。”[81]所有这数百位反对这种静养疗法的器质性的人都是神经病学家，而非精神病学家，强调这一点是非常重要的。他们没用多长时间就得出结论：如果静养疗法在本质上是心理性的话，那么神经衰弱就可以用心理疗法来治疗。

静养疗法、神经衰弱和所谓的面向内科和神经疾病的私人诊所的兴起的意义在于，这些明显的器质论者的概念帮助打开了通向心理疗法的道路，并为这种洞察——某些种类的精神疾病或许会屈服于人类声音的这种治疗力量——破土奠基。这也就是为什么静养和隔离疗法具有历史性意义的原因：他们在医师和患者之间的一种一对一关系的背景中治疗心智(mind)。生物学模型发展到19世纪末时，还非常缺乏对作为大脑和行为之间的联系的心智的任何了解。当医师们看到牛奶膳食这样的安慰剂完全改变了患者生活的时候，有关这种联系的重要性开始在这些私人诊所里闪现。

神经病学发现心理疗法

用生物学假设装备起来的精神病学，在那些日子里显示出与神经病学的一种很强的相似。这倒不是说在诊室业务上它是多么重要。由于两门学科都没有资格认证考试，医师们差不多是他们自己来宣称他们是什么。在业务术语中，一位“精神病医师”或疯病医师指某个在收容院里花费大量时间的人，而一个“神经病医师”——这个术语最初意指神经解剖方面的专家[82]——则指某个曾受过普通病理学和内科学训练的人。精神病医师可以清楚地确认为从事一种立足于收容院的专业：例如，在124名出席美国医学-心理学协会(American Medico-Psychological Association)1910年年会的医师中，只有4人不能用一家收容院或私人神经诊所来确认身份。[83]不过，从很早开始，神经病医师也建立了一个可以确认身份的专业，它立足于私人诊室而非收容机构。美国神经病医师在1875年成立了他们自己的组织，德国神经病医师则在1907年。[84]

让这些早期神经病医师感兴趣的不是“神经病”，而是甲状腺功能减低症、脚气、卒中、肾衰竭之类疾病的神经并发症。不过，他们碍于患者的情面而照料神经病，即一些远较尿毒症所引起的神经并发症更常见和更有利可图的神经性疾病。正是这些患者们可怕的对任何“精神病性”的拒斥，才迫使神经病医生们不管情愿与否都与这个精神神经病(psychoneurosis)的世界纠缠在了一起。如果说疯病医师对于中产阶级并不适合的话，那么神经病医师将不得不去服务。

这样，从最早开始这种精神神经性疾病的治疗就具有了一种强烈的神经病学倾向。弗洛伊德、雅内和沙尔科这些在理解歇斯底里方面的伟大人物，都是神经病医师。这些在19世纪80年代以后接过水疗诊所手中接力棒的私人神经与器质性诊所，实际上都是以治疗器质性神经疾病的设想为依据的，并且配备公众所信任的神经病医师。当世纪之交焦虑的神经病患者们走进威斯巴登的腓特列斯霍埃(Friedrichshöhe)疗养院时，让他们听说后不会感到安慰的是，里夏德·弗里德伦德尔(Richard Friedländer)这位业主兼主任医师治疗“甲状腺功能减退症、舞蹈病、末梢性与中枢性麻痹、脊髓痨、神经炎、肌肉萎缩和吗啡中毒”。当然，弗里德伦德尔医师也接受“神经过敏、神经衰弱、歇斯底里、疑病症以及黑胆汁性抑郁症”的患者。弗里德伦德尔说，我们提供所有的水疗、热疗、松针浴和其他多种沐浴，各种电疗、按摩和物理疗法。它整个听起来都极好地针对着器质性，特别是当他补充说——“这里决不接受精神疾病”的时候。[85]

不过，弗里德伦德尔医师疗法中的一种听起来不那么具有器质性。他说：“心理影响在治疗中扮演了一个重要的角色。”的确，涉足心理疗法的正是像弗里德伦德尔这样本质上是神经病医师的医师们，而不是传统的精神病医师。其原因在于，神经病学为患者们提供了必不可少的遮羞布：我们相信你的问题是器质性的，但我们或许能用这种新的有影响的方法来帮助你。这种保护假借治疗中枢神经系统的身体性病症，允许神经病医师接手轻度精神疾病。

心理疗法通过两条路径走入了医学，但没有一条是与精神病学特别有关的。最初，这些早期的催眠治疗师使医师们相信，患者的症状可以通过暗示消除，它既可以是催眠性的，也可以非催眠性的。然后出现的是这些私人“神经病学性”诊所的心理环境疗法(psychological milieu therapy)。

这里与我们相关的，实际上是催眠术故事的最后一章。[86]医学催眠术(medical hypnosis)始于18世纪末的梅斯梅尔(Franz Anton Mesmer)和他的法国追随者们。它随后在整个19世纪中经历了多次的兴衰沉浮，并最终面临遗忘。就在那时法国医学界在19世纪80年代复苏了催眠术(它又将在第一次世界大战前的10年里几乎从医学舞台上消失)，这种复兴在法国牵涉到两个竞争的医师团体：沙尔科是萨佩提耶学派的领袖，贝尔南(Hippolyte Bernheim)是南锡学派的舵手。南锡是法国东部洛林省的省会。1871年德国吞并了阿尔萨斯，斯特拉斯堡医学院(Faculty of Medicine of Strasbourg)迁到了南锡。沙尔科认为催眠易受性(hypnotizability)是歇斯底里的征兆，发现除了证实这种患者确实为歇斯底里的诊断外，它没有任何治疗用途。在另一边，内科医师贝尔南相信，催眠能被用于医学治疗，不存在与之有关的明确的歇斯底里性(贝尔南认为，这种暗示现象是所有精神神经病的特点：如果患者能被暗示进入他们自己，那么他们也能被暗示走出他们自己)。在一位名叫利博尔特(Ambroise-Auguste Liébeault)的乡村老医师辅导下曾自己钻研医学催眠术的贝尔南，带着不同程度的成功将催眠术应用于一大批器质性疾病和心理性疾病。但他很快就意识到非催眠性暗示(nonhypnotic suggestion)——意味着一次严厉的训斥(a good talking-to)——也同样有效，特别是在中产阶级患者中(他们抵制深度催眠所依靠的对医学权威的这种狂妄要求)。1883年以后，贝尔南又开始宣扬非催眠性暗示，标志着现代医学精神疗法的真正开始。[87]

故事接下来转到了阿姆斯特丹。一位名叫范·埃登（Frederik Willem van Eeden）的荷兰医科学生于1885年11月来到巴黎，为一篇有关肺结核的学位论文收集材料。他碰巧旁听了一些沙尔科的讲座，并开始非常热衷于催眠暗示。1886年从阿姆斯特丹毕业后，范·埃登又来到巴黎，而且也去了南锡。他后来写道："我当时明白了，身可以被心医治，我感到这是唯一真实和彻底的治疗。"[88]再次回到阿姆斯特丹，范·埃登偶遇了另一位催眠术的狂热者、恰好刚刚去法国拜访过利博尔特的范·伦特赫姆（Albert Willem van Renterghem）。[89]范·伦特赫姆已经在一个荷兰小镇上从事催眠疗法业务，并一直为殷切的患者们忙碌。那年过后，范·埃登和范·伦特赫姆决定建立一家门诊催眠疗法诊所。1887年8月，他们的"心理治疗性暗示诊所"（Clinic for Psychotherapeutic Suggestion）开业了。范·伦特赫姆负责经营，范·埃登则做催眠。[90]虽然范·埃登在任何情况下都免费为穷人治病，而且也拒绝从富人那里索取费用，但这个诊所仍很兴旺。7年后，他离开诊所并退出医学界，成为一位作家。这家阿姆斯特丹诊所显然只使用了催眠术，应被视为"心理疗法"这个术语的首次现代运用。[91]

在范·埃登之后，心理疗法以催眠术和非催眠性暗示两种方式开始了一个穿越精神神经病世界的旅行。[92]心理疗法这时并非全然不能与生物精神病学共存，因为它谈论治疗问题而非病因。很难想象还有谁会是比福雷尔（August Forel）——1879至1898年间的苏黎世精神病学教授——更彻底的器质论者。福雷尔花费他的大量时间来做神经解剖，并且他与同行间的通信反映出他更大的兴趣在于青蛙的大脑而不是临床精神病学。但是，他是一个催眠大师。[93]他的名气太大了，以致同行将一位受另一个催眠师影响而进入一种有害的催眠恍惚状态的妇女介绍给他，并恳求他解除这种恍惚状态。[94]后来在他的一生中，福雷尔甚至越过了催眠术，去谈论存在于医患关系中的患者们的"爱"和"隐私了解"的治疗用途。不过在这同时，他提到过这种"大脑生命的病理学"。[95]因此，对福雷尔来说，精神病学的神经科学观点与心理疗法之间并不存在矛盾。

在大学之外，心理疗法也同样专注于精神病学的器质性层面和神经病学的医师间传播。但它不是后来这种"系统"中的心理疗法，诸如家庭疗法、团体疗法、深度疗法以及此类事物。在它诞生时，心理疗法就是在贝尔南式的意义上被理解为医患关系的治疗性运用，适合于一种私人且非正式的背景。

在中欧，私人诊所云集，心理疗法首先风行于治疗神经病的开放式医院和一般疗养院，它们几乎都由神经病医师和内科医师经营。奥伯斯蒂纳(Heinrich Obersteiner)是一位绝对神经病学取向的精神病医师，甚至为大学捐赠了一个脑研究实验室。他似乎是维也纳首批使用催眠术的人。他在维也纳郊区 Ober-Döbling 自己环境优美的私人神经诊所开展这项业务，并于 1885 年在给维也纳"科学俱乐部"(Scientific Club)作的演讲中公开了这项实验。[96]6 年后，他解释他的"心理疗法"概念主要是"镇静和娱乐"患者，并补充说工作人员也对神经病患者实施一些催眠和暗示，但精神失常患者难以受到两者的影响。[97]克拉夫特-埃宾(Richard von Krafft-Ebing)在他 1886 年建立于格拉茨(Graz)郊区的私人神经诊所中，明显使用了"心理性疗法"。[98]

许多小一些的诊所都效仿这两位有影响的维也纳器官论者(organicists)。赫斯林(Rudolph von Hösslin)曾经跟随沙尔科学习，后来在慕尼黑一所大学精神病学系做助教。他早在1887年就在自己开业于慕尼黑郊区的"Neuwittels-bach"诊所使用催眠术。[99]格斯特(Karl Gerster)在他1893年创办于Braunfel-on-Lahn的疗养院中主推催眠术(后来他转向了精神分析)。[100]这种"心理治疗"(psychic treatment)观念变得非常时尚，以至于柏林一家私人收容院的医师们把它当作用音乐会和游戏娱乐患者的一种绰号。[101]到19世纪90年代中期，心理疗法在它的这种或那种含义上已经进入了中欧的私人诊所。

在法国，由于缺乏私人诊所和强调由巴黎管理的国家医学，心理疗法首先闯入像萨佩提耶(Salpêtrière)这样的一些机构。不过要提一句：法国精神病学中道德疗法传统如此根深蒂固，以致法国人无需从两位浅资历的荷兰催眠师那里进口"心理疗法"。莫雷尔这位退化论者(degenerationist)，在1875年援引"我们在我们的收容院使用的'道德疗法'这个词，来定义医师试图应用于一部分退化者的这种方法……"[102]20年后，生理学家贝尔纳领导了一项有关催眠术的研究，暗示它是一种心理疗法的非正式形式。从1881年开始，迪蒙帕利耶(Amédée Dumontpallier)在皮提耶(Pitié)医院讲授催眠术。[103]非催眠性暗示将于1888年与一家"心理疗法诊所"(Clinique de Psychothérapie)一道走进法国医学界。该诊所由贝里永(Edgar Bérillon)，一位迪蒙帕利耶的学生和南锡学派的追随者，创建于左岸的圣安德烈-德-阿尔街道(Rue Saint-André-des-Arts)。[104]必须要强调的是：迪蒙帕利耶和他的学生们都是神经病医师和内科医师，而不是精神病医师。

伟大的法国神经病学家沙尔科对于同患者们的一对一关系几乎没有什么兴趣。但是，在他1893年去世后，心理疗法却进入了萨佩提耶的医学病房。雅内是一位心理学毕业生。1890年，他已经来到萨佩提耶，在沙尔科领导下做心理学的研究。他成了一名医科学生（1892年获医学博士学位），并开始了一个心理学取向的神经病医师的生涯。他在1895年离开了萨佩提耶，前往法兰西大学（Collège de France）教书，尽管他通过给神经病学家雷蒙（Fulgence Raymond）——沙尔科的继任者——帮忙而仍然保持着与临床的联系。在沙尔科时代，虽然雅内无疑是出于对这位名家的尊敬使用了“心理性治疗”这个词而非心理疗法，但他的确对医治神经症的心理疗法性方法感兴趣。他也非常信赖催眠术[105]。因此，雅内的确是法国心理疗法历史上第一位重要人物。

第二位重要人物德热里纳（Jules-Joseph Dejerine）1895年来到了萨佩提耶，当时46岁。这一年雅内离开。德热里纳出生于日内瓦，但在巴黎接受医学方面的训练，并在不同的医院做内科医师和真正意义上而非德国意义上的神经病医师，研究小儿麻痹、脊髓疾病之类的问题。但是，他以和他那个时代大部分其他神经病医师相同的方式被吸引到精神神经病上，只是因为这些患者找到了这样的一些医师，并且因为许多精神神经病病例都拥有神经病医师喜欢称之为假性神经病表现的东西：它看起来和感觉起来都像器质性疾病。

可能将德热里纳吸引到心理疗法上去的是他对患者的个人的兴趣。据一位美国医师——纽约的杰利夫（Smith Ely Jelliffe）——回忆，德热里纳是“一位身材高大、心地单纯的家伙，重250磅，高六英尺二英寸”。他以“热情、耍活宝和敢讲拉勃雷式的（Rabelasian）粗俗幽默的故事”而出名。[106]杰利夫发现德热里纳对患者情感生活的探究类似于弗洛伊德和布鲁尔的“宣泄疗法”。[107]德热里纳只是把他自己在工作中形成的临床风格清楚地表达为心理疗法：对患者富于同情心地表现出兴趣，加上愿意为他们花费时间并让他们交谈，这就是他的技法的本质。

来到萨佩提耶以后，德热里纳把位于皮内尔侧楼的、沙尔科著名的“歇斯底里病房”改成一个“隔离部”，用以实施一种改进了的静养疗法。这种疗法包括保持每一位患者病床周围的帘子都是拉上的，同时包括强制性休息、过量摄食和心理疗法。德热里纳的“隔离部”标志着这种通常非常昂贵的米切尔式静养疗法，首次在私人诊所之外的环境下可以利用了。它获得了巨大的成功。[108]但是，德热里纳成功的秘密并不在于这样的静养疗法，而在于他对生病的人不得不说的东西的耐心而认真地聆听。他这样描述自己早上在歇斯底里病房的巡诊：“我使用的心理治疗性方法没有什么特别的。它极为简单，因为它立足于讲理和劝说，并为一种严格但善意的管理所支持。在上午的巡诊中，我询问每一位患者昨晚过得如何。我耐心地向她解释，她诉说的这些症状并不具有她归之于它们的那种意义。直到通过她的回答我看到信念正在她心中萌生时，我才走到下一位患者那里。”[109]

杰利夫观察过工作中的德热里纳：“他与这位可怜的年轻女裁缝或这位小个子酿酒工坐在床沿边……反复听着他们的人生故事，他们的家庭麻烦，支付账单上的困窘，孩子换牙如何使他们整夜不能入睡，如此等等。他的反应富于同情而又有感染力。他成为宽容幽默的父亲，而这家拥有他训练的护士的医院，则是热忱的母亲。”[110]（在杰利夫写这些话时，他已经是一位精神分析师。）正是德热里纳对医患关系的这些标准成分中的一种的有意运用——对兴趣的善意表达——使得他这种形式的心理疗法扬名国外，特别是英国。

当雷蒙被选中替代德热里纳成为沙尔科的继任者时，德热里纳经历了某种神经崩溃。[111]痛苦之下，他转而求助于一位来自日内瓦的、当时已经成为伯尔尼神经病学教授的迪布瓦(Paul Dubois)。迪布瓦同德热里纳是孩提时代的朋友。与德热里纳漂泊到巴黎不同，迪布瓦于1874年在伯尔尼取得医学博士学位，继续从事内科医学工作。在作为一位内科医师获得极高声誉的同时，迪布瓦开始热衷于电疗这种用于一种内科医学业务的完美的安慰剂。他成为一位如此享有声望的电疗师，以致伯尔尼在1902年为他增设了一个神经病理学教席。[112]虽然迪布瓦生活在讲德语的瑞士，他的专业眼界却转向了法国，并且他与德热里纳始终是亲密的朋友，相互影响多年(这也是我在关于法国这一节里讨论迪布瓦的理由)。据说德热里纳是从迪布瓦那里获得他的心理治疗性疗法观念的。1904年，在获得教授职位两年后，迪布瓦(用法语)出版了一部在弗洛伊德的著作问世以前最具影响的有关心理疗法的著作。迪布瓦提供了一种有关"劝说"的高度理性主义的哲学，以一种包括不断牵拉着患者去改善状况的医学性建议在内的苏格拉底式对话形式，利用医患关系来劝说患者改变他或她的行为方式。迪布瓦既用不着催眠术，也用不着这种有关一种无意识的心智的观念。他说："对神经衰弱来说，完全还有另外一种心理疗法［不同于贝尔南的暗示］，一种心理学上的训练，它并不试图立刻赶走疲劳，而是通过慢慢抑制其主要诱因——激动，来使它消失。"[113]这种迪布瓦的理性主义心理疗法，即使对德热里纳来说，也有点太说教了。[114]但是，当要给出弗洛伊德以前的这种可以利用的心理疗法的主要形式时，迪布瓦和德热里纳的名字是被联系在一起的。

草率进入私人心理疗法业务的这批神经病医师和内科医师，在法国引起了一场可怕的势力范围之争。1911年，刚刚获得了沙尔科神经病学讲席的德热里纳试图影响年轻一代的家庭医师。他向他们保证，通过像使患者放松和对他们表示同情这类战术，他们将能够使这些“神经病患者”重新恢复健康。[115] 精神病学教授巴莱（Gilbert Ballet）不会有这些神经病学上的狂妄，他主张精神神经病应属于精神病学。巴莱说：“由此，先生们，精神病学领域将包括这种对心智（psychisme intellectuel）的一切疾病”和与这些疾病有关的所有东西的“研究”。巴莱用预言性话语断言，精神病学切勿被限制在有关精神失常疾病的研究上。任何神经性疾病的脑部机制都是不重要的。只要症状是“心理性”的，这位患者就归精神病学。[116] 对于这个冷静的挑战，德热里纳相当无力地回应说，精神病学应限制自身于精神疾病上，而神经病学将接手“神经病患者”。[117] 这场争论微妙地预示了未来：巴莱的观点会取得最终的胜利，为精神病学占领现代生活中各种普通的神经官能疾病。德热里纳的观点最终会失败，因为神经病学变成了一门对付——稍微有点夸张地说——罕见的和不可治愈的中枢神经系统疾病的高雅的专业。

不过，在第一次世界大战前的这些年里，正是这些神经病医师，通过占领诊室执业的心理疗法而获胜。私人执业的心理疗法作为 20 世纪晚期精神病学实践的这种基础，是由神经病医师而非精神病医师开始的。

伦敦哈利街和爱丁堡女王街成为英国心理疗法的震中。尽管英国在进入 20 世纪时适当地避免了专业化，但德热里纳和迪布瓦的著作仍在那些只是称他们自己为顾问、却不提及专业的英国医师中被广泛地阅读和引用。当爱丁堡的内科医师拜伦·布拉姆韦尔（Byrom Bramwell）在 1903 年研究了德热里纳的疗法后，他立即通过将这种新的心理疗法应用于业务来治疗一位患一种歇斯底里性麻痹的患者，这使医科学生们大吃一惊。进行隔离和牛奶摄食治疗后，她很快就在走廊里活蹦乱跳了。[118]相反，直到第二次世界大战爆发，英国的精神病学始终停留在收容院中。[119]精神分析师欧内斯特·琼斯（Ernest Jones）说："我能回想起来的私人执业中的唯一一批精神病医师，就是从贝特莱姆的主管职位上退休的那些人。"[120][在这些人中，琼斯提到了萨维奇（George Savage），因给多次忧郁症发作的弗吉尼亚·沃尔夫（Virginia Woolf）提供护理而出名。][121]英国对诊室执业的心理疗法的独特贡献，一直是哈利街街口上一块黄铜招牌所起的暗示性作用，并且好多年都是如此。

美国神经病医师招揽有利可图的上流阶层的努力至少可追溯到1879年，那时，哈蒙德（William Hammond），一位纽约的神经病医师和先前的外科医师，提议在家中治疗"精神反常"（mental aberrations）。[122]美国的大城市容纳了很多事实上相当于今天的精神病医师（psychiatrists）的"神经病医师"（neurologists）。正是在约翰·霍普金斯的巴克（Lewellys Barker）这样的神经病医师-内科医师——而不是像阿道夫·迈耶这样的精神病医师——的鼓动下，德热里纳和迪布瓦才受到狂热的欢迎。巴克曾于1904年在巴黎拜访过德热里纳，然后研读了迪布瓦和雅内的理论。巴克说："我在[霍普金斯]诊所的头一年里，心理疗法在八十多个病例中都起到了主要作用。"巴克开始把这种讯息传达给家庭医师：神经疾病患者能够得到医治。[123]

在第一次世界大战前的10年里，这种心理疗法新学说迅速在美国的内科医师和家庭医师中传播。[124]1913年，纽约市科内尔医学院（Cornell Medical College）的神经病学教授达纳（Charles Dana）展望未来时说，神经病学已经从显微镜和尸体解剖那一套转到了"精神神经症研究"。神经病医师现在不得不处理"主观陈述，以及患者的环境、教育水平……性格、脾气和社会状况对所有神经症的重大影响。”为什么呢？因为“神经疾病是非常社会性的”。由此，神经病医师应该从患者的青年时代起就予以关注，“建议他们去结婚什么的，甚至有时与他们结婚，并告诉他们如何管教孩子。”对于那些就在最近还在做脊髓切片的专家来说，这的确是一个令人不知所措的角色。达纳总结说，“与他正在试图引导的那些人相比，他必须是一位超人，一位拥有更崇高理想，更能够自制，在生活中更智慧和视野更宽阔的人。”[125]给这种堂皇增添滑稽的，正是第二次世界大战后一批开始迫切要求这种角色的精神病医师。

心理疗法的最初扩散与精神病学这门学科毫无关系。有关“疯病”的学说把这些患者从精神病学中赶了出去，“神经病”这款羽饰则引诱他们来到了神经病医师和内科医师那里。到第一次世界大战时，精神病学在西方社会的每一个国家里，对主流医学和日常生活中时起时落的焦虑不安来说，都已经变得无足轻重了。从智识上讲，它正在被一些其绝对前提是器质性的医学专业所吞噬。为了作为一门学科生存下来，精神病学不得不挣脱精神错乱的束缚，也不得不挣脱有关“神经病”本质的器质论假设的束缚。

第五章　精神分析：间断

许多精神病学史观点把精神分析看成是这个故事的终点，这个所有先前的事件发展所朝向的目标。但是，因为有了自 1939 年弗洛伊德逝世以来的半个世纪的后见之明，我们能够获得一种不同的视角。在这种视角里，精神分析不是作为这部历史的尾章，而是作为一种中断，一种停顿而出现的。在 20 世纪中叶一段短暂的时期内，中产阶级社会沉迷于这种观念，即心理问题是陈年往事所引发的无意识冲突带来的结果，特别是那些具有性本质的事件。在几十年中，精神病医师乐于采纳这种有关疾病原因的理论，主要是因为这种理论能让他们将精神病学的场所从收容院转向私人诊室。但弗洛伊德的观点被证明是短命的。在更长的历史视野里，那种患者斜靠在沙发上而精神分析师安静地坐在他身后的情形，只占据了精神病学的中心舞台一小会儿。到 20 世纪 70 年代，精神病学中的科学进展将使这个方案变得暗淡，使精神分析在整个精神病学这门学科中边缘化。回顾过去，弗洛伊德精神分析作为这种脑与心的生物学研究发展中发展的一个中断而出现，而不是精神病学史上登峰造极的事件。

然而，这一中断给精神病学带来了重大的影响。弗洛伊德的精神分析为精神病医师们提供了一条收容院之外的道路。这种以弗洛伊德观点为基础的深层心理学（depth psychology）实践，在历史上第一次允许精神病医生将自己的形象建构为诊室中的专业人员，并从神经病医师手中夺回了心理疗法。此外，精神病医师们还渴望对这种新疗法施行一种垄断。在公众心中，心理疗法与精神分析事实上已经是同义的了。如果患者想要这些流行的深层治疗中的一种，那么他们将不得不去求助于一位精神病医师，因为美国精神分析学会（American Psychoanalytic Association）最初坚持只有医学博士才能被培训为一位精神分析师，后来坚持只有精神病医师才能接受那样的训练。回想起来，这种坚持很不同寻常，因为精神分析并不比占星术需要更多的医学训练，试图对弗洛伊德的技术施加一种医学的垄断只是一种利己主义的策略，旨在把心理学家、精神病社会工作者以及其他竞争者排挤在这一新发现的财源之外。

最终，精神分析取向的精神病医师未能保住他们的垄断。20 世纪 60 年代以后，各种类型的非医学人士都要求准许进入培训机构，因为不存在任何理由能够说明一位英语教授不能把精神分析做得像精神病医师一样好。更糟糕的是，原先被视为精神分析的科学基础的东西已经开始坍塌。一个人的心理问题是由与母亲乳房的变态关系引起，或是由 5-羟色胺的缺乏引起，两者不能同时为真。伴随着精神疾病生物性起源证据的积累，精神病学开始重新获得这种在精神分析流行之初就失去了的科学基础：大脑的确是心灵的基础。到 20 世纪 90 年代，一多半精神病医师认为，精神分析在科学上破产了。

于是，弗洛伊德的无意识模型，以及他为揭示其所谓的内容而设计的复杂的治疗技法，就没有经受住时间的考验。因此，虽然非医学的精神分析仍然十分兴旺，作为一种解决心灵和大脑问题的医学方法邓受到了质疑，并大规模地从精神病学中消失。这整个事件被证明是一个特殊时代的人为产物。精神分析没有幸存下来，因为它被科学超越了，因为它最初满足的那些需求，在我们的时代已经变得不强烈了。

弗洛伊德和他的圈子

弗洛伊德的精神分析认为，当受压抑的童年期性记忆和幻想在成年生活中被重新激活时，就会引起神经症。利用一种复杂的强调梦的分析、自由联想和"转移-神经症"（精神分析师在其中扮演患者双亲中的一位，是一个爱的对象，患者则释放童年早期的感受）这种做法的技术，神经症可以被治愈。由此，精神分析从骨子里就是绝对精神病学的，因为它处理的疾病在医生和患者双方看来都是心灵的疾病。

然而，极具讽刺意味的是，这种精神分析的原理起源于非精神病医师中：比如神经病医师、家庭医师和理疗师，其患者渴望与他们的医师进行充满爱心的、亲密的并且是持续的接触。问题是这些医师使用的安慰疗法，诸如水疗、电疗或膳食疗法，往往不能让患者同时感受到医生提供的关爱和治疗。在精神分析中，就其绝对本质来说，医师和患者在这种复杂的深刻反省的活动中交流，并产生一个人在情感上正受到关爱这种暗示。这样，精神分析因为填补了一种病情咨询时的情感空白而变得流行。它提供了一种医患关系；在这种关系中，患者们享受到他们认为是一种关爱的氛围。

除弗洛伊德外，还有许多医师理解这些心理上的渴望，但是，弗

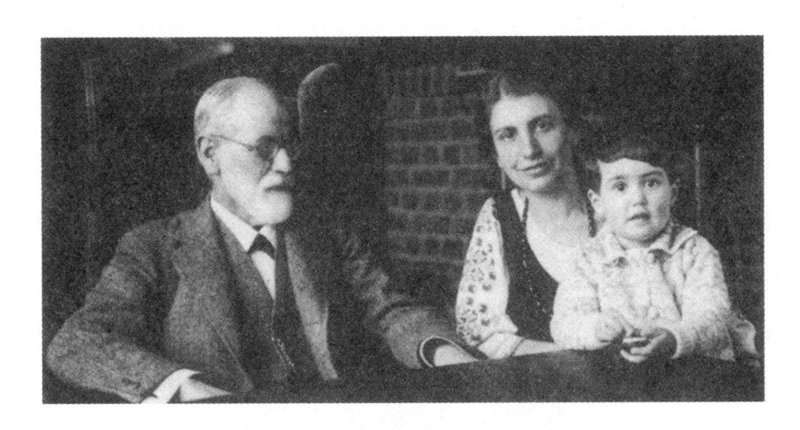

“精神分析之父”西格蒙德·弗洛伊德(Sigmund Freud)生于1856年,卒于1939年。这里他看起来已到晚年,与女儿安娜·弗洛伊德(Anna Freud)在一起。这位儿童身份不明。(承蒙国会图书馆拷贝与图片部惠允刊载)

洛伊德最先精心构建了一种疗法;它将激发中产阶级的感受性,特别是这种对从容不迫的内省的期望。他的理论拥有了一种强大的、额外的共鸣。这是因为,由于他自己的民族血统和社会地位,他有特权接近一群在心理上很贫乏的患者:正在急速适应西欧价值的那些家庭中的中产阶级犹太妇女。有关弗洛伊德一生的故事为人们所熟知。

西格蒙德·弗洛伊德于1856年出生于摩拉瓦(Moravia)的弗赖堡(Freiberg)小城,是商人雅各布·弗洛伊德(Jacob Freud)与其第三任妻子马利亚(Malia)所生的儿子。4年后,弗洛伊德一家移居维也纳。这是弗洛伊德长大的城市,也是这部精神分析故事中最重要的地点。虽然弗洛伊德一家是在某种困难的经济状况下到来的,但他们仍然是彻底的中产阶级——比如家庭中一向都使用仆人,并且精神分析的历史将一直反映像弗洛伊德家庭中的人们的经历:受过教育、经济宽裕、心理敏感以及世俗化。

虽然到1860年西欧的每一座城市中都生活有一群犹太人,但是,维也纳的犹太人有所不同,他们在事实上构成了这座城市的整个中产阶级。到19世纪末，人们会观察到无论哪个圈子——记者、银行家、生意人、学界人士——都会有相当多的犹太人。这种在中产阶级中的巨大优势，反映了欧洲犹太人自18世纪晚期——那时他们大部分散居在波兰、俄罗斯和乌克兰的小镇里——以来所取得的显著的社会进步。作为19世纪犹太人解放的一个结果，东部的这些小镇犹太人成群迁移到了西部的城市，用高中毕业证书作为进入这些自由职业的跳板。例如1890年，33%的维也纳大学学生是犹太裔。[1] 整整一半的维也纳医学系的教授是犹太人。[2] 多达2/3的这个城市的医师是犹太人。[3] 这样，年轻的弗洛伊德并不是像一些人主张的那样，因为他的民族背景而被边缘化或轻蔑，而是在维也纳找到了一个极其犹太人化的环境，通过辛勤工作他能拥有上升的一切机会。

1881年，弗洛伊德医科毕业。由于多次为科学上的好奇所分心，他花了8年时间才完成这个学位。这些分心事中的一桩，曾是有关海洋低等生命神经系统的研究，而弗洛伊德接着做了一名神经病学方面的住院医师；在此期间，他花了5个月时间在维也纳综合医院给迈纳特帮忙。1885年，刚刚获得讲师头衔的弗洛伊德旅行到巴黎，并获准那一年的整个冬天在沙尔科的诊所作观察；沙尔科自己在那段时间里正极度痴迷于“歇斯底里”。随后弗洛伊德回到了维也纳，开始了他自己的私人神经病学实践。[4]

当弗洛伊德自己的诊所开张时，他只是众多传统神经病医师中的一位，并且他用当时标准的疗法来治疗焦躁不安的、数量巨大的女性患者，这些患者构成了当时的私人神经病诊所收治的主要患者群体。弗洛伊德让他的早期患者们进入催眠状态，并试图通过暗示治疗严重神经症的埃利泽·贡帕泽(Elise Gomperz)——特奥多尔·贡帕泽(Theodor Gomperz)教授的妻子。(她的丈夫指责催眠术使她更加糟糕。)[5] 他也将电疗应用在他的患者身上。例如，1894 年，他曾用感应电疗法医治斯特兰斯基(Erwin Stranksy)的父亲的所谓“神经痛性”臂膀(斯特兰斯基的父亲患癌症)。[6] 由于生意太不好，弗洛伊德一时打算受雇于一家水疗诊所。[7] 在很多年里，弗洛伊德维持着一种普通的神经病学业务。

但是，他的职业生活中的一个方面，或者说坏运气，并非一成不变。1886 年他刚刚从巴黎返回，就被他原来的上级迈纳特请去为医师学会(Society of Physicians)作一场关于歇斯底里的讲演。面对一群自视为西方社会中的精英医师的听众，弗洛伊德热情洋溢地畅谈了沙尔科的方法所带来的奇迹。精神病学教授瓦格纳-尧雷格多年后回忆说：“这完全不为这些维也纳精英所接受。班贝格尔([Heinrich] Bamberger)和迈纳特在讨论中猛批弗洛伊德，使弗洛伊德在学界同仁面前几乎颜面丧尽。”然后瓦格纳继续提到，一位名叫布罗伊尔 (Josef Breuer) 的著名的维也纳家庭医师，在犹太人社区开展一项全面的咨询业务，同情弗洛伊德是“一位没有患者的神经病学家”。“当时布罗伊尔通过介绍一些患歇斯底里的犹太女孩给弗洛伊德医治，而设法给他安排工作。”[8]1895 年，弗洛伊德和布罗伊尔共同出版了一部著作《歇斯底里研究》(*Studies on Hysteria*)，它既包含布罗伊尔的有关他称之为“安娜 O”(Anna O)的一位年轻妇女的报告，也有弗洛伊德对其他多个病例的记述。[9](布罗伊尔对这个病例的治疗方法被称为“宣泄疗法”。)

弗洛伊德被这些年轻女人经历中的、他相信是一种性元素(sexual element)的东西所震惊。如伊丽莎白 · 冯 · R (Elisabeth von R.)，在知道姐姐去世后，她想起先前曾非常思慕过姐夫。她负罪地在心中盘算，“现在他又自由了，我能成为他的妻子。”弗洛伊德认为，由于这位患者要处理这种冲突，导致她患上了一种歇斯底里性麻痹。[10]弗洛伊德想到，这些经验能被加以归纳。他提出：许多癔症和焦虑，能够根据患者早年的性创伤经历和成人的性欲节制、手淫经历以及像性交中断等习惯来进行解释。1897年以后，弗洛伊德开始相信，不是实际上的性创伤，而是童年期对于乱伦的幻想，在他的成人女性患者们身上开启了这些神经症的泉源。[11]

这样，在弗洛伊德的诊室里，他开始向迷惑的患者们不断地谈论更多的性。正如他在1893年给他的朋友弗利斯（Wilhelm Fliess）——一位柏林的家庭医师，弗洛伊德已经把他看成是一位特别亲密的朋友——的信中所写得那样："性的问题吸引这样的人，他们先是完全震惊，高呼'以前从没有人问过我这些'之后独自离开。"[12]但是，在引出全部这些性记忆时——在一群想必具有正常荷尔蒙内驱力的、隐居于传统犹太家庭里的中产阶级年轻妇女中——弗洛伊德对患者竭力施压，甚至到了这样的程度：暗示他们"回忆"或许不曾发生过的事情，或肆意拔高平凡琐事的重要性。通过按压一位患者的前额，他能让她伴随着一曲《卡门》中的咏叹调去联想一种对性爱抚的渴望。这位患者逃离了这种面谈。[13]

这种急切的对性素材的挖掘，成为早期精神分析的特征。布达佩斯的精神分析师弗伦齐（Sandor Ferenczi）常常在门诊面晤时就直接闯入性的问题。他曾有一次被叫到一位年轻妇女的床边。这位妇女滑雪橇时摔断了一条腿，此后开始出现谵妄。当患者表现出对这种性路线询问的抵触时，弗伦齐开始盘问患者的母亲。她告诉他，患者曾在一次乘车外出中晕倒。弗伦齐将这件事理解成患者渴望与车夫性交的证据。[14]

这些早期的精神分析师因为能寻找到性素材而变得有名起来。

维也纳的精神病医师赖曼(Emil Raimann)相当了解弗洛伊德和他的患者，他抱怨弗洛伊德能够劝说这些顺从且易受暗示的年轻女人说出任何他希望于她们的东西。“去咨询弗洛伊德的这些患者，事先都知道他想从她们那里得到的信息。这是一些让自己被自身性记忆的因果意义所说服的患者。不认为性动机可以扮演任何角色的个体们认识到，她们去咨询弗洛伊德将是徒劳的。”(赖曼提到，在维也纳的工人家庭中存在大量的性接触，甚至乱伦，但没有歇斯底里。但是，在这个城市的良好家庭里——那里不可能有性创伤——受到严密看管的年轻妇女中，歇斯底里却甚为流行。)[15]在19世纪90年代晚期，赖曼曾在邻近维也纳的Purkersdorf的一家私人神经诊所工作了几个夏天，非常熟悉这些弗洛伊德从中吸收患者的中产阶级家庭：“一旦他[弗洛伊德]让她们的注意力指向性欲，这将自动取代任何其他不同的致病性记忆。”赖曼说，在这些患者中，“除性问题外，再很少有什么日常关注了，由此产生了一种无聊和厌烦，患者们试图通过阅读这些最新和最激动人心的小说来排遣它们……弗洛伊德在这些圈子里很快变得知名起来，并被视为一位性学家(sex researcher)。”[16]

但是，这个世纪末的欧洲中产阶级文化对于性是乐意接受的。虽然年轻的弗洛伊德的信徒们没有宣称要垄断这一主题，但他们仍然是就人如何从性欲和对它的压抑中患上神经症提供一张路线图的仅有的一批人。以这张图为基础，精神分析——一个弗洛伊德最先在1896年使用的术语——将转变成为一场运动。[17]它作为一套包含三个主要领域的学说走向了世界：有关患者对试图从无意识进入到有意识心灵的思想的抵制的研究；对性问题的因果意义的关注；一种对以童年早期经历为中心的强调。[18]弗洛伊德对其核心原理从未有过动摇，那就是神经症的症状代表了在性和攻击冲动与现实需要之间的妥协。

1902 年，弗洛伊德成立了一个讨论小组，每周三晚上在他自己家中聚会。这是他首次尝试超出与他的朋友弗利斯的交往去吸纳一批追随者。在第一次世界大战前这个星期三小组短暂的存在中，一直困扰着它的这种分裂和竞争，暴露了自始至终纠缠着精神分析的这些根本性问题：弗洛伊德一心要传播他自己的观点——通过将精神分析转化成一场运动而不是一种研究亚理性心理学（subrational psychology）的方法——以致他拒绝了探讨精神分析获得一个科学基础的可能性。

大师的洞察将变成信条，不容反驳。其他人批评弗洛伊德智慧的努力，将一直被视为“阻抗”（resistance）的证据，属于个人反常，而永远不被看作是科学假说，不需要用科学处理所有假说的方式来处理。正像斯特克尔——弗洛伊德的医师-患者（physician-patient），最先提出建立星期三小组——所做的那样，阿德勒（Alfred Adler）也背叛了。像后来其他许多人一样，苏黎世的学者荣格和布洛伊尔这样的远方的精神分析狂热者也将很快成为异端。所有这些批评者将弗洛伊德的关注从童年期性欲（childhood sexuality）——其理论基础——引开的努力都将失败。但是，一批核心的信徒留了下来。正是这些相信他们拥有内在真理的地方干将，把精神分析带到了这个广阔的世界。

柏林的精神分析师亚历山大（Franz Alexander）在 20 世纪 30 年代早期于芝加哥为心身医学（psychosomatic medicine）建立了一座桥头堡，他解释了成为“这样一个勇于开拓的团队中的一员”的感受。“大体上讲，你是对的而这个世界是错的。即使在最初的对你的对象的粗略探究中，也已经有了充分的证据来证明你的信条。你肯定知道……压抑的性冲动是维多利亚时代和后维多利亚时代西方人神经症的主要原因，并且，最重要的是，性欲从生命之初就在这里存在了，而且它在婴儿期的对象是乱伦的。”[19]

弗洛伊德和他的追随者们真的认识到了这些真理么？还是他们仅仅彼此自我暗示，进而接受了不知怎么就被“证明了的”的高度可疑的命题？弗洛伊德更倾向于把自己看成是一位冒险家而非科学家。他曾直接告诉弗利斯：“事实上我根本不是一位属于科学的人，不是一位观察者，不是一位试验者，不是一位思想者。就性格来说，我只是一位征服者——一位冒险家，如果你想换个词的话——具有这类男人的全部好奇、勇敢和坚韧的性格。”[20]他的内部圈子充斥着谄媚，因为其他的精神分析师在经济上依靠弗洛伊德来介绍患者。（他在抽屉里保存了一大堆他们的名片，并凭一时兴致将他们分配给患者们。）[21]历史学家罗曾（Paul Roazen）写道：“弗洛伊德从未意识到他对他的追随者有着多么大的一个暗示性影响，并由此被引导到认为，他的发现正在通过独立的观察得到真正的证实。”[22]这种正当性问题将因此困扰着精神分析，直到它从精神病学中消失为止。

精神分析在多大程度上代表一种具体疗法而非一种世界观，是第二个麻烦的问题。精神分析的确给出了一幅社会中人类连通性的全面的图景，能够像解释对亲昵的畏惧（压抑的同性恋欲望）那样很容易地说明水龙头的形状（阳具状的）。但是，弗洛伊德自己仍然担忧是否精神分析能事实上使人们更好。他公布很少的病例，并且看起来最满意于这种社会层面上的分析，其中最著名的例子是他于1930年所写的著作《文明及其不满》（*Civilization and Its Discontent*）。[23]在一位同行告诉他一次治疗的成功后，据说弗洛伊德几乎是惊讶地仰望着说：“噢，太好了，你也能用精神分析来治疗患者了。”[24]另有一次，弗洛伊德向瑞士克罗伊茨林根(Kreuzlingen)一家高级私人神经诊所的主管路德维希·宾斯万格吐露说："我常常用这种观点安慰自己，即使我们在治疗上所得到的成功这样少，但至少我们知道为什么不能有更多的成功。在这种意义上，我们的疗法对我来说看起来是唯一合理的一个。"[25]因此，当精神分析开始占领精神病学时，它赞同一种治疗上不确定的，退一步说知性上高度推测性的，并且最能满足过渡中的一个背井离乡群体——渴望与她们的非犹太人同龄人一样的年轻中产阶级犹太妇女——的心理需求的学说。很难想象一种疗法不那么能满足患有严重精神疾病的患者的需求。

考虑到精神分析这种内在的与精神病学的不相适合，那么必定存在一些其他的力量而非这种理念本身的能量驱使它向欧洲前进。那种力量就是中产阶级的狂热。弗洛伊德的理念作为一部在这个世纪后半叶贯穿于中产阶级文化的探求自我认知的律典，被证明在受教育阶层中极其流行。精神分析之于疗法，就好比表现主义之于艺术：它们都代表了一种寻求领悟的精致形式。精神分析理念在战前的柏林十分流行，迈泽尔-赫斯(Grete Meisel-Hess)1911 年出版了小说《知识分子》(*The Intellectuals*)，读者恐怕都会对"埃里卡"(Erika)的精神病学冒险产生共鸣：

> "我病了，"她断定说，"我必须去看医师。"由于她已经有很长一段时间对"这种精神分析性"的方法感到好奇，所以便选了一位"著名的精神病医师"。
>
> 听过她的叙述后，他告诉她："你压抑你痛苦的性经历却不去战胜它们……是吗(*Nichtr wahr*)?"
>
> 埃里卡点点头。他继续说道："睁开你的眼睛，将压抑的经验

按它真实的面目唤回到你的意识中，这非常重要。"他使用了动词"宣泄"，并向她解释了关于梦和她的性敏感区的基本观念。很明显根据一个倾斜的子宫可能引起她的歇斯底里的理论，他为她做了一项妇科检查。

他说："一切都很好，我只需要精神分析性地来治疗你了。"他告诉她，她这种"歇斯底里情感性的精神失常"是能够治愈的，而且他要为她催眠。

当他轻触她的眼皮，将她从催眠性入睡中唤醒时，这种咨询治疗便告一段落。埃里卡又好起来了。[26]

我们认为这是对精神分析的一个嘲弄，因为弗洛伊德的学说稍后被系统整理了——弗洛伊德后来在 19 世纪 90 年代不再对患者实施催眠——并且精神分析没有包括催眠术。但是，在精神分析师建立他们自己的培训机构来标准化这种技术之前，精神分析就是被这样理解的。1908 年，柏林精神分析学会成立，它是中欧的第一个这种社团。(1920 年后，一家精神分析门诊诊所实施了实际上的培训。)[27]到 1925 年，精神分析在柏林的中产阶级中已经变得相当流行，人们会闲聊到他们的"Minko's"，Minderwertigkeitskomplex(劣等情结)的简称，或说自卑情结。[28]

维也纳也一样，这种"精神分析的泛滥(psychoanalytic infestation)"[像小说家卡内蒂(Elias Canetti)所描述的那样]已经产生了强有力的影响。"那个时候，你在交谈中不能说任何事情，除非已经用某种浅薄的对无意识动机的提及来抵消它。这些人们表现出来的无法形容的无聊，这种由它产生的乏味，很少有人明显为之担心。"[29]当卡内蒂自己昏厥发作时，温和的老家庭"医师劳布(Laub)"

被叫了过来。他让卡内蒂的母亲放心，不用管他，“这对于恋母情结有益。”[30]

面对精神分析在中产阶级中燎原般的蔓延，正规的精神病医师们都迷惑了。一位布达佩斯精神病学诊所的医师试图沿着下面的这条路线来解释它：“通过精神分析寻求解救的这股患者大潮的出现，可以解释为部分因为宣传，部分因为我们时代对内向性(introversion)和内省(introspection)的接受。”他说，它是对“纵欲性神经症患者”有明显吸引力的一个方法。[31]这样，我们就有了一批核心的医师——他们怀疑，甚至蔑视“纵欲的神经症患者”和他们的问题——以及一位为获得更进一步的自我洞察而在医师的诊室里恸哭的受过教育的中产阶级患者。历史舞台已经为传统的、立足于收容院的精神病学的实质上的毁灭准备好了。

战斗开始

精神分析如何发展成一场运动，其本身就是一个故事。这里我们感兴趣的，是其占领精神病学的努力。从弗洛伊德新治疗思想开始吸引圈外人的19世纪90年代晚期，到精神分析运动全盛期的20世纪60年代，在这期间弗洛伊德学说深深侵蚀了精神病学。这些精神分析的入侵在精神病学——一门先前是生物学而非心理学取向的学科——内部挑起了一场大战。如果最后精神分析赢了，那么它未必是因为弗洛伊德理念的力量，而是因为精神分析为私人诊所开辟了一条道路。

就精神分析来说，大多数医师最初所了解到的并不是它的典型形式，即每周5次，每次50分钟，一位安静的精神病医师坐在一位在躺椅上详述梦的记忆或作词语联想的患者的后面。那种形式的精神分析往往由20世纪30年代兴盛于大城市的精神分析培训机构传播。通过弗洛伊德本人著作传播的精神分析的早期形式，强调在一种亲密的医患关系的背景中，就患者的性生活对他或她进行询问。弗洛伊德本人是事实上的彻底的“异端”。他常常到他的患者家中，与他们交往，沉溺于后来被认为是不合规矩的行为方式。[32]但是，早期弗洛伊德并没有提供某种安慰形式的心理疗法。相反，它是就性交中断、手淫、性与欲望的早期记忆这样的事情进行的一种彻底的拷问。

在精神病学抵抗精神分析入侵时，两大主题走到了前台：对弗洛伊德关于精神疾病的性病因观点的怀疑，以及教授们不情愿看到精神病学由精神病转向神经症。

交战首先在中欧打响。在弗洛伊德的反对者中，主调是简单怀疑弗洛伊德的性还原论（sexual reductionism）。阿沙芬堡（Gustav Aschaffenburg）是克雷珀林过去的助手，并于1906年在科隆任精神病学教授。他说，手淫会引起“感情压抑”这一点是难以置信的。阿沙芬堡也没有发现性节制可能是焦虑的主要诱因。阿沙芬堡说，弗洛伊德一定是通过把他想听到的话放进患者嘴里而得到了想要的结果，并总结到，整个精神分析理论的大厦是一种暗示的胜利。[33]弗里德伦德尔（Adolf Friedländer）是法兰克福附近一家私人诊所的主任医师，在精神分析运动中他被认为是弗洛伊德的一位臭名昭著的敌人。但是，弗里德伦德尔主要是由于讥讽了精神分析内部的、对妇女有负面说法的各色人等而被认为有过错。[34]他的态度实际上相当温和：“就其本身来说，精神分析（指心理疗法）对神经病医师和精神病医师都是不可或缺的。但是，性的精神分析给我们中的许多人的印象是它的可疑或说不必要。”[35]这些批评在德国的整个反应中都是典型的，是一种怀疑。它未必源自迂腐守旧，因为许多精神分析的批评者没有反对其他形式的、私密细节在其中也会暴露的心理疗法，而是源自在接受将神经病理学完全归结为性时的十足的不情愿。

这些教授们代表了一种略微不同的敌意的源头。精神分析师们一针见血地指出，除了知名的苏黎世的布洛伊尔和不太知名的柏林的邦赫费尔外，大部分精神病学的教授职位拥有者站在了一起反对他们。（例如，邦赫费尔在1914年请医学卫生官员候选人笔答一道有关“精神分析对于精神病学的意义”的问题。[36]）的确，像大多数其他评论者那样，这些教授不喜欢这场运动的性还原论。德国主要的神经精神病学家施特林普尔（Adolf Strümpell）称，维也纳人的头脑被性占据了。[37]1907年，苏黎世精神病学教授福雷尔说：“我感到这个弗洛伊德异教团体令人恶心。”后来他又透露，精神分析通过让患者固着在性问题上而使他们变得更糟。[38]

但是，对大多数教授来说，性不是症结所在。并且，如果奥托·宾斯万格（Otto Binswanger）、布姆克、霍赫、克雷珀林、里格尔（Konrad Rieger）以及其他人认为攻击精神分析是正确的话，那么一定还存在其他的条件。这些人毫无例外都拥有收容院精神病学的背景。对他们来说，精神疾病就意味着精神失常，是一种需要收容机构看护的疾病。看着这些年轻的精神病医师放弃这些精神失常疾病，而去追随一种承诺主要缓解神经症的学说，这可能已经不是老资格教授们所能忍受的了。它象征着对他们毕生工作和他们的关于精神病学绝对使命的意识的一种放弃。他们十分敏锐地察觉到，弗洛伊德和这些精神分析师正在把这门学科引向对精神神经功能疾病——这类见于收容院外的日常生活中的精神疾病——的理解与治疗上。

在理解精神病学的整个重心转移上，差不多出现了一种教授特有的困惑。[39]维尔茨堡（Würzburg）的教授里格尔在1896年完全表达了这种失望："我不能想象一位有经验的疯病医师能去读[弗洛伊德]的书而不感到真正的厌恶。并且这种厌恶的理由会是，这位作者把极大的重要性给了一种有关性本质的妄想狂式的闲聊……甚至当这种性本质还没有被整个杜撰出来的时候。这种努力只能导致一种'长舌妇精神病学(Altweiber-Psychiatrie)'。"[40]对这种长舌妇精神病学的意见就是：它与不快乐而非疯狂的人们交谈。

里格尔和他的朋友们深深感到了惊恐，因为在第一次世界大战前的这些年里，年轻的精神病医师们实际上蜂拥聚集到了作为一种心理疗法的精神分析里。这里有两个主题：首先是这种愿望，即利用某种形式的精神分析作为一种刺探方法，打开医患关系，在并不需要自己成为一位精神分析师的情况下将心理学的敏感性引入精神病学。其次是这种对弗洛伊德学说的不管愿意与否的接受，因为它吸引患者，并已经开始在患者的世界里广受欢迎。正如内科医师和精神病医师魏茨泽克(Viktor von Weizsäcker)讲述他年轻时与精神分析的邂逅那样："那时[1914年左右]在大学诊所中实践的医学让我和很多其他年轻医师意识到这种极其强烈的不信任。巡诊变得越来越缺少人情味；病房、占优势的实验室检查和[心电图]曲线都让我反感。这里从来没有一种医师与患者之间的一对一的交谈……这与精神分析师们正在做的事情完全相反，他们花费他们的全部生命正是为了要在他们的诊室中进行亲密的交谈！"[41]对魏茨泽克来说，这是重要的，即不成为一位正式的精神分析师，而利用这种新的观点作为一种与患者交谈的方式。他属于一群在精神分析中找到的不是一个圣坛，而是一个交流方式的年轻精神病医生们。[42]

另外一群精神病医师们或许不那么在意心理学而更加是利益取向的。他们拥抱精神分析，是因为他们想要吸引患者。这些人是私人神经诊所的业主。并且，他们对他们所宣传为“精神分析”的东西的喜欢，是对第一次世界大战前后这些年里中产阶级中上升的对弗洛伊德主义的需求的这种供应方的响应。因为这些人属于成为此类诊所的患者的这个阶层。这些高度竞争的私人诊所通常会提供看起来时尚的任何疗法，如 19 世纪 90 年代的膳食疗法或美好的“阳光与空气”(sun and air)治疗。[43]大约 1910 年以后，精神分析成了时尚。

弗洛伊德与布罗伊尔版的的心理疗法在 1895 年得到了确切的说明，被称为宣泄疗法。它立即在私人诊所的世界里得到采用。布兰肯堡(Blankenburg)是位于图林根(Thuringia)的一处温泉疗养地。早在 1900 年，这里的一家私人神经诊所业主瓦尔达(Wolfgang Warda)就给同行们讲述了他利用“布罗伊尔和弗洛伊德的宣泄方法”取得的成功。[44]在弗洛伊德放弃了这种宣泄能有疗效的想法，转向洞察取向的疗法后，他在私营机构的支持者大增。年轻的路德维希·宾斯万格 1907 年到维也纳拜访过弗洛伊德以后，成为克罗伊茨林根的贝尔维尤诊所(Bellevue Clinic)一位内行。1910 年，宾斯万格的父亲罗伯特(Robert)去世，路德维希接管了诊所并开始向医师和患者宣传他对这种新疗法的热衷。宾斯万格说：“在那些日子里，我仍然相信每一种精神神经功能疾病，以及许多精神失常和心理变态人格，都可以通过精神分析得到康复或至少是好转。”[45]尽管传统的精神病医师要求联合起来抵制这类诊所，但贝尔维尤由于这种新疗法而繁荣。[46]还有几个像宾斯万格这样的战前的例子，如尤利乌斯布格尔(Otto Juliusburger)，一位柏林精神分析学会(Berlin Psychoanalytic society)的创建者。在柏林郊区 Lankwitz 的一家大型私人收容院任职期间，尤利乌斯布格尔对精神分析与犹太性(Jewishness)不知怎么跑到一起的这种指控非常敏感。[47]

第一次世界大战极大地影响了公众对精神分析的接受，这也许是因为弗洛伊德关于死的本能(death instinct)和攻击性(aggression)的观点，看起来解释了这场战争的可怕的非理性。(1920 年，弗洛伊德论证存在两种基本的本能——生本能和死本能，或说爱神与死神，而非他先前认为的仅有的性本能。)战后，在一个人的治疗调色板里纳入精神分析已变得非常流行。很多先前可能与心理疗法无关的诊所，如今都宣称他们拥护精神分析。例如，1927 年前后，罗尔巴赫(Wilhelm Rohrbach)强调，他在 Wilhelmshöhe 的卡塞尔(Kassel)郊区的他的机构里提供"精神分析"。该"精神分析"在一个长的治疗目录中；它还另外包括"所有种类的洗浴、现代光与空气疗法、最新式电疗、运动节食疗法(terrain therapy)、体操与按摩……以及催眠性与非催眠性暗示疗法"。[48](罗尔巴赫在这场战争刚刚结束后，就从一位因伤害患者而使自己蒙羞的前任业主手中接管了这家诊所。)在纳粹掌权下，精神分析从德国的私人诊所中消失了。

精神分析闯入的精神病学的最后一片领地就是公立收容院自身。这里主要是敏锐的年轻医师，渴望尝试任何新的东西，他们发现了弗洛伊德的学说。有一个典型的早期个案：埃格劳尔(Hans Eglauer)是一位浅资历的医师，在维也纳市外的 Kierling-Gugging 的下奥地利收容院(Lower Austrian asylum)工作。1903 年，他在一位患者的表格里指出，他曾试图探究她的"内心生活"(*Seelenleben*)，但他很少成功，因为在他看来她太愚钝和没有教养了。[49]埃格劳尔在这项计划里几乎无疑受到了 1903 年时已在维也纳深得赞誉的弗洛伊德学说的影响。小说家兼精神病医师德布林(Alfred Döblin)，纳粹掌权前曾在 Berlin-buch 的收容院工作。在他 1929 年的小说《柏林的亚历山大广场》(*Berlin Alexanderplatz*)里，他给出了或许是一部自传体性的记述

(源自一种战前的经历)，内容有关两位年轻的精神病医师试图将精神分析用于一位精神失常患者——这位虚构的“弗朗茨·比贝尔科普夫”(Franz Biberkopf)。[50]小说描写道：

> “[年轻的医师们]倾向于认为弗朗茨·比贝尔科普夫的病是心因性的，这就是说，他的僵硬源自灵魂。它是一种由压抑和约束引起的病理状态，能通过一种精神分析来清除(也许它源于一种早期的心理状态)。”但是，他们没能让比贝尔科普夫开口。这种精神分析失败了。
>
> 年轻的医师们于是与收容院那位不耐烦的老主任医师讨论起了这个病例。他嘲笑他们的做法：“当一只像他这样习惯了的笼中鸟看到两位年轻的绅士说了一大堆有关他的废话……而且想给他做某种祷告治疗(prayer-healing)的时候，好啦，相信我，对于那样的家伙来说，你们只是一堆烂泥。”
>
> 年轻的医师们争辩道：“但他内向，先生，在我们看来那是一种压抑，受一种心灵危机，一种与现实联系的缺失的影响，由失望、失败，或许还有幼稚和对现实的本能要求……引起的。”
>
> “该死的心理危机，”老医师说，“你们真是大师级的治疗术士，为新疗法三呼万岁吧，而且你们可以发一份贺电给维也纳的弗洛伊德。”[51]

在其他地方，狂热的年轻人将精神分析带入收容院的努力也都遇到类似的拒绝。1907年前后，穆特曼(Arthur Muthmann)试图将精神分析引入巴塞尔(Basel)的Friedmatt收容院，但被主任医师否决了。他显然认为穆特曼不太有判断力，以致他拒绝资助穆特曼的博士后资格研究。[52]格尔是另一位瑞士的浅资历医师，在沙夫豪森(Schaffhausen)附近的 Rheinau 收容院工作。他如此热衷于福雷尔有关蚂蚁精神生活的著作，这让他决定阅读弗洛伊德的出版于 1904 年的著作《日常生活中的精神病理学》(*The Psychopathology of Everyday Life*)。受他的同行、一位知名的精神分析的鼓吹者 Franz Riklin 的激励，格尔开始参加荣格和布洛伊尔在 Burghölzli——位于苏黎世的大学精神病学诊所——举办的精神分析取向的讨论班。这种影响似乎扩大到了 Rheinau 的整个职员群体，医学主管除外。格尔说，该主管"一谈到性时就蒙上眼睛"。不过，当格尔用精神分析治疗一些非常严重的患者的所有努力都失败时，他也抛弃了弗洛伊德。[53]

这样一来，在中欧这些精神分析闯入精神病学的努力就是沿着三条路线展开的：试图使医患关系在心理上更敏感；试图改善一个人在私营部门的竞争地位；试图在公营部门实现某种隐约的治疗的希望。当在这些不同的环境里得到训练的医师们知道，一旦当这门学科吸收一种心理学方法进行神经症性疾病治疗，精神病学的范围将变得多么广阔时，所有这三者都将有助于为诊室执业打下基础。

到心理疗法综合医学会议(General Medical Congress on Psychotherapy)——一个其灵魂主要是精神分析性的组织——第一次年会于 1926 年在巴登-巴登举行时，心理疗法在中欧已经意味着在私人诊室中应用某种源自精神分析的疗法。在与会的近 500 名医师中，70%属于私人执业。虽然也有几位儿科医师和皮肤科医师参加，但出席的医师的大多数是精神病医师。[54]这样一来，到 20 世纪 20 年代中期的中欧，精神分析的精神已经大量侵入精神病学中。

经由这种对中欧所发生事情的叙述，这种一般故事的要点已经很清楚了，没有必要给出对所有其他国家的叙述了。第一次世界大战后，对基于心理疗法的诊室业务感兴趣的各处的年轻精神病医师们开始以精神分析的方式去思考，虽然他们自己不必试图成为完全合格的精神分析师。到20世纪20年代末，他们阅读的有关心理疗法的文献以及这类东西，实际上主要是精神分析性的。[55]这是一种每个国家都参与其中的趋向，显示出精神病学在多大程度上开始意味着某种基于医患关系的疗法，而不是把患者们丢进一家机构的浴室里。

到20世纪20年代，精神病学在收容院外蓬勃发展。给这种兴盛灌注活力的知性倾向正是精神分析。直到这时，这部故事的重心一直是在欧洲，因为主要是在中欧敲击着这种国际性步伐的节拍。但是，在20世纪30年代，精神病学的历史经历了一场重大的改变。纳粹主义在德国和奥地利的兴起瞬间扼杀了这门极富科学性的、在那片土地上繁荣了一个半世纪的精神病学。很多著名的犹太人执业者或死于大屠杀，或在移居他乡的动荡中精疲力竭。到1945年，作为一门学科的精神病学已经在德国和奥地利死去了。

20世纪30年代以后，世界精神病学的中心转移到美国。正是在美国，精神分析的繁荣超出了它的维也纳创建者们的最异想天开的梦想。美国的精神分析占领精神病学这门职业约30年之久。直到20世纪70年代，美国的精神病学才开始从它的精神分析痴迷中走出。因为战后的美国取代中欧成为精神病学的驱动力，所以总体上说，发生在美国的事情对这门学科的发展具有了一种重要的意义。

美国精神分析的起源

精神分析对美国的精神病学史有着非同一般的意义。在弗洛伊德的学说的影响下，美国的精神病学完成了在研究对象上从精神失常到神经症，在执业场所上从收容院到中产阶级的转变。这种进展的代价是，在美国，精神分析比在任何其他地方都更加深入地渗透进了美国精神病学中，引起了科学上的停滞，加大了与其他学科的分离。

在将美国的精神病医师稳定在诊室方面，精神分析是非常重要的。不过，这种从收容院到私人诊室的倾向，开始于那个时期之前且另有原因。早在19世纪80年代，精神病学就开始以门诊诊所的形式建立了一种终身职位，有的以收容院为基础，有的则不是。费城的约翰·蔡平(John Chapin)是宾夕法尼亚精神病医院的主管。1885年11月，他在宾夕法尼亚综合医院的门诊部开设了一个诊所。该门诊部是收容院患者的来源。这个诊所每年大约接待一百名患者，一半是精神病性的，一半是神经病性的。[56]这是第一家重要的、用于治疗非收容看护的（noninstitutionalized）精神病患者的机构。12年后的1897年，沃尔特·钱宁(Walter Channing)在波士顿诊疗所(Boston Dispensary)建立了一个“精神病诊所”，向医科学生和年轻医师提供临床教学。钱宁是一家位于布鲁克莱恩(Brookline)郊区的私人神经诊所的业主，并在那个地区的各种机构里讲授精神病学。他说：“在医院之外，有一片广阔的天地等待着精神病医师们。”[57]

事实上，大约在19与20世纪之交，精神病学开始在许多方面护理社区的患者。如1906年，纽约州的一个慈善团体在斯凯勒(Louise L. Schuyler)的指导下，发起了一项针对出院患者的愈后护理项目。第一次世界大战爆发前，有几家精神病医院都开设了自己的门诊诊所，位于巴尔的摩的由阿道夫·迈耶领导的亨利·菲普斯精神病学诊所(Henry Phipps Psychiatric Clinic)是第一家这样做的大学医院。[58]

随着1909年精神卫生国家委员会(National Committee for Mental Hygiene)的建立，精神病学获得了更进一步的发展。一本由曾是精神病患者的比尔斯(Clifford Beers)撰写的书《一颗找回自己的心灵》(*A Mind That Found Itself*)(出版于1908年),激发了一批像迈耶和威廉·詹姆斯(William James)这样的知名人物去倡议"精神卫生"(mental hygiene)这个概念。在后来的一些年里,这场精神卫生运动让精神病医师参与到了众多的、通过各种善意的努力来促进美国人"精神健康"(mental health)的计划。[59]

这样,即使在精神分析之前,私人执业的、医治较为次要但却极其常见的精神疾病的精神病学,就正在获得一个中产阶级的桥头堡。到1927年,马萨诸塞州精神卫生部委员,时任美国精神病学学会会长的克兰(George Kline)已经能够写道:"过去的10年已经见证了一个值得注意的、越出精神病院围墙之外的精神病学领地的扩张。"[60]在出席美国精神病学学会1910年年会的精神病医师中,只有3.2%属于私人执业。到1921年,这个数字上升到了7.3%。[61]不过,让这个桥头堡得以扩大,演奏出一支最终将席卷几乎这整个学科的胜利进行曲的,正是精神分析。精神分析是美国精神病学成功地依靠它进入私人诊室的弹药车。

从一开始,弗洛伊德的作品在美国就受到热情的欢迎。还在当地精神分析社团成立以前,由于曾在柏林或维也纳接受研究生培养而能够说和读德文的个别医师们就拾起了弗洛伊德的著作并试图应用它们。如在波士顿附近,弗洛伊德的著作在1894年——《歇斯底里研究》(*Studies on Hysteria*)出版的前一年——首次开始被人阅读。哈佛的心理学家威廉·詹姆斯继续在一小批医师中激发兴趣。这些医师们在塔夫茨大学神经病学教授普林斯(Morton Prince)的家中组织了一个小组讨论会。[普林斯在1906年创办了《变态和社会心理学杂志》(*Journal of Abnormal and Social Psychology*),他由于在神经症的研究中引入了一种心理学的、半弗洛伊德的观点,而在美国的医师和心理治疗师中知名。]詹姆斯·杰克逊·帕特南(James Jackson Putnam)是哈佛的神经病学教授，他给这个杂志的创刊号贡献了一篇论文，内容有关他体验到的在马萨诸塞州综合医院进行的、他所谓的“精神分析”。这代表了弗洛伊德学说在美国的正式发展，尽管这并不是帕特南的目的；他的兴趣在于广泛的经验心理疗法而非特别限定在精神分析上。[62]

在纽约，大批的神经病医师和家庭医师都让他们自己熟悉弗洛伊德的技法。一位奥地利出生并于15岁移居美国的神经病医师亚伯拉罕·布里尔(Abraham Brill)，在1909年将弗洛伊德的《歇斯底里研究》译成了蹩脚的英语。布里尔回到过奥地利和瑞士，认识弗洛伊德(他认为自己与这位教授的聊天是一种精神分析的训练)，并要求作为美国精神分析的真正奠基者的荣誉。[63]像在欧洲一样，精神分析在纽约上流社会神经病医师中非常流行；他们曾经是先前的心理疗法的主要实践者。到1922年，这个城市中据说有超过500名的“非正式的”精神分析师。[64]

1909年9月，弗洛伊德在荣格和弗伦齐的陪同下来到美国，受邀在克拉克大学斯坦利会堂演讲。这次旅行在美国的医师和大众之中，对精神分析的发展形成了一个极大的促进。但是，弗洛伊德憎恶美国，看不起他的许多美国的狂热者。(他认为普林斯“是头自大的驴子，在我们的动物展览会上都会很抢眼”。)不过他给出的新闻采访还是激起了强烈的好奇心。紧随这次访问，医学上出现了一股对精神分析的赞颂，并且精神分析作为一场运动在美国开始启动了。[65]

这种精神分析运动的加强是通过两步来完成的。首先是当地精神分析社团这种精神分析师们自己的专业组织的建立。其次是精神分析培训机构的设立，它通常但并非总是属于当地社团。这些机构致力于在精神分析理论和方法的复杂性中来培养未来一代的精神分析师，由此，一种得到普遍理解的学说主干就能一代一代传承下去。同欧洲一样，社团和培训机构是相互独立的。但是不像欧洲那样，在美国只有医师才有资格申请培训。虽然，没有恰当的理由说明为什么非医师者不能有效地做精神分析——不存在有关探究这种无意识心灵的任何本质上是医学的东西——但美国的医科精神分析师对外行的竞争怀有一种恐惧。在他们看来，确实如此。考虑到精神分析一直是摆脱收容院的精神病学的希望，美国精神分析师想做的最后一件事就是，通过与尝试精神分析的心理学家和社会工作者分享它，来打破其垄断。[66]

美国的第一个地方精神分析社团由布里尔于1911年2月在纽约创立。从一开始，脱离收容院就是一个重要的主题。在15位创立者中，10位与曼哈顿州立医院联系起来。[67]另一位成员奥努弗(Bronislaw Onuf)，是长岛阿米蒂维尔(Amityville)的尼克博克会所(Knicherbocher Hall)的主任医师；那是一家私人神经诊所。如果事实上奥努弗还没有于1911年应用精神分析的话，该诊所也将很快开展精神分析。[68]亨德森(David Henderson)是一位爱丁堡的医师，1908年到1911年间在沃德岛做一位精神病住院医师。他说："这些问题在我们的职员会议和沃德岛精神病学学会(Ward's Island Psychiatric Society)上都得到了热烈的讨论。"在这个学会的一次会议上，阿道夫·迈耶提交了一篇题为"关于弗洛伊德精神分析中若干基本问题的讨论"的论文。[69]因此，毫无疑问收容院精神病学在美国精神分析诞生之初就被深深地卷入了进来。

1911年5月，欧内斯特·琼斯从他当时被英国放逐到的多伦多来到巴尔的摩，筹备美国精神分析学会的成立大会。在这里，琼斯和同事们依靠了另外一个组织，即帕特南、迈耶、奥古斯特·霍克和琼斯等人于前一年在华盛顿建立的美国心理病理学会（American Psychopathological Association）。1911年，新成立的精神分析学会将与心理病理学会在同一时间和同一家巴尔的摩宾馆举行会议。[70]美国精神分析学会并不是一个地方性社团，而是对任何一位在这个国家生活的、声明对弗洛伊德观点感兴趣的人开放。[71]直到1932年，这个全国性组织没产生多少影响，尽管掌管它的纽约人还另外拥有其强有力的当地社团。在那些日子里倾向于表现出对弗洛伊德观点感兴趣的举止有点古怪并且沉溺于思索的医师们占据了这个社团。

其他的地方性社团很快在各地建立起来。华盛顿特区在1914年有了它自己的第一个精神分析社团（它始终在死亡线上挣扎，直到1930年被稳固地重建为止）。波士顿的第一个精神分析社团成立于1930年，芝加哥是1931年，像亚历山大和贝内德克（Therese Benedek）这样的欧洲重要人物都位列其成员名单中。[72]1932年，美国精神分析学会将自身改组为一个地方性社团的联盟，并且从那时以来，全国性标准被应用于地方性组织和培训中。20世纪30年代成立的培训机构都大力应用这些标准。不久，一个指导精神分析的正统模板，开始将曾被确认为“精神分析”的催眠、宣泄疗法以及其他许多实践的个体性特质，纳入一个在全国都被承认的统一的范式中。

从这种精神病学史的观点来看，精神分析历史中最有趣的方面是它占领精神病学的努力。一种小学科如何开始吞并一个大学科呢？重叠成员资格是一种策略。理论上，在一个较小范围里所有的精神分析师最终都会成为精神病医师，反之则不然。从20世纪20年代开始，精神分析的大腕们越来越多地在精神病学会议上露面。例如，在1928年明尼阿波利斯举行的精神病学会议上，与会的32位私人执业的精神病医师中，就有像巴特迈耶(Leo Bartemeier)或奥本多夫(Clarence Oberndorf)这样的人物出席。前者几年后协助建立底特律的精神分析团体，后者是纽约精神分析学会(New York Psychoanalytic Society)的一位创建成员。[73]

越来越多的精神分析师正在变成精神病医师。他们别无选择。1938年，美国精神分析学会要求，接受一种精神分析培训的候补者必须要完成至少一年的一个高级精神病专科住院实习。20世纪40年代，几个地方性机构将这种要求提高到两年，并且学会开始鼓励精神病科住院医师们到一个附近的精神分析机构去同时开始一个培训项目(如果附近真的有的话)。到1944年，70%的美国精神分析师具有精神病学从业资格(有时也具有神经病学从业资格：一个精神病学和神经病学的公共考试委员会在1934年成立)。到1953年，美国精神分析学会82%的会员同时也是美国精神病学学会的会员。精神分析学会当时规定，愿成为精神分析师者必须在接受精神分析培训之前，完成一个至少三年的高级精神病专科住院实习。[74]这些精神分析师就这样与精神病学结合在了一起。

精神病医师与精神分析师们在组织关系方面也越走越近。从1924年以来，美国精神病学学会和美国精神分析学会经常在同一时间同一城市召开他们自己的会议。9年后的1933年，美国精神病学学会为感兴趣的会员们启动了一个精神分析特别分会。[75]虽然在美国精神病学学会执行理事会上起初有过一次关于吸纳精神分析的激烈争论，但这个精神病学组织可能看出了风潮正在吹向哪里。它正在吹向私人诊所，而那意味着鼓励心理疗法。

在20世纪30年代晚期，精神分析师们一直在为了让他们的精神分析运动突围进入普通精神病学领域而努力。库比(Lawrence

Kubie)，这位纽约精神分析学会的主席，极力主张精神病医师们的这种精神分析培训应该在隶属于精神病院和医学院的单位里开展。他指出："在这种方式中，精神分析培训能渐渐成为每家精神病院中的住院医师培训的一部分。"[76]正如芝加哥学院的亚历山大在一封1939年致欧内斯特·琼斯的信中所宣称的，"[精神分析]正在迅速成为普通医学实践与培训的一部分。"[77]

到美国加入第二次世界大战时，精神分析已经在本科生和研究生层面上抢占了精神病学训练的基础。1942年，一项重要的有关精神病学教育的研究总结道，虽然人们不能把所有的医科学生都变成精神分析师，"但人们没有理由不在心理病理学课程[面向医科学生]中介绍至少是最基本的精神分析概念，并且实际上很难想象心理病理学离开这些概念还能如何被讲授"。[78]战争期间准备出发去治疗战争疲劳症(combat fatigue)的这些精神病医师，都被用精神分析学说武装了起来。

随着精神分析在精神病学中的迅速壮大，公众不久就可以尝试这种吸引人的新疗法了，至少那些能负担得起它的人是如此。就像柏林的中产阶级曾喋喋不休地谈论他们的"Minko's"（自卑情结）一样，美国的中产阶级为他们需要清除的无意识的"防御"而感到喘不上气。在萨莉·皮尔斯(Sally Pierce)1929年有关她罹患神经病的自传中，她讲述了自己先是去了一家私人高级神经诊所，然后又去了另一家。有静养疗法、被叫喊(being-yelled-at)疗法，以及利用理性劝说的Dubois式疗法：所有这一切都令她失望。后来，她歪打正着去了"弗兰克·盖洛德"(Frank Gaylord)这位精神分析师处就诊。盖洛德医师告诉她，"没有固定的治疗一种神经症的疗法会出现，除非每种神经症症状的每个无意识病因都被发现，并被引导进入患者的意识中；不仅要引导到意识中，而且还要就它是什么进行讨论、观察、评价，并最终由患者理解和承认：婴幼儿的、退化的要素阻滞了一种稳定发展的成人生活。”盖洛德医师告诉她，她将需要每次一小时的、持续好几个月的每日约见。最后，在她的针对这种理性入侵的“无意识防御”被捣毁后，她会再好起来。事实上，在经过数月的精神分析后，她的确康复了。这是明显的精神分析起作用的证据。那些为这个或类似一些报道而感到欣慰的美国公众，越来越将那个配有强制执行静养疗法的凶悍护士的私人诊所世界抛在了身后，而拥抱起这些派克大街*的从事精神分析的执业者。[79]

1935年，《财富》(*Fortune*)杂志在一篇题为“神经崩溃”的文章中严肃地说明道：“童年期对于性本能的这种压抑，将某些经历和欲望深深打入了无意识之中；它们在那里又再次以神经症出现在这个成年人身上。”[80]这些消沉的商人们或焦虑的主妇们在历史上第一次会去寻求由一位精神病医师提供的这种服务，并且如果这位精神病医师住在纽约、波士顿或华盛顿的话，很可能他将是精神分析取向的。

欧洲人的到来

历史以奇怪的方式前行。最终将一种时髦疗法的短暂繁荣，变成一种几乎塑造美国思想和文化方方面面的大众意识形态的事件，居然是大屠杀。20世纪30年代，法西斯主义驱赶许多身为犹太人的精神分析师从中欧逃往美国。他们给这个年轻的、小规模的美国运动增添了世界性的魅力和重要性。从表面上看，从讲德语的世界到英语世界的这种文化的大规模转移对精神分析产生了积极的效果，这些

---

* 美国纽约市的豪华大街街名，常用作奢华时髦阶层的同义语。——译者

享誉国际的人物的威望充实了这种通俗的美国非正统学说。[81]但是，从最终结果来看，欧洲精神分析师们的移居却被证明对这个新大陆中的精神分析产生了致命后果，因为流亡者们随身带来了一种沉闷的正统学说，一种本能的对弗洛伊德和他女儿安娜的观点的坚持。美国的精神分析不曾能够超过它，并且它最终因不受信任至少在医学领域引起了美国精神分析的衰亡于不受信任。

从欧洲逃亡来的精神分析师的总数并不大。与 4000 名 1933 年到 1944 年间在美国寻求庇护的、来自德国和奥地利的医师相比，只有不超过 250 名的精神病医师。在这 250 人中，精神分析师又不超过 50 位。[82]但是，有许多人是非常著名的。看看来自柏林精神分析学会的移居者。其名字已经成为心身医学的同义词的亚历山大，1930 年接受了一个芝加哥大学精神病学访问教授的职位（亚历山大则坚持认为它属于"精神分析"）。两年后，他在芝加哥建立了一所精神分析培训机构。纳粹执掌权力后，亚历山大不能再回去了。柏林的拉多（Sandor Rado）最初于 1931 年被吸引到纽约去组建一个柏林式的机构。事态的发展同样阻止他返乡。费尼切尔（Otto Fenichel）编写过第一本精神分析的教科书，他在 1933 年离开柏林，1938 年死于他作为一名培训师而工作的洛杉矶。[83]1940 年 5 月，美国精神分析学会救援紧急委员会清点了近期有过联系的流亡精神分析师，在名单上有 8 位名人来自柏林。[84]

事情对于这些初来乍到者并不是很容易。即使他们懂英语，也往往说得很糟糕。比如，当费尼切尔访问托皮卡（Topeka）的门宁格诊所（Menningerclinic）时，他被邀请作一场演讲。考虑到他常常发错单词的音，他请另一位移民格罗特让（Martin Grotjahn）来帮忙。格罗特让后来回忆说，费尼切尔想谈论被称作"penis envoy"的东西。

格罗特让说："但那听起来不对，我试探性地建议…… 'penis ivy'。一个由另一位移民提出的建议 'envy'，因为太离谱而被奥托和我拒绝。"费尼切尔的演讲"受到所有人的尊重，却没有一个人听懂。'penis envoy' 最终难住了会场的所有人"。[85]

尽管他们存在语言上的不足，但这些移民精神分析师身上的光环使他们非常受欢迎：农贝尔(Hermann Nunberg)在1932年离开维也纳，首先去了费城，后来在纽约派克大街有了自己的上流社会诊所；弗洛伊德的医师费里克斯·多伊奇(Felix Deutsch)和他的精神分析师妻子海伦妮(Helene)，为了他们在马萨诸塞州剑桥市的一处可爱的家而于1935年离开维也纳。一大批精神分析师在1938年3月纳粹入侵所引起的巨大恐慌中逃离了维也纳。弗洛伊德的副手保罗·费德恩来到纽约，据他的朋友精神病医师海恩里希·孟(Heinrich Meng)讲，他在那里"立刻被算进这个国家最重要的精神病医师里"。[86]哈特曼(Heinz Hartmann)作为一位纽约的培训精神分析师终其一生。非医科的精神分析师克里斯(Ernst Kris)成为纽约的社会研究新学院(New School for Social Research)的一位教授(他曾获得一个艺术史专业的博士学位，并于1933年开始读医学院，但未完成学业)。贝亚特("托拉")·兰克[Beate("Tola")Rank]则就职于波士顿的贾奇·贝克指导中心(Judge Baker Guidance Center)。[87]

人们只能想象接到一天或一个小时前的通告后这些男人们和女人们离开维也纳的情形。维也纳剧作家韦费尔(Franz Werfel)描绘了这个场景。纳粹的坦克隆隆压过屋外的街道，令人尊敬的中年人士会忽然接到一个电话：

医师："你是说必须是在今天晚上，越过国境，没有别的选择？

……不然的话……你说什么？可能发生最坏的事情……你用你的车把我带走，那太好了。”

这位老医师开始把几件东西扔到了一起，然后停了下来。他走进书房，开始用颤抖的双手取下几本书。“我该随身带什么呢？”他跑向书桌，“至少得有我的医学文凭。”

这里，韦费尔允许自己作了一点幻想。街灯亮了，照着这位医师的年迈老师的半身雕像。医师在房间里听到了老师的声音：“反犹太主义仅仅是一种周期性的精神错乱，躁狂抑郁症性的民族时时会患上这种病。”

医师[对着塑像说]：“教授先生，对你来说作诊断太容易了，因为首先你不是犹太人，其次你已经死了。”[88]

大多数这些真正的移民精神病医师和精神分析师，他们不仅很活跃，而且成了新大陆上的领导潮流的力量，显示了他们的活力与勇气。

这些移民精神分析师对美国精神病学和精神分析是一个严重的冲击。席尔德（Paul Schilder）是维也纳精神分析学会的一位会员，兴趣涵盖了整个生物精神病学和动力精神病学。他在1928年为了霍普金斯的一个职位而暂时离开了维也纳。1930年，他又从那里转到纽约大学就任一个教授职位和贝尔维精神病院（Bellevue Psychiatric Hospital）临床精神病学部的管理者职位。令人惊讶的是，席尔德在会员资格上被纽约精神分析学会拒之门外，理由是他的技法太不正统了（他没有每周5次每次50分钟约见他的患者们，此外，他也没有坚持给予他们建议)。不过,他大胆指出精神分析是一种解决心身关系问题的方法,并在贝尔维培养了一大批年轻的、将凭自己的实力出名的精神病医师,如弗罗施(John Frosch),《美国精神分析学会杂志》(*Journal of the American Psychoanalytic Assoication*)1953年的元老编辑。[89]或许有人会说席尔德并非真正的难民,因为他已经在20世纪20年代后期自己选择离开了。但是,他的离开是因为反犹太人的精神病学教授瓦格纳-尧雷格拒绝提升他,[90]而且毫无疑问,席尔德就像农贝尔、亚历山大和其他移民一样,坦率来说虽然不是难民,但感受到了这种反犹太主义所带来的伤痛。

这些新来者被视为明星。维也纳的帕彭海姆(Else Pappenheim)在1939来到巴尔的摩的菲普斯诊所时才28岁。在家乡,她不过是一名精神病住院医师,此外,仍在接受精神分析培训。但在霍普金斯,她很快成为人们钦佩的对象。她说:"作为一名从维也纳来的医师,我很快在专业上得到肯定,甚至到了被当作英雄来敬仰的程度。"[91]维也纳式的精神分析在菲普斯如此有声望,以致迈耶在巡诊中总要问纽约人沃蒂斯(Joseph Wortis)——他曾花了4个月的时间在维也纳接受弗洛伊德的精神分析:"弗洛伊德看到这种情况会怎么想?"沃蒂斯向帕彭海姆透露,他总是虚张声势地给出某种的回答。[92]

这些流亡精神分析师与美国年轻一代联合起来,在促使这些20世纪30年代出现的培训机构确保对给定学说的正统教学方面,扮演了一个特别重要的角色。它不同于先前流行的那种兼收并蓄的、随意的,并常常是古怪的培训。在美国成为正统学说的,是弗洛伊德1923首次提出的、有关心灵(psyche)结构[在这种结构中,自我(ego)和本我(id)因为难以忍受的意念而相互斗争]的"自我心理学"(ego psychology)。弗洛伊德的女儿安娜成了自我心理学的权威的传达者。

在美国，自我心理学从本我心理学的性学说中脱离了出来，转而强调成年患者对社会要求的适应。它是一种非常适合在精神上向上，在可能改善患者生活上务实的美国精神分析师们的学说。这与弗洛伊德自己关于文明生活中不可避免的压抑的悲观看法相反。自我心理学还是年轻的流亡精神分析师们能够带进他们的行李箱中的一份特别的礼物。自我心理学家(egopsychologist)哈特曼是接受一种在维也纳由弗洛伊德本人实施的精神分析培训的最后一批候选者中的一位，被称为“美国精神分析的总理”。克里斯、勒文施泰因(Rudolph Loewenstein)与哈特曼一道，成为20世纪50年代和60年代把持自我心理学领域的三位实力人物。[93]正在创建培训机构的年轻美国人，如波士顿的考夫曼(Ralph Kaufman)和亨德里克(Ives Hendrick)，或纽约的库比和卢因(Bertram Lewin)，则与这些流亡的中欧人共同努力来占领精神分析培训。[94]

这些欧洲的新来者也通过他们绝对威望的优势制服了美国人。没有一位美国精神分析师的著作在国外为人所知。相反，那些来自中欧的新移民中的许多人，却已经是国际名人了。1966年，当罗戈尔(Arnold Rogow)抽取31位精神分析师，请他们列出“在世的最杰出的精神病医师和精神分析师”的名字时，前7位姓名中的6位都是欧洲的逃亡者[95]：安娜·弗洛伊德位列第一，紧接着是哈特曼和埃里克松(Erik Erikson)。美国出生的格里纳克(Phyllis Greenacre)排在第四，以她在儿童精神分析研究上的工作而闻名。充实这个名单的其他人是：勒文施泰因，20世纪20年代早期在柏林学习医学和精神分析，在巴黎生活13年后，来到纽约第五大道行医，在那里撰写自我心理学方面的著作并去世；维也纳人施皮茨(René Spitz)，经巴黎转抵纽约，是一名公认的教育儿童的权威；韦尔德(Robert Waelder)，是一位非医科的精神分析师，曾定居费城，并成了一名受大众欢迎的弗洛伊德学说的解释者。 1980年，当纽约、波士顿和旧金山的精神分析机构的成员们被请求列出这个行业的领袖时，前7位人物中的6位仍是逃亡的精神分析师，这份名单与前述的那份类似。[96]

这样，这一小群来自欧洲的逃亡精神分析师成功地让自己做了美国精神分析界的领袖。 格罗特让在许多年后写道：“这些精神分析师充当了一个想象中的弗洛伊德的护卫队。”他自己也是一位逃出来，起初在托皮卡的门宁格诊所落脚的柏林精神病医师和精神分析师。“他们试图让精神分析的理论、技法、疗法以及培训，在未来的一些年里保持不变。”为了取代“柏林精神分析主题咖啡屋中那种不严格的和自由讨论的气氛”，格罗特让发现了一个“令人恐怖地标准化了的”美国产物，[97]它很少能改变或适应有关认知和心理疗法的本质的科学发现。 通过推动把精神分析变成供奉留存下来的、19世纪的古老意识形态的一座圣殿，这些流亡精神分析师不知不觉中确保了这座圣殿不久后的倒塌。

胜利

不过，从20世纪40年代末期到60年代末期是段胜利岁月。 萨拉森(Seymour Sarason)曾从耶鲁心理学系的一个有利位置上评说过这些事件。 正如他回顾的那样：“第二次世界大战前的美国精神病学是生物精神病学，在战后的几年间里，它已经主要是精神分析性的精神病学了。”[98]精神分析的这种上升的影响，可以部分地表现在数字上。 美国精神分析学会会员从1932年的92名，增长到1968年的1300名左右；在这个时候，每13名精神病医师中就有一名精神分析师。[99]到20世纪60年代，在科泽尔(Lewis Coser)所谓的“美国精神分析的黄金时代”里，有20家培训机构，29个地方社团[100]和一种舆论氛围，它认为精神分析是烦躁不安的中产阶级成员的治疗选择。这种火爆增长部分地为《士兵福利法案》所刺激。该法案负担精神病医师的精神分析培训，只要它是在培训机构中进行的。不过，这种增长的真正发动机，是将弗洛伊德的领地扩大到全体精神病学和美国公众中去的、精神分析师们获得的持续的授权。[101]

从20世纪40年代开始，精神分析开始占领重要的精神病学职位和大学的院系。每一次新的征服，都被当作这场运动里的一次胜利来庆祝。因为纽约——它在1940年拥有超过全国的1/3的精神分析师[102]——是这场运动的中心，这种占领在那里开始得最早，渗透最广。纽约见证了一连串培训机构的建立。1941年，霍尼(Karen Horney)离开了纽约精神分析学会，带领她的一批追随者建立了与之对抗的美国精神分析研究所(American Institute for Psychoanalysis)。1942年，这个新研究所已经能够将它的培训计划安插进纽约医学院。[103]1942年6月，第二批从纽约精神分析学会分裂出来的人，在拉多的领导下，又建立了另一个对抗性的组织，精神分析医学学会(Association for Psychoanalytic Medicine)。拉多的人然后通过说服哥伦比亚大学精神病学系，同意在那里设立一个精神分析培训机构——全美首家位于一个大型机构中的培训机构，从而在1944年顺利地完成了一次真正的改变。[104]1946年美国精神分析学会改变其章程，允许在一个给定城市建立超过一家的培训机构后，哥伦比亚大学精神分析诊所成为了一个强大的大学精神分析教学的堡垒。

战后，这种对大学院系的占领开始在纽约以外展开。在耶鲁大学，人类关系研究所(Institute of Human Relations)很长时间以来一直是——用萨拉森的话来说——一个“活跃的精神分析思想中心”。[105] 1948年，一群年轻的精神分析取向的精神病医师赶走了卡恩(Eugen Kahn)——一位来自慕尼黑的克雷珀林的学生，1930年到美国，专业研究兴趣是精神分裂症的遗传学。费雷德里克(“弗里茨”)·雷德利希[Frederick(“Fritz”)Redlich]，一位来自维也纳的精神分析师，成为精神病学系主任。该系位于人类关系研究所的大楼里。在这个时候，事实上这个国家的每一个重要的精神病学职位都落入了一位精神分析师的手中：阿普尔(Kenneth Appel)1953年就任宾夕法尼亚大学精神病学系主任；阿斯特利(Royden Astley)(费城学会的一位会员)1956年获得了匹兹堡的教授职位；同年，克里夫兰的西储大学请莫里兹·卡坦(Maurits Katan)和安尼·卡坦(Anny Katan)(也都是费城学会会员)来运营一个新的、设在医学院内的精神分析培训机构(莫里兹成为这里的精神病学教授)。[106]这份名单能够拉得很长。

这些流亡精神分析师仍然鲜活地记得他们的技艺遭到欧洲教授们的藐视，所以对这些发展感到很惊讶。魏格特(Edith Weigert)在20世纪30年代早期曾是柏林恩斯特·西梅尔(Ernst Simmel)精神分析疗养院的住院医师，1938年逃离德国。正像她在1953年向她的德国同行介绍的那样(当时她是华盛顿精神分析研究所所长)：“名牌大学精神病学系主任职位正越来越多地由精神分析师或认可精神分析的精神病医师们充任。”她也许已经想到了一些人，如邻近的约翰·霍普金斯大学的怀特霍恩(John Whitehorn)，虽然他自己不是一位精神分析师，但他赞成精神分析。他已经在1941年取代了迈耶，并且正是在怀特霍恩的领导下，霍普金斯的精神病学系有了它的第一位完全合格的精神分析师利兹(Theodore Lidz)；他在1947年开始了他的精神分析培训。

魏格特接着说：“精神分析在美国并没有像弗洛伊德所担心的那样，沦为精神病学的女仆……相反，已经开始成为精神病学的高度受尊重的开拓者。”[107]瑞士精神病医师埃伦贝格尔(Henri Ellenberger)在1953年已经获得了托皮卡的门宁格诊所的一个职位(他在1970年将树立起他自己的作为一位精神病学史家的杰出声誉)，他谈到美国精神病医师在很多方面都很弱：他们不精通疾病分类(疾病分类学)，不精通“现象学”(患者对症状的真实体验)，不精通“体质性”研究，对精神病遗传学一无所知。然而，在精神分析上他们是一流的。埃伦贝格尔在1955年写道：“在这世界上的所有国家里，美国是第一个采纳一种动力精神病学[精神分析]作为它的主要精神病学倾向的国家。”[108]

当这些精神分析师们攫取大学教授职位时，他们也在牢牢控制精神病学这门学科。从组织方面来讲，精神分析师和精神分析支持者们占据了美国精神病学协会(简称APA)中的大多数机构。20世纪40年代晚期和50年代早期，这个组织中有几位主席，他们自己或者是精神分析师，如门宁格两兄弟中的弟弟威廉·门宁格，或者坚决支持精神分析疗法，如怀特霍恩。在20世纪60年代，这些APA主席们一律成了正式的精神分析师，或与精神分析密切相关的组织的成员。[109]

成立于1946年的精神病学进步会(Group for the Advancement of Psychiatry，简称GAP)就是一个这样的组织，在APA的一次会议上，由威廉·门宁格领导的一群少壮激进分子创立。其目的在于将社会激进主义和对精神分析的激励带到总会，例如，1950年的一份GAP声明主张，社会现实可以影响焦虑(足够真实的)，并且这种现实“也会在选择抵御焦虑(投射、反应形成、症状形成、升华及其他)上施加一种有选择的影响。”[110]这种精心的表述对一位弗洛伊德主义者是母乳，并且GAP在支持精神分析上占据了一个有利的位置。1948年，在117位GAP成员中，有30%在APA中拥有职位，占到全体APA委员会职位的3/4。[111]

但是，最有把握控制这门精神病学学科的途径，不是占领它的专业组织，而是控制精神病学培训。精神分析能对美国精神病学施加一种这样巨大的影响，并不是因为全职精神分析师的人数如此庞大，而是因为精神分析师们撰写教科书，在大学的院系任职，而且加入了考试委员会。1953年，7000名美国精神病医师中仅仅约有500名精神分析师。[112]但是，精神分析的影响却远远超出了这群人。从20世纪40年代到70年代，美国的精神病医师，一般而言，并不是真正的精神分析师，但他们都是精神分析取向的。

1952年，因为APA和全国医学教育者社团美国医学院联合会(Association of American Medical Colleges)的一份联合报告，精神分析对精神病学的这种渗透加速了。报告说，现在每个人都同意，一个合格的精神病医师必须通晓“精神动力学的原理”，包括“弗洛伊德学说的概念”。的确没有足够的精神分析培训机构来满足需要，因此必须要找到一些方式将精神分析的知识渗透进研究生课程里。“……这种知识找到了它的途径，经由许多不同的实践——辅导治疗、精神分析取向的病例讨论——进入高级精神病专科住院实习培训项目内容的途径……有关所谓‘精神分析取向疗法’的辅导和精心组织……的更好的科学交流……极其受到期待。”[113]就像卡尔·门宁格在1953年谈到的：“这种动力学概念渐渐地获得了绝对的霸权。”[114](动力学是精神分析的一个代码。)

同时，这些精神分析师已经使公众相信，弗洛伊德的教义包含着幸福的秘密。市场的力量因而也将促进精神病学领域中的这种精神分析霸权的建立。住院医师申请精神分析培训，仅仅因为公众现在要求精神分析，并且通过满足那个要求，将挣得一份优厚的收入。正如一份1951年的对纽约和哥伦比亚的州立大学医学院42位住院精神病医师所做的调查总结的："既然在一家精神分析机构接受培训被看作是这种一个'一等'市民的标志，那么必然没有人愿意被看成是一个'二等'市民。"[115]

但是，它不仅仅是"纽约人综合征"——像这种对精神分析的渴望后来将被戏称的那样。[116]各地的住院医师都渴望得到精神分析培训。"现在，成为一位精神分析师所带来的声望非常高，而且它似乎还提供丰厚的经济上的回报。"当GAP在1955年说这些话时，它正在撰写全国[教材]*。在GAP民意测验的165名精神病住院医师中，"全部……都指出他们对个人精神分析和精神分析培训的渴望。"在这些住院医师中，有20%正在接受一种培训精神分析，26%正在接受他们的高级精神病专科住院医师实习期精神分析培训。[117]

已获得声望的精神分析师们渴望讲授弗洛伊德学说，就如同住院医师们渴望学习一样。在一份1951年的、对不同医学院系职员的民意调查抽样里，56%的人已经接受过正式的、包含一种个人精神分析的精神分析培训(另有11%的人接受过一种非正规培训的个人精神分析；它是一种全国性精神分析社团严令禁止多年的训练)。[118]当1955年GAP调查14个精神病学研究生项目时，"全都指出他们的训练项目是以精神动力学理论(psychodynamic theory)为基础的。"[119]

在1965年前后，最有影响的教授精神病学的书籍是什么呢？在

---

* "[教材]"为译者所加。——译者

超过一半的课程计划中，基本书目由 17 本书组成，几乎全都是有关精神分析的著作。按字母顺序排列，从艾克霍恩(August Aichhorn)的《任性的年轻人》(*Wayward Youth*)，到西尔布尔格(Gregory Zilboorg)的《医学心理学史》(*History of Medical Psychology*)。[120]

获益于这种途径，到 1966 年，1/3 的美国精神病医师已经接受过某种精神分析的培训，67%的人说他们对患者应用过“动力学方法”。[121]到 20 世纪 60 年代中期，精神病学在美国公众的头脑里就意味着精神分析。这种对权力的攫取事实上已完成了。

这种精神分析占领精神病学造成的最不幸的方面，是精神分析师将他们的理论应用到诊断和治疗精神失常疾病中去的这种野心。如果人们想要占领精神病学，那么就必须要对精神失常说些什么。直到 20 世纪 20 年代，精神失常都是这门学科核心的关注。因此从一开始，精神分析师们就打算过要解释和治疗精神分裂症、狂躁症以及精神错乱性忧郁。虽然弗洛伊德曾公开劝阻他的追随者，让他们不要染指精神失常病人，但在私下里他却是默许的，而且他的内部圈子成员对接手重症精神疾病没有什么内疚。

1908 年，弗伦齐开始热心治疗患妄想症的 M 夫人。不过，弗伦齐首先征询导师弗洛伊德的意见：她需要在一家收容院接受治疗，还是一种门诊环境就够了？弗洛伊德回答说：“我曾经看过 M 夫人，她明显患有妄想症，而且可能无法治愈；尽管如此，你可以试一下，并且不管怎样，都要从她那儿学到些什么。陪她来的那位医师是她丈夫的兄弟，他是一个傻瓜。他很可能会建议其他的事情，而不是我已经提议的。我要求她进布达佩斯(私人)收容院，并在那里让她接受你的治疗。”[122]弗洛伊德的追随者费德恩建议过一种对精神失常的正式的精神分析性攻击，他被公认是最了不起的、主张超出神经症患者治疗的精神分析鼓动家。[123]不过，这些欧洲人将精神分析应用于精神失常的努力，经过一两次尝试后通常就停掉了，并且在欧洲，精神分析大体始终是一种治疗神经症的方法。

正是在美国，精神分析师们进行了治疗精神失常的最顽强的尝试。这里有深远影响的人物是阿道夫·迈耶，一位美国精神分析学会的早期会员和地方性的华盛顿-巴尔的摩社团的一位杰出成员。虽然迈耶宣称自己正在实践“客观的精神生物学”（object psychobiology）而非精神分析，但他时常会将患者介绍给精神分析师。迈耶这样阐述他对精神分析的看法，正体现了他自己一贯头脑不清的特点：“我偶尔感到这种冲动，即要超越这种探寻的态度而达到对终结性的需要；终结性将解决它自己的需要缺失。”[124][在迈耶将一些患者介绍给精神分析师的同时，他又叫其他患者去找特伦顿州立医院（Trenton State Hospital）的科顿，把他们的牙齿或结肠去掉以治疗疯病。]早在1909年，迈耶就胡乱猜想精神分析是一种理解精神分裂症的途径，像肯普夫（Edward Kempf）[1914年，他离开迈耶的那个部门，成为这家政府收容院——华盛顿的圣·伊丽莎白医院（St. Elizabeths Hospital）——一名全职的心理治疗师]和坎贝尔（C. Macfie Campbell）[后来的波士顿心理病理医院（Boston Psychopathic Hospital）的院长]等这些迈耶的学生，都是应用精神分析于精神失常疾病患者的狂热者。[125]

由于迈耶的工作，这种应用精神分析于重症精神病患者的传统牢牢扎根在了华盛顿-巴尔的摩地区。正是这里的两家私人神经诊所——马里兰州罗克维尔（Rockville）的切斯特纳特·洛奇（Chestnut Lodge）[布拉德（Ernest Luther Bullard）创建于1910年]和马里兰州陶森（Towson）的谢泼德与伊诺克·普拉特医院（Sheppard and Enoch

Pratt Hospital)(其前身是1891年开业的谢泼德收容院)成为美国应用精神分析于重症患者的旗舰医院。1922年12月,沙利文(Harry Stack Sullivan)抵达谢泼德。他可能是用精神分析治疗精神失常的最著名的人物。

沙利文1916年和1917年从克拉拉·汤普森(Clara Thompson)那里接受精神分析培训;汤普森是美国精神分析史上强势的女性人物之一,同时也是霍妮的盟友。在圣·伊丽莎白医院工作期间,受院长怀特的指导,他开始对精神失常感兴趣。怀特是美国最著名的、很早就对精神分析感兴趣的精神病医师之一。沙利文是在知道他可以放手干的情况下来到谢泼德的。他创建了一种特殊的安放6张病床的病房。在这种病房里,他在经他诊断为"精神分裂"的患者身上取得了非常好的疗效。(这段时期内,美国精神病医师使用精神分裂症这种诊断远较其他地区的同行频繁。)在沙利文看来,精神分裂症是一种对焦虑的不成功反应。他因为给他的患者提供富于同情心的数小时看护出名,其中很多患者对这种关注报以感激。[126]虽然他并不是一位严格的正统的精神分析师,但他成了火花塞,引发了美国精神分析中的对精神失常的兴趣。

1930年,沙利文离开了谢泼德,在纽约和华盛顿的私人诊所立足。后来在20世纪30年代,他还将创建自己的精神病学院和自己的杂志。在所有这种活动中间,大批的精神分析取向的精神病医师和精神分析师开始聚集到谢泼德和切斯特纳特·洛奇(比如到1938年,切斯特纳特·洛奇的6位精神分析师同属于华盛顿-巴尔的摩精神分析学会)。[127]

这种情形随着弗罗姆-赖希曼(Frieda Fromm-Reichmann)——一位有着长期私人诊所工作经历的德国流亡精神分析师——1935年来到

切斯特纳特·洛奇而发生了一种新的转变。[弗罗姆-赖希曼曾与精神分析师埃里克·弗罗姆(Eric Fromm)有过短暂的婚姻。]考虑到沙利文是华盛顿-巴尔的摩地区的领袖人物，她肯定在某种程度上受到他的影响。但她又向前迈出了一步。[128]弗罗姆-赖希曼不只相信有关焦虑和诸如精神分裂症病因等的标准的精神分析观念。她认识到这种疾病主要是母亲的所为造成的。在她以此为主题的著作1948年开始出现后，好几代美国母亲不得不忍受“引起精神分裂症的母亲”(schizophrenogenic mothers)这样没有根据的指责——用弗罗姆·赖希曼的声名狼藉的话说——的指责。精神分裂症的问题是什么呢？弗罗姆-赖希曼说：“精神分裂症是痛苦地怀疑和怨恨其他人，起因于婴儿和童年期他在重要人物那里遭遇到的、严重的早期扭曲和拒绝；通常，是在一个引起精神分裂症的母亲那里。”[129]必有一个人造成了这种病。母亲一定不离孩子左右。这种精神分析入侵精神病学，特别像拿破仑(Napoleon)进犯俄罗斯，已经到达了它的最深入处。

非但未被边缘化，沙利文和弗罗姆-赖希曼有关精神失常的病因和治疗的教义还开始在精神病学里广为接受。弗罗姆-赖希曼的引起精神分裂症的母亲，成为治疗精神分裂症的“家族系统理论”(family systems theory)的基础。像加利福尼亚门洛帕克(Menlo Park)精神健康研究所的贝特森(Gregory Bateson)这样的治疗专家，还假设了一种复杂的有关这种疾病的“双重束缚”(double bind)理论。在这种理论里，母亲作为这个家庭中最为病态的成员引起人们注意。一位学者写道：“相信母亲们是他们自己孩子精神失常的原因，成为标准的做法。”[130]

除精神分裂症外，有关其他精神失常疾病的精神分析性解释也成了美国精神病学的标准教条。躁狂的原因是什么？纽约精神分析师卢因(Bertran Lewin)在1951年说了三点："一个吃的愿望，一个被吃的愿望……和一个沉睡的愿望。"[131]那么忧郁症呢？拉多(Sandor Rado)说，"为爱而绝望地哭喊"。这个自我(ego)试图先惩罚它自己来阻止父母的惩罚。[132]妄想狂呢？伦敦精神分析师梅拉尼·克莱恩(Melanie Klein)(他经由柏林从布达佩斯来到了英国)说，它产生于生命最初的6个月里。因为孩子吐出母亲的乳汁时，害怕母亲因为他憎恨她而进行报复。[133]当1958年美国精神分析协会组织一项计划以将这些学说的教义引入进精神病院时，精神分析控制精神病学的战役已经击碎了最后的抵抗。[134]一位来自国外的精神病住院医师回忆起精神分析师们控制特拉华州立医院(Delaware State Hospital)后的场景："这种个体和团体心理疗法培训，全都托付给来自附近费城的不同大学诊所的精神病医师们。他们的教学模式是精神分析性心理疗法。我们应该将收容院精神病学仅仅看成是我们的一个短暂的过渡性舞台，这点立即被说得清清楚楚了。我们应该尽可能快地开始我们的分析培训。我们理想的职业目标是结合独立于大学院系的一家精神分析机构的指导培训，在私人诊所中从事精神分析。根据这种20世纪40年代的精神分析理论的观点，我们[在特拉华]的日常治疗活动被认为是高度可疑的。这些身体疗法——我们被这样告知——是权宜之计。它们隐藏而非发现什么。为一位不安的精神失常患者开一剂镇静药，对这位患者是没有疗效的，反而被认为是医师方面的一种焦虑反应。无论谁对精神分析的解释表示出最轻微的怀疑，提及其他理论，都被认为是神经症性缺陷，妨碍了去克服他的阻抗。"[135]精神病学这门学科，已经被送到精神分析师们的手中了。

考虑到精神分析师们支配精神病学的这种企图，那么，具有讽刺意味的是他们对精神疾病精确诊断——这种精神病学过去一百年间的

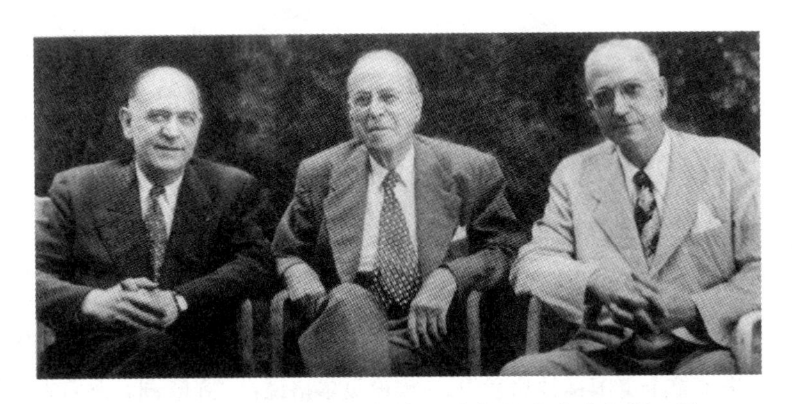

摄于 1951 年的门宁格家族。中间是父亲查尔斯·F·门宁格，他与他的儿子卡尔(右侧)一起于 1919 年创建了堪萨斯州托皮卡的门宁格诊所。左侧是另一位儿子威廉，他于 1946 年帮助创建了精神病学进步会。(承蒙门宁格诊所惠允刊载)

知性核心——的无视。精神分析师嘲笑将精神疾病划分成明确种类的尝试，像克雷珀林基于病程和结果所做的那样。据卡尔·门宁格 1956 年所讲的："这种陈旧的克雷珀林学说的术语已经大量消失了。"[136]但是，不只是这些克雷珀林的术语，任何意义上的明确定义的疾病实体都消失了。门宁格说："罹患精神疾病的患者是一个例外的这种观念永远消失了。现在广为接受的是，大多数人在某些时候会患有某种程度的精神病，许多人会在大部分时候患某种程度的精神病。"[137]换句话说，我们都有一点精神分裂或躁狂抑郁(一个将排除考虑这些疾病的遗传学基础的主张)。门宁格曾对流亡精神病医师、有一种很强的器质性精神病学背景的卡利诺夫斯基(Lothar Kalinowsky)说："我认为你是一位聪明人，我不明白你为什么会对分类问题感兴趣。"[138]

在这种精神分析师们漠不关心克雷珀林式的在情感性和非情感性精神失常上的细致区分的背后，是这种确信：只有一种形式的精神病存在，这种形式仅仅是基于一个人不能适应环境的严重程度而显示出量的差别。既然在生病和健康之间只有一面滑溜的斜坡而非绝对的界线，精神分析师会认为谈论治疗“疾病”是没有意义的。我们都是扭伤后的跛行者，都是普通的神经症患者。更确切地说，精神病学的目的是理解这种症状的含义并“去除它的心因性原因”——用一位评论者的话说——“而不是直接利用药物、暗示等来操纵这种症状”。[139]

这种精神分析师们对确定患者患什么“疾病”的漠不关心的态度渗透进了整个美国精神病学中。埃伦贝尔格说：“在欧洲，人们去看精神病医师是因为一种症状(symptom)，在美国是因为一个问题(problem)。”[140]症状源自疾病，问题源自社会。有关疾病的整个概念暗示大脑损害、神经递质紊乱、遗传负荷等。如果精神病是心因性的，是种反常的、由适应无能所加剧的童年时期的社会化的产物，那么，精神病就确实不存在，除非人们患神经梅毒。埃伦贝尔格接着说道：“我记得，当一位德国精神病医师听说某位美国同行认为躁狂抑郁性精神病是精神分裂症的一种形式时，他一脸惊愕；对他来说，这就如同认定一头骆驼是大象的亚种一样荒谬。另一方面，美国人很难理解欧洲人为离析和区别精神病而作出的艰苦努力；在他们的印象中，这些欧洲人满足于仅仅给疾病贴上标签。关于是否妄想狂是一种精神分裂症的亚型，或是一种特殊疾病的疾病分类学讨论，对于美国人来说，看起来就像中世纪关于天使性别的神学探讨一样荒唐可笑。”[141]

这种对疾病本质的缺乏关心意味着，当受精神分析培训的精神病医师们遇到患重症的患者时，他们会被难倒。库比和拉多会以一个“假性神经症性精神分裂症”(pseudoneurotic schizophrenia)的诊断，将患者介绍给由哥伦比亚大学神经病学系与格雷斯通·帕克(Greystone Park)的新泽西州立医院共同运营的这个精神外科小组

（“哥伦比亚-格雷斯通计划”）。其意义是：我们知道这些人都有很严重的问题，但我们却不能说出什么。这些转诊对患者并非无害，因为他们可能随后接受脑叶切除术——对大脑物质的外科切除。[142]

这种误诊重症精神疾病的另一面，在于不恰当地应用心理学术语于健全但却在背景上与精神分析师不同的个体身上。这是1955年克里夫兰的一个精神分析取向的精神病医师小组，他们正待在一位75岁的、已经接受过一次前列腺手术的黑人劳工的床边。他在医院的行为显然促使这些外科医师们要求一次精神病学的会诊。虽然这些精神病医师们发现这个男人“正常”（他们给它加上了引号），但他们仍然发现了他的病理性的“以在他的家庭里是‘当家男人’而感到的自豪”，还有他的病理性信念，即尽可能早下床，“因为无所事事地躺着会消磨一个男人，和担心他手术后是否有足够‘活力’”。他们将所有这些都看成是“假性雄性（pseudomasculinity）的证据”。[143]其传达的信息是：想保持他们的自豪的黑人劳工正处于假性雄性状态中（他们会从精神分析中获益，如果他们负担得起的话）。

在任何情况下，精神分析师们大都对治疗黑人劳工不感兴趣。与利用不包括精神分析的一套疗法的业务相比，精神分析业务拥有更大一批专业人士和管理人员等相关从业者。[144]那些年里的精神病学，区分了“好的”和“坏的”患者。好的患者是那些像范·普拉克（Herman van Praag）——后来成为阿尔贝特·爱因斯坦医学院（Albert Einstein College of Medicine）精神病学方面的领导——所描述的：“相当年轻，非常聪明，并且善于内省。”他们往往是有教养的中产阶级人士。坏的患者通常是重症患者、慢性失能者、精神分裂症者和毒品上瘾者。这些患者常常是没有教养的和贫穷的。“换句话说，患者必须适应治疗，而非一直调整治疗来适应患者”。[145]对于像范·

普拉克这样勤于思考的临床医师们来说，精神病学这门学科成为了一种困窘，一种对医学的嘲笑。

到20世纪60年代，精神分析处于它在精神病学内部成功的顶峰。虽然精神分析师总计仅约占全体精神病医师的10%，[146]但是，精神分析的影响却深入到这个国家的大多数私人诊所里。相反，生物学意义上的精神病医师则被限制在州立医院中缺乏魅力的职位上。精神分析师们受到政府机构和国会的咨询。当“精神分析师(shrunk)”成为美国中产阶级上层的至高理想。

在精神分析的影响下，美国精神病学完成了它从收容院到中产阶级的长征。精神分析曾经只能在私人诊所、在中产阶级生活的嘈杂声中进行。1917年，只有约8%的美国精神病医师工作在私人诊所里，到1933年，这一数字仅上升到31%。[147]在1941年，不是全职在私人诊所，就是在公立机构中的同时兼职一个私人职位的精神病医师，总计也仅占到了全体的38%。[148]

在精神分析的鼎盛时期，这种平衡戏剧性地改变了。到1970年，至少66%的全美精神病医师在私人诊所，实际上肯定会更多，因为许多在医院和大学中拥有职位的人，也兼职有私人职位。[149]1941年全职在医院和收容院工作的那些精神病医师，到1962年就有一半去了私人诊所。（有趣的是，随着精神分析在20世纪70年代和其后的衰落，有公立机构背景的精神病医师百分比再次回升：1988年，占总数11%的精神病医师在私人的、非附属的精神病院中。）[150]这种心理疗法模式的胜利，催生了遍及大城市中产阶级中的精神病医师。万一有了烦恼，一位精神分析取向的治疗专家，将会像一位眼镜商或一位律师那样，几乎近在身边。

在中产阶级生活危机中的这种明显的不可或缺，导致了精神分析取向的精神病学的傲慢。正像霍普金斯儿童精神病医师艾森伯格(Leon Eisenberg)在1962年一次医学教育者会议上，小心提出了一点对精神分析科学本质的批评性评论时所发现的那样，它的代理人会通过给怀疑者们精神病的诊断，或简单地将他们哄出会场而迅速处理这些怀疑者。"确实出现过系主任们慌忙跑向会场麦克风的情况……几乎每一位与会的知名人物都起身捍卫精神分析作为精神病学的'基础科学'的首要地位。"[151] 当1964年《真相》(*Fact*)杂志问卷调查2400名精神病医师，是否戈德华特(Barry Goldwater)参议员——一位共和党人——能够战胜林登·约翰逊(Lyndon Johnson)顺利当选总统时，1189人断言，戈德华特在"心理方面不适合成为总统"。[152] 这种精神分析师们的自以为是，是不同寻常的。不过很快，它将全然不复存在。

精神分析和美国犹太人

仅仅根据"内在论"(internalist)观点——意指在一个学科内的发展，诸如观念的进化或人格的演替——是不可能去理解精神分析这种不同寻常的上升。这些精神分析中的性的观点看起来是如此幻觉般的，它的上升和胜利不可能只根据合理的观念驱逐不合理的观念就得到解释。外部世界发生的事情有助于使它的支配成为可能，提供了仅凭其内在动力将永远不能达成的一种势头。这些都是有关精神病学史的"外在论"(externalist)观点。从使个性化护理成为可能的不断增长的中产阶级的财富，到受人文主义教育的人们从大学中获得的对于内省的期望，许多这样的因素都有很大影响。一些评论家指出美国教授缺乏权威，这使得对精神分析的学术批判被置之不理，相反，欧洲的教授能够阻挠这种精神分析的前进。[153] 一位历史学家发现，这种美国家庭生活的“温室”本性产生了一个“恋母情结”的安乐窝，一种对精神分析的信念可以钻进去。[154]我想提请注意另外一个外部因素，这并不是因为在精神分析兴衰中它必定是最重要因素，而是因为它像一条银线，从故事的开始贯穿到结尾：它就是欧洲和北美犹太人的历史。

从精神病学史的观点来看，这种犹太人在新旧大陆中的变迁是一个头等重要的事情。在大西洋两岸联结这场精神分析灾难的共同主题，是新近受到同化的中产阶级犹太人对使集体得到肯定的某种象征的期望。虽然弗洛伊德曾竭尽全力试图减少精神分析中的任何种族特征，但这种弗洛伊德及其追随者对非犹太文化的潜台词却是：我们犹太人将这份珍贵的礼物带给了现代文明。

为什么犹太人比其他种族更需要这样一种象征呢？在现代历史中，犹太人民被迫承受的不仅是一次而是两次的打击。每个离开传统乡村小规模生活开始长途旅行进入到大城市中产阶级生活的人，都会经历一次严重的打击：这种同化与融合的打击，也即这种与到来的新奇相伴随的心理恐慌。在他们离开18世纪波兰和乌克兰小镇的犹太人社区生活迁徙到像柏林、法兰克福和维也纳这样的熙熙攘攘的都市时，犹太人就像其他所有人一样，经历了这种打击。然而，第二个打击正等着犹太人，即大屠杀和几十万刚刚成为中产阶级的犹太人的被迫移民——从一个舒适的、中产阶级的欧洲生活，变成一个争抢着前往美国的噩梦。这第二种打击不曾被任何其他的文化群体经历过。[155]它深刻地塑造了美国犹太人去期望某种自我肯定的特殊象征，一枚在其所生活城市的混乱中的引以自豪的集体徽章。我认为，这个象征就是精神分析。

在19世纪和20世纪之交，中欧的犹太人经历了一种大规模背井离乡带来的文化混乱。在19世纪60年代到1900年间，无数的人被迫离开东欧的犹太街区和犹太社区，而并没有在西欧的中产阶级中扎根。许多柏林和维也纳的犹太人将他们的信仰抛在脑后，并很快通过改名和皈依新教（少数人改信天主教）来尝试同化。但是，尽管他们怀有最良好的意愿，尽管他们深谙席勒（Schiller）的戏剧和德语的优雅，他们还是遭遇到了一堵反犹太主义的隔墙。

根据历史学家卡迪海（John Cuddihy）的观点，有某些与精神分析有关的东西，使精神分析成为一种“去移民化民众的看似正确的意识形态”。[156]患精神神经病的犹太人患者因而被吸引到它那里。精神分析被抓住，也许是因为它提供了这种从内部发现一个人的本体的可能性，不同于这种正统犹太教提供的外在的标志。并且，它可能尤其吸引犹太妇女。或许这些隐居但阅读广泛和非常好奇的女人们——用维也纳小说家穆希尔（Robert Musil）的话来说，她们是一个“沉溺于精神的中产阶级”的成员——只不过更加自省，更加心理上反感她们之下的非犹太人下层中产阶级妇女（她们在商店里与丈夫一起工作），或者她们之上的贵族妇女（她们忙于频繁的沙龙社交活动）。[157]或者可能犹太男人和女人同样喜爱精神分析，因为它是“我们的东西”。不管怎样，精神分析在早期有一种非常特殊社会称呼。

总之，正是在柏林、布达佩斯和维也纳的中产阶级犹太人中间，精神分析首先被证明是如此成功。历史学家贝勒（Steven Beller）发现，作为外人的维也纳的犹太人利用精神分析，“通过一种科学理性与本能的结盟，对维也纳社会发起了一场政治性攻击”，反对这个城市传统世俗的感官性巴洛克文化。[158]在布达佩斯犹太区Leopoldstadt，出现有关于精神分析的描述：它是一套几乎“无法理解和难以进入的秘密学说或仪式……”

历史学家哈马特(Paul Harmat)总结说:“作为一种他们的少数民族处境带来的结果,精神分析在开通的犹太人圈子里最为流行。”[159]当然,非犹太人也求助于精神分析。但在患者中,似乎存在一种亲犹太人取向(Jewish tropism)。

这些精神分析师自己也往往是犹太人,而且他们中的许多人认为,犹太人气质有助于一个人充分领会弗洛伊德的智慧。正如弗洛伊德在1908年——时值对荣格(那时加入这场运动的少数非犹太人中的一位)的一个误解——对柏林精神分析师亚伯拉罕(Karl Abraham)所说的:“请忍耐,不要忘记跟上我的想法,这对你比对荣格事实上更容易……因为一种种族上的密切联系使你离我很近,而他,一位基督徒和牧师的孩子,仅仅在面对巨大的内心阻力时才能找到这条通向我的道路。”在另一个场合,弗洛伊德宽慰亚伯拉罕说:“或许我可以说,把我吸引向你的,是我们密切相关的犹太人特质。我们彼此了解。”[160]弗洛伊德的内部圈子几乎全是犹太人。弗伦齐向弗洛伊德提到一位非犹太人成员伦敦人欧内斯特·琼斯:“生为一名犹太人会意味着多么大的一种心理优势啊,这对我来说很少像现在这样清楚过……你必须让琼斯一直待在你的眼皮下,并切断他的退路。”[161]

在中产阶级犹太人大众中,精神分析显示出其属于某种更大的犹太人世界观。幽默作家扎洛莫·弗里德伦德尔(Salomo Friedländer)在20世纪20年代用笔名“Mynona”写作,他让精神分析成为想皈依“真正的犹太教”的基督徒必须要通过的入口。在一则故事中,弗里德伦德尔让激烈反犹太人的伯爵Reschock爱上美丽的Rebecka Gold-Isak。伯爵完全丢掉了他的派头,决定皈依犹太教来赢得她。Rebecka坚持他必须成为真正的犹太人,否则绝不接受他。伯爵迈出的通向一个犹太身份的道路的第一步,是一个由弗洛伊德教授做的精神分析。“这位无花果树叶*的毁坏者，”弗里德伦德尔这样称呼弗洛伊德，“如此精确地剥夺了高贵的Reschock的灵魂保护衣，因为这种剖析很准，伯爵大叫一声倒在了他惊恐的仆人怀里。”（Reschock继续让一位著名的外科医师，将他从一位金发的普鲁士战士变成了一名“犹太教规的学生”。）[162]无论犹太人还是非犹太人读者，都会发现弗里德伦德尔的寓言故事有趣，但会绝对接受它的前提：精神分析与犹太教是一体的。如果精神分析被写成一部观念史，那么这些社会性主题是不重要的。但是，如果我们试图理解作为一场运动的它的兴衰，那么许多犹太人，无论是作为医师还是患者，倾向精神分析的这种非同一般的取向，就具有了重大的意义。

随着时间的推移，至少在欧洲，精神分析失去了它的犹太人印记。虽然它产生于维也纳和柏林的犹太人中，但随着它的发展，它不再是他们的财产。在许多提供精神分析的私人诊所的这些主任医师中，无疑不存在任何亲犹太人性。在瑞士和英国，精神分析被认为是一种明确的非犹太人事物。正如瑞士精神病医师马克斯·米勒（Max Müller）在20世纪20年代评论的：“瑞士精神分析运动的特征是，与其他国家不同，它并不主要地或几乎排他地由犹太医师和非医科精神分析师构成。”[163] 1914年以前瑞士最杰出的两位精神分析的拥护者——欧根·布洛伊尔和卡尔·荣格——其实还都是反犹太人的。（当发现维也纳精神病医师斯特兰斯基是犹太人时，布洛伊尔的妻子表现出极度的惊愕并说，“那么你一定至少有一个雅利安人的灵魂”，这也许显示了布洛伊尔一家的倾向。）[164]在评论精神分析中的这种犹太人过剩时，欧内斯特·琼斯轻松地谈到，除了这些流亡者外，

---

* 传统上用无花果树叶作雕像或画像的阴部遮盖物。——译者

“在英国……只有两位精神分析师是犹太人”。[165]

1933年以前，一批犹太人医师在精神分析的反对者中都已颇有名气。例如在中欧，阿莎芬堡、阿道夫·弗里德伦德尔（Adolf Friedländer）和斯特兰斯基全是犹太人，也都是弗洛伊德的最直言不讳的敌人，像新大陆里波士顿的迈尔森（Abraham Myerson）和纽约的萨克斯（Bernard Sachs）一样。（斯特兰斯基用这个来说明，没有一个人能指控精神分析的反对者是反犹太人的。[166]）可以认为到1933年时，精神分析已经去掉了它最初的犹太人烙印。

1933年以后，一切都变了。作为一场运动，精神分析在欧洲被摧毁了。逃往新大陆的它的主要代表人物都是犹太人。对这些受到迫害和全然迷失方向的幸存者来说，精神分析成为能够当成一张入场券出示给东道国人民的、犹太人的成就之一。在流亡犹太人中，不论是医师还是非医师者——在面对被认为是种族上敌对、心理上迟钝和文化上落后的盎格鲁-撒克逊人时，精神分析成为一枚犹太人团结的徽章。格罗特谈起他同辈的流亡精神分析师时说：“对他们来说，精神分析象征着被带到这个新国家的一束故国之光。”[167]但是，它是犹太人创造的一束光，而且他们将数十年沐浴它的光芒。

美国的犹太人没有体验到移民创伤。但是，他们也是作为外人来到这里的，而且当精神分析在第二次世界大战后在医学中获得新的威望时，很多犹太人医师和患者同样被吸引到作为一种集体自我肯定（collective self-affirmation）的象征的精神分析上来：这是我们创造的。借助它我们会变得更好，而且在这样做的过程中能带给其他人以启迪。1945年以后，美国犹太人开始接受精神分析是一种文明教化的使命，一个给全世界的治疗上的礼物。考虑到犹太精神分析师用以描述他们肩负的人类使命的这种散文，这根本就不是一种情绪激动的言辞。1953年，亚历山大让他的同行们确信，事情在多么明显地朝着我们的方面变化啊，“一旦所有你们的主张被接受，并且这个世界要求你们真诚且热情地去解释新的真相。现在他们转而求助你们：‘请告诉我们它的一切。这种新知识如何帮助我们，我们能够怎样建设性地利用它来治疗一位神经症或精神失常患者……来减少社会偏见，缓和国际紧张局势，预防战争。’”[168]犹太人自己会首先求助于这种新知识，这有什么奇怪的呢？

为什么精神分析在第二次世界大战后会如此迅速地传播呢？心理学家萨拉森问道。“大多数精神分析师（和一大批战争期间接受培训的精神病医师）都是犹太人。对他们来说，希特勒和法西斯主义不是抽象的概念，而是对生存的威胁。并且在他们看来，弗洛伊德相当于一位以其贡献打开了有关人类本质新前景的摩西式人物……”[169]对萨拉森和亚历山大来说，犹太人是一个天资很高却被边缘化的群体，仍是不安和未同化的。

调查证实了犹太人医师支配精神分析实践的这种程度。1959年，两位研究者勾勒了一幅相信精神分析的精神病医师的侧面像：他们中的8%拥有犹太血统，多处在社会地位上升中，顿悟取向，远离故国（与这个抽样中的生物学取向的精神病医师相反，他们往往主要是新教徒）。这些精神分析倾向的犹太人精神病医师，在许多特征上从非犹太人中凸显了出来：他们都是不可知论者，这与器质取向的、保存了他们的一些宗教信仰碎片的新教精神病医师们相反。他们更左倾，并且更了解社会阶层的重要性，这与在这个主题上有点为难的新教团体相反。[170]当1965年罗戈尔测试一个35名精神分析师和149名非精神分析精神病医师的抽样样本时，他发现26%的精神分析师愿意公布他们是犹太人；另外17%愿意说出他们有犹太人母亲；1/3不愿意说明宗教隶属。（相反，非精神分析精神病医师的这些数字在所有这三个类目中都较低。）[171]根据这些统计数据，可以合理推断出，尽管当然也有许多非犹太人进入这一领域，但大多数精神分析的实践者拥有犹太血统。患者的情况又怎样呢？看起来情况是，就犹太人在人口中的比例而言，他们过度消费了最多数量的精神病学服务。这确实是精神分析的真实情况。在罗戈尔的研究中，1/3 的精神分析师说，他们的业务主要或绝大部分来自犹太人。[172]许多其他研究以不同的方式显示了相同的结果。[173]也许极富戏剧性的是 1976 年的一项全国性的对成年美国人的随机调查。该调查发现，59%的犹太人回答者在某时曾及时接受过心理疗法(与非犹太人寻求帮助的 25%的比率不同)。[174]换句话说，当心理疗法压倒性地是精神分析取向时，超过半数的美国犹太人在某一时候曾经寻求过心理疗法。认为 20 世纪中叶几十年里的精神分析是一种犹太人的“我们的东西”，这并非夸大事实。

这不是一个全面论述精神分析衰落(见第八章)的场合。很多因素都卷入其中，如使长期治疗变得不再必要的有效的新药物的出现，一种强调神经源性而非心因性的精神疾病新模型，以及可供选择的心理疗法体系的出现。与这些变化相比，犹太人共同体——一座以前的精神分析的重要堡垒——的发展，就没那么重要了。但是，既然这里讨论犹太人，那么这里或许是要提及这种角色的地方；在精神分析流行度骤降的过程中，一种社会性基础的丧失看来可能扮演的角色。在我看来，这种丧失主要起因于美国犹太人的这种增大的社会同化。他们不再需要精神分析作为一枚集体身份认同的徽章了，因为他们不再需要确认他们自己。相反，他们开始变得像周围的人了。

让我们来讨论一下《我从未承诺送你一座玫瑰花园》（*I Never*

Promised You a Rose Garden)中“德博拉”(Deborah)的这种经历吧。该书是乔安妮·格林伯格(Joanne Greenberg)对她自己的精神疾病的半小说化叙述，出版于1964年：

> 格林伯格于1932年出生在父母双方都是新近移民的家庭。1944年，也就是12岁那年，她开始生病，伴有无疑是一种真正的精神错乱的症状。格林伯格的家人咨询了理查德·弗兰克(Richard Frank)医师，一位纽约的专门研究儿童的精神分析师。当乔安妮16岁那年，弗兰克让她住院进了切斯特纳特·洛奇。此前他一直鼓励这家人坚持，因为洛奇不接收那个年龄以下的孩子，而且弗兰克显然希望他的小患者能用精神分析治好。[175]

格林伯格一家居住于其中的那个社会，在那些年里是强烈反犹太人的。在这部小说中，德博拉在一个“残酷的反犹太人的”营地里，被她的玩伴骂作“臭犹太人”。在他们纽约郊外的家中，这个富有的格林伯格家庭(至少是在小说中)被人把反犹太标语写在了墙上，把老鼠扔进了走廊。格林伯格一家将他们自己封装进一个几乎全是犹太人的亚文化中，也就不足奇怪了。格林伯格在小说中写道：“在德博拉成长的这个地方与年代，美国犹太人仍然在打这场他们早在几年前就在欧洲所要逃离的旧战。”德博拉的朋友全都是犹太人，她说：“我从未熟悉过不是犹太人的任何人，我也从未把我的最后一点信任给予不是犹太人的一些人。”

该拿德博拉怎么办呢？她的母亲曾听说过精神分析。她对切斯特纳特·洛奇的德博拉的精神病医师说：“他们告诉我，这些疾病是由一个人的过去和童年引起的。所以这些天我们一直在反省过去。

我，雅各布(Jacob)[她的丈夫]在找，整个家人都在思考并想弄明白……”最终他们也没能想出他们或许做过的什么引起了德博拉疾病。

但是，这位精神病医师知道。这位精神病医师实际上就是弗里达·赖希曼。这是德博拉母亲的过错。赖希曼(“弗里达医师”)哄出德博拉的一段她母亲在早年遗弃她的记忆(或暗示她进入这段记忆)。记忆开始向前翻滚。“奔涌的话语终止了，弗里达医师露出了微笑。总之，这与遗弃和失去所有的爱同样严重。”[176]

在20世纪40年代早期纽约的这种封装了的小型亚文化之中，还有什么疗法看起来会比精神分析更适合犹太人呢？这些精神病医师主要是犹太人精神分析师。像切斯特纳特·洛奇这样豪华的私人诊所，就迎合了富有的犹太家庭。这种亚文化自己知道精神分析是唯一可以想到的选项，因为它是来自智慧的欧洲犹太人知识阶层的一种疗法。[弗里达医师解释她的欧洲人双亲之一死于达豪(Dachau)*。][177]德博拉或说格林伯格一家和美国大城市中的犹太中产阶级，都生活在一个为精神分析所浸透的世界中。

美国犹太人从这种隔绝的渺小生活逃离，出现于20世纪60年代以后。有关异族通婚的统计数据最能揭示内情，因为在一个一位伴侣不是犹太人的婚姻中，孩子们被作为犹太人抚养的机会，比在父母双方都是犹太人的婚姻中，要少一半多。在1960年以前的犹太人婚姻中，只有5%选择了非犹太人；在1960年到1969年间，为12%；在1970年到1979年间，为19%；在1980年到1989年间，为33%。换句话说，这种趋势在年轻人中是朝向异族通婚发展的。同样的进程在世系中重现了自己：在新大陆的第一代人中，异族婚姻为5%；

* 德国东南部慕尼黑附近的一座城市，曾为纳粹集中营所在地。——译者

到第四代为38%。考虑到美国这种高度的婚姻不稳定性，最令人不安的是，在第一次婚姻中只有11%的伴侣是非犹太人，在第二次婚姻中为24%，在第三次婚姻中为40%。[178]到1990年，多达52%的犹太人教外结婚，少于一半的人信仰犹太教。这些数字提供了一幅一个共同体瓦解的图景。[179]

这种从犹太亚文化的逃离，或许牵涉到从像精神分析这样的从前的共同体团结的象征中逃离。关于精神分析患者种族的近期数据还很难得到，但是一位权威人士推测，精神分析师的顾客中的犹太人的百分比“很可能下降了”。[180]如果犹太人已经像其他所有人一样了，那么他们就能参与同其他所有人都正在接受的一样的精神病学治疗，并且在20世纪70年代以后，那种治疗不再是精神分析。

第六章　替代疗法

在20世纪上半叶，精神病学陷入了一种进退两难的境地。一方面，精神病医师会将他们的患者安置进“大杂物柜”里，期待他们自然康复。另一方面，他们拥有精神分析，这是一种适合渴望自我洞察(self-insight)的富人们的需要的疗法，但不适合真正的精神病。夹在这些毫无吸引力的选择之间，精神病医师开始寻找替代疗法(alternatives)。这些替代疗法中的一些被证明是进了死胡同而被抛弃；另一些成为了一种新的有远见卓识的心理疗法的基础；还有一些则为第二次世界大战后发生的药物疗法方面的革命做了准备。

然而，一开始所有这些替代疗法都有一种孤注一掷的态势；它们看起来像是激进的和可能相当危险的创新。这种孤注一掷必须放在当时的背景下来理解。收容院人满为患，精神病学面对脑和心病无能为力。在这些年里，这个专业从一个世纪前如此诱人地向人们许诺的这种治疗上的光明前景跌落到了它的最低点。在20世纪20年代和 30 年代，精神病学的重心在精神病院。在这些蛇洞*里，弥漫着一种阴郁。它会赶跑任何人，除了最坚定的年轻的医科毕业生。

人群不断蜂拥而入。在 1903 到 1933 年间，关在美国精神病治疗机构中的患者人数翻了一番多，从 143 000 人上升到 366 000 人。绝大多数都在拥有超过 1000 张病床的机构里。[1] 有些精神病医院，如佐治亚州著名的米利奇维尔（Milledgeville），就拥有超过 8000 名的患者。

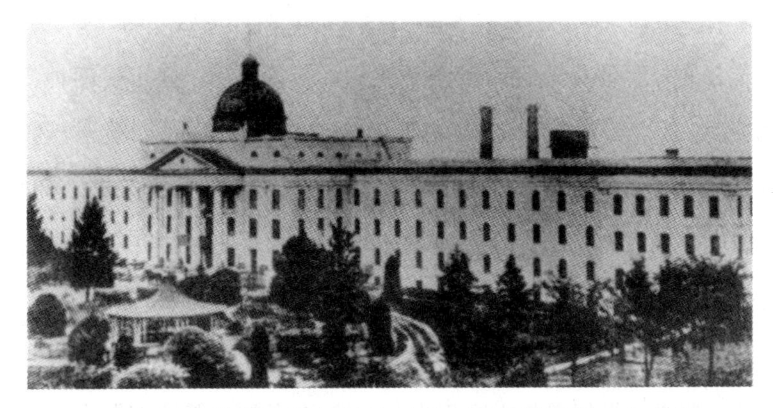

位于米利奇维尔的佐治亚州立疗养院（Georgia Stste Sanatorium），到 1950 年时有 10 000 张病床，是美国最大的精神病医院。“佐治亚电力鸡尾酒”（Georgia Power Cocktail），即一种惩罚性的电休克疗法，就起源于此。［承蒙米利奇维尔中央州立医院（Central State Hospital）提供照片］

但是，随着精神病院规模的扩大，它们在治疗上的影响却降低了。在英格兰，患者的康复率从 19 世纪 70 年代的 40%下降到 20 世纪 20 年代的 31%。在这个时候，甚至内部的人都开始问：“科学的精神病学失败了吗？”[2] 卡利诺夫斯基（Lothar Kalinowsky）是一位欧洲的流亡者，他在 1940 年成为纽约精神病学研究所（New York

* 指混乱可怕的精神病院。——译者

Psychiatric Institute)职员。他后来回想往事说：“今天的精神病医师[1980年]不会意识到，20世纪30年代以前在精神病医院工作的我们这些人，能为患者所做的，只是让他们舒适，保持与他们家庭的联系，要是有一个自然好转的话，就让他们重回社区。”[3]

这些精神病院——收容院开始被这样称呼——看起来正是这种不幸的写照。一位英国的精神病医师把它们比作监狱，不向外人开放并防止逃跑。医师们当然统一身着白大褂，护士们则戴制服帽。这些患者也穿统一制服，“劣质的不合身的套装”是男人的，褐色的形似布袋的外套是女人的。病房和走廊的装潢方案“限定在两种颜色间变动——黑巧克力色和墨绿色”。走过这些病房，人们能看到精神分裂症患者们“一整天采取伪装的雕像姿势……或有节奏地、不知疲倦地轻轻来回摇晃”。在那些日子里，涂抹粪便和公开手淫仍旧很普遍。[4]

并非一切都在走下坡路。这些20世纪30年代式样的收容院被认为要比半个世纪前的干净不少。年轻患者的出院率实际上也相当的高。[5]这种真正终身监禁的恐怖，会出现在看护智能发育迟缓者的机构中，而不是在精神病医院。然而，从不得不在那儿工作的医师们的观点看，收容院精神病学简直根本不能算是医学的一个分支。人们什么都治不了。很少有对精神疾病的科学了解。人们居住在乡村，远离这些拥有最新技术实验室和大图书馆的医学中心。年轻人，通常是有理想的精神病医师们，对这种枯燥的监禁非常生气并试图寻求替代疗法。

发热疗法和神经梅毒

在20世纪的大部分时间里，精神病学都在为寻找一种治疗慢性精神病(主要是精神分裂症和躁狂抑郁症)的疗法而不停实验。这种长时间的探索，因1917年一次治疗神经梅毒中的惊奇发现而触发。神经梅毒是19世纪中产阶级最恐惧的东西。这个故事紧密地与维也纳精神病学教授瓦格纳-尧雷格的名字联系在一起。

至少可以说，瓦格纳-尧雷格没有感受到一种要研究精神病学的内心的呼唤。他1857年出生于韦尔斯(Wels)这个村子，一直传说他看上去像一位上奥地利的伐木工人。1880年，他从维也纳医科毕业。像他那个时代大多数奥地利人一样，他是一位彻底的反犹太主义者。当一位三年前毕业的犹太人同行获得了一个瓦格纳-尧雷格梦寐以求的在著名内科医师班贝格尔手下的高级专科实习期时，瓦格纳-尧雷格诅咒了这整局“波兰梅花纸牌”(Polish Club)，* 决定尝试其他的医学领域。[6] 他偶然进入了精神病学，完全是因为维也纳收容院的物质生活条件相当不错。

然而，他很快发现自己在知性上与这门学科的器质派相契合。1883年，瓦格纳-尧雷格在收容院高级专科住院实习期间，注意到一个感染丹毒(一种由链球菌引起的感染)的女患者的精神失常有好转。这激发起他对于很久以来一直是医学上追问的一个问题，即发热和疯狂两者之间这种关系的兴趣。1887年瓦格纳-尧雷格写了一篇文章，推测或许可能利用发热来治疗精神病。他提到神经梅毒有可能被治愈。随后他在该文中虽没有特别涉及神经梅毒，但建议可以试试将疟疾患者的血注射进精神病患者体内。[7] 不管怎样，命运起作用了。1890年，德国的微生物学家科赫(Robert Koch)培育出了一种疫苗，即结核菌素，据称对肺结核有效。瓦格纳-尧雷格将结核菌素注射到

---

* 一种桥牌体系，发展于波兰并流传到其他国家。——译者

几位其精神病症状是由神经梅毒引起的患者体内，目的在于引起结核热。（发热本身被认为可以阻止神经梅毒的发展，因为梅毒螺旋体是热敏性的。）到 1909 年，通过使用结核菌素，瓦格纳-尧雷格一直稳定地观察到神经梅毒症状的长期缓解。[8] 然而他没有继续结核菌素的试验，因为该疫苗被认为具有毒性。

瓦格纳-尧雷格重又回到了让麻痹性痴呆（paretic）患者有一个由疟疾（malaria）引起的发热的可能性上。不像其他可能的感染，它有这种能被奎宁控制的有利条件。1917 年 6 月，瓦格纳-尧雷格了解到他的一位患者——从马其顿前线被送来的患弹震症（shellshock）的一位士兵——似乎患有疟疾。一位助理医师问瓦格纳-尧雷格，是否应该给这个患者服用奎宁。瓦格纳-尧雷格回答说，不。他决定将这位士兵的一些血注射进他的神经梅毒患者身体内。

1917 年 5 月，一位姓名首字母是 T. M. 的 37 岁的男演员被再次送来诊所，当时伴有神经梅毒晚期症状，包括记忆力衰退、痉挛、瞳孔大小不对称及对光的感受性迟钝，是一幅通常等于一个死亡宣判的临床光景。因为没有什么可失去的，所以 1917 年 6 月 14 日，瓦格纳-尧雷格向 T. M. 先生接种了疟疾。三个星期后，患者第一次发热，并在发热九次后服用了奎宁。令人惊讶的是，在第六次疟疾过后，梅毒性痉挛消失了。“在随后几个月的疗程中，出现了渐渐的改善，最终患者的所有症状消失。从 8 月直到 9 月，这位送到诊所时已不能工作的患者，通过设计一大套凭记忆精彩背诵的节目……已经能够给脑外伤诊所的患者举行每周一次的讲演和音乐朗诵了” T. M. 先生 1917 年 12 月 5 日出院，显得很不错。一年后，瓦格纳-尧雷格给出了这项工作的最初报道，描述了在总共 9 位患者身上进行的这种疟疾疗法的疗效。[9] 这不仅在精神病学史，而且在整个医学史上都是一个有划时代

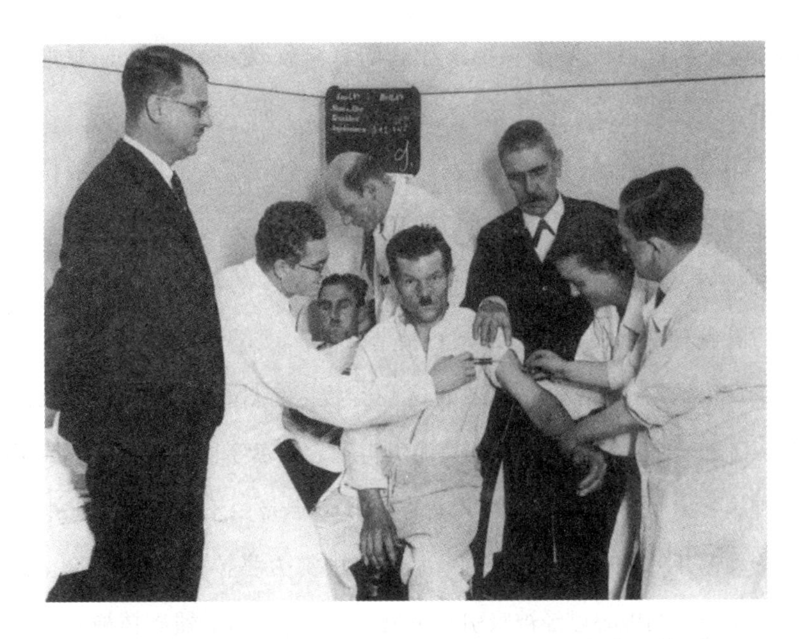

维也纳精神病学教授尤利乌斯·冯·瓦格纳-尧雷格(右侧)旁观从疟疾患者手臂上采血注射进患神经梅毒的患者手臂中。这种“疟热疗法”(malarial fever cure)发明于1917年,是精神病学中首次成功的身体疗法。照片摄于1934年。[承蒙维也纳医学史研究所(Institut für Geschichte der Medizin)提供照片]

意义的时刻。瓦格纳-尧雷格的发热“疗法”(它不能治愈,但它确实为否则会死于精神错乱的患者恢复了一种接近正常的生活)打破了前几代人中支配精神病学的治疗虚无主义。如果人们可以阻止这种神经梅毒性精神病,那么其他原因引起的精神病或许也能得到治疗。瓦格纳-尧雷格因为这项工作而获得1927年的诺贝尔奖。

瓦格纳-尧雷格的发热疗法被尝试用在精神病学中可能想到的每一种疾病,如精神分裂症。[10]唉!发热疗法并非一剂万能良药。[11]它也有极大的危害。尽管它用在梅毒晚期阶段相当有效,一半多的病例获得显著的改善,但它也是缓慢复杂的、危险的,并且有赖于找到与麻痹性痴呆患者有相同血型的人。他们还不得不感染合适类型的疟疾：大约每三天发作一次寒战的间日疟。发热疗法还是非常昂贵的。[12]

但是，瓦格纳-尧雷格的发热疗法是一个开端，触发了寻找精神失常疗法的其他努力。在随后的几十年里，这种对治疗“功能性”精神病（指那些不存在明显身体损害的精神病）的身体疗法的探索，是重症精神病历史中主要的故事情节。

瓦格纳-尧雷格和维也纳的这些器质论者（organicists），与迈纳特、格里辛格、弗洛伊德以及其他值得纪念的名字同等重要，都属于精神病学史中宏大的中欧叙事里的人物。但是由于纳粹主义带来的政治动荡，探求一种治愈精神疾病疗法的努力将转移到新大陆。正像精神分析的中心已经被吸引到中央公园西街一样，器质精神病学的中心也向西方迁徙，尽管未必是到纽约。

这种转移最先出现在改进瓦格纳-尧雷格发热疗法的努力中。1910年，柏林的医师埃尔利希（Paul Ehrlich）宣称，化合物“胂凡纳明”（Salvarsan）能阻止一期和二期梅毒的发展。这是一种砷化合物，由砷和一种有机物化合而成。它提供了一种在梅毒侵犯中枢神经系统以前阻断梅毒蔓延的方法。美国好几代医师都记得埃尔利希的发现胂凡纳明，或说“606”；它代表埃尔利希尝试的第606种化合物。然而，这种在医学界内对胂凡纳明的普遍欢呼，在精神病学界内却是有节制的。为了使其对神经梅毒有疗效，胂凡纳明需要在早期使用。然而，引起梅毒的这种螺旋体在中枢神经系统里有一个很长的潜伏期，到临床症状明显时，常常已经太晚了。

正是在次一级的美国中心区里，而非在精神分析支配的纽约，青霉素的使用决定性地终结了神经梅毒的故事。这个故事开始于1929年弗莱明（Alexander Fleming）在牛津的发现：青霉素的霉菌培养物抑制了细菌的生长。在第二次世界大战之初，牛津的研究者们认识到青霉素在临床上遏制细菌感染会十分有用。问题是能得到的青霉素如此之少，而且能少量生产出来的被用作了军需。打破这个瓶颈的是一项“外围的”美国人的成就，首先在伊利诺伊州皮奥里亚(Peoria)进行尝试，最后在全国21家不同的药物公司继续制造(常常使用原先为生产加入橙汁的维生素C而安装的大发酵桶。)[13]

将青霉素与神经梅毒联系起来绝对是一项美国人的成就。1943年，马奥尼(John Mahoney)，一位美国公共卫生署(U. S. Public Health Service)的委派官员和该署斯塔滕岛(Staten Island)海事医院性病研究中心(Venereal Disease Research Center)主任，得到了能够试用于一期梅毒的足量的青霉素，结果证明非常有效。[14]于是，美国政府的科学研究与发展办公室(Office of Scientific Research and Development)组建了一个青霉素专门小组，调查青霉素对什么疾病有效以及应该如何使用它。八家不同医院和大学的诊所被委派研究青霉素对神经梅毒的作用。到了1944年8月，已经很清楚青霉素是一个巨大成功。[15]

例如，青霉素曾被试用于约翰·霍普金斯医院一位34岁的女性麻痹性痴呆患者身上。她一直幻听，有定向障碍，舌头、双手及嘴唇震颤。到青霉素治疗的第16天，她已经完全能确定方向，并摆脱了震颤；讲话和书写恢复正常；幻听消失，而且开始“利落地做家务，包括购物……和开车”。[16]另一位患者海伦·M(Helen M)，她的笔迹已经成为一种潦草的线条，她已经彻底地丧失了她的肌肉功能。1944年3月23日，开始进行青霉素治疗。海伦·M的字迹像一位泳者重新从深渊中露头，再次平稳地获得了它的清楚易读性。到5月13日，她的字迹已经开始合乎一种规矩的签名了。[17]

这些都是令人惊奇的故事。神经梅毒曾经一度充斥收容院。这是一种最可靠的证实，至少一种病因的精神错乱是可以治愈的。

早期的药物

和一般精神失常疾病(psychotic illnesses)相比，神经梅毒是一个例外，因为它的病因很清楚是感染。青霉素将无法治疗其他的重症精神病，因为它们很少(除了发热性谵妄外)是由一种病毒或病菌感染引起的。像精神分裂症这样原因不明的所谓“功能性精神失常”会怎样呢？第二次世界大战前的这些新药物疗法不得不提供给这些患者什么？在这一点上这类记录非常令人不安。

这种对精神失常疾病的药物治疗几乎像天荒地老一样久。假定集结在结肠中的毒素使患者精神失常，而服用轻泻药来治疗这种精神病，可以追溯到中世纪或是更早。实际上，轻泻“疗法”在整个19世纪以及进入20世纪，都仍将是精神病学中的一个不变的主题。1809年，贝德莱姆的约翰·哈斯勒姆指出，“腹泻经常被证明是一种精神失常的自然疗法”。哈斯勒姆称轻泻剂(“泻药”)“在精神失常发作时是一种不可或缺的药物”。[18]晚至1921年，英国精神病医师仍在阐述巴豆油(一种可以刺激肠道和导致腹泻的油性物质)“中止或缩短一种精神病危象”的长处。[19]鸦片(opium)在医学中有一个久远的历史，在数个世纪里作为一种镇静药提供给富人们。一位年轻的法国风流女子，由于焦虑她的感情生活而无法入睡，1773年给她的情人写道：“苦恼使我的心灵软弱，我无法抵抗。早晨5点，我服用了两粒鸦片。我从它那里获得了某种甚至比入睡还好的宁静。”[20]

但是，如果说药物疗法中的一些主题历时不变的话，那么其他的则起落沉浮。近代早期有一种特有的治疗偏好，诸如服用藜芦

(hellebore)或绿藜芦(veratrum viride)，一种能够降低心律和引起呕吐的植物源性药物。藜芦到19世纪初已经过时。取而代之的是，在精神失常的药物治疗中两种新趋势的确立：其他类型的生物碱(含氮的植物性药物)的广泛使用，以及基本上是德国的有机化学工业实验室合成的、主要作为镇静药和安眠药使用的化合药物的上升。

进入收容院的第一种新型生物碱，是1806年从鸦片中离析出来的吗啡(morphine)。像鸦片一样，吗啡本身也已经被口服很多年了。柯克布赖德(Samuel Kirkbride)嘱咐将它放进水里给他的患者。[21]当伍德(Alexander Wood)，一位爱丁堡的医师，描述了注射吗啡直接进入血液环流的皮下注射针的用法后，一个新时期在1855年开始了。他这样写到X小姐：一位"老妇人"，伴有一个很长病史的神经质症状，肩痛，而且长期失眠(有口服鸦片后昏厥的病史)。"11月28日，我晚上10点查访她，给了她有助于夜晚入睡的鸦片制剂。在确定好最痛点[是在她的肩上]后，我插入了注射器……并注射了二十滴一种吗啡的盐酸盐溶液。"十分钟内她开始"抱怨眼花和意识混乱"。半个小时后，她的疼痛消失。当他在第二天上午11点再查访她时，"我有点生气地发现她还未曾醒来；呼吸也有些深长，而且费很大劲她才被唤醒。"她的肩痛消失了，没再复发。[22]很明显这里有某种镇静上的新东西：一种不仅使患者安静(一种镇静药)，而且使他们长时间睡眠(一种安眠药)的可注射药剂。在19世纪下半叶的收容院精神病学里，皮下注射吗啡成为制服不安患者的一种重要手段。当意识到吗啡是多么令人上瘾时，这种做法最终消失了。[23]

19世纪下半叶是收容院疗法的"生物碱时期"。在数目众多的生物碱镇静药中，最为流行的是黑莨菪的子叶(hyoscyamus)，一种取自茄科植物家族(Solanaceae plant family)——作为迷幻剂

(hallucinogens)原料而闻名的一个属——莨菪种(henbane species)的药物。快到18世纪末时,许多权威已经谈到莨菪的提取物使"狂躁性谵妄"患者(maniacal delirium)镇静。1833年,化学家从莨菪中提取出生物碱莨菪碱(hyoscyamine),达姆施特塔(Darmstadt)的默克公司(Merck company)开始出售它,用于许多非精神病性指征。最终在1868年,维也纳药理学家施罗夫(Karl Schroff)证实,黑莨菪的子叶充当了一种镇静药和安眠药。约克郡西赖丁收容院的劳森(Robert Lawson),大约在1875年开始把它提供给他的患者。[24]到了19世纪80年代,莨菪碱鸡尾酒(hyoscyamine cocktails)已经在收容机构中广泛使用。这代表了收容院精神药理学(asylum psychopharmacology)真正的开始。

然而,莨菪碱的故事不断地在发展。1880年,另一种后来将被广泛使用于精神病学的药物东莨菪碱(hyoscine),从莨菪碱中被提取出来了[在美国称为莨菪胺(scopolamine)]。[25]它成为这种镇静"鸡尾酒"的一种基本成分。该"鸡尾酒"用于躁狂患者,否则他们真会焦虑不安到死。晚到20世纪30年代,在像贝特莱姆皇家医院这种地方工作的精神病医师,仍使用东莨菪碱来对付"撞头,擦蹭,以及拔头发,不断地抓挠会引起败血症的皮肤……在过激情绪中,这些症状同兴奋和攻击一样,通过使用东莨菪碱辅酶A,一种东莨菪碱、吗啡、阿托品[一种莨菪碱的亲缘物]的有效混合物,可能会被暂时缓解"。[26]进入20世纪,关于这些"鸡尾酒"的学问代表了收容院精神药理学的这种口头传承的基本知识。

这部莨菪碱和它的亲缘物的故事,展现了精神病学中大多数药物的典型的开发:它们常常由对其他事情而非精神错乱感兴趣的化学家和药理学家发现和分离出来。一位善于创新的精神病医师会发现这种药物对 X 或 Y 有效；然后一家药物公司会将它精炼并推向市场，以便它能提供给患者。这是主要靠机缘凑巧的药物发现，与第二次生物精神病学的这种被设计的药物发明不同。

在这个漫长的“生物碱时期”，除了使用药物来短暂缓解症状外，精神病学从未妄称要做更多的事情。直到我们有了制药公司实验室合成的药物时，我们才见到真正的治疗精神病患者的努力，不管是否受到误导。这是一个主要开始于中欧（因为德国有庞大的有机化学工业）而结束于美国（因为犹太科学家们向新大陆移民）的故事。

这部故事的中心是一股镇静药的洪流，它从像拜耳（Bayer）这样的制药公司的工作台涌向收容院。这些大量生产的镇静药里的头一个是水合氯醛（chloral hydrate），1832 年由吉森的化学教授利比希（Justus von Liebig）合成。利比希体现了精神病学对工业的这种最初的直接关系。作为有机化学的创建者，他培养了许多化学家。1888 年拜耳公司创立制药部后，这些人就一直在里面效力。[27]

从因为缓解了一般精神病症状而获得一大批公众追随者的药物来看，水合氯醛首先预演了这种“百忧解”（Prozac，氟苯氧丙胺）可能发生的情况（参见第八章）。1869 年，柏林的药理学教授利布里希（Otto Liebreich）确定，水合氯醛作为一种安眠药，能缓解焦虑和忧郁的非精神错乱患者们的失眠。这个时代的戏剧和小说经常轻易地在这种情节中提到水合氯醛：女主人公在被劫色前被投了药。侦探小说迷们认为水合氯醛是“蒙汗药”（knockout drops）和“米基·芬恩”（Mickey Finns）*。水合氯醛胜过吗啡和茄科的生物碱，因为它的剂量效能很可靠，并且不需要注射（尽管患者们不喜欢它糟糕的

* 指搀有水合氯醛等麻醉剂的酒水，通常使饮者失去知觉。——译者

味道和呼气中特有的气味)。数十年里它一直是收容院药理学的顶梁柱，并且作为一种中产阶级患者能在家里服用来躲避收容院的药物而受到广泛欢迎——乃至滥用。

妇女们尤其常常由于这个原因而成为水合氯醛上瘾者：家人感到太难堪而不把她们托管出去，她们的精神失常症状是在家中治疗的。迈纳特让一位对水合氯醛上瘾的42岁妇女求助于维也纳的一家私人医疗诊所进行治疗。他认为成瘾是她的主要问题。但情况不是这样，因为当这家诊所的医师帮她戒药后，她开始出现一种精神失常，不得不被送进一家私人收容院。[28]弗吉尼亚·沃尔夫(Virginia Woolf)有一个重症抑郁症和在私人神经诊所治疗的长期历史。当她陷入与维塔·萨克维尔-韦斯特(Vita Scakville-West)的性关系时，她在20世纪20年代正在家里服用水合氯醛。她在1928年给维塔的信中写道："马上要跟你说晚安了。水合氯醛在我的脊柱里沸腾，我太困了，困得不能写信了，但我没有停下来——我感觉像是一只蛾，有大而猩红的眼睛和一袭柔软的绒毛披风——一只栖息在可爱的灌木丛中的蛾——如果它是的话——唉！但那是不妥的。"[29]维也纳和伦敦：中产阶级精神病家庭看护的两种典型路径。

如果其他生物碱试图改善的这些症状不是如此危重的话，那么它们才会是可笑的。例如在躁狂症中，患者会一直到断气都狂暴和不安。阿朴吗啡，一种用作强效催吐药(使患者呕吐)的人造吗啡生物碱，在它被发现后很晚才在19世纪进入收容院。它用来对付躁狂症。在蒙特利尔的道格拉斯医院(Douglas Hospital)，医师将阿朴吗啡和东莨菪碱混合在一起，通过使患者呕吐而使他们镇静。[30]在艾奥瓦州独立城(Independence)的这家收容院里，"受躁狂症折磨并无法安静下来的患者，过去被服用这种药。据说他们脸色发青，会呕吐近一个小时。这有一个消耗的作用，他们最终能够获得六小时或是更多的所需要的休息时间。”[31]

水合氯醛与阿朴吗啡仅仅在抑制症状一段时间这种意义上代表着治疗。用药物治疗的最早尝试，出现在一个相当奇怪的地方：19世纪末的上海。它的出现纯属偶然。这个故事牵涉到溴化物，需要了解一点背景。溴元素天然存在于海水和盐泉水中，1826年首次由蒙特利埃的一位药剂师从海藻灰中分离出来。由于相信它是一种碘的替代品，法国的医师开始直接把它用于种种小疾病，对所有这些疾病来说，这都是不合适的。自然形态的溴具有腐蚀性，不得不作为一种与钾之类的元素化合而成的盐来服用。法国人注意到这些溴盐常常能产生镇静，一种像英国小说家伊夫林·沃（Evelyn Waugh）在《吉尔伯特·平福尔德的苦难经历》（*The Ordeal of Gilbert Pinfold*）一书中所描绘的 *invresse bromurique*。该书是一本自传体小说，记述了他自己对于溴中毒的体验。[32]

1857年，溴的使用进入了主流医学。当时洛科克（Charles Locock），一位在五月集市区（Mayfair）* 开有一家豪华诊所的内科医师，在一次医学会议上评论一篇关于癫痫的论文。洛科克偶然提到他在超过两周的时间内，每天三次，给一位患“歇斯底里性癫痫”（hysterical epilepsy）的患者十格令** 溴化钾，抑制了癫痫。他也提供给“不伴有癫痫的、歇斯底里发作时的年轻妇女”，发现它“极为有效”。[33]他暗示溴化钾使患者镇静。由此，溴开始了它作为一种镇静药的生涯。

---

* 英国伦敦西区上流社会住宅区，位于海德公园以东。——译者

** 一格令相当于0.065克。——译者

这些溴化物比水合氯醛更便宜，迅速在公立收容院里传布。到1891年，巴黎的收容院一年要使用超过1000千克的溴化钾。[34]年迈的收容院精神病医师依然记得，拿“三倍溴化物……以液体形态给数以千计的患者。[在睡眠时]每四小时给一次药(q. h. s.)，整个晚上[当必要时]立即给药(p. r. n.)”。[35]重要的是，当年轻医师麦克劳德(Neil Macleod)1879年左右前往上海行医时，他可能已经完全熟悉溴化钾，而且或许已经对它的使用满怀信心。

持久睡眠

麦克劳德，一位刚刚从爱丁堡毕业的医学生，完全在无意间成了实际上承诺要解除精神失常病症的精神病学的第一次药物疗法的创新者。[36]在1897年的早些时候，侨居上海但正滞留在日本一家旅馆中的一位48岁的已婚英国妇女，“通过电报收到了家庭不幸的意外消息，引发了一个巨大的精神上的打击。”旅馆中其他旅客的嘈杂声很快使她“狂乱”。她发展成一种急性躁狂症发作，麦克劳德被从上海派去带她回家。没有可以找得到的熟练护士——但是，拥有通过让吗啡和可卡因使用者进入持久溴化物睡眠(bromide sleep)而戒掉他们毒瘾的相当的经验[37]——尽管她患的是精神病，麦克劳德还是决定在她身上尝试一下他在成瘾者身上使用的这同种方法。他给了她大剂量的溴化物，然后在她进入深度睡眠后，把她移到一张吊床上。经过900千米的汽船旅行和持续数日的长途冒险行程后，她终于回到上海，醒来时不带“一种精神混乱的痕迹”。[38]

她好了有两年，然后1899年6月在让她失去自控力的“另一次打击”下复发。她变得暴躁，然后陷入“一种语无伦次和极度兴奋的状态，在夜晚带着恐惧妄想不停地说话，并试图逃离这屋子——不论是这屋子，还是屋子里的室友，她全都认不出来”。麦克劳德再一次诊断为急性躁狂症。由于上海方圆很远地方内没有“一个有护垫的房间”或“有技术的护理员”，因此他决定用他那时称为“溴化物睡眠”的疗法再次对她进行治疗。

第一天，麦克劳德在早上8点半给了她两打兰*（约1/8盎司）剂量的溴化纳，并在那天坚持又给了她三次。她那天的大部分时间都在屋子里走来走去，“几乎是不间断地说着胡话”，晚上9点左右才睡下。第二天，他又给了她一盎司。到这一天结束时，她只睡了一小会儿，“满脑子都是相当明显的妄想”。这时，他停止了溴化物供给。她已经吞服了满满两盎司。第三天，她只能很困难地说话，而且没有人搀扶就走不了路。第四天，她未能被叫醒。接下来的三天，她仍然不能被叫醒。在第九天，她开始有了一点意识，例如，当对她挠痒时，她会移开她的脚。但是，只是在第十二天，她才开始咕哝。不到另一周过去，麦克劳德已能够评价她的精神状况：“第二十三天：不错的一个夜晚；有很不明显的精神障碍的迹象。从这天开始，没有可察觉的偏离正常的精神状态。像平时那样，在花园和楼下散步、用餐。”

麦克劳德还用他的“溴化物睡眠”治疗了另外八名患者。一位死于肺炎，可能是因为昏迷中吸入呕吐物造成的。其余的要么被戒了瘾，要么像上面提及的患者那样，被治好了“急性躁狂症”。按麦克劳德描述他新近发现的睡眠状态，“患者日夜昏睡5到9天，不能行走、站立、坐、说话，或是进行任何较高级的脑力活动。”每隔六个小时，麦克劳德会把患者放在一个便桶上排便，并且每隔数小时给他

---

* 英制重量单位，在药衡中1打兰相当于1/16盎司、1.772克。——译者

们一杯牛奶。在患者醒来时,他们看起来完全从疾病中恢复了。不知道的是,他们还会复发多少次。[39]

这种持续时间极长的昏睡,把麦克劳德的深度睡眠疗法(deep-sleep therapy)与先前精神病学短时间镇静患者的努力区分了开来。[40]一种药物疗法首次在精神病学史上被描述为,看起来用一种身体层面上的方式缓解了重症精神病。麦克劳德的溴化物睡眠是否真正治好了患者,这与本主题无关:一种暗示已经进入了这个行业大家的思想中,即利用药物的某种治疗或许是可能的。

这种溴化物睡眠疗法很快被其他医师所接受,然后又被抛弃。[41]溴化物自身可能太有毒性,或者这整个想法太不计后果地"冒险",都使人想都不敢想。睡眠疗法发展中接下来的这一步,将出现在巴比妥酸盐而非溴化物的庇护之下。

1903年,德国化学家费歇尔(Emil Fischer)和他的合作者梅林(Joseph von Mering),改进了一类最初合成于1864年的药物,使它们成为有效的镇静药和催眠药。[42]这类化合物的最初发明者称它们为巴比妥盐(barbiturate),显然用了他女朋友芭芭拉(Barbara)的名字。费歇尔和梅林认识到他们的新药"二乙基巴比妥酸"(或说巴比妥)是一种镇静药。它比先前的所有镇静药都好:尝不出令人不快的味道,很少有副作用,远低于中毒剂量的治疗量就可发生作用(不像溴化钾,味道很糟糕,有一个接近中毒剂量的治疗量)。拜耳公司推销费歇尔发明的药物时称"佛罗拿"(Veronal),而先灵公司(Schering company)推销时则称为"麦地那"(Medinal)。这两个品牌后来都成为家喻户晓的名字。[43]这些巴比妥酸盐价格曾经非常昂贵。在德国,一克佛罗拿价格为40芬尼,而一种与之竞争的非巴比妥类镇静药曲砜那(Trional),一克的价格只有15芬尼。[44]即便如此,佛罗拿和类似的巴比妥酸盐还是很快流行起来。它们使躁狂症患者镇静，使抑郁症患者恢复睡眠，并且是一种面向普通失眠者的有效的安眠药[至今仍然如此：礼来公司(Lilly Company)的短效速可眠(Seconal)，或称为司可巴比妥(secobarbital)，今天一般在北美使用]。

佛罗拿首先在1904年由胡森(Hermann von Husen)在患者身上试用。胡森是一位年轻的收容院精神病医师，他自己也有睡眠问题。在他的其他发现中，他报告一天晚上他服用了0.5克佛罗拿，第二天晚上又服用了1克。“在这两种情形下，10到15分钟后我就感觉到一种阵阵袭来的困倦，半小时变成深度睡眠。服用0.5克佛罗拿后我睡了8个小时，服用1克后睡了约9个小时。在第一天早晨，我醒来后神清气爽，精神饱满。服用了较高剂量后的第二天早晨，我起床都有困难……”[45]那时没有别的可以使用的药物让人们睡得很香，然后醒来精神饱满。这样一种药物的潜在的吸引力是巨大的。

佛罗拿成为私人神经诊所的特选药物(同时公立精神病院依旧使用便宜的备用药物，例如溴化物或水合氯醛)。下面谈到的简·希利尔(Jane Hillyer)，是一位受躁狂抑郁症困扰的年轻妇女，正在一家疗养院里小住。

> 太阳刚刚开始下沉到树梢后面……离睡觉，或说离服用佛罗拿还有几个小时。我一直蛮横地要它。“或许他们会打破老规矩；如果我闹一下，或许能早点拿到它；他们给了，只有一点。然而，早在护士拿着一杯清水和那神奇的白色药片——它总好像是这个世界上唯一冰冷的白色物质——到我身边之前，早在那之前，我就已经听见了我自己的声音，嘶哑而奇怪，与其他患者的非尘世间的哭喊声混杂在一起……”[46]

在佛罗拿获得成功后，许多其他的巴比妥酸盐也开始出现在市场上。1912年，拜耳出售鲁米那(Luminal)[苯巴比妥(phenobarbital)]，一种仍用于癫痫的巴比妥酸盐。因为它的长效性质，在富得能够买得起它的收容院里，"苯巴比妥"成为一种受欢迎的药物。一位年迈的精神病医师回忆说："这种流行的抗焦虑药是灵丹妙药苯巴比妥。它呈粉红色，许多患者——通常大部分是女性——都随身带瓶粉红药物，当需要时就服用一茶匙。"[47]不仅在收容院精神病学里，而且在整个医学界里，巴比妥酸盐都开始得到广泛应用，家庭医师通常指望它医治"一位处在新婚之夜的歇斯底里女孩"。[48]如果说在20世纪60年代地西泮*[Valium，属于苯二氮䓬类药物(benzodiazepines)]出现前，单独一类药物就能体现精神病学的话，那就是巴比妥酸盐。

在对巴比妥酸盐诱导持久深度睡眠的作用的了解不断增长这种背景下，20世纪治疗精神失常的首个重要尝试开始了。这种使用巴比妥酸盐诱导持久睡眠的实际上的优先权，属于1915年进行尝试的埃皮法尼奥(Giuseppe Epifanio)，一位都灵大学精神病学诊所的助理医师。[49]然而，他关于深度睡眠的成功疗效的论文，看来由于它发表在一场战争期间，使用了一种很少有外国精神病医师能阅读的语言，几乎没产生什么影响。持久睡眠疗法这种所谓的20世纪首个身体疗法，是与瑞士的精神病医师克莱斯(Jakob Klaesi)联系在一起的。他是苏黎世大学精神病诊所即布格霍尔茨(Burghölzli)诊所的全职医师。1920年，克莱斯开始使用由瑞士罗氏制药公司(Hoffmann-La Roche)生产的一种创新的两种巴比妥酸盐的组合物，市场推销为

---

* 也就是一般所称的安定，是一种安眠药。——译者

Somnifen。用持久昏迷(*Dauernarkose*)来治疗一种至少和精神分裂症一样的疾病，是克莱斯的雄心。

克莱斯当时37岁，是布格霍尔茨的一位临时讲师。他决不属于搜求药物的生物学类型的人。他一直热衷心理疗法，并且的确认为深度睡眠是一种使患者镇静下来，从而让他们变得易于交流的方法。但他没有因为出色的观点而为人所知——他在20世纪30年代成为纳粹的支持者——尽管他本人受到躁狂抑郁症人格波动的影响。他也有很大的雄心。所有这些品性使他或许过于接受苏黎世大学药理学教授克洛塔(Max Cloetta)的意见：这次借助Somnifen，可以再次解决一下埃皮法尼奥的深度睡眠疗法。[50]克莱斯相当自负地开始他的报告，"我决定将持久睡眠疗法——那是一种持久昏迷的方法——引入精神病学"，来"实现一种患者和医师之间的关系的改善"。通过睡眠阻断刺激性因素，可以有助于将精神分裂症患者从他们的抗拒态度挖掘出来，以使精神疗法得以进行。当克莱斯在1920年4月接管了布格霍尔茨的这栋收治焦虑不安的女患者的病房时，他遇到了一位39岁的女患者。直到她三年前生病为止，她都是一位"能干的女实业家"。她开始变得焦虑，诉说有人想要杀死她和她的丈夫，听到说话声，并被送进了一家私人神经诊所。她的情况好转了，于是回到了家里，却又开始生病，这次在1919年3月被送进布格霍尔茨。她变得相当暴躁，院方不得不把她关在房屋四周设有软垫的特殊病室中；那个病室已有20年未曾使用过。

克莱斯艰难地试图与她建立一种治疗性的良好关系。有一次，当她裸体躺在她的小隔间内时，克莱斯问她，你"作为一位知性妇女，在这样一个囚室里"正做什么呢?

"你想要做什么？"她问他。

“无论如何都要治好你，使你不要过这样一种可怕的生活，”克莱斯回答。于是她开始哭泣，随后试图掩饰她的泪水，并流下了鼻涕。克莱斯把他的手帕递给她。她的脸舒展开来。她微笑地看着克莱斯，对站在旁边的护士说道，“他太好了。”克莱斯开始意图与她建立一种心理上的良好关系。

4月底，克莱斯决定试一下，用一个Somnifen疗程的深度睡眠来“解除她的防卫”。他接着又续了两个疗程，每一个疗程都很典型地持续了五到六天。1920年10月，她因为大为好转而出院。她的丈夫后来说，他从来没有看到他的妻子“像现在这样勤勉、周到和温柔”。可是，这位妇女就在出院前告诉克莱斯，她的婚姻陷入危机。她嘲笑她丈夫是一个米尔克吐斯特(Caspar Milquetoast)*，因为让她凌驾于他——并表达了一个愿望，希望丈夫能像她的医师。克莱斯仔细地总结道，“持久睡眠和Somnifen已经打开了这条道路，它通向一种与患者的富有成效的对话和新的洞察。”[51]

在克莱斯用持久昏迷治疗的26位患者中，大约有1/4到1/3的患者症状大为改善，以致他们能让出院或是被转移到收治不那么焦虑不安的患者的病房中。乍看起来，这似乎是一个有前途的新疗法。[52]问题是这些患者中的三位死于肺炎或循环系统衰竭。持久睡眠的致命弱点是它的高风险性。几年后，明斯特林根(Münsterlingen)收容院的瑞士精神病医师马克斯·米勒，决定摆脱“阻碍进展的治疗性放弃”，做另外的研究对比了两种巴比妥酸盐，发现利用Somnifen的持久睡眠有一个约5%的死亡率。[53]克莱斯不承认在他自己研究中的这

---

* 哈乐德·塔科·韦伯斯特(1885—1952)创作的漫画中的人物，性格滑稽胆小。——译者

些死亡，而归因于原来的器质性病症，并绝不原谅米勒让人们注意这种精神分裂症新疗法——据称克莱斯发现——潜在的致死性。

在随后的几年间，比 Somnifen 更安全的利用巴比妥酸盐的持久睡眠，成为首个提供任何希望的收容院疗法。[54]深度睡眠开始广泛用来治疗情感或说情绪方面的疾病，常常由分享克莱斯的信心的医师们实施：以某种方式使这些重症患者易于进行心理治疗。[55]莫兹里医院的斯莱特称，睡眠疗法是“我们在 30 年代早期唯一拥有的对急性精神失常有用的治疗方法”。莫兹里的医师们会让他们的患者一天睡上 12 到 16 个小时，“在昏睡的空隙，患者会被叫醒去进食和饮水。”不长时间后，患者会不大记得这种精神失常的插曲，并或许会希望早点出院。[56]

这种用深度昏迷对付大脑的观点传遍了精神病学界。20 世纪 30 年代早期的德国医师利用它帮助毒瘾患者戒掉吗啡。[57]华盛顿的精神分析师沙利文常常用酒让他的患者昏醉“三到十天”，以使他们能对心理治疗打开心扉。（沙利文解释道，“必须依靠化学疗法的作用，特别是食用酒精，它能缓解由新近获得倾向所造成的高度差异行为……”）[58]卡利诺夫斯基称克莱斯的持久睡眠疗法，是“首个利用它至少对功能性精神失常可获得暂时性改善的疗法”。[59]这样一来，在精神分析取向的精神病学史家那里，持久睡眠部分地摆脱了对它的责难。它给一生的使命都是看护重症精神病患者的医师们带来了新的希望。在将患者关进仓库式收容院数十年后，睡眠疗法提供了治疗上的前景。[60]

但是，这个故事有一个令人不快的附记。就像大多数身体疗法的故事开始于旧大陆而结束于新大陆那样，深度睡眠疗法兴起于苏黎世而终结于蒙特利尔，终结于卡梅伦（D. Ewen Cameron）医师的手中。卡梅伦1901年出生于苏格兰，1924年在格拉斯哥获得医学学士学位。他在当时一流的精神病学中心——布洛伊尔的布格霍尔茨和迈尔的菲普斯诊所——接受训练。1929年，他开始在加拿大马尼托巴省的一家收容院工作，接着担任过几个美国的职位，然后在1943年成为蒙特利尔艾伦记忆研究所（Allan Memorial Institute）[它是麦吉尔大学（McGill University）精神病学系和皇家维多利亚医院的合办部门，位于一幢大厦里。该大厦紧邻属于原航运界大佬休·艾伦爵士（Sir Hugh Allan）的医院]首任所长。到了50年代早期，卡梅伦已成为一位声名卓著的研究者，例如他曾于1952—1953年担任过美国精神病学协会主席。

作为精神分析的一个敌人，卡梅伦抓住了这些新身体疗法。因为20年代曾在苏黎世呆过，所以对他来说，没有什么会比在蒙特利尔应用克莱斯的巴比妥酸盐昏迷更自然的了。然而，卡梅伦增添了一个变化，他相信迫使患者在持久睡眠中聆听宣传性信息（他称其为"洗脑"），会以某种方式加快他们的康复。他在1953年第一次尝试这种"精神性驱动"（psychic driving）。[61]一位作家写道："循环[磁带]播放着，声音从寝室墙上的一个喇叭传来，是一位女性的（像他所希望的）充满母性的声音。""一开始[这位来自于百慕大的年轻女患者]对这样的声音很少有反应。然后，出人意料的是，她开始表现出她的疾病所允许的敌意：'当她从睡眠中稍稍醒来时，[她]会匍匐着或是蹒跚着下床，并试图去摧毁那声源。'大约在第六天这种敌意到达了极点。但到第十天快过去的时候，'她不仅在声音中变得相当安静，而且慢慢开始附和其内容，说：是的，我想回百慕大；是的，我的父母爱我。'"[62]

这是卡梅伦的出发点。1955年，他开始让患者进入深度睡眠，

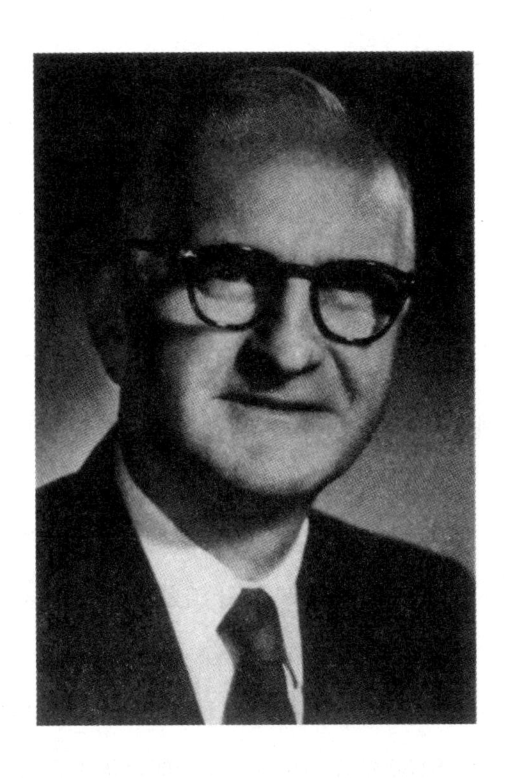

卡梅伦 1943—1964 年任麦吉尔大学精神病学教授，是著名的苏格兰出生的北美精神病学家。他的工作在 20 世纪 50 年代由他领导的、利用睡眠疗法和电惊厥疗法的声名狼藉的“解型”（depatterning）试验中越轨了。（承蒙麦吉尔大学档案室提供）

同时给他们一天数次的电休克（让电流通过大脑以产生治疗性惊厥）。他称这是“解型”，即破坏原先的大脑兴奋丛（constellation）；他认为，这种兴奋丛以某种方式导致了精神失常。[63] 在接下来的十年里，他的治疗意见明显变得偏颇。在没有患者同意和没有任何借口应用这种科学方法的情况下，他尝试这种对患者的系统性解型。1964 年，卡梅伦逃离蒙特利尔，去就任奥尔巴尼医学院（Albany Medical School）的一个职位。三年后，他基本上是在蒙羞中死去。（对于他的去世，《纽约时报》的讣告标题为：“领导奥尔巴尼医院老年病学研究。”[64])与卡梅伦一道，睡眠疗法也死亡了。到60年代，许多更安全和更有效的精神病疗法出现了。但是，它标志了一场精神病学革命的开始。

休克和昏迷

为什么电击大脑引发惊厥会使精神病患者好转，原因并不清楚。但是，它确实如此。情况同样如此的是使患者进入持久昏迷的这种危险方式；它与溴化物睡眠引发的昏迷不同。即使在今天，对脑与心之间的关系的了解仍是如此之少，以致这些疗法——它们有助于从重病的谷底挽救许多患者——的机制仍不清楚。但是，这些疗法中的一些已经在经验上证明了它们自己，以至于电休克疗法(electroconvulsive therapy)或说ECT，成为今天重症抑郁症的首选疗法。它们在20世纪30年代的出现，作为明显优于仓储式收容和精神分析的选择，翻开了精神病学史中转折性的一页。

然而，时至今日昏迷和休克疗法都依然饱受争议。反精神病学运动作为一个原则问题拒斥它们，如同信赖心理疗法而拒斥大部分其他疗法的医师一样。但历史记载表明，在一个虚无主义的绝望支配达半个世纪之久的领域里，昏迷和休克给了精神病医师们新的强有力的治疗手段，同时，它们的创立正是要对抗这种绝望感。[65]

这个故事始于柏林一位名叫扎克尔(Manfred Sakel)的年轻的维也纳大学医科毕业生。1900年，扎克尔出生于加利西亚(Galicia，当时属于奥地利)Nadverna的一个据说是蒙迈尼德(Maimonides)* 后裔

---

* 蒙迈尼德(1135—1204)是犹太哲学家，曾注释《密拿西》(犹太教经籍)，并著有哲学著作《哲学家的宗旨》，后者阐述了希腊哲学与宗教的协调。——译者

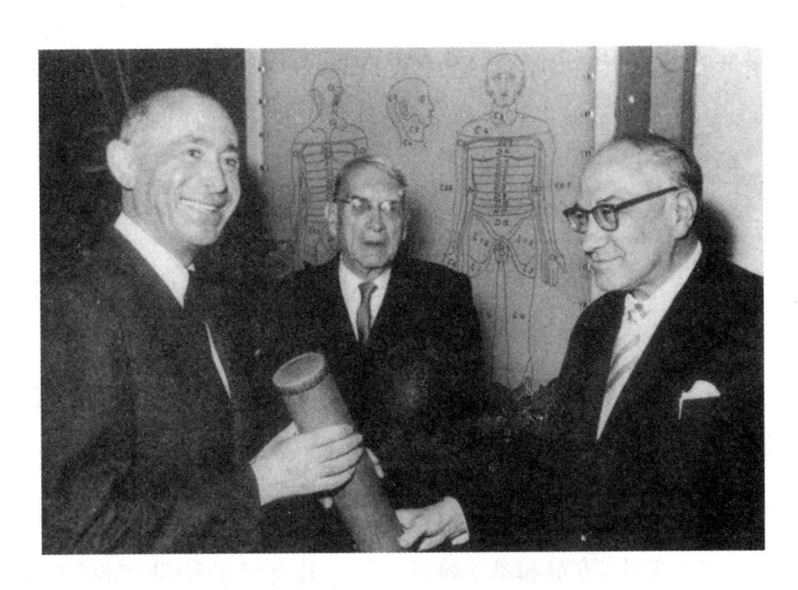

左边是扎克尔，在1933年发明了胰岛素昏迷疗法。中间是维也纳精神病学教授珀茨。在他的诊所里，扎克尔完成了他的早期工作。右边是霍夫(Hans Hoff)，二战后维也纳大学精神病诊所的负责人。图为扎克尔在1957年正在接受一个奖项，同年他去世。［承蒙美联社/环球照片(AP/Wide World Photos)提供］

的、笃信犹太教的家庭。到他1925年毕业时，奥地利的反犹浪潮非常激烈，以致他去柏林找了一份工作，在门达尔(Kurt Mendel)的豪华的郊区私人诊所——利希特费尔德疗养所(Lichterfelde Sanatorium)——做助理医师。这家诊所招揽典型处在吗啡成瘾危险中的女演员和医师。但是，冷火鸡脱瘾(cold-turkey withdrawal)* 常会伴随诸如呕吐和腹泻这样的症状。20年代晚期，扎克尔发现这些症状可以通过使用小剂量胰岛素(一种1922年刚被发现的激素)得到有效控制。[66]

胰岛素在20世纪20年代已经被数次试用于精神病学。早在

---

* 冷火鸡疗法又称“自然戒断法”和“干戒断法”，就是硬性停掉毒品，任其戒断症状自然发展。戒断症状出现时，汗毛竖起，浑身鸡皮疙瘩，状如火鸡皮，故名。——译者

1923 年，当时密歇根州安阿伯(Ann Arbor)的精神病院(Psychopathic Hospital)的职员们就得到这种印象，胰岛素既缓解糖尿病患者的糖尿病，也缓解他们的抑郁。事实并非如此。[67]在 20 年代晚期，胰岛素被用于丧失食欲或拒绝进食的患者。[68]但没有人想到胰岛素休克导致的昏迷或许有治疗作用。(这种激素会引起肌肉组织摄取血液中的葡萄糖。如果太多葡萄糖被摄取掉的话，患者会进入一种低血糖昏迷。)

无论如何扎克尔大概都不太知道这先前的事。但是，他不得不处理不经意间发生在他的几个患者身上的胰岛素昏迷。他注意到患者昏迷过后，渴求吗啡的欲望被消除了。另外，这些先前“不安和激动”的患者变得“安静和易于接近了”。扎克尔在 1933 年报告了这一发现。[69]此时，他无疑正在考虑，让患者进入一种胰岛素昏迷可能本身就是一种重症精神病的疗法。

很显然由于纳粹的上台，扎克尔在 1933 年回到了维也纳。他在由瓦格纳-尧雷格的继任者、精神病学教授珀茨(Otto Poetzl)领导的这家大学精神病学诊所找到了一个职位。扎克尔同时还成为维也纳郊区一家私人诊所的主任医师。扎克尔说服了不大情愿的珀茨来试验这种听起来很危险的疗法。1933 年 10 月，扎克尔开始有系统地在这家大学诊所检验他的理论，即胰岛素“休克”所代表的精神分裂症的一种疗法。

这家诊所的同事们对结果感到很惊讶。杜西克(Karl Dussik)说：“因为我从我们诊所使用这种疗法的第一天开始工作，我能确信它的真正疗效。这种患者的人格能在低血糖反应期间被非常彻底地改变，以致看起来仿佛这种低血糖疗法催生了一个新生命。”[70](精神病学的成功常带给人们这种创造了一位新人的印象，许多年后围绕百忧解的欢呼声即是其明证，参见第八章。)

1934年，扎克尔开始传播他研究的首批成果：用胰岛素诱导低血糖症并让患者进入胰岛素昏迷，将令人惊奇地使症状缓解。[71]在他的50位经历过精神分裂症首次发作的患者中，他取得了70%的完全好转和超过18%的“社会性恢复”。[72]他的维也纳临床记录本的首页显示，他的12位患者中的8位因好转出院回到家中。另有1位患者回到家后很快就过世了，其他的3位被转移到位于Steinhof的维也纳城市收容院。[73]这些人是在一批先前被认为是无望的人群中的康复者。人们注意到，在这个阶段这种胰岛素“休克”不包括痉挛(或说它们即使存在，也被认为是不受欢迎的副作用)。

但是，在这家大学诊所之外，扎克尔的成果被认为是一个玩笑，而本人被认为是一个江湖医师，珀茨对他的支持被认为是一个秘密。[74]扎克尔在维也纳只呆了3年，1936年前往美国治疗一位富有的私人患者并定居了下来。最初做了一家纽约州立精神病院的职员，然后在曼哈顿私人执业。难以置信的是，精神分析占主导地位的美国精神病学学会一开始拒绝了他的入会申请，直到《纽约时报》科学专栏作家让人们注意到这件事后，才接收了他。[75]扎克尔死于1957年，竭其一生都在为他的名誉和优先权不懈地辩护着。[76]

与其说是在中欧得到采纳，还不如说是瑞士和盎格鲁-撒克逊世界接受了胰岛素昏迷疗法(insulin-coma therapy)。瑞士的私人和公立精神病医院或许是当时世界上最进步的。明辛根(Münsingen)公立收容院院长马克斯·米勒在1937年组织了一次关于精神分裂症新疗法的国际会议，这毫不奇怪。明辛根成为胰岛素疗法的“世界麦加”。米勒夸耀说：“人们信任我，而不是扎克尔。”[77]

如同所有这些新疗法一样，这种向非德语世界的胰岛素昏迷疗法的扩散，发生在个人进进出出形成的一个网络中。将此疗法带到英国的普拉-施特雷克尔(Herbert James Pullar-Strecker)出生在维尔茨堡，有一位德国医师的父亲和一位婚前姓普拉的苏格兰人母亲。他于20年代移民到了英国，当亨德森让他在爱丁堡皇家精神病医院(Royal Edinburgh Hospital for Mental Disorders)负责有前途的胰岛素病室时，他刚刚在格拉斯哥获得资格。普拉-施特雷克尔1936年初在那里开始了昏迷治疗。[78]那年的晚些时候，精神病院管理委员会的伊莎贝尔·威尔逊(Isabel Wilson)医师访问了维也纳和明辛根，带着一个肯定的有关这种新疗法的报道回到了英国。她宣称精神分裂症的拖累“是如此沉重，它要求全面而谨慎地跟踪任何主张能缓解或减轻的治疗手段”。[79]

对于曾怀疑过深度睡眠疗法的英国精神病医师来说，胰岛素昏迷疗法的出现有如天赐。斯莱特在1931年曾到过莫兹里。他回忆起胰岛素出现之前的日子里患慢性抑郁症的患者：“疑难抑郁症患者通常会是一位消瘦的、上了年纪的男子或妇人，呆滞，头从枕头上抬起。出现某种像是帕金森病的特征，深陷于痛苦之中的面具脸，以一种拖沓的方式讲话。如果你能让他们说点什么，肯定会是什么世事多么无望，他们是多么糟糕，注定会染病、死亡，如果有来世的话，一定很可怕。”胰岛素昏迷是首个让莫兹里的医师能够帮助这些患者的疗法。[80]

一种英国医院精神病医师对胰岛素昏迷疗法的狂热感，或许能够从一位年轻的加拿大精神病医师写给家乡的信件中找到。1937年夏，他正在沃里克郡和邻近沃里克的Hatton的考文垂精神病院(Coventry Mental Hospital)担任一名“代理医师”。在7月写给他的多伦多的上司的信中，他说：

> [这家]有1400张病床的高楼式医院,[有]六位都是35岁以下头脑敏捷的医师。[这家医院雇用了一位全职的药剂师,(以笔者观点而言,感谢上帝)没有心理师。]我们不信赖临时职员,而特别信赖[针对躁狂症和抑郁症的]的药物和巴比妥酸盐……当然,现在针对精神分裂症簇的胰岛素休克,将提供给我们一种化学方法来治疗其他重要的生物源性疾病簇。这位"药剂师"的心情在过去的4年间是多么的喜悦啊!我们主任帕菲特(D. N. Parfitt)医师在维也纳呆了6周。5周前我们已开始接收患者。大不列颠仅有三四个地方开始了这样的工作,而且这里尚无重要文献发表……我期望能在胰岛素休克诊室度过8月和9月。[81]

这家沃里克郡的收容院仅在很短一段时间里走在前沿。一位评论者说:"到了1939年,每家自尊进取的医院都有了自己的胰岛素病室。"[82]在萨金特(William Sargant)和斯莱特1944年有影响的身体治疗教科书中,根据他们在莫兹里医院的经验,胰岛素昏迷疗法很清楚属于首选。[83]

把胰岛素昏迷疗法引入美国的不是扎克尔,而是一位年轻的美国精神病医师。在他跟从弗洛伊德从事精神分析期间,1934年偶然接触到胰岛素疗法。出生于1906年的沃蒂斯,1932年从维也纳大学毕业。他到纽约,与新近到达的维也纳精神病医师席尔德一道,在贝尔维医院做实习医师并接受精神病学的训练。1934年秋,在对人类性欲感兴趣这个背景下,他在弗洛伊德那儿接受一种说教性的精神分析。在这种分析期间,他在1934年12月偶然访问了维也纳综合医院的珀茨精神病诊室,并见到扎克尔正在实施胰岛素治疗。狂热而年轻的沃蒂斯于是背弃了精神分析,返回贝尔维医院并在美国开始了胰岛素昏迷治疗。[84]1936 年 11 月，他提交了关于这个主题一篇论文；后来发表在一种神经病学杂志上。[85]（他说，这篇论文被压了 18 个月，因为他不能说服任何精神分析占支配地位的精神病学杂志发表它。[86]）沃蒂斯还把扎克尔的专著译成了英文。

但是，就将他的疗法引进美国，扎克尔提供了他自己的权威的意见：1937 年 1 月他就该疗法给一批纽约的医学界听众作了演讲。[87]这次会议是在一个美国精神病学的小环境中进行的。阿道夫 · 迈耶在那儿，并给了胰岛素昏迷疗法“一个冗长的称赞”，就像不管多么荒唐他都给每样东西他的称赞。毫不奇怪，卡梅伦“强有力地支持了胰岛素昏迷疗法”。精神分析学家杰利夫，用一种对弗洛伊德思想不自觉的拙劣模仿，发表意见认为，胰岛素昏迷可能通过“把这种力比多(libido)从外部世界收回来，并为维持自恋性自我(narcissistic ego)而将它与死亡冲动混合在一起”来发生作用。[88]像杰利夫这样的精神分析师都把收容院精神病医师看是愚昧的乡下堂兄弟。然而，在 20 世纪 40 年代和 50 年代，这些乡村堂兄弟却利用胰岛素疗法打破了看护主义的治疗僵局，并让他们自己更加接近医学。到了 60 年代早期，有超过一百家的美国精神病院都有了特别胰岛素病室。[89]

胰岛素昏迷疗法是如何实施的呢？它是一种几乎有 1%死亡率的危险疗程，需要一个医师和护士小组在一个特设病房内。乔治 · 华盛顿大学的沃尔特 · 弗里曼(Walter Freeman，后来脑叶切除术的热衷者)说，会有“二十位或更多的患者在这个胰岛素病房里同时全都昏迷着”。“在这种[低血糖死亡(hypogelycemic death)]边缘没有红旗会挥动；大多数治疗师不愿太靠近这个边缘”。[90]

这种疗法会以分级的小步骤开始。斯莱特说在莫里兹医院，“每天[患者]得到一剂胰岛素，然后逐渐增加，直到他开始慢慢进入睡眠即胰岛素昏睡，然后最终从睡眠进入昏迷即深度无意识。”在昏迷中，患者不断得到观察。在被用一种糖溶液唤醒之前，允许处在那样的状态不超过20分钟。（在其他医院，两个小时或是更长时间的昏迷并非罕见。）“当他经历过约20次昏迷时，人们通常会发现他在精神状态上有一个显著的改善。首先出现在治疗后的早晨，然后持续到这一天的其他时间，并最终在治疗逐渐减少后改善的状况仍一直持续着。”斯莱特说，胰岛素昏迷让莫里兹的康复率翻了一番。[91]在罗伯茨(Charles Roberts)1943年前后运营其胰岛素病室的加拿大新斯科舍省医院(Nova Scotia Hospital)，他们在一个十天左右的周期里，会不断地增加胰岛素的剂量，直到患者们达到深度昏迷并偶尔伴有惊厥的程度。“在昏迷终止时，患者们频繁获得被描述为一种持续时间有异的“清醒期”(lucid period)。在此期间，交谈正常，妄想和幻觉看起来已不复存在。[92]

收容院精神病医师热衷于胰岛素昏迷会令人奇怪吗？至少在短期，它看起来是一种确实起作用的方法，不存在睡眠疗法的那种极度危险。长远来看，会发现胰岛素昏迷有着和巴比妥酸盐睡眠疗法相当的治愈率。[93]这两者意味着较此前可以利用的方法——可以说没有——有一种实质性的进步。

在采用胰岛素昏迷的数月里，标志着惊厥疗法真正开始的另一种所谓的休克疗法出现了。其差异是一个重要的问题：使用米特拉唑(Metrazol)的这另一种疗法，在不出现昏迷的情况下产生惊厥。使大脑休克到诱导出惊厥的程度，看起来对精神病，尤其重症抑郁症，有一种有益的作用。这种惊厥疗法的时代不是始于使用胰岛素（在胰岛素疗法中，惊厥是不受欢迎的和偶然发生的），而是始于使用一种类似樟脑的药物，其商品名称是米特拉唑[在欧洲称为卡地阿唑

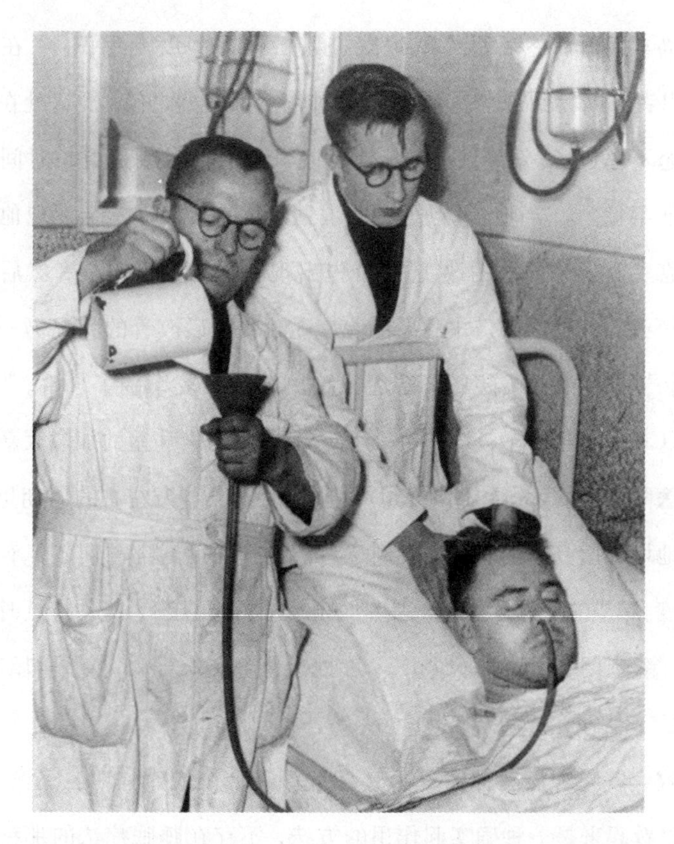

慈善教士(Brothers of Charity)在比利时根特(Ghent)的Dr. Guislain收容所里正在帮患者从胰岛素昏迷疗法中苏醒，约为20世纪40年代晚期或50年代早期。这位鼻子中插有橡皮软管的男患者，正在鼻饲一种让他从昏迷中苏醒的葡萄糖溶液。这种高浓度的葡萄糖溶液被直接灌入胃中，以阻止昏迷发展成死亡。(承蒙根特的Dr. Guislain博物馆提供。该博物馆是今天精神病学中心Dr. Guislain的一部分。)

(Cardiazol)]。它的发明者是一位38岁的布达佩斯的精神病医师迈杜瑙(Ladislas von Meduna)。他在1934年提出通过有意地使患者进入惊厥状态来改善精神分裂症的症状。[94]

在布达佩斯脑研究学际研究所(Interacademic Institute for Brain Research)，迈杜瑙从1923年到1926年接受了成为一名神经病理学家的训练。然后，跟随他的上司沙费尔(Karl Schaffer)进入布达佩斯大

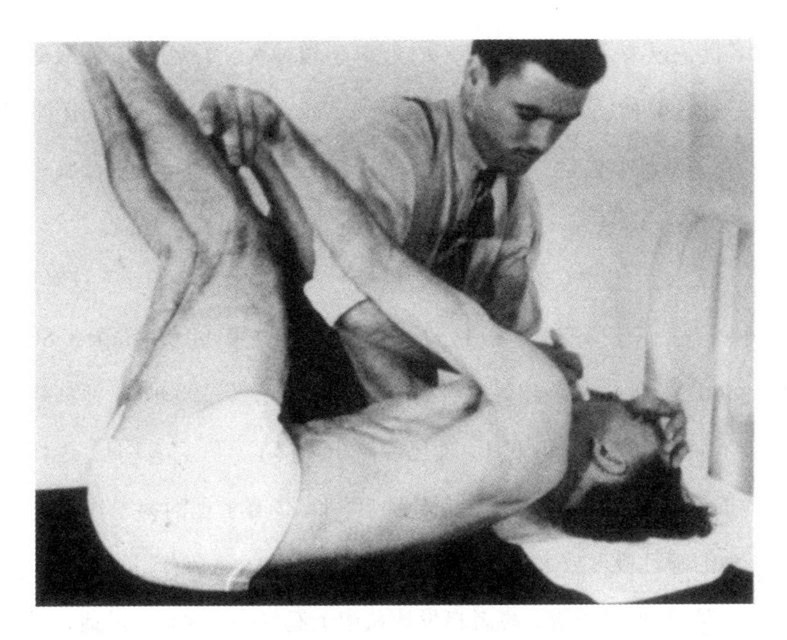

一所美国精神病院里正在接受一种非拘束性米特拉唑惊厥治疗的患者，约在 1941 年。1934 年由迈杜瑙发明的米特拉唑，代表了第一个真正的惊厥疗法。

资料来源：*American Journal of Psychiatry*, 97（1941），p.1052，1941 美国精神病学协会版权，获得翻拍许可。

学精神病学系；沙费尔刚刚担任那里的教授。在这里迈杜瑙第一次接触到临床精神病学。他开始对精神病学系的同事们在突然死亡的精神分裂症患者的大脑解剖中发现的变化产生兴趣。当迈杜瑙在门诊部工作时，他发现（或认为他发现了）癫痫患者的大脑和精神分裂症患者的大脑非常不同。迈杜瑙苦苦思索这个问题。另外在 1929 年，别的学者们报告发展成精神分裂症的癫痫患者，看起来不太再发作癫痫了。迈杜瑙想知道，是否这种关系也会是反向的：精神分裂症患者在发展成癫痫后会改善吗？（答案似乎是肯定的。[95]）迈杜瑙在自传中说："我接受了这两种疾病间存在一种生物学拮抗的概念。"[96]人们由此能否通过使患者癫痫发作来改善精神分裂症的症状呢？作为首选药物，迈杜瑙选择了樟脑，一种有很长历史的能引起发作的药物。

自18世纪以来，樟脑曾被时不时地用于精神失常，尽管迈杜瑙似乎并不知道这一点。[97]1933年11月23日，就在扎克尔向维也纳医学学会做有关胰岛素昏迷疗法口头报告的同一天，迈杜瑙开始用樟脑进行动物实验。1934年1月23日，迈杜瑙将樟脑给了首位患者。[98]

L.Z.是一位33岁的男性，曾因为"人们时常向我挥手"这种（妄想性）信念而于1930年被送进布达佩斯国立医院（Budapest State Hospital）。他在耳朵和胃里听到了声音。这整个1933年，他都躲在被子下面。到1934年1月，他已经停止进食了。1月23日，迈杜瑙给他进行了首次樟脑注射。45分钟后，L.Z.有了他的第一次癫痫发作，他的瞳孔极度放大。在接下来超过两周内，他会有超过五次的注射。"2月10日早晨，患者自发地从床上起身，很欢快，讲话，要吃的东西。他对有关他所发生的一切都很好奇，询问他的病况，并意识到他一直病着。他问他在医院呆了有多久，当我们告诉他已经呆在这里四年时，他无法相信这是真的。"[99]

那是公开发表了的说法。实际上，这位患者感觉非常良好，以致他从这个机构逃了出去，回到了家里，"并发现这位和他妻子生活在一起的堂兄根本不是一位亲戚，而是他妻子的情人。他痛打了这位堂兄，并把他赶出了这个家；接着揍了他的妻子，并告诉她，他……更愿意住在国立精神病院，那里有和睦和诚实"。[100]

迈杜瑙后来说："从那时开始，我认为这位患者被治愈了。"这位患者在迈杜瑙离开欧洲五年后情况依旧良好。

到1935年1月，当迈杜瑙提交他的第一篇用来发表的关于惊厥疗法的论文时，他已经治疗了26位患者，其中10位已经令人吃惊地大为好转了。[101]

樟脑的问题，是诱发发作上的不可靠性。而且，这些患者痛恶先于这种发作的焦虑感，樟脑引起的呕吐，以及注射部位的肌肉疼痛。1934年，布达佩斯的药理学教授向迈杜瑙推荐了一种药物：它合成于9年前，正作为一种心脏兴奋剂以“卡地阿唑”的名字出售。迈杜瑙开始给他的患者注射卡地阿唑，到1936年时已在110位患者身上进行了试用，他们中的一半有了好转(主要是那些更为新近得病的患者)。[102]

卡地阿唑从未取得巨大的成功，主要因为它在诱发痉挛发作上太不可靠，而且患者很恐惧它。米勒很快在明辛根放弃了这个药物，因为患者“对于死亡和崩溃的极度的恐惧……毫不奇怪他们时常强烈地抵制一种重复的经历”。[103]的确，在一次卡地阿唑惊厥发作期间，他们看起来都到了要断气的地步。米勒说：“这种人为诱导癫痫发作的景象，尤其是扭曲了的、发绀的面孔，是如此可怕，以至于只要可能我就试图逃离这房间。我如今意识到了我不能胜任的借口是，我在场做不了什么，我的同事都更坚强和不会如此易受惊吓。但它是我的职责……”[104]莱斯特郡一家精神病院的一位精神病医师回忆起“一位不情愿的患者的这张难看和凄惨的面孔；他被一群护士追赶着，我则手里拿着一个注满药液的针管殿后”。[105]

沃尔特·弗里曼犯了这种严重判断失误，试着把迈杜瑙的疗法用在了一位70岁的“心理失常”的亲戚身上。他和他的外科医师的弟弟把6毫升米特拉唑注射到她的静脉中。“不出10秒钟她就开始抽搐，然后张大嘴，弓起脊背，变得僵硬，进入一种强直性[肌肉紧绷的]惊厥，持续约20秒钟。接着出现了阵挛性动作[肌肉会反复收紧]，又持续了25秒。随后她松弛下来，许多秒里都没有呼吸。她开始变得青紫……终于她喘气了，并费劲地呼吸起来。渐渐地，血色回到了她的面庞——也回到了我弟弟的面庞。”

他擦拭着他的额头，说道：“主啊！”

尽管这位亲戚在遗嘱中为弗里曼留下了遗赠，但她从未原谅过他。[106]

1939 年，迈杜瑙从布达佩斯移民到了芝加哥，在那里他成为一名教授，先是在罗耀拉大学（Loyola University），然后是在伊利诺伊大学医学院，并卷进了使用二氧化碳疗法的阴暗实验。[107]随着战争在欧洲打响，卡地阿唑疗法就像精神病学中大多数其他创新一样，将变成一个美国故事。像米利奇维尔的大型收容院和流行的谢泼德私人诊所这样的迥异的设施，都在 30 年代晚期和 40 年代早期利用卡地阿唑（米特拉唑）病室进行了试验。[108]然后，伴随着一种不太令人厌恶的惊厥疗法——电惊厥疗法（electroconvulsive therapy，简称 ECT）——的出现，这种遭人痛恶的米特拉唑开始被扫进了历史的垃圾箱。

电休克

时间现在是 1938 年。空气中充满了关于新“身体疗法”的议论，正如它们开始被称呼的那样，不同于心理疗法和精神分析。巴比妥酸盐昏迷、胰岛素昏迷和米特拉唑惊厥已经一举闯进了收容院的生活中，承诺长久的缓解甚至治愈。下一步就是电惊厥疗法，由罗马的精神病学教授切莱蒂（Ugo Cerletti）首次在 1938 年 4 月使用。虽然精神病学史已经找到许多先前的对电流的使用，但是，切莱蒂的历史性创新是给大脑实施电休克来达到一种惊厥。[109]

切莱蒂 1877 年出生在 Conegliano 这个制造业小镇。小镇离威尼斯大约有 80 英里；他的父亲在那里创办了意大利第一所葡萄栽培学校。1896 年，他在都灵开始学习医学。为了在乔瓦尼 · 明加齐尼（Giovanni Mingazzini）的神经病理学实验室工作，两年后他转学到罗

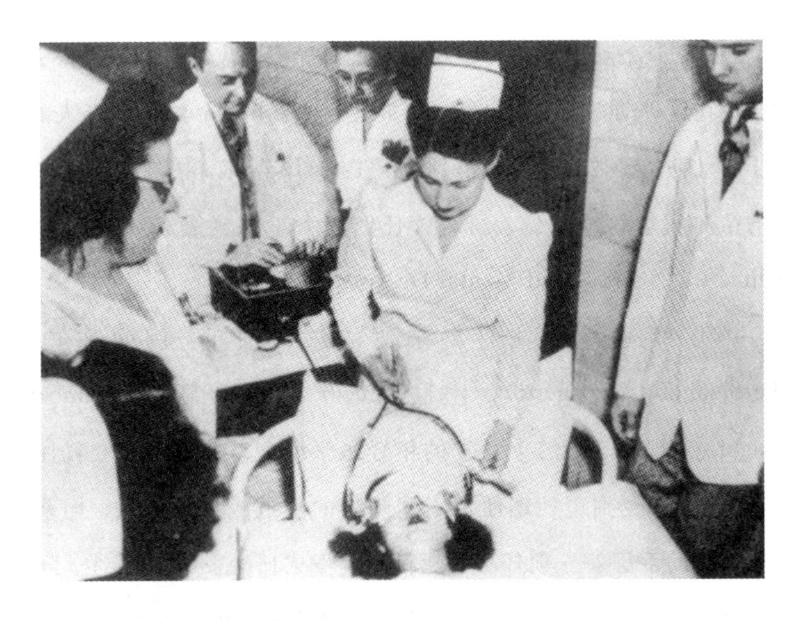

应用电惊厥疗法(ECT)。
资料来源：Leonard Roy Frank 主编的《休克疗法的历史》(*The Histroy of Shock Treatment*),1978，p.14。

马。当切莱蒂还是一名医科学生的时候，他曾游学到海德堡，跟随尼斯尔学习脑组织学。1901年他获得医学博士学位，成为罗马这家精神病诊所的一位助理医师。直到第一次世界大战前，他一直在德国和法国做博士后研究工作，如在慕尼黑的大学诊所跟随克雷珀林学习。作为一名脑结构的研究者，他很快建立起自己的一个牢固的声誉。[110]直到此时，还根本不能将他跟已日薄西山的第一次生物精神病学中的其他典型代表人物区分开来。

第一次世界大战后，切莱蒂接受了一系列学院的精神病学教职，有很多机会亲自体验作为一门“悲哀的科学”的临床精神病学。[111]在那些年中，尤其在30年代早期担任热那亚(Genoa)神经精神病学诊所(Neuropsychiatric Clinic)所长的任期内，他研究了癫痫。大脑的一个特定区域的损伤，是一种癫痫发作的原因还是结果？为了研究这个问题，切莱蒂利用电流开始在狗身上诱导癫痫发作。[112]但是，一个电极放在这种动物的嘴里，另一个放在它的肛门里，结果是吓人的：一半的动物由于休克终止了心跳而死亡。1935年，切莱蒂接受了罗马的精神病学教授职位，同时荣任罗马大学神经病和精神病诊所（Clinic for Nervous and Mental Diseases）所长。

1936年10月，他召集来他的三位助手：阿科尔内罗（Ferdinando Accornero）、比尼（Lucio Bini）和隆吉（Lamberto Longhi）。他们都是二十几岁的年轻医学博士，时值高级专科住院实习结束。[113]受到迈杜瑙使用卡地阿唑的新近成果的影响，切莱蒂给了他的助手每人一项任务：阿科尔内罗去研究胰岛素昏迷，隆吉去研究卡地阿唑，比尼去研究是否狗的试验能应用到人类身上。这三位年轻的精神病医师是形影不离的伙伴，夜以继日地一起在罗马的诊所，更像一个团队那样发挥作用，而不是在分开的实验室里工作的个体研究者。然而是比尼发现，如果电极安放在狗大脑的颞部，电流就能被安全地传输。[114]在一年的时间里，狗的试验一直在进行着，捕狗人的马车每周都会在诊所停留。阿科尔内罗和比尼不分昼夜地争抢着做动物大脑的尸体解剖，获取显微镜下大脑切片的载玻片。

1937年，马克斯·米勒在明辛根组织的精神分裂症新疗法大会迫在眉睫，阿科尔内罗和比尼与切莱蒂商量他在那里讲什么。阿科尔内罗愿意提交他的胰岛素研究的结果，比尼愿意给出一篇关于狗实验的论文。这决定了比尼会不经意间提出狗的试验或许可以适用于人。（他确实提到了这点；这些消息在会议上全然不被关注。[115]）

两人回到罗马后，切莱蒂要他们去参观城市的屠宰场。他听说在那里，猪被屠宰前会被电流麻痹。关于电极应放置何处，以及关于引起惊厥的剂量与致死的剂量之间的差数，研究者们能从这里学到什么？ 比尼和阿科尔内罗随后在屠宰场进行了系统的实验，发现将电极放置在颞部是实用的，惊厥和死亡剂量之间的差数非常大。

现在，这三位年轻的住院医师都非常渴望在一位患者身上试用电休克。 切莱蒂依然很犹豫。 阿科尔内罗后来说："不管是何种无法预料的原因，如果这种在一个人身上的试验是以这个对象的死亡而告终的话，那么，所有的责任都会落在切莱蒂身上。 已经被认为是极端干预主义者的我们的学院，会陷入巨大的恶名中，并且它的院长将承担这后果。"[116]然而就在这同时，在一位技术人员的帮助下，比尼制造了一个简陋的仪器，能够在几分之一秒内达到 80 到 100 伏的电压。此时，这第一位患者也来到了。

1938 年 4 月 15 日，罗马警察总部转到这家诊所一位 39 岁的来自米兰的工程师。 他是在火车站闲逛时被警方逮捕的。 总部代表的记录说："他显得不能完全控制他的精神。 我送他到你们医院，让他呆在那里接受观察。"在诊所里，这位患者似乎很清醒并知道他在那里，但说起话来胡言乱语，并抱怨正在受到"心灵感应术般的影响"。 他出现有幻觉。 他的穿着很邋遢。 年轻的住院医师阿科尔内罗说："从一种精神病学的角度看，症候群很清楚，病情在恶化，预后不佳。"[117]

在诊所的二楼有一间独立的设备室，那里比尼已经安装好了仪器。 4 月 18 日早晨，除了这位患者外，这个房间里还有切莱蒂、比尼、阿科尔内罗以及另外两位助理医师。 一位被安排在走廊上站岗，确保不让任何人打扰。 这位患者被剃光了头，看起来完全不关心将要发生什么。 在按常规将橡皮软管放入他的上下齿之间，以防止他咬伤他自己的舌头的同时，一位护士将电极放置在他的颞部。 一切都准备就绪了。比尼注视着切莱蒂，他点了点头。电流一声噼啪作响。患者的肌肉群震摇了一下。阿科尔内罗把听诊器放在患者的胸部。心率上升，其余一切正常。阿科尔内罗太激动了，他发现他自己连话都说不出来了。

这位患者说，他记不起刚才发生了什么。比尼说："我们给他1/10秒的80伏电流，他没有发作。"

"把它升到90，"切莱蒂说。

又一次电击的噼啪声，又一次抽搐。这位患者躺着一动不动有一分钟后，然后开始唱歌。

"我们用一个更高的电压试最后一次，"切莱蒂说，"poi basta [然后就够了]。"

在这个时候，患者像是在回答一道测验题，用一种完全平静和理性的声音说："当心！第一次难受，第二次屈辱。"住院医师们疑惑地相互看了看。

"快点，我们开始，"切莱蒂说道。

比尼将仪器调节到最大。在这次震动后，患者进入一种典型的强直-阵挛性癫痫发作，肌肉群有节奏的收缩和放松。他的呼吸停止了。他开始发青，心跳加速，角膜反射消失。

自呼吸暂停起，比尼就开始计时。在第48秒时，患者发出一声长长的叹息。医师们也同样。他们已经证明，电流能在一位人类对象身上安全地诱导出惊厥。

正如切莱蒂后来回忆的那样，患者坐了起来，"平静而微笑着，似乎在打听我们想让他做什么。"

他们问："你感觉怎么样？"

他回答说："我不知道。或许我睡着了。"

就这样，他们结束了在一位精神病患者身上首次利用电流来诱导的一次惊厥。[118]切莱蒂当下将其命名为“电休克”(electroshock)[119]。

在使用了11次ECT后，这位患者确实好转了，并在一个月后“因为情况良好，定向力正常；思维和记忆没有问题”而出院。他此时意识到他先前的受迫害的念头和幻觉都是疾病造成的。他重返他在米兰的工作，并且一年后据说他仍然“相当好；但他的妻子报告说，他回到家三个月后，又继续对她有吃醋态度，并且有时在晚上他会说话，像是回应某种声音”。[120]

ECT不是一种精神分裂症的治疗方法。但是，它代表了一种对精神失常引起的能力丧失症状的很大程度上的缓解，并让个体能够或多或少正常地自理生活。它迅速在精神病学界里传播开来。卡利诺夫斯基起到了几分“约翰尼·阿普尔希德*”(Johnny Appleseed)的作用。卡利诺夫斯基出身于柏林，父母中的一位是犹太人。1922年，他在柏林大学获得医学博士学位。1933年，他逃离德国去了意大利，在罗马获得了第二个医学博士学位。在ECT疗法的早期，他正在切莱蒂的诊所。他在1939年离开罗马来到巴黎，帮助圣安妮医院引进ECT技术(强求比尼送来设备说明书，以组装一台仪器)。1939年7月，卡利诺夫斯基来到英国，帮助桑德森·麦格雷戈(Sanderson McGregor)在Coulsdon的内瑟恩医院(Netherne Hospital)设立了ECT室。[121]圣巴塞洛缪医院(St. Bartholomew)的一位德国同事请卡利诺夫斯基参加巡诊，并得到了一台做好的仪器。[122]就这样，卡利诺夫斯基把ECT传遍了这个地区。

---

* 约翰尼·阿普尔希德(1774—1845)是美国的开拓者和果树园主，美国民间传说中某类人物的原型。——译者

1940年3月，卡利诺夫斯基作为一名侨居医师不情愿地离开了英国来到美国，并于1940年9月拥有了一个隶属于纽约州立精神病学研究所的ECT室。该所是哥伦比亚大学的一部分。他们组装了自己的仪器。[123]

每个地方都引进了这种电休克仪器，它在收容院精神病医师中引发了极大的热情。人们不必再追逐患者来给他们注射米特拉唑。一位贝特莱姆医院的医师回忆起ECT仪器来到那个医院的情形，说："ECT诱发瞬间的无意识，不会引起恐惧，在惊厥后没有身体上的不适，没有呕吐。""它有一个小型电影放映机那么大，顶部有一大堆让人晕头转向的刻度表和开关。尽管这个仪器对我们开始用它的护士和医师而言是令人生畏的，但是患者对惊厥疗法的恐惧变得不常见，而完全拒绝的现象更为罕见。"[124]就像另一位经验丰富的精神病医师宣称的："如果没有ECT，我恐怕不会坚持呆在精神病学里。因为在惊厥疗法被引入之前，我不可能忍受这种大多数精神病带来的悲哀和无望。"[125]到1944年，在诱导癫痫发作上，ECT在英国已经替代了卡地阿唑。[126]

将ECT带到美国的这种优先权，严格说来不属于克利诺夫斯基——他的确把ECT安插进了学院精神病学中，而属于阿尔曼希(Renato Almansi)。阿尔曼希曾和切莱蒂一起工作过，并于1939年进口了一台仪器到美国。阿尔曼希当时与因帕斯塔托(David Impastato)一起合作。因帕斯塔托在血统上也是意大利人，但他有一个美国的医学博士学位，并在纽约的哥伦布医院(Columbus Hospital)工作。他们最早是在狗身上作试验，然后到1940年2月开始在他们的诊室和医院的门诊部给患者使用ECT。[127]在那几个月中，这个国家别的地方的其他的尝试也都同时在进行中，除卡利诺夫斯基外，并没有一个人崭露头角，做美国 ECT 的教父。[128]

然而，ECT 在美国并没有取得一个真正的胜利。[129]首先，精神分析师们通常反对它，即使他们中的许多人承认 ECT 在治疗重症抑郁症（在这种疾病中，多至 1/4 的患者会自杀）上是有用的。华盛顿的精神分析师沙利文不喜欢任何其他身体疗法，同样也不喜欢 ECT，尽管（在他看来）它们基于这种哲学观念，即“成为一个自我满足的傻子要比成为一个精神分裂患者好”。沙利文认为最好别让精神分裂症患者接受治疗，希望这些“格外有天赋的，因而有着重要社会意义的人们”，会历经一种自然的康复。[130] 1947 年，虽然精神病学发展小组没有直接谴责 ECT，但认为被“随便和不加区分地使用”。[131]（这个组织后来有一些变卦，主张他们仅仅反对 ECT 的“不适当”使用。）[132]整个美国的精神分析文献都传播着一种对电休克疗法的嫉妒性怀疑。这与一种顽固的主张结合在了一起，即 ECT 明显的有效性一定是建立于某种精神动力学的而非大脑生物学的基础上。[133]因为，如果脑自身的神经元使人们患病的话，那么这种精神分析的理论体系就该消失了。

这样一来，ECT 用一个两难困境难住了精神分析。最有效的治疗重症精神疾病的手段在理论上不可接受。作为一名住院医师，要么训练成一位心理治疗师，有大量并赚钱的社区业务；要么训练成为一位能实施 ECT 的报酬很低的精神病院的精神病医师。[134]当罗戈夫在 1966 年访谈了一批典型的美国精神病医师和精神分析师时，他发现有 1/3 的精神病医师使用过 ECT，但精神分析师里只有一位。[135]于是，这种 40 年代晚期和 50 年代美国在接受 ECT 时的犹豫不决，部分地是由于精神病医师在思想体系上反对；他们发现这些身体疗法在他们的世界观之外。

但是，这也是由于这种ECT本身的使用存在现实的危险。当患者在治疗台上乱折腾时，他们处在四肢骨折和椎骨碎裂的危险中。在英国的霍顿医院，护士们简直就让她们自己搭靠在患者身上来限制移动。一位将患者的双脚握在一起，另一位压住骨盆。两位以上的护士各在一边，用一只手按住患者的肩部，同时用另一只手按住患者的手。另有一位护士按住患者的头，压紧他的上下颌。[136]

这些危险由于沃尔特·弗里曼和奥马哈(Omaha)精神病医师本内特(Abram Bennett)的一次偶然会面而开始得到控制。本内特此前一直在给那些患有痉挛性麻痹的小儿患者服用小剂量的箭毒(curare)，试图通过阻断肌肉和神经之间的接头来松弛他们的四肢。他同时也一直在领导对抑郁患者实施的米特拉唑休克疗法。弗里曼向本内特建议，箭毒或许能解决休克疗法中的这种脊椎骨碎裂的问题。弗里曼认识一位与厄瓜多尔的优质箭毒药贩在一起的商人，因而本内特得到了大量的箭毒供给。这些箭毒在内布拉斯加大学的药理实验室中被标准化处理，以确保药效的稳定性和可预测性。[137]这意味着箭毒被引入了医学。

1940年，本内特证实箭毒实际上能暂时性地麻痹头部和颈部的肌肉，防止乱撞。[138]他的发现很快被应用到ECT上，使电休克用于大批抑郁症患者成为可能。但是，箭毒是一种危险性很高的药物，并且会留下心脏并发症。一种更安全的神经-肌肉接头阻滞剂琥珀酰胆碱(succinylcholine)在1949年被引入医学界，用于像插入一个气管导管这样的短暂的手术。从1952年开始，它作为一种防止脊柱碎裂的不太危险的手段而被应用于ECT病室。[139]它会和当作普通麻醉剂使用的、超短效的巴比妥酸盐甲己炔巴比妥钠[methohexital sodium，商标名是“美索比妥钠”(Brevital)]一起被使用。

正如卡利诺夫斯基叙述的，到1959年ECT已成为躁狂抑郁症和重症抑郁症的“治疗首选”。[140]它比任何其他的物理疗法都有效得多，起效快，而且并非不受患者欢迎。1959这一年对精神病学来说算是一个黄金年，那时不论是卡利诺夫斯基还是其他任何人，他们都不知道反精神病学运动正要终结ECT。

回顾往事，在使精神病学摆脱这种神经病学的指导上，休克疗法是一个里程碑。一直到30年代，大多数精神病学领域都被神经病学医师们所支配，因为他们实际上垄断了私人诊所心理疗法，并掌握看起来有所好处的几种疗法，如用于神经质的矿泉疗法。直到那时，精神病学始终是一个可怜的灰姑娘，勉强在收容院里维持一个微不足道的地位。疟疾疗法、深度睡眠疗法和休克疗法，意味着精神病医师他们自己能支配的、首批独立的疗法。正如一位年长的纽约精神病医师卡萨梅杰(Louis Casamajor)在1943年所述，扎克尔、迈杜瑙和切莱蒂成功地“动摇了神经病学的统治地位”。卡萨梅杰又开玩笑地加上了一句：“人们或许会问是否休克疗法对患者有什么用处，但没有疑问的是，它们对精神病学大大有用。”[141]

脑叶切断术的冒险

这种对大脑进行手术以治疗躁狂的想法，并不看起来必然没有道理。医师们一直凭直觉感到，一种对大脑的物理介入，或许切断某种引起强迫性行为的神经束，或切除一个产生某种有害蛋白质的神经中枢，会根除一类精神失常。在中世纪，医师们幻想切除这种想象中的“躁狂石”。在我们的时代，有证据显示，帕金森病的发展能通过移植产生多巴胺的胎儿神经元而被减缓。[142]在扣带回切除术中，去除扣带回能缓解这些严重的强迫性神经功能症症状，看起来也是事实。[143]

这些都是精神外科成功的例子。

20 世纪 30 年代的这股身体疗法的大潮，包含了一个不成功的精神外科的例子：脑叶切断术（lobotomy），即破坏一个大脑脑叶的一部分。在巴比妥酸盐昏迷、胰岛素昏迷、米特拉唑惊厥和 ECT 这样的身体介入明显成功的背景下，对大脑皮层自身进行手术会提供希望就开始显得合理了。因此，上一次出现在 19 世纪 80 年代和 90 年代的精神外科观念开始重新浮现。

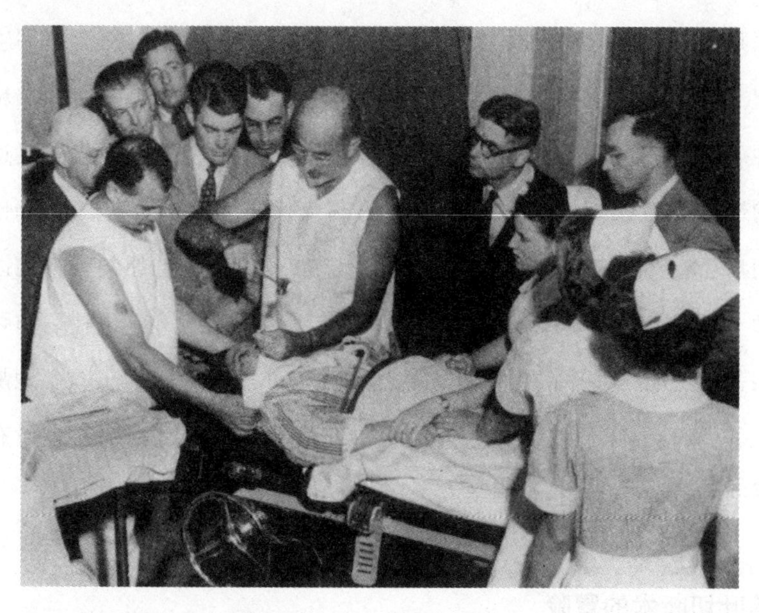

沃尔特·弗里曼，一位华盛顿特区乔治华盛顿大学医院的神经科医师，他在美国推广脑叶切断术。这是 1949 年，为了破坏大脑额叶组织，正在将一个脑叶切除器械插入患者的眼睑下方。（承蒙合众国际社/Corbis-Bettmann 提供）

这部精神外科学的现代史开始于一位名叫布尔克哈特（Gottlieb Burckhardt）的瑞士收容院精神病医师，他于 1860 年在巴塞尔获得医学博士学位。在巴塞尔做过讲师后，接着在瓦尔道（Waldau）公立收容院干一份职员的工作，1882 年，布尔克哈特成为纳沙泰尔

(Neuchâtel)附近的 Marin 市的私立普雷法尔日耶诊所(Préfargier Clinic)的院长。[144]在这里他似乎广泛实验了多种新技术,如催眠术。[145]虽然他没有受过外科学的训练,但他还是相当拙劣地对其患者的大脑的不同部位脑叶实验过手术。从1888年12月开始,他对六个患有明显精神分裂症的患者做了精神外科手术。手术没有获得大的成功。其中第一位患者死于惊厥,第二位患者有所改善,第三和第四位患者没有什么变化,最后两位变为"沉默者"。[146]在1890年柏林医学大会上,布尔克哈特关于他新方法的报告引起大家的忧虑。没有任何对这篇论文的讨论,与会者认为,完全不予理会是避免引起大家注意此项工作的最好方法。[147]布尔克哈特的论文在接下来这一年确实引起了一个短暂的慌乱。[148]但直接干预大脑主质的想法很快就被抛弃了。

然而,一种热衷干预的风气持续了下来。在19世纪90年代,英国出现了一些尝试,通过在头颅上钻一个圆孔(环钻术),划开脑脊膜为脓汁或是脑脊液引流,来减轻神经梅毒的症状。[149]在未出版的著作中,布雷斯劳的外科医师米库里奇(Johann Mikulicz)在19世纪90年代,试图通过划破一部分感觉-运动皮层来去除癫痫的病灶。[150]巴黎圣安妮收容院的院长马尼昂(Valentin Magnan)热衷用环钻术来防止头颅被说成太小的患者的精神发育迟缓。(他间接提到先前在这些路径上的尝试,发觉它们是"不振奋人心的"。)[151]这样一来,毫无疑问在19世纪和20世纪之交,一种手术介入大脑及其外壳的普遍愿望,只是在医学表面下正在成为过去。要复苏这种介入,只需要一个新发现,或者说一个伪发现。

这个时候,里斯本的神经病学家莫尼斯(Egas Moniz)走上了舞台。莫尼斯因为在1927年论述了脑血管造影术——一种通过X线摄影使大脑血管显影的技术，而在医学史上占有一席之地。由于这项贡献，他已经两次被提名诺贝尔奖，但两次落选。带着这种渴望成名但被否决了的心情，莫尼斯参加了1935年在伦敦召开的第二届国际神经病学大会。在那里他旁听了一个整天有关额叶——当时许多学者都非常感兴趣的一个对象——的研讨会。莫尼斯听耶鲁的雅各布森(Carlyle Jacobsen)和富尔顿(John Fulton)描述一个在其额叶大部分被去除后的黑猩猩的情绪的变化：在手术前，这个动物易发脾气和任性，手术后它看起来差不多是喜洋洋的了。

> 莫尼斯医师站起来问道，如果额叶去除能在动物中防止实验性神经症的发展，并消除受沮丧行为，那么为什么通过外科手段来缓解患者的焦虑状况就不可行呢？[152]

这种脑叶切断术，或莫尼斯称谓的脑白质切断术(leucotomy)的灵感已经生根了。1935年11月到1936年2月，莫尼斯说服神经外科医师利马(Almeida Lima)，切除了从邦巴尔达(Bombarda)收容院转到里斯本圣玛尔塔医院(Santa Marta Hospital)神经科的20位患者的部分额叶。7位“治愈”，7位好转，6位没有什么变化。

莫尼斯很少提供支持这些断言的细节。[153]实际上，这类浮夸的信息是所有这些身体疗法首次发布的特征。它们的作者渴望确定他们在历史上的优先权，并至今仍不受后来会被要求的严格的统计学检验和后续研究的影响。(扎克尔最早发表在维也纳医学杂志上的报告，甚至没有提到接受胰岛素昏迷疗法的患者人数。)然而，正是利用脑叶切断术，人们在实施一个对人脑的野蛮毁损。

非常不幸的是，华盛顿的神经病医师沃尔特·弗里曼也参加了这次伦敦会议，带着不加批判的狂热接受了莫尼斯的提议。 正是弗里曼伙同神经外科医师沃茨(James Watts)在美国大肆宣传脑叶切断术的好处。（这种“脑叶切断术”的术语是他们发明的。)1936 年，他们在华盛顿的乔治 · 华盛顿大学医院做了他们的第一例手术。 1946 年，他们引入了经由眼眶的额叶切断术，从眼眶顶或说眼窝进入大脑。[154]

在使脑叶切断术成为一种“诊室手术”——像弗里曼希望的那样——的问题上，弗里曼和沃茨在 1947 年决裂了。 从那以后弗里曼独自坚持着。 在 20 世纪 50 年代早期，他以有几分单人医学秀的形式游历这片大陆，宣传经由眼眶的额叶切断术。 例如，1951 年夏，他除了在加拿大、波多黎各、库拉索岛进行示范以外，还拜访了 17 个州的精神病院。 用弗里曼的传记作者瓦伦斯坦(Elliot Valenstein)的话说：“在那年的一个为期 5 周的夏季旅行中，他驾驶着一辆客货两用车行进了11 000英里。 除了露营装备外，这辆车还装了一个电惊厥休克箱、一台录音机和一个装满病例记录、图片以及往来书信的文件柜；他的外科器械则在他的口袋中。”[155]外科器械中常常包括一把冰锥。

尽管脑叶切断术往往会使难以管理的疯狂患者们安静，但它通常也剥夺了他们判断和社交的能力，使他们对社会信号反应迟钝，并不适当地解除了拘谨。 当时标准的身体疗法教科书的作者们歉意地写了如下一段话：“或许每个个体在手术后比以前快乐了，但这可能付出了太大的代价，不仅对他自己，而且也对社会来说……”

“这位患者的脾气变得更急躁；他会更易愤怒，并且更容易发泄他的愤怒，有时候没有足够的对这样做的社会后果的意识。 他会变得强求他所渴望的东西并在表达上很专横。”[156]这些作者没有提到的是，这位患者的大部分个性也随着部分大脑额叶的缺失而被牺牲掉了，产生了——用两位弗里曼的反对者的话来说——“一种被切除前额叶的呆子”。[157]

有两种主要脑叶切断术形式。莫尼斯更愿意做额叶前部的脑白质切断术，经过头颅顶部的圆形孔洞，用一种类似搅拌器的脑白质切断器，切除在大脑两侧额叶椭圆中心内的白质。当脑白质切断器来回搅动时，会毁损这些神经纤维。1946 年以后弗里曼宣传的版本，是经由眼眶的额叶切断术，通过眼眶进入。

1952 年 2 月的一个上午，米利奇维尔州立医院的哈彻(Hatcher)医师在向心理治疗师彼得·克兰福德(Peter Cranford)描述经由眼眶的手术程序：

哈彻医师：“彼得，今天早上我要做经由眼眶的额叶白质切断手术。来看看吧！”

克兰福德：“如果我**看了**一个，你会在我身上做下一个。”

哈彻医师：“没那么可怕。我拿一种医学冰锥，就像这样握着，敲击它穿过眼球正上方的骨头，把它推进脑里，猛地一转，像这样切断脑纤维，就这么回事。患者感觉不到一点事。”

克兰德福：“你也不会感觉到一点事的。我**要去**吃早餐了，但我已经改变想法了。”

哈彻(大笑)：“你能改变你的想法，但不像我能改变大脑。”[158]

在 20 世纪 50 年代，美国收容院精神病学的世界无非就是米利奇维尔。虽然从 1940 年到 1944 年间，美国只实施了 684 例脑叶切断术，但是，弗里曼和沃茨的宣传促进了手术数量在 40 年代晚期的急剧增长。1949 年达到了顶峰，共进行了 5074 例手术。历史学家格罗布写道：“自1936年这种手术被引入以来，到1951年已有不少于18 608个人动过精神外科手术。”[159]它被应用在这个国家一半以上的公立精神病院，像波士顿精神病医院这样的享誉盛名的机构，被看成是脑叶切断术的重镇。

就像这种手术突然出现那样，在50年代早期它几乎是突然的就消失了。它是精神病学史中一个短暂的扰音，然而在医学的傲慢中，作为一项研究它是有启发性的。在英国，这种脑叶切断术甚至在新的抗精神病药物50年代中期被引入之前，其比率就开始下降了。[160]但是在英国和美国，终结脑叶切断术的，毫无疑问是这些药物在1954年春季的出现，正如20世纪30年代其他的身体疗法在面对这种新药理学时死去一样。[161]

回顾过去，脑叶切断术由于伦理上的原因而无法令人原谅。然而，在其他身体疗法不能左右，或一直没有尝试的狂乱患者那里，脑叶切断术确实取得了某种成功。一位精神病医师在1987年说：“在亲自做了可能有12或15例的前额脑白质切断手术(全部经过挑选和检测)，在已经被入院监护并长达6至10年难以控制的患者身上，有了一些可喜的效果。出现了一些令人印象深刻的反应和一些长期令人满意的反应——所有这些都比对精神病院偏僻病房中的情况相同的患者的禁闭要好得多。”[162]后续研究发现，大约1/3接受精神外科手术的患者已经出院并在家中生活。[163]不过，这些患者中的许多人迟早都会自然康复的。还有，这种对大脑和精神的不可逆转的损伤，必须与他们拖累公共机构体系的额外的数月和数年相权衡。一位研究者总结说：“并非所有所谓的精神疾病都如此严重，以至于值得把它们换成一种器质性的大脑症候群。”[164]事实上，脑叶切断术影响了偏僻病房中难对付患者中最难对付的患者。然而，不像任何其他身体疗法，它在精神病学专业中引起深深的忧虑，并且当新的抗精神病药物出现时，它在那些疗法中将是第一个被抛弃的。

社会和社区精神病学

对要么监护主义，要么精神分析这种两难选择来说，这些身体疗法意味着一组可供选择的疗法。然而，还有另外一种可供选择的疗法。它关心治疗的环境而非对躯体的一种身体性疗法。社会和社区精神病学坚持认为，病因既不是患者的基因，也不是使他们患病的早期童年，而是社会环境。用旨在把患者安置在一个治疗性社区环境中的疗法，精神疾病能得到更好的治疗。这往往是一个英国故事。

每个国家都对精神病学史作出了他们自己独特的贡献。德国上演了第一次生物精神病学，法国则是治疗性收容院。美国促进精神分析进入了它的全盛期，并且后来极大地推动了第二次生物精神病学的发展。英国带给这部世界故事的特殊贡献是一种观念：在精神病的底层存在着有害的人际关系。如果精神病和神经症是失败的人类关系的一个后果，那么，通过恢复一个人生活中健康的人际关系——主要以集体疗法的形式——疾病就可以得到治疗。

社会和社区精神病学的整个故事，作为一种一致的对付精神病的方法，就像一套积木或装配式玩具，它的各种零件或部件乱放在精神病学的风景里许多年了。仅仅在第二次世界大战前后的英国，它们才一块儿进入仅有的一座大厦。

开放性收容院就是这样一个部件。在一个开放性收容院中，自主的患者完全自愿地让他们自己住院和出院。这是一个必不可少的概念，即使精神失常疾病不受歧视，并且神经病更为精神病医师理解。德国在私营部门里有这种机构的一个悠久传统，它起始于 1861 年在黑尔姆施塔特创建的奥托·米勒神经病患者诊所(Otto Müller's Clinic for Nervous Patients)(1865年迁至位于哈尔茨山中风景优美的布兰肯堡)。至于私立收容院，有1866年埃伦迈尔在莱茵河边本多夫市他的疯病收容院里创建的一个、患者能相对随意地进出的开放性部门。[165]

这套积木里的另外一个部件，是让患者出院接受某种基于家庭的社区护理，而不一定是患者自己家庭来照顾。让患者接受家庭护理已经在位于吉尔(Gheel)的著名的比利时“疯子聚居区”实施了许多年，但它的例子似乎很少影响到其他地方。苏格兰收容院以他们的家庭护理政策而为人们所熟知。[166]在19世纪中期，德国人普遍地把精神病患者寄宿在邻近农庄的、希望从中赚得一点零用钱的人家里。自1867年以后，本多夫一家私立收容院的院长布罗修斯(Caspar Max Brosius)就开始让有钱的患者在私人住所里接受监督护理，从而逃避行政上的繁复手续和接踵而来的耻辱。[167]瓦伦多夫(Ferdinand Wahrendorff)后来以更大和更体系化的规模，在汉诺威附近Ilten的一家私立收容院里尝试了相同的方法。[168]到了19和20世纪之交，“家庭护理”(*Familienpflege*)在中欧的公立和私立部门里都已经变得很普遍。

以收容院为总部的门诊部也增加了它向周围社区的渗透。到20世纪20年代中期，大多数大型的中欧精神病院已经有了这样的设在社区的门诊部。沙尔科在巴黎的硝石库(Salpêtriére)创建了一个门诊部。到了1920年，马萨诸塞州已有33家这样的门诊，纽约州25家，宾夕法尼亚州9家。[169]综合性医院的精神病门诊部使这种融入更向前迈进了一步。德国首个这种门诊部1825年创建于罗斯托克(Rostock)。[170]这样，在护理的一个完整系列中，已经在20世纪30年代之前就采取行动来消除封闭的精神病院和社区之间的分野。1933

年以后德国精神病学的毁灭抹去了大部分有关这些创新的记忆。在1930年到1950年这二十年间，从国际上的落伍者一跃而成为国际上的领导者的是英国。

这场转变为什么发生仍不清楚，或许是来自于底层的迅速增长的民主主义和来自上层被监禁的社会精英分子们的这种行动主义的一种混合。（人们可以回忆这个布卢姆斯伯里圈子如何让他们自己热情地投入到精神分析中。）这场转变随着一项有着一种断然不同主旨的精神病法案的通过而于1930年开始了。1930年的《精神病治疗法案》(*Mental Treatment Act*)开始将收容院开放给外面的社区，完全推翻了由1890年的《精神病法案》(*Lunacy Act*)所确定的疗程——将"疯子"像危险的猛兽那样禁闭在疯人院里。[171]这个新法案使对外开放政策在收容院成为可能，拆下门锁，让"院外假释"中的患者随意进到镇子里喝杯啤酒。（还有其他三种假释。它们非但没有促使他们大规模逃跑，反而对精神病医院住院患者起到了一种抚慰的作用。[172]）最早贯彻开放政策的人当中的一位，是"和蔼与慈善的威尔士男子"T·"珀西"·里斯[T. P.("Percy") Rees]。1935年开始担任沃林厄姆公园医院(Warlingham Park Hospital)主管的他，吩咐不要锁上大门。医院所有的病房房门也都没有锁，包括让职员们害怕的"有自杀意图的"患者的房门。[173]

但是，在英国社会和社区精神病学的创始中，决定性事件却不是1930年的法案，而是第二次世界大战。1938年纳粹入侵奥地利后，一位37岁的犹太人医师和心理治疗医师比勒(Joshua Bierer)逃离维也纳来到了伦敦。比勒曾跟随阿德勒学习，并且已经在私人诊所和维也纳的施泰因霍夫(Steinhof)精神病医院获得了大量心理治疗方面的经验。1938年，他刚刚就职于伦敦附近的鲁韦尔医院(Runwell

Hosiptal)——一座根据“别墅”体制组建的极新式的设施——就启动了一个心理治疗计划。这在那时的英国精神病院中还相当罕见，很少有病院有专职的心理治疗医师。比勒向他的患者询问他们的梦和他们最早的来自儿童时期的记忆。[174]

然而，在战前精神病学的背景里，很了不起的成就是小组心理疗法。1939年，比勒开始在鲁韦尔的住院患者中组织心理疗法小组，同时也为伦敦两家公立综合医院的门诊患者做这种事情。1942年，他把小组心理疗法伸展到了历史上有名的伦敦教学医院：盖伊医院和圣巴塞洛缪医院。[175]比勒认为，精神分析通过让患者依赖一位分析者而拖延了患者的问题。相反，小组心理疗法让患者变得“独立、积极和‘自决’”，同时帮助他们实现省悟和努力去治愈。[176]这标志着小组心理疗法在英国或许也是在欧洲大陆的首次出现。

这些团体如何第一次聚会呢？“1939年12月8日，35位患者——神经症患者和精神失常患者——在[鲁韦尔医院]‘向阳屋’见面了，并成立一个社交俱乐部。这次聚会的主席由一位患者担当。”这个治疗小组，也即人们很快称为的治疗社区，换句话说是患者们自己运作的，而不是医院职员自上而下强加给他们的。一位医院人员会出席社交俱乐部的集会，而在别的方面俱乐部是“完全自治的”。患者们选举自己的干事，印刷杂志，并且每周集会三次。一个典型谈论的问题或许是：“我们为什么会因为其他人跌倒而大笑呢？”[177]比勒说，“纪律完全委任给了俱乐部”。这样，比勒不仅使小组心理疗法更容易了，而且还确立了这种由患者领导的原则。他称这种技法是“‘社区’疗法”。[178]

现在，让我们把场景从比勒转移到伦敦的北郊；那里在战争爆发时由卫生部建立了米尔·希尔急诊医院（Mill Hill Emergency

Hospital)。它是一个精神病学中心，坐落在先前的一所公立学校的校址上，用于治疗军人和平民炮弹休克(shell-shock)* 患者。它的职员由莫兹里医院人员充任，并包含一个疲劳综合征治疗小组(Effort Syndrome Unit)。如此命名是因为许多心身性疾病在军队中会以训练过后的呼吸短促等症状(所谓士兵心)的形式表现出来。主管这100张病床组的，是一位心脏病学家和一位精神科住院医师马克斯韦尔·琼斯(Maxwell Jones)。琼斯是一位年轻的苏格兰医师(出生在南非)，几年前已经从爱丁堡大学毕业，战争爆发时他正在莫兹里工作。正是在米尔·希尔医院琼斯的领导下，"治疗性社区"(therapeutic community)的观念才真正形成。还有，它几乎是偶然产生的。许多战争期间的护士不是老派专横的病房护士，而是已经选择护理作为她们战争期间工作的成年职业妇女。这些妇女习惯自由交流，不习惯给患者下命令和从医师那里接受命令。琼斯说，一位护士可能"经常保持记一个病房的日志。在日志里，她病房中的14位患者记录了影响这个团体的某些问题，并描述了这些问题如何通过谈论而得到解决"。如此一来，在这些中产阶级志愿护士们的管理下，某种小组力量开始在这些患者中间形成。

与此同时，米尔·希尔医院的医师会把患者带到一起形成一个小组，用一种和蔼的方式解释，他们事实上患的是一种歇斯底里症。一开始人们并没有期待从这种小组会上产生特别的治疗益处：它仅仅是一种交流信息的有效方式，不会像一个讲座或许那样使患者们疏远。琼斯继续说："很快就变得清楚了，这种交谈小组要远远好过一次教育性的会议；它影响了这个病房的整个社会结构。"患者开始提出因

* 在战争中因受弹震而产生的一种精神疾病。——译者

病房生活而带来的问题。这种小组的气氛以不可预知的方式不断变化着。参加过这种会议的护士们说，同样的过程也发生在她们的病房中。米尔·希尔医院的医师和护士们开始思考这些变化可能意味着什么。他们开始通过在这些小组中提出社会问题，或是让护士在患者面前表演幽默短剧来进行试验。短剧涉及“一个由双亲（‘正常的’父亲和歇斯底里的母亲）和三个女儿组成的虚构家庭的生活。三个女儿的人格分别倾向于类精神分裂症、精神变态和歇斯底里。这种戏剧化的方式证明对患者来说非常有趣，并在随后讨论中激发起一个高度的参与。”到了1944年1月，这些患者自己已经开始参与到这种心理剧（psychodramas）当中来。他们那时还没有使用这个词，因为他们还不知道莫雷诺（Jacob Moreno）——他首先在收容院使用了心理剧。[179]因此到1944年，琼斯一直没那么认真地考虑这种可能性，即他们自己的小组交流作为一种治疗益处的来源。他并未使用小组心理疗法这个术语。

在1945年的早些时候，这种治疗性社区在一个更大规模下得到实地测试。米尔·希尔小组被请去接管肯特郡达特福德的南方医院（Southern Hospital）的一个部门，用来治疗患有作战疲劳症的遣返的战俘。来自米尔·希尔的6位精神病医师、50位护士和后援职员，现在可以把他们的治疗模式应用到这个拥有300张病床的部门里。他们帮助这些男人在达特福德寻找日间的工作，这些男人则乘坐3辆大型绿线（Green Line）巴士* 从医院去达塔福德上班。就像琼斯说明的：“这些男人被安排住进6间‘村舍’内，每间50张床。按照我

---

* 伦敦至各郡的快速公共汽车线路上的公共汽车身涂绿色而得名Green Line（绿线）。——译者

们在米尔·希尔开发的这些方法，每个单元都有一个日常的社区会议。”在这种援助性气氛中，患者会讨论这样的事情，如他们担忧与妻子重新恢复的性生活，他们离开时出生的孩子，作为丈夫他们是否胜任。[180]

正如琼斯所述，达特福德导致了“对治疗性社区兴趣的相当大的增长”。由于得到许多部门的资助，琼斯在1947年4月开办了这个将成为世界上最负盛名的治疗性社区。它是一个有100张床位，用于研究“长期失业型神经症”问题的科室，位于新命名的贝尔蒙特医院(Belmont Hospital)。该院建在一家伦敦郡议会(London County Council)经营的收容院的破旧侧楼里。(战争期间，许多没有去米尔·希尔的莫兹里医院职员，在贝尔蒙特创建了一个更加倾向于身体疗法而非心理疗法的神经症中心。[181])琼斯的新科室被称为产业工人神经症科(Industrial Neurosis Unit)；这个科把他和他的团队逐步发展的所有观念都付诸于行动。患者的一周排满了小组活动：

> 星期一：科室会议，“这个时候患者倾吐他们的委屈或提出建设性的建议。”
>
> 星期二：有启迪作用的电影。
>
> 星期三到星期四：科里的工作成员引导小组讨论。
>
> 星期五：心理剧。此外，在10点到12点和2点到4点，患者做职业疗法。星期五快傍晚时有一次持证外出，然后在晚上7点是由患者组织的一个联谊节目。“如果没有照顾好所有的需求，会很容易在小组讨论中受到指责。”[182]

产业工人神经症科在1954年变成社会康复科(Social Rehabilitation

Unit)，后改成亨德森医院(Henderson Hospital，医院以苏格兰精神病医师 David Henderson 的名字命名，他曾影响了这些改革者中的许多人)。它是一个重要的社会和社区精神病学的中心。

这种治疗性社区，一方面对精神分析来说，另一方面对监护主义来说，它都是一种替代。它不是身体疗法的一种替代。尽管产业工人神经症科没有计划去接收精神失常者，但它事实上常常这样做。琼斯和他的工作人员会定期地进行胰岛素昏迷治疗。他们使用异戊巴比妥钠(sodium amytal)——一种巴比妥酸盐——给面见的患者们，并偶尔在这些屋子里实施脑叶切断术。[183]

还是让我们别离题太远吧。治疗性社区在战争期间广泛受到赞誉。梅因(Thomas Main)，诺森伯利亚(Northumbria)一家收容院的前任副主管，在伯明翰附近的诺斯菲尔德军人医院(Northfield Military Hospital)建立了一个这样的社区，强调在医务人员内部以及医务人员和患者之间的某种即时的情感接触。这作为"第二次诺斯菲尔德试验"(Second Northfield Experiment)而出名，梅因因为实际上引入"社区治疗"这个术语而获得了声誉。[184]梅因说，诺斯菲尔德是"一个治疗性环境，它带有一个自发地和基于情感构建的、所有医务人员和患者都参与其中的(而非医学上的命令)组织"。[185]他解释说，"真诚"是"管理的基础"。[186]虽然梅因对他的活动的解释弥漫着精神分析学的行话，但有意思的是，在诺斯菲尔德，他们提供巴比妥酸盐昏迷和 ECT。[187]

这些进步观念在通常是守旧的军队医学官僚中传播得如此迅速的原因，是它们有一些非常强有力的倡议者，其地位远高于琼斯和他的合作者。梅因就是出名的"塔维陆军准将"(Tavi brigadiers)——一群来自于伦敦中心的塔维斯托克诊所(Tavistock Clinic)的精神病医师——中的一位，他已接管了军队精神病学。塔维斯托克诊所由休·克赖顿-米勒（Hugh Crichton-Miller）和约翰·罗林斯·里斯[John Rawlings（“J. R.”）Rees]在1920年创办。作为一个门诊部，在治疗患神经质病症的患者时，有一种准精神分析性倾向。1933年，里斯成为这里的医疗主任。1939年战争爆发的时候，里斯成为军队精神病学的领导。他将一批有才华的精神分析取向的年轻精神病医师带到了这个军方的研究与训练中心，其中的一位就是梅因。另一位是鲍尔比（John Bowlby），后来因为他有关依恋理论（attachment theory）的研究而受到注意。早在1942年，里斯就在使用“社会精神病学”这个术语。这是一个自埃斯基罗尔以来已经存在的概念，却是一个仅仅在此时获得流行的术语。从战争的早期开始，在塔维斯托克举行的一批研讨会处理的都是社会性的主题。[188]

然而，这种治疗性社区需要一个大本营。其学说强调对患者的赋能（empowerment）和正常化他们的生活，以及良好的社群关系会改善不良人际关系所造成的后果。[189]因此，对处于治疗性社区核心的小组心理疗法而言，收容院并不是一个理想的大本营。那么，还有其他什么地方来做它的场所呢？这就产生了精神病日间医院（psychiatric day hospital）的想法。它是某种附属于一家精神病院、一家综合性医院，甚或完全自立的门诊部。患者能够来这里参加小组会议、寻求咨询、接受职业治疗以及其他的服务；这些构成了一种全面的治疗方式。实际上，是卡梅伦于1946年在蒙特利尔的艾伦记忆研究所创建了首家日间医院（同时将日间医院这个术语引入精神病学），[190]但比勒当时并不知道卡梅伦的工作。1948年，比勒建立了英国第一家日间医院。

它的本部是比勒1946年在伦敦郊区的汉普斯特德（Hampstead）两

栋战争毁坏的房子里创建的社会精神病学中心。他和他的同事很快就开始讨论建立一家可能的日间医院的草案；它将把一个患者的社交俱乐部与心理剧、小组心理疗法、ECT、胰岛素疗法和其他的在进步的英国精神病学中已经确立的新方法结合在一起。在接下来12个月内，对这种概念的支持开始在医院管理者、私人诊所的精神病医师以及家庭医师当中涌现。到1948年10月，比勒已经为八位兼职的精神病医师、两位全职的精神病医师、一位兼职的心理治疗师、一位精神病社会工作者、一位职业治疗医师（occupatioal therapist）、一位社会治疗师（social therapist）和其他工作人员准备好了专款。[191]这代表了英国精神病学黄金时代的最高峰，一次仅仅在一种“社会和社区精神病学”已在其中成为口号的社会背景下才可以想象的对资源的大规模集结。

作为一种相比收容性看护来说人道且费用低廉的替代，日间医院立刻变得流行起来。别的日间医院陆续建立，布里斯托尔是1951年，莫兹里是1953年等等。到1959年，英国已经有超过38家这样的医院。[192]这次运动混合了比勒的哲学：“治疗必须包含患者的整个社会环境和他所有的社会关系。他必须不仅作为一个人，而且作为一个社区的一部分而被治疗。”[193]

回顾过去，作为推动重症精神病治疗从收容院转移到社区的这种最初的努力，这种日间医院运动有着重大的意义。不过，用后来的观点来看，这个方针或许显得幼稚了。但是，在战后的英国，琼斯的治疗性社区和比勒的“社会和社区精神病学”，赫然显现出令人振奋的前景，即真正一方面替代神经生物学方法的悲观主义，另一方面替代精神分析的秘传仪式。

美国很少为之激动。尽管美国人使用了像社会精神病学这样的术语，但他们通常指某种形式的精神病流行病学，或精神病院中的人际关系研究，而非小组心理疗法（group psychotherapy）——英国的社会和社区精神病学的核心。

第一次世界大战前后，美国的精神病学受一种强烈的激进主义冲动的影响，试图打破这种收容院的僵局，从社会角度来考虑患者和他的病症。最早使用“社会精神病学”（social psychiatry）这个术语的人员之一是索瑟德（Elmer Southard），时间是1917年。他是波士顿精神病院（Boston Psychopathic Hospital）的院长，了解一种精神病社会服务与社会心理学的混合体。[194] 20世纪20年代早期，在美国精神病学学会的年会上一批讲演者，包括两位学会会长，都发表充满激情的演讲，论述收容院需要拓展到社区或通过社区预防精神病。[195]这种言辞是精神病学打破监护模式（参见第二章末）并回归医学主流的愿望的明证。它与20世纪20年代美国“社会医学”的宗旨很吻合，把医学某种程度上看作是社会科学，并把关注指向“完整的人”。[196]这与小组心理疗法或社区护理没有什么关系。

当纽约贝尔维医院的席尔德开始召集2至7位门诊患者组成的小组，举行每周一次或两次的集体会议时，小组心理疗法在1934年引发了它在美国的首次爆发。席尔德说：“在小组心理治疗中，一批患者同时被这位医生接待，并且每位患者都知道其他患者的问题。”这些患者——他们中许多人的心理曾很不正常，在听到他们并不是独自身陷麻烦中时，会感受到安慰。“例如在一次讨论中，一位患者回忆起一次试图对他妹妹进行的性侵犯。令人惊讶的是，小组的许多成员回忆起他们自己生活中的类似的经历，从而对这样一件事的正确评价成了可能。”[197]然而，这位有创意的席尔德，不久在一次车祸中丧生。不像在英国，军事组织在背后支持小组心理疗法，在美国这种运动并没有开始走红。在美国，精神分析师控制了二战时期的军队精神病学，是弗洛伊德学说而非患者的社交俱乐部占有崇高的地位。

在诸如康奈尔大学医学院伦尼(Thomas Rennie)1950年委托进行的曼哈顿市心区研究(Midtown Manhattan Study)——这种大规模公众心理健康调查的意义上，社会精神病学术语20世纪50年代和60年代在美国很流行。[198]在“治疗性社区”下，美国人大体理解为奉行开放政策的精神病院，这是对一个英国特有用词的严重的误译。还有，美国人对社会精神病学的定义，宽泛得足以包括一切所能想到的对患者生活的影响：童年、朋友、社会阶层、贫困等等。所有这些因素都有助于给美国精神病学打上社会激进主义标志，却通常很少能容忍英国在这种术语——小组心理治疗、日间医院和患者的自主——下所理解的事物。

后来，治疗性社区确实在美国兴盛起来了。一位评论者在20世纪70年代早期说：“没有一家称职的先进医院会没有贴上治疗性社区的标签。”[199]然而，这些试验经常会被强调一种医师和患者之间一对一关系(为了获得“移情”)的精神分析精神所扭曲。当美国人确实试图要建立一个治疗性社区时，他们时常会产生一种对英国原型的滑稽模仿。肯·凯西(Ken Kesey)在他的小说《飞越疯人院》(*One Flew Over the Cuckoo's nest*)(1962年，参见第七章)中所描述的恶梦般的社区即是明证。美国有一家日间医院，它就在门宁格诊所。[200]

美国“社区精神病学”以悲剧收场：大量出院的丧失能力的收容院患者，受到街坊粗暴的对待。很少有类似于英国或是欧洲大陆所提供的日间护理能在美国得到。约翰·F·肯尼迪(John F. Kennedy)任期内的1963年心理健康法案，对这种归纳来说或许被看作是一个例外。但是，因这项法案而得以建立的这些精神健康中心，很快被用来从事中产阶级神经症的心理治疗，而非对精神失常患者的社区护理。[201]社区精神病学这个科目在美国过去是，并依然是带有几分怪诞的笑话。

然而，对于精神病学史的总体叙事来说，这种要赢得发展的社群主义(communitarianism)在美国的失败，确实推动了事态的进展。一个可察觉的与精神分析相匹敌的学说的缺乏，使得生物精神病学战胜这个竞争对手比在欧洲——在那里，社区精神病学数十年来提供了对这种生物学方法的坚决抵制——更容易。[202]但是另一方面，生物的和社会的观点未必不能相容：精神疾病常常是由社会压力诱发和影响的。承认这一点，给了社会精神病学一个远较这些精神分析师具有的更持久的影响。

在半个世纪里，精神病学这门学科在监禁性看护和个体性精神分析的这种选择之间陷入了困境。迫于发现替代疗法的压力，精神病学拼凑出了一组从溴化物睡眠到 ECT，再到社交俱乐部的选项。在这些替代疗法选项中，不存在任何冲突的范式，不存在任何理论斗争。一位医师或许某天会指示演心理剧，随后一天又指示做 ECT。要回避在监禁主义(针对贫民)和精神分析(针对富人)之间作出可怕抉择的普通精神病医师们是如此绝望，以致他们愿意去尝试任何有前途的事物。这样在半个世纪中，精神病学避免在一方是神经生物学范式，另一方是心因范式之间作出选择。20 世纪 60 年代以后，这种务实的兼收并蓄主义不再可能了。神经生物学范式带着确实发生效用的药物，以及精神病更为深刻地代表了一种生物现象(而非陷入麻烦的人际关系或一位制造精神分裂症的母亲)的证据，来势凶猛地从克雷珀林将其埋葬的墓穴中归来了。由于第二次生物精神病学的出现，20 世纪前半叶的这些替代疗法几乎完全从候选名单中被抹去了。

第七章　第二次生物精神病学

20 世纪 70 年代，生物精神病学来势凶猛地重返舞台，取代了作为支配范式的精神分析，并让精神病学重返其他医学专业组成的这个群体中。生物精神病学的胜利，即重症精神病有赖于一种隐藏着的紊乱的大脑化学过程和发育的观点的胜利，意味着对上次回荡在 19 世纪第一次生物精神病学时期的主题的回归。它也需要对精神分析范式的一种否定。精神分析范式把精神病看作是心因性的，作为有过错的儿童抚养或环境压力的一个结果而发生于心灵，通过深入的心理治疗可以康复。生物学范式为心理疗法存留有空间，但它是一种内在于医患关系中的非正式的心理疗法，而非精神分析编造的疏通潜意识冲突的精心安排的作业。

虽然第二次生物精神病学只是在 20 世纪 70 年代才闯入临床实践的平凡世界，但是，它把遗传性和大脑发育作为病因的观点，把药物和非正式心理疗法作为治疗手段的原则，都形成于第一次生物精神病学的衰退时期。第二次生物精神病学直接的知性上的原型是克雷珀林——他给第一次生物精神病学划上了句号——创建于1917年的慕尼黑德国精神病学研究所(German Research Institute for Psychiatry)。尽管克雷珀林本人对病因持不可知论，对他的前任们的遗传和大脑生物学的观点不满，但是他仍然将像尼斯尔和阿尔茨海默这样的强调大脑是精神病之所在的研究者聚拢在他自己周围。在这些同一研究所的研究者中有几位遗传学家，他们在克雷珀林的研究所里建立了一个用来研究精神病遗传模式(inheritance pattern)的实验室。遗传模式开始被发现证实了这些重症精神疾病完全在于大脑的物质，而非有过失的育婴模式或一个令人不快的社会环境。在这个实验室的历史上，该发现来得太早，它本身很倒霉，赶上第三帝国的兴起。

遗传线索

有关重症精神病神经病因的最令人信服的证据之一将是遗传学研究。相当一部分疾病是非遗传性的，是子宫内的一种发育异常或环境影响的结果。但是，也有一部分是遗传的、与基因相关的，支持生物精神病学这种主张，即自然至少扮演了不可小视的一个角色。

第一次生物精神病学很关心这种角色，尽管它的倡导者——统计学上的幼稚者——选择了轶事，而非与支持他们论据的对照组相比较的很长系列的患者。他们用“退化”这个负有价值观的词语掩盖了他们的发现，这也无益于早期生物精神病学家们的声誉。这些第二次生物精神病学的先驱们认识到，为了令人们信服，他们需要定量数据，将精神分裂症患者和抑郁症患者与对照组比较。他们也认识到，他们必须收集将家庭环境影响排除出去的数据：很有可能的是，患上精神分裂症的孩子们已经以某种方式，从这个家庭环境里生病的亲属那里学到了这种行为方式，而非遗传。

尽管这样，第一次生物精神病学家中仍有一些人事实上重视了数字的重要性。当克拉夫特-埃宾还在格拉茨的时候，他就对19位女精神病患者进行了一项研究，发现她们中的12位有某种“神经精神病(neuropsychopathic)家族史”。[1]1913年当克雷珀林思考有关他的海德堡患者的记录时，他注意到患精神分裂症的那些人中的大约70%有重症精神病的家族史。[2]爱丁堡收容院院长克劳斯顿，甚至更系统地开始了这项工作。然而，他的所有患者中仅仅23%有精神病的家族史，患“青春期精神错乱”(adolescent insanity)(他指称精神分裂症的术语)的那些人中65%有家族病史。[3]克劳斯顿确信，这些统计数字包含有一种遗传机制：“这个……有关个体是一个在结构和功能上与他的祖先和后代相关的有机体的观点，必须一直要牢记在心。他们甚至不是一个链条上的环；环是彼此分开的，并且可能用不同的铁来锻造；他们在功能上是一体的，然而像根和茎是一棵树的一部分那样，一个人也正好是他的祖先的一部分，并且他的后代是他的一部分。”[4]

这些19世纪的统计数据，往往都将遗传特性与家庭环境混淆在了一起。为了从环境中分离出遗传因子，两种方法将是有效的：孪生子研究和领养子女研究。直到20世纪20年代，国际医学界使用的计算技术才达到这种成熟的水平。

这种孪生子研究的逻辑是，单卵(又称同卵)双生子是从一个单一的受精卵发育而来的，有着一组共同的基因。用一位英国研究者的话说：“与双卵(又称异卵)双生子——他们并不比通常的兄弟或姐妹更需要在遗传上与另一位相似——相比，这种单卵双生的遗传特性必然会使他们在基因发生作用的各个方面都更为相像。在一对‘单卵双生’的双胞胎的两个个体之间，无论哪里出现了差异，那都是环境在作祟。”[5] 但是，如果存在一个很高程度的同病率(concordance)——意味着这对单卵双生子双方都患病的倾向，那么，这可能就是遗传的影响发生了作用。在双卵双生子之间，如果同病率很低，那么这种有关遗传的推测就更有说服力了。例如，我们自己时代的研究显示，在患有精神分裂症的单卵双生子之间，同病率约为50%，而对双卵双生子来说则只有15%。[6] 这是支持精神分裂症的生物性质的重要证据之一。高尔顿(Francis Galton)首次于1875年提议对孪生子进行研究，称它们是一次“用公正的尺度来衡量禀性和教养(nature and nurture)的影响”的机会。[7]

1928年，卢森布格尔(Hans Luxenburger)，慕尼黑德国精神病学研究所一位年轻的籍贯巴伐利亚的精神病医师，开始对出生在一个给定区域的所有孪生子进行首次大规模的调查。他试图提出一个孪生子的无偏样本，而非仅仅关注评论者偶尔感到好奇的孪生子。为了确定其中一方或双方患有精神病的这种孪生子对的数目，卢森布格尔和他的同事请求所有巴伐利亚的精神病医院在一个确定的日期里给他们一份健在患者的名录。然后他们将这份名录送到所有当地的神父和牧师那里，询问名单上所列的个体是否是孪生子血统中的一位。在这批16 000名患者中，牧师们能够辨认出211位是一对孪生子中的一方。通过回查患者的记录和对入院孪生子进行更进一步的面谈，这些研究者们作出了106例患者的精神分裂症诊断。有多少另一位孪生子也患上了精神分裂症呢？这些发起人找到了仍然在世，并进入成年生活的65位另一方孪生子并与这些人面谈。在几乎是支吾其词地回答了哪些孪生子是单卵双生，哪些是双卵双生后，他们发现，单卵双生子中有7.6%的孪生子双方都有病，而双卵双生子中一个都没有。[8] 这标志着重症精神病——一些人认为是“功能性”的(指原因不明)，另一些人认为是心因性的——有一个器质性根源的首个可信的证据。卢森布格尔，一位虔诚的天主教徒，由于与他的老师和上司、后来成为一名纳粹遗传学家的吕丁合作而受到玷污。在第三帝国统治时期，有好几年卢森布格尔自己充当了一位种族主义遗传学的辩护者。到了 1941 年，由于他对纳粹政权的批评危及了他自己的安全，在吕丁的建议下，他参加了德国军队，一个远离盖世太保的相对安全的地方。[9]

但是，在精神病遗传学中，不存在任何内在的种族主义与这种孪生子研究方法有关。展现精神分裂症部分地是一种遗传疾病，事实上是中欧学术研究的康庄大道。如曼弗雷德·布洛伊尔(Manfred Bleuler)，他在 1942 年成为苏黎世的精神病学教授，无论怎样都是一位主流学者。然而，当一位到访的美国研究者来到布洛伊尔家门口打招呼时，布洛伊尔挥动着在翅膀上表明杂交与回交迹象的“一个老旧的蝴蝶展示盒”来迎接他。这是布洛伊尔高中时的理科作业。布洛伊尔告诉来访者：“发现精神分裂症的孟德尔定律曾是他毕生的愿望。”[10]

因此，这项事业没有受到纳粹分子的授意。事实上，给这个领域做出下一个重要贡献的是犹太学者。1879 年出生于俄罗斯的罗萨诺夫(Aaron Rosanoff)，在 13 岁的时候来到了美国。1901 年，他从康奈尔大学医科毕业，随后在长岛(Long Island)国王公园州立医院(King’s Park State Hospital)进入纽约州收容院系统。在一个因吸引平庸者和得过且过者闻名的系统内，罗萨诺夫以他的科学好奇心，尤其是对医学遗传学的兴趣使自己出类拔萃。在 1922 年移居洛杉矶开设了一家私人神经诊所[阿兰布拉休养所(Alhambra Sanitarium)]后，他决定用州立医院的资料进行一次大规模的孪生子研究。[11]到了 20 世纪30年代早期，他准备好了他的数据。由于孪生子对的数量不足是卢森布格尔研究的致命弱点，所以罗萨诺夫汇编了一份有1014对孪生子的名录；在该名单中，这些孪生子中的一方患有重症精神病。在这1014对孪生子中，诊断为精神分裂症的有142对。在这些单卵双生子中，孪生子双方都患精神分裂症的占这些患者的68.3%；在双卵双生子中，双方都患病的则占14.9%。[12]这种差异是巨大的。罗萨诺夫也观察了躁狂抑郁症，至少在90对孪生子中有一方患这种病。孪生子中的另一方也得这种病的，占单卵双生子的69.6%，却仅占双卵双生子的16.4%。罗萨诺夫总结道："在躁狂抑郁综合征的病因中，遗传或胚种的因素扮演了一个重要的角色。"[13]

必须要强调的是，罗萨诺夫不是一个边缘性的右翼人士——像一些精神病学史家曾试图描绘早期精神病遗传学家那样。[14]在1939年成为加利福尼亚州精神病院系统的负责人后，罗萨诺夫开始推行一项覆盖全州的患者家庭护理(home care)计划，并在旧金山创建一个莫兹里式的研究中心——兰利·波特诊所(Langley Porter Clinic)发挥了重要的作用。罗萨诺夫的孪生子研究无疑代表了在两次世界大战之间的这些年月里，美国对国际精神病学文献的重要贡献，然而这些由精神分析取向作者支配的正式的美国精神病学史，用一种事实上的沉默对罗萨诺夫的工作不加理会。[15]

年轻的卡尔曼(Franz Kallmann)是吕丁和卢森布格尔遗传学实验的合作者之一。他1897年出生于西里西亚的诺伊马克特市(Neumarkt)。1919年，在布雷斯劳大学(Breslau University)获得医学博士学位，然后在慕尼黑克雷珀林的研究所接受精神病学方面的培训。1929年，卡尔曼参加了吕丁和卢森布格尔他们正在进行的大规模研究。因为那项工作延时，他转往柏林的赫兹贝格尔精神病院

(Herzberge Mental Hospital)。在那里，他对此前30年间收治入院的精神分裂症患者的所有血缘亲属进行了一项家族研究。1935年的纳粹种族法律迫使卡尔曼放弃了他在柏林的职位，于是他带着他的笔记横渡大西洋，来到纽约州立精神病学研究所(New York State Psychiatric Institute)。1938年，他用英语出版了这项柏林研究(它没有包含足够多的孪生子来做出一项耐人寻味的分析)。[16]

然而在此期间，卡尔曼看到了罗萨诺夫的著作。20世纪40年代早期，卡尔曼决定将他大量的精力用于一项有关纽约州公立收容院所有患者的孪生子研究。在1945年这个系统的73 000位患者中，卡尔曼确认了691位拥有一名可以追踪的孪生兄妹的精神分裂症患者。单卵双生子的同病率是85.8%，而双卵双生子则是14.7%。[17]这样，在单卵双生子中就有一个另一方罹患这种疾病的几乎不可避免的风险，而在双卵双生子里面则只有1/7的机会。这些发现是这样一个可靠的精神分裂症器质性指标，当在1950年巴黎第一次世界精神病学大会(First World Congress of Psychiatry)上被提交时，它们引起了一片哗然。(斯莱特宣读了卡尔曼的论文。)卡尔曼不加掩饰地陈述了有关精神分裂症的孟德尔遗传特征(意味着DNA里的一个单独的座位)。从世界各地召集来的代表们的这种反对的声音铺天盖地，为了“避免激化”这场讨论，会议主席拒绝宣读任何已经递送上来的书面评论。大多数的反对者是精神分析医师，卡尔曼戏称他们是“一大群愤世嫉俗的纸上谈兵者”。[18]

虽然其他大规模孪生子研究在第二次世界大战后得到开展[19]，但到目前为止清楚的是，精神分裂症和躁狂抑郁症在本质上是严重遗传的。血缘越近，其他家庭成员精神分裂症的发病率就越高。[20]然而，家庭环境是否也在其中起到了作用？终究单卵双生子是一起长大的。或许生活在一个被精神疾病“扭曲的”——用这个时代的话说——家庭环境中，这使其他家庭成员患病。与遗传相比，环境的作用有多大呢？多少患者的病是由一位制造精神分裂症的母亲——一种有缺陷的家庭力量(flawed family dynamic)——带来的呢？

1959年，凯蒂(Seymour Kety)决定观察在收养家庭中被抚养的、有精神分裂症的母亲或父亲的孩子，由此排除在躁狂的环境成长带来的影响。凯蒂本人是美国生物精神病学的创立者之一。他1915年出生于费城，1940年获得宾夕法尼亚大学的医学博士学位，继续在该校从事研究并教授药理学和大脑生理学。1951年，凯蒂成为刚刚在贝塞斯达(Bethesda)成立(1949年)的国立精神卫生研究中心(National Institute of Mental Health，简称NIMH)的科学主管，他将该中心的方向从研究精神分析转向研究基础科学。他一直工作在NIMH，直到1967年成为哈佛大学的教授。1983年从哈佛退休后，他回到了贝塞斯达，继续负责精神病学史上最富含重要思想的研究计划之一：丹麦领养子女研究(adoption study)。丹麦政府有一项掌查其公民整个经历的特殊职责。政府司法部的领养登记使研究者们可以确认被领养孩子们的血亲；人口登记使找出被领养者和追踪他们一生的轨迹成为可能。因此在丹麦，人们不仅能够研究被领养者在他们新家庭里的命运，而且能够研究他们的血亲背景。1968年，凯蒂和他的合作者公布了他们对哥本哈根的1924年至1947年间的5483个领养家庭的研究结果。其中，有507位被领养者后来被送进了精神病医院。中立的观察者们重新研究了他们的病史并诊断出他们中有33人患精神分裂症。随后将这些患者和他们的家庭与从未被送进精神病院的被领养者们的一个同龄对照组进行了比较。在这些被领养者精神分裂症患者的血亲家族内，大约有10%的近亲患有精神分裂症，而在对照组的这些家庭中则很少有精神分裂症患者。禀性而非教养是使这些被领养儿童患病的原因之一。凯蒂和他的同事们慎重地总结道："遗传因素在传播精神分裂症方面是非常重要的。"这种机制必定包含了一些基因，而非卡尔曼假设的一个单一遗传因子的孟德尔模式。[21]

到1992年，凯蒂已经拓宽这项研究到包括整个丹麦的被领养者，发现这些患精神分裂症的被领养者中的几乎一半，在他们的血亲家庭中都有某种类型的这种疾病的病史，与之相比，对照组则完全没有。[22]就整个丹麦来说，精神分裂症在这些患精神分裂症的被领养者的血亲里，要比对照组的这些血亲普遍高出10倍。精神分裂症在这些被领养者的兄弟或姐妹中(12.5%)比在二级亲属(second-degree relatives)(2.2%)中也更常见。作者指出："这与遗传传播也是一致的。"[23]

凯蒂关于患精神分裂症的被领养者的研究，引发了大量的包括家族、孪生子和领养子女研究的遗传学调查。1977年，一项关于躁郁症的丹麦人的研究发现，单卵双生子的同病率是67%，而双卵双生子的则为20%。[24] 20世纪80年代的孪生子研究涉及旷野恐怖(agoraphobia)和急性焦虑症(panic disorder)中的遗传因素。[25]一项关于心身病(psychosomatic illness)的领养子女研究强调了遗传因素的作用：在这些家族中——有暴力和酗酒父亲的孩子们在那里受到领养家庭的照顾，男孩们往往行为像他们的生父(甚至其父亲没有和他们有任何接触)；有着这样生父的女孩们往往也表现出异常的行为，即这种非器质性病因的慢性身体疾病，它曾一度以"歇斯底里"而广为人知。[26]另外一些研究者则暗示，像反社会行为在父系中遗传一样，这种歇斯底里在母系中遗传。[27]

孪生子研究很快开始在整个精神病学领域开花结果。在诸如疑病(hypochondriasis)、轻性躁狂(hypomania)和抑郁症这样的人格特质里,心理测试揭示了单卵双生与双卵双生的孪生子之间的重要差异——遗传线索的试金石。[28]这是在侵入传统的心理起因地带:在一个世纪的时间里,这个学说裁定歇斯底里和有症状的精神神经病是压力或不正常的家庭生活的结果。这些遗传学上的消息暗示,这些疾病一定有一个重要的大脑基质,不过,许多环境因素或许是诱发它们的原因之一。

然而,家庭又起什么作用呢?如果总体上遗传学解释了约50%的像精神分裂症这样的"行为病"(behavioral disorders)的话,那么家庭是另一半的原因吗?一点也不。有关养子对(pairs of adopted children)——他们本人之间没有亲戚关系但在同一个领养家庭得到抚育——的研究显示,相关性接近于零。正如一项研究所描述的,"这种相关环境的影响并没有被同一个家庭中的孩子们分享"。[29]无论使一位领养儿童发病的是什么,都对另一位没有任何作用。因此,这种环境影响可能不是家庭生活本身。

20世纪70年代及其以后,由于分子生物学打开了确认这种相关的真实基因的可能性,遗传精神病学在寻找病因方面变得更加大胆了。到1995年,诱发精神分裂症的基因或是基因群被暂时地排在了大约第6号染色体的某处。[30]躁郁症,则涉及第18号染色体和第21号染色体。[31]精神病遗传学家开始把遗传早现(genetic anticipation)——这种一些致病基因在世代传递时扩增数目的趋势——看成是在一个家系中传播的精神分裂症或躁郁症越来越严重的背后机制。[32]这与第一次生物精神病学里的"退化"完全对应。创造精神分裂症的母亲真正寿终正寝了。

奏效的最早药物

将精神病学带入生物学时代的另外一翼是药物疗法。药物一直被应用于精神病治疗：从曾经给新送入收容院的患者服用的轻泻药——鉴于他们的问题或许是由结肠自身中毒引起的——到用于抑郁症和躁狂症的鸦片和它的生物碱(稍稍有效但极易成瘾)。现代药物疗法始于对脑化学物质的系统实验。大脑化学意味着神经递质，即通过突触(神经元之间相互接触部位)将神经冲动从一个神经元传递到另一个神经元的化学物质。虽然有关大脑化学的研究可以追溯到19世纪与20世纪之交的英国生理学家，但直到20世纪20年代早期，格拉茨大学(University of Graz)药理学教授勒维(Otto Loewi)才分离出第一个神经递质。根据他1921年冬天开始的工作，他在1926年已经能够说，化学物质乙酰胆碱(acetylcholine)居间促成了神经冲动从一个神经向另一个神经的传递。[33]

乙酰胆碱的发现没有停留在理论知识上，而是很快用于了治疗：到20世纪30年代，精神病医师已给他们的患者乙酰胆碱，寄希望于缓解精神分裂症，尽管这时他们没有任何这种相关机制的概念。[34]

受20世纪30年代身体疗法成功的鼓舞，许多精神病院的精神病医师开始愿意考虑药物的这种潜力，并且在整个20世纪40年代，寻找优于休克和昏迷疗法的药剂的实验一直在收容院里进行着：

> 1937年，莱曼(Heinz Lehmann)，一位来自柏林的流亡精神病医师，刚不久来到蒙特利尔凡尔登新教医院(Montreal's Verdun Protestant Hospital)；在那里他是负责大约1600名精神病患者的少数几位医师之一。莱曼说："在那种条件下工作真是太恐怖了。因为一直确信精神失常症状和重症的情感障碍……多少有一种生

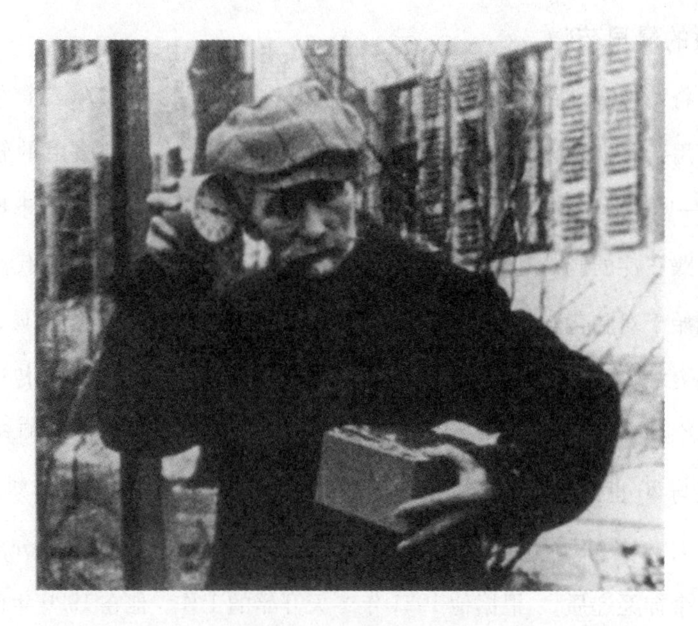

氯丙嗪引入前的精神失常：1900年前后，一家德国精神病院的患者正在从一个闹钟里听他妻子的声音。[承蒙莱比锡大学图书馆(Universitätsbibliothek Leipzig)提供照片]

物基础，所以我做了所有的事情。我一直用各种药物试验，例如，大剂量，不，超大剂量的咖啡因，我记得给了一位或两位昏迷的紧张型精神分裂症患者——当然，毫无结果。”他将悬浮于油中的硫磺注射进患者的体内，“这很痛并且会引起发热。”他注射了斑疹伤寒抗毒素(typhoid antitoxin)，以产生类似于疟疾疗法中的发热。“根本没用；我甚至将松节油注射到患者的腹肌中，这会产生——并且猜想会产生——一个巨大的无菌脓肿和明显的白细胞增多[增加白细胞的总数]。当然，那种脓肿必须在无菌条件下的手术室切开。这没有任何效果，但所有这一切通常在欧洲人的工作中被提出，认为有助于精神分裂症的治疗。”[35]

最重要的不是诸如莱曼这样的研究者对他们患者的不人道行为：他们

最真诚地在寻找较好的东西提供给患者。而是到一位法国海军外科医师拉博里(Henri Laborit)开始用一种新奇的麻醉“增效剂”进行试验的1951年，这种接受新型抗精神病药物的背景已经准备好了。[36]拉博里本人是一种改变了精神病学面貌的药物——氯丙嗪(chlorpromazine)——出现的直接的功臣。

1949年，拉博里被安置在了突尼斯比塞大(Bizerte)的海员医院里。当开始研究各种合成抗组胺药来用作一种“增效”麻醉剂的手段时，他35岁。对休克士兵手术一直是军队外科中的一个大问题，而拉博里的想法是一种增效剂可能会阻断参与休克的植物性神经机制，增加手术的成功率。在有可能的增效剂中，拉博里试用了由罗讷-普朗(Rhône-Poulenc)制药公司合成的吩噻嗪类中的一些新型抗组胺药。从1937年抗组胺药发明以来，医师们已经在精神失常患者身上试用了这些药物，但收效甚微。这时，拉博里对精神失常没有任何兴趣，但他的确指出他的一些外科患者在服用吩噻嗪后，变得对他们周围的世界漠不关心了(镇静剂是后来使用的名词)。就像拉博里后来所说的：“我邀请了一位军队精神病医师来旁观我给一些紧张、焦虑的地中海型(Mediterranean-type)患者做手术。手术后他同意我的看法，即患者们出奇地安静和松弛。但我猜想他没有多想他的观察，如它们或许可以用于精神病患者。”[37]

1951年初，拉博里从的确不存在对他工作的兴趣的海员医院系统被调往巴黎的瓦勒德格雷斯(Val-de-Grâce)军队医院的生理实验室。在这里，为探索精神所包围，并且接受一位慈善的实验室主任的指导，他继续坚定地研究休克。因为先前的抗组胺药并不是理想的植物性神经阻断剂，在1951年6月，拉博里向罗讷-普朗公司索要了一种由公司的化学家(一位吩噻嗪专家)保罗·沙尔庞捷(Paul

Charpentier)新近合成的、命名为 4560 RP（Rhône-Poulenc 的缩写）的新吩噻嗪的一份样品。沙尔庞捷后来称这种化合物为“氯丙嗪”。甚至在拉博里索要之前，公司就猜到它或许是一个有效的精神病治疗药物，但还没有将它交给临床医师试验。[38]

拉博里开始对瓦勒德格雷斯的外科患者使用 4560 RP。他发现，这种药物除了起到外科上所设想的作用外，还在一部分患者身上引起了一种确定无疑的“淡漠”（*désintéressement*）。沿袭抗组胺药物研究者尝试将他们的化合物应用于精神病治疗的做法，拉博里也决定这么做。1951 年 11 月，他在维勒瑞夫精神病院（Villejuif Mental Hospital）的一位女精神病医师同行身上测试它的毒性。在静脉给药后不一会儿，她起身去了盥洗室，然后就昏倒了。维勒瑞夫的精神病科主任决定不再用它做实验。[39]于是，拉博里回到了瓦勒德格雷斯。在医院小吃店的午餐时间里，最终说服三位毫无热情的精神病医师同事给他们的患者这种药物。[40]在 1952 年 2 月初，拉博里向医学媒体报告了他的外科诊室使用 4560 RP 的结果。在文章的结尾，他突然暗示性地指出：“这些发现让人们能预料到在精神病学中使用这种混合药物所产生的某些指征，或许与用于一种深度睡眠疗法的巴比妥酸盐有关。”[41]但是，当他在 1952 年 1 月 19 日或许并非认真地写下这些话时，这些瓦勒德格雷斯的精神病医师正在把氯丙嗪注射给一位 24 岁的躁狂症发作患者 L(Jacques L.)。“注射完后患者安静了。他一动不动地躺着，闭着眼，当别人与他谈话时就应答，一脸躁狂的样子；他闭上一只眼，扯动着他的舌头，然后睡着了。”他醒来后躁狂症再次发作。在接下来的 3 周里，他以一种与止痛剂、巴比妥酸盐药物以及电惊厥疗法混合的方式接受氯丙嗪治疗。最终到 2 月 7 日，虽然他的性情仍有点“轻度躁狂”，但他已非常平静，以致可以玩桥牌和过一个正常的生活。[42]是什么缓解了这位患者的症状一点也不清楚，但是至少氯丙嗪没有伤害他，并且在此期间有关巴黎正在研制一种重要的新型治疗精神病药物的传闻正四处迅速传播开来。氯丙嗪这个词传进了巴黎精神病学界两位大人物耳中：圣-安妮精神病院的德莱(Jean Delay)和德尼凯(Pierre Deniker)。他们开始在1952年3月给他们的患者这种药物。[43]德莱当时45岁，是巴黎大学精神病学教授和圣-安妮医院的院长。德尼凯比他小10岁，是这家医院的医务人员。在1952年5月的医学心理学会(Medical Psychological Society)一百周年的庄重纪念日上，他们简要说明了他们有关氯丙嗪的工作，避免对拉博里的任何提及。[44]然后在学会6月的会议上，他们递交了一份有关8位患者的更完整的报告。[45]尽管这是事实，即他们是专用氯丙嗪治疗一系列患者的第一批人，但是，他们发现这种药物的精神病治疗上的应用，却不是事实。在揭开精神病学编年史划时代的新篇章药物疗法的出现上，历史已经错误地赞誉了德莱和德尼凯，却对拉博里的贡献陷入了沉默。[46]

尽管如此，到1952年5月，很明显德莱和德尼凯的圣-安妮的患者们在氯丙嗪作用下好转了。一号患者A(Giovanni A.)是一位有着长期精神病史的57岁的工人。他因为“在小餐馆作即兴的政治演讲，卷入了和陌生人的斗殴，和最近几天头戴一束花在街道上行走宣讲他对自由的热爱”，而最近被收治入院。在使用氯丙嗪9天之后，他已能够进行正常交谈。3周过后，他已经平静并正打算出院。另外7位患者的治疗结果也差不多。[47]这比电惊厥疗法、胰岛素以及其他身体疗法更好，更少危险和更易于患者们忍受。

氯丙嗪立刻传遍了法国精神病院系统。一位历史学家写道：“到1953年5月，这些骚乱的巴黎的精神病院病房的气氛完全变了：拘束衣、精神病用水压式袋(psychohydraulic pack)以及喧闹声都成了过去！很久以前打开被锁链束缚住的人们的巴黎精神病医师，再一次成为解放他们的患者的先锋。这次是从内心的痛苦中，而且是用一种药物——氯丙嗪。它完成了精神病学中的药物学革命。”[48]

发现和接受氯丙嗪这样的新药背后的最终的力量，不是拉博里和德莱这样的学院科学家或临床医师，而是制药公司。虽然罗讷-普朗不曾将氯丙嗪看作是一种抗精神病药物，但正是公司的科学家有计划地研制了这种化合物，并对它进行了动物实验。[49]这个药物的发现根本不能归因于运气。当氯丙嗪一路向前进入这个世界时，其驱动力量会是药物的经营者和科学家；这是值得记起的一点，因为在氯丙嗪发现后的几十年中，这种发现新药的竞赛将被大制药公司控制。

虽然临床医师们把氯丙嗪带到了北美，但却是一家药品公司使它得到了认可。1952年，战后刚刚在格丁根获得医学博士学位的年轻女医师克佩-卡扬德(Ruth Koeppe-Kajander)正在奥沙瓦(安大略)综合医院[Oshawa(Ontario) General Hospital]实习，当时她注意到医院的一位麻醉师使用氯丙嗪(或说Largactil，它在美国之外的商品名)来加强麻醉。这位麻醉师从罗讷-普朗得到了试样。当1953年克佩的实习医师期结束时，她开始在安大略省伦敦市的精神病院接受精神病学方面的训练，并且——作为一个头年的住院医生——获准在数月的期间里给25位患者使用这种药物。1953年11月，克佩在多伦多附近召开的一次精神病学会议上报告了“这种药物的显著疗效”。“它使不安宁、兴奋和过于活跃的患者安静，但没有镇静他们到不能正常生活的程度。患者失去了他们的焦虑不安而非意识。他们能没有困难地谈论他们自己、进食和睡眠。紧张症型和其他类型的兴奋，都不再威胁生命了。”[50]

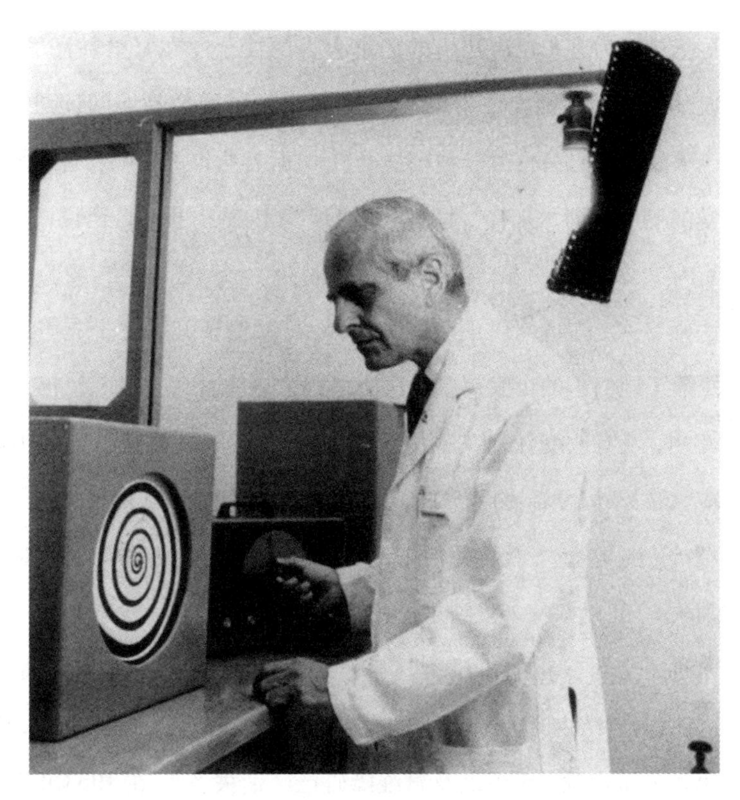

蒙特利尔的凡尔登新教医院的莱曼，他在1953年将氯丙嗪引入了北美。这是一幅20世纪60年代的照片，莱曼正在使用一种阿基米德螺线来评估精神治疗药物的疗效。（承蒙麦吉尔大学档案馆提供照片）

然而，与氯丙嗪引进到北美相联系的名字不是克佩-卡扬德，而是蒙特利尔凡尔登新教医院的莱曼。因为罗讷-普朗在蒙特利尔有一个办事处，所以讲法语的加拿大是一个合乎逻辑的桥头堡。莱曼回忆说：“一天，从……罗讷-普朗来了一位推销员[销售代表]，并留下了所有的文字资料单和样品。我的秘书告诉他，我太忙了，没空见他。但他说：‘不要紧，我会把这留在这里。这是新东西，它太好了，我都不必向他介绍它。一旦他读了它，他一定会注意的。’”

虽然莱曼认为这太自大了，但它确实吸引了莱曼的注意。那个星期天当莱曼躺在浴盆里时，他读了几篇德尼凯的文章。莱曼是一位德国人，因为有一位讲法语的加拿大人的妻子并在家里讲法语（其他医院的精神病医师全使用单一的英语），所以能容易地阅读法文。起初，莱曼认为它只是另一种镇静药。“但有些许的说明：它‘像一种化学的脑叶切断术那样’起作用，这使我困惑。我对自己说，它里面一定有文章。很明显，德莱和德尼凯这两个人是非常有经验的精神病医师，一定知道他们正在谈论什么。”莱曼请几名护士充当志愿者，并给了她们小的口服剂量，这使得她们昏昏欲睡，但不像巴比妥酸盐药物，没有改变任何其他的智力功能。莱曼从公司得到氯丙嗪的供应，够 71 位患者使用，并配备了一位住院医师来帮助他。

结果令他吃惊。就像他后来说的：“两三位急性精神分裂症患者症状消失。我以前从未见到过这种情况。我想这是一次意外——一些将永远不会再发生的事情，但不管怎样，在这件事情上他们是如此。在四五周结束时，出现了很多症状消失的患者。就此而言，我的意思是大量幻觉、妄想以及思维障碍已经消失了。在 1953 年，根本不存在任何东西曾产生出像这样的事情——一种数周内精神分裂症的好转。”[51]

在 1953 年 5 月到 7 月间，他给患者们使用这种药物并记录其结果，撰文称他的发现是一种“独一无二”的新治疗手段。[52]收容院院长告诉他：“你绝不要在你公布的任何东西上使用‘独一无二’这个词，因为稍后你总会后悔的——没有一样东西是独一无二的。”莱曼将这个“独一无二”留在了里面。[53]

各种各样的事情开始发生。莱曼说：“因为精神失常 10 年而离婚的慢性精神分裂症患者，现在突然症状消失了，并与她们的丈夫或他们的妻子复婚。这是一个绝对非同寻常的时刻。”[54]

更非同寻常的事情出现了。一天，当莱曼和一位同事站着观察患者时，他们注意到一些其中“走路时有一种奇怪的僵硬步态（他们有那种奇怪的面具样脸）。我们认为那有点像帕金森病，但这看起来不可能，因为那时根本没有药物引起的帕金森病之类的……这些患者中出现了两位，然后几周过去又出现了两三位，我们于是把这些副作用命名为锥体外症状（extrapyramidal symptoms）。”[55]（脊髓锥体束产生对肌肉的随意控制；不随意运动一定是“锥体束外的”。）这些症状以后将被称为迟发性运动障碍（tardive dyskinesia）。这种在1953年看起来是一个相当无害的副作用的东西，将被证明是一个巨大的社会和医学问题。在短短几年的时间里，当患者们从这些精神病院出院、一同流落街头时：为避免这些和相类似的副作用，他们将停止服用他们的药物。

但是在1953年，这种不随意的面部扭曲和难堪，以及无法控制的身体运动问题，都还是未来的事。重要的是，莱曼对讲英语的听众的有说服力的介绍：氯丙嗪是精神病学中首个完全消除了精神失常症状的药物，尽管它未必能治疗根本的大脑障碍。这种从诸如躁狂症之类疾病中惊喜地解脱出来的形象，是不可能抗拒的：“一位躁狂症患者在康复后说，用了这个药后她很快就没有了这种感觉：‘我必须用一天时间活完我整个一生。’”另一位患有着焦虑症的患者说，“它就像一位主席立即控制住了一个每个人都在那里不停吵闹的会议。”[56]这些出现在一本重要医学杂志中的醒目句子，保证了整个大陆都能知道这个新药。

让我们把场景转向美国。因为精神分析占据优势和它对谈论这种疾病“真正”原因的偏好，美国成为最难打开的市场。此时一家名叫史密斯·克兰与弗伦奇（Smith Kline & French）的雄心勃勃的年轻制药公司走上了舞台。这家公司是一个专利药品的制造商，它的新总裁博耶(Francis Boyer)想把公司提升为一种“处方药”的生产，意指由医界人士开出的药物。当得知罗讷-普朗公司有一种当今热门的新增效剂(但不知道它或许有精神病治疗的功用)时，博耶于1952年春去了法国。罗讷-普朗的嘴非常紧。(这家公司一直没有成功引起其他美国大公司的注意。)当博耶在许可协议上签字的时候，他认为他正在买一种止吐药。由于实在没有研究预算，史密斯·克兰不准备做广泛的试验。博耶说：“让我们把这个东西作为一种止吐药投放市场，我们日后再来担心那东西的其他方面。”公司用“氯丙嗪”的名字推出了这个药物。

许多年以后，本书作者采访了约翰·杨(John Young)；他当时29岁，是史密斯·克兰公司国际部的一位职员。什么时候博耶意识到氯丙嗪是一种重要的抗精神病药呢？

“肖特(Shorter)博士，你的年纪还不够大到让你记得那是一个没有意义的问题，因为抗精神病药并不存在。没有任何药物。那些患者待在偏僻的病房中，情况就是这样。你能至少为之做一件事的这种想法，不曾出现在任何人的头脑里。那时进入麦克莱恩[医院]的医师和护士，他们的无私精神在6个月后就垮掉了。这种药物所做的，不是治疗这些患者，而是使天平足够地倾斜，以使这家医院的医师和护士说：‘嗨！或许我们能为这些患者做些什么。’”[57]

最早尝试将史密斯·克兰公司生产的氯丙嗪用于患者的精神病医师，是该公司的医学主任威廉·朗(William Long)。正如杨回忆的，朗的五位均患躁狂症的患者中的一位，是一名“严重精神混乱的修女，处在狂暴的边缘，讲非常粗鲁的话。朗非常关心这位患者，给了她一些那种东西。结果呢？他简直不能相信。她曾一直极尽粗言秽语，举止特别不像修女。在那个下午她安静了。朗在餐厅的餐桌上讲述了这件事。他所描述的是一种典型的氯丙嗪带来的结果”。

对史密斯·克兰公司来说，重要的是让外界的精神病医师进行药物试验。考虑到美国精神病学观念中的主流思潮，这不是一项轻松的工作。1953年9月，精神病医师鲍尔(Willis Bower)在麦克莱恩医院开始了将被证明是极有影响的试验。他报告这种药物“能够极强地影响一些精神疾病的病程”。没有诸如使用电惊厥疗法时的记忆丧失，而且不像巴比妥类药物那样，它既不解除患者们的内部约束机制，又能镇静他们。这项研究发表在《新英格兰医学杂志》(*New England Journal of Medicine*)上。[58]

由于确保了氯丙嗪被学院医学接受，史密斯·克兰公司组建了一个氯丙嗪特别工作组，接着在州立收容院中四处寻找这种可选择的药物适用的地方。如果工作组遇到一个不情愿的州立医院，它会向州立法者们指出这种使用抗精神病药的费用节省方面。[59]就这样，虽然像马塞曼(Jules Masserman)那样的精神分析师们奚落它是一个“值得赞美的镇静剂”，但氯丙嗪开始被红砖院舍的州立医院广泛接受。《时代》杂志后来嘲笑了弗洛伊德主义者的装腔作势：“这些象牙塔里的批评者坚持认为，红砖院舍里的实用主义者们老是不深入到患者‘根本的精神病理学’，所以那里不可能有任何治愈。这些医师想知道，是否因为涉及乱伦冲动的无意识冲突，或五岁时偷了他哥哥的猪形存钱罐，他才退出了这个世界。在这个红砖的世界内，这就好像在争论一个针尖上的天使数目。”[60]

但是，不只是在既脏又差的精神病院氯丙嗪才找到了一种用途。它还在诸如巴尔的摩的谢泼德与伊诺克·普拉特医院(Sheppard and Enoch Pratt Hospital)此类豪华的私人诊所里，抑制患者的妄想和幻觉，平息患者的不安。一位工作人员写道，利用氯丙嗪和其他药物，

“狂野、高声尖叫和令人无法靠近的患者[成了]过去。”“更多的患者能够去乡间兜风，没有护工或与护工一道去陶森(Towson)和巴尔的摩购物游览，去看戏剧，参观艺术博物馆，观看体育比赛，跟家人外出用餐。生活变得更加多彩和有趣，促进了症状的改善。”[61]

氯丙嗪在精神病学中引起了一场革命，这可以与将青霉素引入普通内科学相媲美。尽管它不能治愈导致精神失常的疾病，但它的确去除了患者们的主要症状，以致他们带着潜在的精神分裂症能过上相对正常的生活，而不被禁闭在收容院。1955年，德莱和德尼凯建议用“神经安定药”(neuroleptic)这个术语来称呼缓解精神失常的药物，但美国人更偏爱“抗精神病药”这个术语。[62]曾在埃普瑟姆(Epsom)一家大型收容院工作的英国精神病医生罗林(Henry Rollin)后来说，氯丙嗪“像一阵旋风狂吹过这文明的世界，吞没了治疗精神疾病的所有疗法”。它是“精神药理学时代”的开始。[63]

丰饶角*

继氯丙嗪之后，堪比丰饶角的抗精神失常、抗躁狂和抗抑郁药物涌现，将精神病学从社会工作的一个分支，变成要求最精确的药理学即作用于身体的药物影响的知识的一个领域。当然，从这个丰饶角中涌出的东西不全是慷慨的礼物。一些是仿效的药物，投放市场仅仅是为了竞争的原因；另一些则被确认有毒性而很快被收回；还有另外一些作为滥用药物从精神病学进入了街区。但是大体上说，这个丰饶角里的产品使许多患精神病的个体极大地好转了。正是由于这

---

* 丰饶角(cornucopia)：一只容有取之不尽的食物和饮料的角，据说为希腊女神阿马尔提亚之角。——译者

些精神病药物，才出现了“新希望”这种新闻记者们的陈词滥调。

这个故事开始于 1949 年，主人公是 37 岁的澳大利亚班杜马(Bundoora)的遣返者精神病院(Repatriation Mental Hospital)的主管凯德(John Cade)。凯德就像 19 世纪末在上海的麦克劳德，尽管有外省的闭塞，却没有失去科学的好奇心。他决意要看看，是否这种躁狂症的原因是身体自身制造的某种毒性产物，类似于甲状腺功能亢进症(thyrotoxicosis)产生于甲状腺。关于他要寻找什么，他完全没有任何想法。他开始从他的躁狂症患者那里取尿，然后在一个废弃的医院厨房里将它注射进豚鼠的腹部。毫无疑问，这些豚鼠死亡了，就像被注射进对照组的尿液时它们死亡一样。凯德开始研究尿液的各种成分：尿素、尿酸等等。他认识到，为了注射要使尿酸可溶，他必须把它与锂混合。锂是一种自 19 世纪中叶以来一直在医学上使用的元素(基于这种错误的信念，即在痛风治疗中它能充当尿酸的一种溶剂)。

随后凯德忽发奇想，尝试单用锂剂给豚鼠注射，想看看会发生什么。豚鼠开始昏昏欲睡。凯德写道：“那些用过豚鼠进行试验的人都知道，作为它们天性的一部分，它们的一种快速的惊跳反应会是多么厉害。因此，对实验者来说更为吃惊的是，发现在注射一种碳酸锂溶液后，它们能被仰过身来，并且没有它们通常发狂似的翻正反射*举止，只是躺在那里，平静地向后注视着他。”

凯德无意间撞到了一项重要得令人难以置信的发现，但他能够发展它，却是因为在走下一步时他的决断。他决定给躁狂症患者们注射锂剂。首先他给自己注射，观察是否重复剂量的枸橼酸锂(lithium-

---

* 正常动物可保持站立姿势，如将其推倒则可翻正过来，这种反射称为翻正反射。——译者

citrate)和碳酸锂会对他造成损害，结果没有。（考虑到凯德曾在一个日本战俘营里呆过3年，他或许对不适有着相当高的忍耐性。）然后，他给自己的10位躁狂症患者、6位精神分裂患者和3位慢性精神抑郁症患者进行了注射。这种锂剂对抑郁的患者没有产生任何影响；它稍稍平息了这些精神分裂症患者的不安。但它对躁狂症患者的效果却是醒目的。虽然有几位停止了这种药物治疗，并在凯德1949年晚些时候撰写他的论文时候仍住在医院里，但所有这10位患者都好转了。5位完全康复出院了，尽管仍服用着维持剂量的锂剂。[64]

凯德是幸运的，因为他把锂剂给了患轻度慢性躁狂症的患者，而不是那些极度(full-blast)躁狂的患者，后者对这种药物没有反应。但是，不仅这种侥幸的发现方式令人目瞪口呆，这些结果本身也几乎是超乎人们相信地好。让我们来看看编号8的患者，一位20岁开始就忍受反复的躁狂症发作的50岁的男人。“目前这次发作已经持续了2个月了，并且没有任何减轻的迹象。当他在1949年2月11日开始一日三次服用20格令枸橼酸锂时，他絮叨，欣快异常，不安并且仪容凌乱。”到第九天时，他已经开始在花园劳动了。“到两星期结束时，他实际上正常了——安静、整洁、理智，对先前的疾病有深刻的了解。这和他两周前的情况形成鲜明的对比：那时他不得不在晚上被关进一个单间，服用一种常规的夜间安眠药。而且因为他对其他患者的扰乱影响，他非常焦虑不安以至于不能在餐厅用餐。”

1949年这一年，对发表一篇有关锂剂的这些功用的论文来说可能是最不合适的时间。在那一年，《美国医学学会杂志》(*Journal of the American Medical Association*)公布了接受锂剂治疗后死亡的两位充血性心力衰竭患者的病例。正如凯德描述的：“一位不知名的精神病医师，独自工作在一家小型的慢性病医院，没有受过任何的研究训练，技术简单，设备不足挂齿，”他的工作“几乎不可能是有说服力的，尤其是在美国”。[65]因此，凯德有关锂剂的报告发表在了一家不知名的澳大利亚医学周刊上，无人问津。

1952年，斯科(Mogens Schou)——一位年轻的丹麦精神病医师，在奥胡斯大学(Aarhus University)的精神病院有一个研究职位——正在寻找一个合适的生化研究课题。该院院长、精神病学教授斯特劳格恩(Erik Stromgren)，把斯科的注意引向凯德的文章，建议他们可以尝试在奥胡斯来核实这篇文章的断言。考虑到躁郁症在斯科家族中的传播，并且也是一位精神病医师的他的父亲一直非常感兴趣这个课题，因此，斯科特别为这个题目所吸引。斯科决定进行一次有安慰剂对照的双盲试验(double-blind trial)，这是精神病学中这批最早试验中的一个。(在这样的一次试验中，对照组得到一种糖丸；不论是患者和对照组成员，还是进行评估的精神病医师们，都不知道谁得到锂剂，谁得到了安慰剂。)斯科的研究证实了凯德的断言：锂剂提供了躁狂症的“症状性”缓解，意味着当这种治疗停止时，患者会复发。[66]斯科后来说：“或许我比大多数科学家更大地得到了收获我的劳动成果的荣幸。一批家庭成员接受了有着显著疗效的锂剂治疗[斯科自己也身在其中]；要是预防疗法没有出现的话，今天他们或许已经被送进了医院，或已去世。”[67]斯科的研究把锂剂介绍给了国际精神病学界。

然而，市场投放被极大地延迟了，因为直到1960年北美首批有关锂剂的研究才开始进行(其中有一项在卡梅伦的蒙特利尔艾伦记忆研究所)。[68]仅在一位俄勒冈州精神病医师威胁，要奉行不合作主义，并且无论如何都要将它开成处方，指出一位医师负责任地治疗他的患者的职责高于政府管理药品的权力后，食品和药品管理局(Food and

Drug Administration)才在1970年批准了它。[69]因此，直到20世纪70年代锂剂才真正在美国流行起来。

为什么在接受锂剂上延迟了20年？首先，锂是一种丰富的自然物质，没有产业上的投资者。因此，没有任何制药公司会为它鼓掌加油。它还必须面对美国和英国莫兹里医院——英国精神病学首要的培训中心——一部分精神分析师顽固的治疗虚无主义。不论是刘易斯(Aubrey Lewis)——担任莫兹里医院精神病学教授直到1966年——还是先驱的流行病学家迈克尔·谢泼德(Michael Shepherd)，都认为锂剂是"危险的胡闹"。[70](英国人很少反对氯丙嗪，因为梅与贝克[May and Baker]公司正在销售它。)因此，在不必要的若干年里，患躁狂症的患者们不必要地忍受着痛苦。

精神分裂症和躁狂症至多会侵袭到人口的2%。相反，抑郁症是一种大病，侵袭人数多达四个人中就有一位。一种能成功治疗抑郁症的药物，会有与阿司匹林几乎同样的吸引力。在这部丰饶角的历史中，现在该轮到抑郁症了。在凯德宣布锂剂后，很快一种称为丙咪嗪(imipramine)的药物的消息出现了。丙咪嗪是精神病学史上第一个特定作用于抑郁症的药物。[71]

1950年，巴塞尔(Basel)的J·R·盖格(J. R. Geigy)制药公司请瑞士明斯特林根收容院的医师们测试，是否盖格公司已经开发的一种抗组胺剂可以用作安眠药。这时，药理学研究的气氛充斥着对抗组胺剂的兴奋。明斯特林根的精神病医师们发现，这个药物很少有催眠的特性，然而在他们给盖格公司的答复里，推测它或许可以用作一种抗精神病药物。这是一个这家公司忽略了的建议。

这些医师中的一位是罗兰·库恩(Roland Kuhn)，时年38岁，是一位将对人性的不同寻常的理解与生物化学上的阅历结合在一起的高个、贵气和有教养的精神病医师。作为他在伯尔尼(Berne)的医学气度不凡训练的一部分，库恩完成了一门有机化学的选修课程。他在瓦尔道(Waldau)收容院(从事深度睡眠治疗的)克莱斯的指导下接受精神病学训练。库恩在瑞士首先使用脑电描记法(electroencephalography)来研究脑电活动。不过在早年他同时也是一位精神分析的内行。他接受过一次培训分析，并且是邻近的克罗伊茨林根(Kreuzlingen)贝尔维私人诊所的路德维希·宾斯万格(Ludwig Binswanger)的好朋友。库恩也参加米勒在明斯特林根收容院的"心理学俱乐部"会议。在瑞士这并不矛盾：某些像米勒的人能支持早期休克疗法，并同时感兴趣于心理学。在1933年到20世纪50年代间，瑞士或许是精神动力学和器质性精神病学双方的世界中心，而库恩正处它的心脏上。

那时，库恩有了一种那些具有通往大马士革道路特征的体验*。他曾一直用精神分析治疗一位其主诉似乎是一种"神经官能症性歇斯底里"类型的年轻妇女。库恩用精神动力疗法取得很大进展，"将和弗洛伊德理论完全吻合的潜意识信息揭露了出来"。一切都进行得很漂亮，她康复了。

"几天后她又来到了我的诊室，妆化得很艳俗，香气袭人，满身人造珠宝饰物，衣着花哨……表露出易怒和欣快情绪的改变，以及强迫性言语和思维奔逸。"库恩当时认识到自己犯了一个错误。正确的诊断应是躁狂症。他错误地将一种自然康复归因于他的精神分析性"治愈"。由于在那些年中如此常见，库恩也没有察觉到她的早期抑

---

* "具有通往大马士革道路特征的体验(road-to-Damascus-type experiecnes)"，指人生的一个重要转折点，出自《圣经》中的典故。罗马青年扫罗在去往大马士革的路上追捕基督徒，忽然基督显灵。扫罗由此脱胎换骨，成为传播福音的"圣保罗"。——译者

郁症，而给了他一个“歇斯底里”的误诊。对于库恩来说，躁狂抑郁症是一种器质性疾病，与弗洛伊德的学说毫无关系。

然而，当库恩背弃精神分析时，他问自己，我们能做什么来帮助像这样的患者呢？送她去精神病院做电惊厥疗法，似乎有点不像话。“我多么经常地对自己说：‘我们应该改进鸦片疗法了！’但是如何呢？”

接下来，在1952年，氯丙嗪的发现已为人所知。库恩和他的同事们暂时将抑郁症和躁狂症放在了脑后。明斯特林根的医务人员从罗讷-普朗得到了免费的氯丙嗪样品，用于在他们的精神分裂症患者身上的试验。但是，该收容院有限的预算使他们不能定购大量氯丙嗪用于日常。1954年2月，明斯特林根的医师们请盖格公司送回一些先前的抗组胺剂以用于他们的精神失常患者的试验。这种物质(G 22150)被证实有一些益处，但有着不能接受的副作用，并且对他们的抑郁症患者没有效果，于是他们退还了它。

这时，库恩正在领导明斯特林根医院药理学方面的计划。（直到1971年他才成为该院院长。）库恩问盖格——或根据一些叙述盖格问库恩——是否医院可以尝试抗组胺剂系列药中的另一种药物，它有着一条与氯丙嗪完全一样的化学侧链(G 22355是这个药物的盖格内部编号)。医院的医师把它试用于精神分裂症患者。它使他们中的许多人更糟糕，把安静的慢性患者变成躁动不安的强旋风。库恩和盖格的科学家们商讨，这种药物可能会对什么取得这样奇异的作用。在1955年的某个时候，他们决定给一些抑郁症患者使用它。这些反应“绝对难以置信，如此令人振奋”，使一直屏住呼吸关注这一切的医院医师和公司的科学家们万分兴奋。库恩和这些盖格人显然已经发现了一种能够缓解抑郁症的药物。[72]

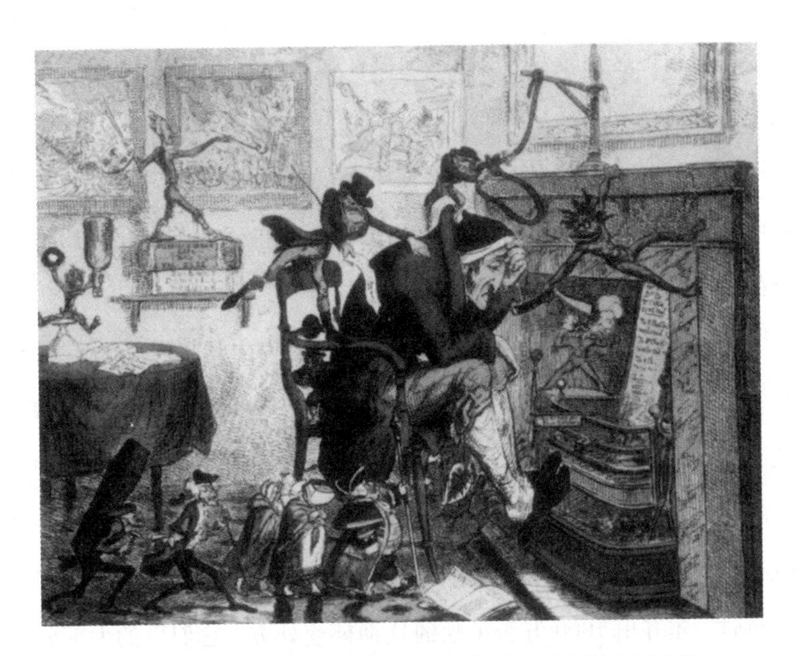

首个专门用于治疗抑郁症的药物丙咪嗪（盐酸丙咪嗪）1958年引入之前的抑郁症。这是克鲁克香克（George Cruickshank）在1823年画的讽刺画《忧郁的恶魔》（*The Blue Devils*）。[承蒙费城艺术博物馆威廉·L·赫尔方收藏（William L. Helfand Collection）提供]

在服用它的这首批40位抑郁症患者中，一些康复是显著的。库恩说："这些患者通常变得更活泼了；他们那微弱忧伤的声音听起来响亮了。这些患者也显得健谈了，抱怨和哭喊都结束了。如果说这种抑郁症曾显示为一种不满、悲伤或易怒的情绪的话，那么现在一种友善、满意和易相处的心态变得突出起来了。疑病症和神经衰弱主诉减弱或消失了。"库恩讲到，患者现在会清晨从床上一跃而起，会和病友们轻松地交谈，"会自娱自乐并融入到医院的日常生活中，会写信并重新关注他们的家庭境况"。在探访时间，患者的亲属对这种变化非常吃惊，说："我们很长时间没有看到他的情况这样好了。"这些患者自己讲是一种"奇迹般的治愈"。[73]

库恩报道这种转变时所用措词很有意思，因为它说明从抑郁症中康复多么像是复生——每种新一代抗抑郁药都认为它独自实现了的一种康复；引入百忧解(Prozac，参见第八章)时所谓死而复生的言辞就是明证。1957年9月，库恩在苏黎世召开的第二届国际精神病学大会的一次会议上宣布了这种药物。有12个人与会聆听。[74]

1958年春，盖格公司将这种化合物命名为丙咪嗪。丙咪嗪是首个"三环"抗抑郁药；如此命名是因为它们的三环化学结构(氯丙嗪有几乎相同的结构，仅有两个原子的差别)。鉴于抗抑郁症药物这种极大的疗效，相互竞争的三环类药物涌进了市场。如默克公司(Mercy Company)在1961年推出了阿米替林(Elavil)*。到1980年，美国的医师们一年开出1000万张单独的抗抑郁症处方，它们中的大部分是三环类药物。它们中会有好几打的牌子可供选择。[75]

当丰饶角开启它的慷慨后，精神病学获得了一种新的自信的感觉。精神病医师们开始变得确实能够使人们更好一些。波斯特(Felix Post)，一位莫兹里的老医师，专门研究老年精神病学，正激动于他能帮助有偏执观念的老年患者，或是避免将那些患慢性抑郁症的患者(从前这些人如果不被收治的话或许会自杀)禁闭在医院。他说："随着这种现代治疗方法的引入，解除症状变得相对容易了。"正如波斯特讲述的："在过去，人们不得不使用溴化剂和非常令人厌倦的支持性谈话来对精神病门诊患者进行数月或数年的治疗：'I.S.Q.'[In Status Quo(现状不变)]通常最后出现或说最终写进病程记录里。现在绝大多数患者都能明显好转了……"这些新药物的使用由此改变了波斯特那代人对精神病学的经验。他说："我开始时是一位

* Elavil(依拉维)为amitryptiline(阿米替林)的商品名。——译者

孤独的医师，大量的显然无望的疾病和不断恶化的患者使得我困惑和害怕。我最终成为专业队伍里的一员，确信能极大程度地帮助几乎我所有的患者。”[76]

这些抗精神病、抗躁狂症和抗抑郁症药物，构成了第二次生物精神病学的药理学基础，它们的发现归因于一种科学上的制剂和令人瞠目结舌的运气的混合。但是，它们产生的科学上的兴趣，以及从它们的销售中产生的利润，促进了把精神病学置于一个比先前更为牢固的科学基础上。这是一个神经科学的基础。

神经科学

神经科学致力于在脑化学和脑解剖病理学方面使重症精神疾病能够得到理解。正是可行的这种信念，构成第一次生物精神病学的基础，尽管它的代表们很少取得实际上的进展。就像年轻的莱尔——那时是哈雷收容院的一位助理医师——在1852年所说的那样：“精神错乱只是一种疾病，只有药物治疗才能战胜它。”对莱尔来说，正是大脑的化学构成使人们保持了精神上的平静：“大脑中一个极小的化学和物理变化……都足以引起精神疾病。”[77]这丝毫无异于150年后就这种影响医师们给患者作出的解释：“你正苦于一种大脑化学成分失衡。”但是，莱尔和其他的精神病医师在收容院俯身于他们的显微镜上观察数小时而毫无结果。认识大脑这项任务，对于孤独的临床医师来说太过巨大而无法承担。1891年，苏格兰的精神病医师克劳斯顿勾勒了这种神经科学的一幅宏大景象：“[有朝一日]在大脑的相结合的生理的和病理方面，取得一个更大、更全面和更具生理学性质的有关大脑生长和发育的整个问题的看法，或许是可能的。”克劳斯顿甚至展望了一种神经科学，它能“将整个发育中的神经疾病归类进一张巨大而非常有趣的体系中——由此对至今尚未与病理学事实联系起来的东西给出一种生理学上的一致性”。[78]就“发育中的神经疾病”来说，克劳斯顿意指后来将被称为精神分裂症和其他大脑发育障碍的东西。但是，在后来的几十年中，在脑化学疾病这个困难的问题上，几乎没有取得任何进展。[79]

第一个研究大脑、心灵和它们的疾病的综合中心，是克雷珀林在慕尼黑的研究所。工作在诸如神经病理学家斯皮尔迈尔（Walter Spielmeyer）和遗传学家卢森布格尔之类的研究者身边，普劳特（Felix Plaut）迈出了神经免疫学这门学科里的第一步，证明了大脑对梅毒浸润的免疫反应。[80]随着纳粹掌权，这个伟大的研究所丧失了它的前沿位置。例如，普劳特 1936 年从他的血清学和试验治疗实验室（Serology and Experimental Therapy laboratory）主任的岗位被赶走，流亡到了伦敦。1940 年他在那里自杀。[81]

第二次世界大战后，这些研究再次在其他国家被接续了起来，所以到 1950 年巴黎召开第一届国际精神病学大会时，已经有了足够多的构成生物精神病学基础的科学研究。第二次生物精神病学后来将以其为基础的每一类神经科学研究都出现了。希尔（Denis Hill），那时是一位莫兹里医院精神病学研究所的高级讲师，谈到了脑电图仪在精神病学中的应用；他首创把这种仪器用于精神分裂症研究。[82]他说，这种功能性精神失常显示了“令人困惑的各种异常和变态”，但不是任何给定疾病所特有。（这种技术后来在儿童精神病学中用于确定发育迟缓。[83]）布里斯托尔的赖斯（Max Reiss），一位来自布拉格的流亡科学家和精神病内分泌学（psychiatric endocrinology）奠基者之一，谈到了利用放射性同位素检测精神疾病中的甲状腺活动。[84]1950 年，里克特（Derek Richter）刚刚来到卡苏顿（Carshalton）担任神经精神病学研究中心(Neuropsychiatric Research Center)的主任，并将进而在英国精神药理学这门学科的建立上成为一个关键性人物。在这次巴黎会议上，他描述了在追踪大脑代谢活动上放射性同位素的用途。[85]不是所有方法后来都被证明在临床精神病学是重要的，但在1950年的巴黎，一些途径被勾勒出来了，从而可以系统研究作为发狂心灵之身体基础的大脑。这次会议标志着后来人们熟知的这个术语——临床神经科学(clinical neuroscience)的真正诞生。

如果有单个人应该被视为美国生物精神病学的奠基者的话，那可能就是科布(Stanley Cobb)了，这位1934年在马萨诸塞综合医院(Massachusetts General Hospital)创立了一个精神病学部，并由此转向精神病学领域的哈佛神经病学家。曾在欧洲接受过广泛训练的科布，对“由神经科学支持的精神生物学”很感兴趣。这些话出自神经外科医师彭菲尔德(Wilder Penfield)。彭菲尔德是在他对格雷格(Alan Gregg)一生的广泛兴趣中述及科布的。格雷格是洛克菲勒基金会(Rockefeller Foundation)的医学主管，他从1933年开始为基础精神病学科学研究提供资助，尤其是神经生理学和神经病学。格雷格将足够多的洛克菲勒基金会资金投给了科布，使他能在随后的20年里在马萨诸塞综合医院进行基础生物学研究。[86]从科布和特蕾西·帕特南(Tracy Putnam)的研究里诞生了首个对癫痫有效的药物大仑丁(Dilantin)。[87]科布的马萨综合医院精神病学部还出现了一批诸如伊莱·罗宾斯(Eli Robins，可参见第八章)这样的核心研究人物；他在一个精神分析风行的时代将生物学思想推进到了精神病学中。

科布是1946年在旧金山费尔蒙特宾馆聚会的一小群研究者中的一位。这次聚会由加利福尼亚的两位神经病学家尼尔森[Johannes(“J.M.”)Nielsen]和他的学生乔治·汤普森(George Thompson)组织。（在接下来的这年里，他们俩合著了美国第一本生物精神病学教科书。[88]）这次聚会诞生了美国首个生物精神病学领域的组织：生物精神病学学会（Society of Biological Psychiatry）。[89]这些创立者认为他们自己接续了第一次生物精神病学。他们引证迈纳特、韦尼克和弗莱克西希，发现“精神病学的神经细胞基础这种概念根本不是全新的”。然而，自那些岁月以来，这个学科已经垒积起了一个“巨大的观察和解释的上层建筑”。现在是该确定有关疾病的所有临床信息的大脑基质的时候了：“这些试图提出生物学概念的人，只是希望给那个上层建筑建立一个基础。”“他们希望……追踪使这些概念可能的解剖结构。”[90]于是，在20世纪50年代早期，大洋两岸的小群研究者们决心推进生物精神病学的这种神经科学基础。

或许神经科学最古老的组成部分是精神药理学，研究药物如何影响大脑和心灵。这个术语可以回溯到文艺复兴晚期一种非医学的用法，即牧师乌尔巴努斯·雷吉乌斯（Urbanus Rhegius）的《精神药物》（*Psychopharmakon*），出版于作者去世后的1548年。[91]19世纪不时穿插着利用药物作为一种研究大脑的手段的尝试。1845年，在刚去世的埃斯基罗尔的私立巴黎诊所成为职员的莫罗（Jacques-Joseph Moreau）[被称为“莫罗·德·图尔斯（Moreau de Tours）”]，推测大麻麻醉剂（hashish）会像火炬照亮“精神失常的神秘世界，带领我们回到如此众多、如此多样和如此怪异的这些疾病的隐秘源头。”（莫罗自己也为了研究的目的而服用大麻。）[92]20年后，伟大的法国生理学家贝尔纳（Claude Bernard）清楚地表达了使用毒品进行大脑研究的思想：“毒品代表了一种分析神经系统特性的手段，一种生理解剖刀，比通常的解剖刀更精细和巧妙……”[93]这是精神药理学的要旨：一把用来描绘和治疗心脑疾病的解剖刀。到了19世纪80年代，克雷珀林亲自领导了有关药物对大脑影响的首个系统研究，发明了“药理心理学”(pharmacopsychology)这个术语，尽管他没有看到这项技术的任何治疗性应用。[94]

40年后，情况很少有什么变化。1920年，约翰·霍普金斯大学药理学家毛赫特(David Macht)在描述“药物对心理功能的影响”时说：“对于我们或许可以称之为‘精神药理学’的领域，其贡献无疑是微不足道的。”[95]

1943年，麦角酰二乙胺(LSD)的发现触发了另一轮使用药物诱发各种心理过程的努力。假使如此，就能实验性地诱导出精神失常。[96]然而，麦角酰二乙胺成为一种滥用的街头毒品，并且这种研究没有导致任何临床上好的结果。

随着氯丙嗪和其他早期作用于精神病的药物的发现，精神药理学研究开始显示出它的价值。生理解剖刀已经到手了。这门新学科开始确定各种抗精神失常和抗抑郁症药物的作用机制。这个方向上的首次努力来自德国——一个实际上到20世纪50年代中期一直被国际精神病学共同体所排斥的国家。而且这股最初的冲动自身，标志着在新旧之间一种利落的过渡：1956年，德·博尔(Wolfgang de Boor)，一位海德堡的毕业生和科隆的教授，写了一本精神药理学的教科书。[97]这是这个领域里的第一本。在海德堡，德·博尔曾是施奈德(Kurt Schneider)——现代最伟大的研究精神分裂症的学者之一——的一位学生。然而，正是在黑尔帕赫(Willy Hellpach)而非施奈德的鞭策下，德·博尔写成了这本教科书。黑尔帕赫曾是克雷珀林在海德堡的学生之一。实际上，克雷珀林的教科书曾激励年轻的生理学家黑尔帕赫进入精神病学界。现在，在20世纪50年代早期，由于极度憎恶刚过去不久的纳粹的所做所为，黑尔帕赫希望将德国精神病学重新引向科学。这些人都是高校科研人员。

但是，在很大程度上，这种新精神药理学受到制药产业而非学院的驱动。德·博尔在1957年建议创建神经药理学国际学院（CINP是它的拉丁文首字母缩写），但桑多公司（Sandoz Company）的总裁罗特林（Ernst Rothlin）是它的首任院长。[98]正是在精神药理学领域中，私营部门为神经科学作出了根本性贡献。制药产业资助像氯丙嗪作用于大脑这样的研究课题，因为只有基础科学中的进展，才可能使这种药物设计成为可能，即被专门制造用于阻断任何引起精神病的生化或解剖上的路径。事实上，人们可以称精神药理学是制药产业而非学院或临床医师们所创造的。在20世纪60年代及其后，这门学科在美国和英国这两个最繁荣的国家里成了热门。

多巴胺（dopamine）和5-羟色胺（serotonin）尤其是这个精神药理学传奇中的主要演员。为了找到对它们感兴趣的源头，我们要回到1952年。在那一年，一位在韦尔什（John Welsh）教授的实验室工作的哈佛新科博士特瓦罗格（Betty Twarog），证实5-羟色胺是一种神经递质（他们用阿博特实验室[Abbott Laboratory]提供的少量样品进行试验）。一年后，她和克利夫兰诊所（Cleveland Clinic）的佩奇（Irvine Page）在哺乳动物大脑内发现了5-羟色胺。[99]

1957年，药理学家卡尔松（Arvid Carlsson）和瑞典隆德大学的合作者们发现多巴胺是一种神经递质。[100]卡尔松的名字反复出现在这个故事中，而且他首先被与证实大脑中这些化学物质的存在联系到了一起。这是将神经科学应用于精神病学上的第一道刻痕。

氯丙嗪和其他正在迅速得到开发的抗精神病药物，会对多巴胺产生不利影响吗？当卡尔松——那时在哥德堡大学——1963年把它们用于老鼠后，老鼠大脑中的多巴胺水平发生了变化。他没有在那一点上特别说到多巴胺，但是，他认为有一个很大的可能性，即多巴胺系统是这些药物的一个作用位点。[101]

但是，与老鼠完全不同的患精神分裂症的人们会怎么样呢？ 怀疑多巴胺自身会使精神分裂症恶化，或甚至引起精神分裂症的想法产生了。 由于发现能增强多巴胺作用的苯丙胺(amphetamine)使精神分裂症症状恶化，这种怀疑更得到了加强。[102]

同时，5-羟色胺开始被认为与抑郁症有关。 在20世纪50年代中期，了解到更早的英国人工作的国立卫生研究院(National Institutes of Health)的研究者们开始认为，5-羟色胺或精神药理学家仍称谓的"5-HT"失衡，是一些精神病的病因。 追踪这种特殊粉末的踪迹是非常值得的，因为它最终产生了百忧解。 然而一开始，研究者们对5-羟色胺并不感兴趣，因为他们认为它和抑郁症而非精神病有关。

1955年，这根导火线在伯纳德("史蒂夫")·布罗迪[Bernard ("Steve")Brodie]的国立卫生研究院化学药理学实验室(Laboratory of Chemical Pharmacology)被点燃。 布罗迪和他的小组发现，如果把一种叫利血平的化合药物投给动物，5-羟色胺就会从它们包括大脑在内的身体组织中消失。[103]这个发现是生物化学成分与行为之间的首个骨干性联系。[104]

随着许多研究者发现这些新精神病药物改变了大脑的化学性质，这种联系开始得到加强。 例如，当一群英国科学家在1960年给抑郁症患者使用丙咪嗪时，他们血液中的5-羟色胺水平大幅下降。 这是"再摄取机制"(reuptake mechanism)发现的开始：即抗抑郁症药物导致5-羟色胺在身体的某个地方被隔离[105](像它被证实的那样，特别是在神经元之间的这些突触中)。 8年后，卡尔松——1955年他曾在布罗迪的实验室工作——用大脑自身的化学性质确切地说明这种情况，而非像英国人已经做的那样，仅从血小板中发生了什么来进行推理。他认为：一旦神经元将5-羟色胺释放到突触中，三环抗抑郁症药物能阻止这些神经元摄回5-羟色胺。摄取的越少，留在突触中的就越多，就越能抗抑郁症。卡尔松由此增强了一种抑郁症的“5-羟色胺假说”。[106]

在有关大脑化学物质(或说神经递质)的研究继续进行的同时，整个神经传递本身的机制，包括下游神经元里的这些化学物质的受体，也正在得到揭示。对一种神经传递理论的这一首次尝试，是先前提及的卡尔松1963年的工作：如果药物调节了多巴胺，那么可能多巴胺帮助传递了大脑各处的神经冲动。然后在1974年，约翰·霍普金斯大学的所罗门·斯奈德(Solomon Snyder)发现，诸如氯丙嗪这样的抗精神病药物会将它们自己附着在多巴胺受体的位点上，阻断多巴胺的作用。[107]治疗的关键必定在于调节受体位点上的神经递质的活动。

直到20世纪80年代，这一领域的研究都倾向于沿着“一种神经递质对应一种疾病”的路线来组织：儿茶酚胺(catecholamine)——指像去甲肾上腺素这样的天然大脑化学物质——被指派对应情绪障碍。这被称为“抑郁症的胺假说”。它后来包括了5-羟色胺。像多巴胺这样的神经递质被认为与精神失常有关；而乙酰胆碱(acetylcholine)被与痴呆配成了一对。[108]

这种“一种递质对应一种疾病的假说”看起来是如此合理(此外，对制药公司来说还是一种完美的销售概念)。但是，相互关联并不一定意味着因果关系。这种一对一的范式(one-one paradigm)在20世纪80年代往往都垮掉了。像氯氮平(clozapine)这样的强效抗精神失常药物被发现对多巴胺代谢很少有影响，却转而影响5-羟色胺。

（尽管氯氮平在20世纪70年代中期被发现，但直到1988年之后它对精神分裂症治疗所具有的影响才开始被了解。）随着越来越多的神经递质被确认——到20世纪90年代中期已超过了40种——很明显多巴胺和5-羟色胺只是被牵涉进这些复杂精神疾病的多种神经递质中的两种，而且很可能没有起到主要作用。[109]然而，在这些年中，这种“一种递质对应一种疾病的假说”，在激发大脑基本机制研究方面被证明是极富成效的。这些药物的确以某种方式发生作用，而且它们真实的功效以先前的假说不曾有的一种方式，开启了神经科学这个领域。

神经病理学——脑组织里的身体性损伤——为精神病的神经科学解释提供了另一条腿的支持。有关精神分裂症的解剖学研究曾一直被认为是“神经病理学家的坟地”。[110]迈纳特因为费力地盯看显微镜而损害了他的健康，随后的几代精神分析取向的历史学家，取笑他试图去确定这些疾病的一种解剖学基础。但迈纳特是对的。后来神经病理学家们使用迈纳特做梦都想不到的精密技术，在发现他要寻找的这些损伤上取得了成功。在20世纪70年代，正是神经病理学开始揭开了精神分裂症大谜团中的一个谜团的答案：如果它是一种遗传疾病，为什么约一半患此病的人来自没有精神病病史的家庭呢？答案证实，子宫内的非遗传性变异和产科创伤，也能以一种使大脑在后来的生活中易患精神病的方式，损害发育中的大脑。

这类研究可以追溯到克雷珀林与斯皮尔迈尔在慕尼黑开创的，和罗萨诺夫在美国推动的神经病理学研究。例如，卡茨（Barney Katz），罗萨诺夫在南加州大学的一位学生，1939年比较了100例男性精神分裂症患者和100例男性对照组成员的产科资料：患有精神分裂症的患者遭受到更多的产科创伤。第二次世界大战后，这种组织病理学研究在精神动力精神病学的影响下成为禁忌，而到了20世纪70年代又被认为是合理的。那时，许多研究精神分裂症的学者开始发现胎儿大脑发育期间的联络问题。洛杉矶加州大学的科韦尔曼(Joyce Kovelman)和沙伊贝尔(Arnold Scheibel)，利用远比迈纳特所能用到的更精密的技术，开始对死于洛杉矶一所退伍军人医院的精神分裂症患者进行大脑尸检。通过观察取自10位患者的总计13 680个神经元，他们发现在大脑的特定区域，这些精神分裂症患者的神经元远比对照组成员的要紊乱得多，很明显是移行的胎儿脑细胞与它们的目标联结失败的一个结果。他们谈道："这看起来不太可能，即我们描述的细胞树突型的方向迷失，可以在胚胎形成期间以外的任何时候出现。"[111]另外一群学者发现，患精神分裂症的个体有大量异常大小的神经元。[112]这些情况中没有一种可能是疾病造成的后果，因为它们出现在胚胎发育期间。

病毒可能扰乱胎儿大脑发育。赫尔辛基的一批母亲在妊娠的第二个三个月里(那时大脑发育最迅速)受到了一次严重的流行性感冒的影响。26年后，她们的孩子被证实有异常的精神分裂症发病率。[113]对1910年到1950年间丹麦出生的儿童进行的一次有关40年流感和精神分裂症的更大的调查，得出了相同的结论。[114]

对神经元移行和联结中的这些炎症和扰乱的大脑反应，被称为神经胶质增生(gliosis)：一种胶质细胞的增生。早在1972年，研究者们就开始发现这种神经胶质增生——它被与尸检的成年精神分裂症患者中的胎儿发育不良联系在了一起。1982年，华盛顿圣·伊丽莎白医院的史蒂文斯(Janice Stevens)领导了一项对该院死亡的25位精神分裂症患者大脑的研究；他们被与一个相近数目的圣·伊丽莎白医院非精神分裂症患者和一家综合医院的非精神病患者的大脑做比较。她发现了大量的神经胶质增生，尤其是其他研究说明精神分裂症里有变化的那些脑区。这种神经胶质增生并不是电惊厥疗法或药物引起的。[115]

最后，迈纳特手头所没有的是后现代的脑成像术，特别是计算机断层摄影术(CT)、磁共振(MR)和正电子发射断层摄影术(PET)；它们在20世纪70年代及其以后才可以利用，使对大脑的异常清晰的总体印象成为可能。1976年，伦顿-哈罗(London-Harrow)临床研究中心(Clinical Research Centre)的约翰斯通(Eve Johnstone)、克罗(Timothy Crow)和其他研究者，对该院17位精神分裂症患者进行了一项CT研究。他们被与一群年龄相仿、工作职位跟这些患者发病前相似的志愿者们作了比较。事情立刻变得清楚了，即和这些非精神分裂症患者相比，一些精神分裂症患者的大脑有一种不同的形貌。尤其是他们的大脑脑室——大脑里的脑脊液储液囊——被增大了，其增大的程度与损害的程度成正比。[116]这种增大是围绕脑室的组织发育障碍的结果。[117]在工作台上花力气观察显微镜切片的迈纳特，不能获得对诸如脑室这样的结构的一个总体印象。但是，20世纪晚期的这些成像技术却能展现大脑到一个以前未曾想象到的程度。

到20世纪90年代中期，神经病理学上的证据压倒性地显示出精神分裂症是一种器质性疾病。就像神经药理学家布卢姆(Floyd Bloom)在1993年[他当时在加利福尼亚拉霍亚的斯克利普斯研究所(Scripps Research Institute)工作，随后成为《科学》(*Science*)杂志主编]总结的那样："证明在精神分裂症中神经病理学举足轻重的这些丰富的证据，它们很少令人怀疑。"[118]

克雷珀林的"早发性痴呆"把网撒得太宽。作为一种器质性大脑疾病，精神分裂症看起来有两张面孔。一张面孔在本质上是神经发育性的，影响十多岁和二十岁出头的男性多过女性。另一张面孔很可能不是神经发育性的(其原因尚不确定)，并且侵袭中年人，影响女性多过男性。

但是，重点是发育中的大脑。早发性精神分裂症看起来出现在一种影响胎儿和幼儿大脑的“双重打击”模式中。第一个“打击”是遗传性的，第二个是子宫内损伤，甚或某种后来的生物性或心理社会性生命事件，例如一次难产。[119]这些事件将留下身体和行为上的痕迹，例如小头颅或丧失跟其他儿童一起玩耍的能力；它们反映了在生命之初固化了的病理证据。[120]在20世纪90年代中期，这种发育障碍的原因仍不清楚。它可能是一种病毒，或过早关掉了的基因。或者像布卢姆所述：“一个特定家系的基因组[基因群(genes)]或许‘只不过’无法保持对需要完成皮质神经元移行过程的基因群内的这个或那个基因的表达。”[121]

在20世纪80年代，脑成像和其他神经病理学技术在精神分裂症之外的若干精神疾病中发现了一种器质性基础。增大的脑室并非精神分裂症所独有，也出现于躁狂抑郁症中，暗示它也可能发生于妊娠期间。[122]自1987年以来，一批学者在强迫症中发现了解剖上的和生理上的变化。强迫症是精神分析学家费尼切尔在1934年已经解释了的一种病，被认为“自我在里比多结构到达原初肛虐水平时已经开始采取防护性措施，致使患者从未达到阴茎意义上的俄狄浦斯情结。”[123]很难想象出更为不同的解释了。

哪一个对呢？是要从肛虐水平发展出来的这种人格的失败，还是引起强迫症的脑生理因素？1987年，一个研究者小组试图用正电子发射断层摄影技术弄清楚这个问题。在这种技术中，一台特殊的相机会跟踪大脑对添附到葡萄糖上的放射性同位素的摄取：大脑的活跃部分会吸收这种被放射性同位素示踪的葡萄糖。在这些研究中，患强迫症的病人被给予刺激物(污染物)，据认为它们能引起患者例行性地洗手或某种别的行为方式。当这种洗手的冲动占据了大脑时，一架伽玛相机随之会跟踪这种同位素吸收的模式。(为了在接受下一个污染物之前使他们的症状回复到基线水平，在每次扫描的间隙会允许这些患者洗手。)[124] 到 1994 年已经证实，一种从额叶到脑底神经节，然后再返回到额叶的电活动环路，提供了一个重要的有关强迫症的解剖学基础。[125]这样的患者在服用一种精神活性药物(百忧解)后就好转了(而且血流模式也改变了)。[126]

通过应用科学方法——一种其他精神病医师实际上遗弃了半个世纪的方法，生物精神病学变得能够研究精神病的原因和治疗了。正是与遗传学家、药理学家、放射学家、生物化学家以及病理学家联合，才使这些进展成为可能。由这样的学科组成的神经科学学会(Society for Neuroscience)，其人数由 1971 年创建时的 250 人，增长到了 20 世纪 80 年代晚期的 11 000 多人。他们的任务就是研究由大脑产生的数以千计的基因产物。[127]

但是，精神病医师不是真正的从事基础研究的科学家；他们是临床医师。他们的一部分使命是使患者感觉良好，同时帮助他们感觉更好。他们必须支持医患关系中人的一面，这毕竟是两个人之间的一种邂逅。同时，周密思考患者的遗传背景、大脑解剖和最有效的药物选择。

在临床医疗领域，精神病医师摆出一副实验科学家的姿态被证明是不明智的，那些这么做的人在 20 世纪 60 年代及其后的被称为反精神病学运动的大规模的愤怒狂潮中受到了谴责。反精神病学与这种

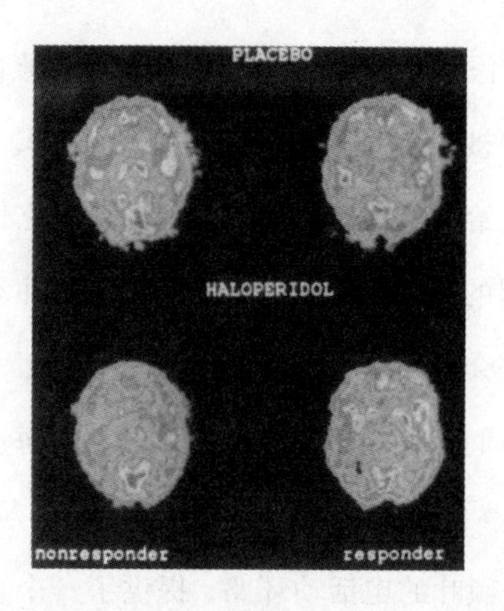

该图版的左侧和右侧分别是两位精神分裂症患者大脑的一次 PET(正电子发射断层摄影术)显像。右上方显示用抗精神病药物或说神经阻滞剂氟哌啶醇(haloperidol)治疗前的一位患者的情况。(在服用氟哌啶醇前，这位患者一直服用一种安慰剂。)在真正治疗开始前，这位患者在这些称为脑底神经节的大脑深层结构上显示出一个非常低的代谢水平。在右下方的这个图像中，接受氟哌啶醇后的这同一位患者的代谢活动明显加快：这些神经元变亮了，因为它们吸收了一种放射性同位素示踪的葡萄糖。

左方的这个图像显示一位对氟哌啶醇没有反应的精神分裂症患者的情况。这位患者治疗前的图像(左上方)相似于有反应的那位患者的图像，因为它治疗前的代谢稍高了一点。但是，这位患者在服用这种药物后，却没有反应。脑底神经节对葡萄糖的吸收没有增加，这些神经元因而没有变亮。

这项研究的重要意义是，对氟哌啶醇反应很好的患者，往往是那些治疗前在其脑底神经节上代谢很低的人：治疗看起来让代谢活动“正常化了”。

资料来源：Monte S. Buchsbaum 等著，“Striatal Metabolic Rate and Clinical Response to Neuroleptics in Schizophrenia”，*Archives of General Psychiatry*, 49(1992), pp. 966—974, photo p. 969。已获授权使用。因为 PET 计算机打印彩色图像，所以在原图中明暗对比被增强了。

20 世纪精神病学的彻底失败是密切相关的：患者向“社区”的复归，有时作为去病院封闭管理(deinstitutionalization)而为人所知。这两方面都可以仅被理解为是生物精神病学无意的结果。

反精神病学

医学的历史富于嘲弄。有一个嘲弄是，在20世纪60年代和70年代，这顶胜利的王冠从医师们头上被夺走了；恰恰在这个时候，他或她已经能够治疗身体里的器质性疾病。在这些年中，初级医疗保健总体上说见证了医患关系中的一种新的疏离。这是一种医师们造成的后果；他们知道现在能用青霉素治疗他们的患者，进而忽视他们与患者关系中的这种心理的方面。[128]

在精神病学中情况相似，有效治疗精神失常和神经症的新型药物的出现，可能引起了某种对患者要感受关怀的需要的漠不关心。一次确认药物副作用的五分钟的会诊，与心理疗法取向的精神病医师们往往表现出的长时间和有说服力的关切的表达不同。正是这种科学的氛围——反精神病学运动总是把它放进嘲讽的引号里——而非监护主义本身，引起了抗议者们的愤怒：在这场运动的宣传画中，精神病医师往往被描绘成头带天线，注视着示波器上的一位裸体妇女，或戴一顶太空头盔，冷酷地拿着一个拉开的皮下注射器。[129]精神病学向科学的真正的转移，以某种方式被与一种强加的关怀缺失（loss of caring）联系在了一起的。

不仅仅是精神病学自身内部的变化，许多其他因素也帮助形成了这场反精神病学运动。整个20世纪60年代的社会风气鼓励了对于权威、医师等等的敌意。左翼作家们在精神病学里看到了“布尔乔亚”——卡尔·马克思（Karl Marx）用来指称持有股票和债券的上层中产阶级的术语——的操纵力量。早期的女权主义作家们则在男性精神病医师中看到了男性的这种中间人代表，将父权力量扩大到妇女

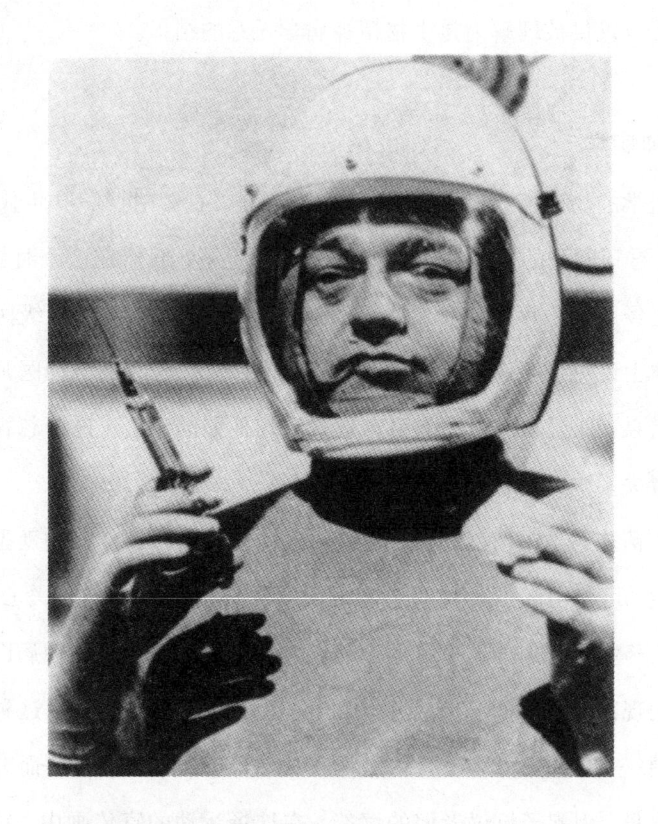

反精神病学运动中的生物精神病医生形象。
资料来源：*Madness Network News Reader*，1974，p.91。

身上。

尤其另有几位知识分子开始认同这种反精神病学运动。[130]他们的思想所具有的力量酿成了一种对精神病学中生物学思潮进展的大规模抵制。这场运动的根本主张就是，精神病在本质上不是医学的，而是社会的、政治的和法律的：社会定义精神分裂症或抑郁症是什么，而非性质。如果精神病是这样由社会建构的话，那么，为了解除不正常者、不受约束者和有异常创造力的人的这种“病理性的”污名，就必须对其进行解构。[131]换句话来说，精神病这样的事根本不存在。它是一个神话。

虽然反精神病学运动在整个19世纪都很兴旺，但它们在20世纪后期的再生，始于20世纪60年代早期差不多同时出版的一系列特别有影响力的有关精神病学的著作。其中最著名的恐怕是米歇尔·福柯的《疯癫与文明》(*Madness and Civilization*)。该书出版于1961年。作者在书中提出精神病的观念是18世纪的一个社会和文化的发明。还有几本别的轰动一时的著作，它们全都成为知性的基础，20世纪60年代后期去病院封闭管理的理论家们从这里出发向外猛扑。

这些开创者——他们都是男性——中最早的是萨斯(Thomas Szasz)，一位出生于布达佩斯的精神分析师，二战刚结束后在芝加哥接受训练。1954年被征召进海军服役时，萨斯34岁，他用这段时间在纸上记录下了一个长久困惑着他的想法，即精神病实际上是一个"神话"，一个强加给生活上有问题的个体的医学误解。在他1960年的著作《精神病的神话》(*The Myth of Mental Illness*)中，他称整个精神病的观念是"科学上无价值的和对社会有危害的"。[132]这部著作广泛流行，同时美国知识阶层开始质问，如果精神病这样的东西是不存在的，那我们如何能够证明将人们禁闭在收容院中是正当的呢？

社会学家戈夫曼(Erving Goffman)1961年出版的著作《收容院》(*Asylums*)，对知识分子有一个更大的冲击。在获得一份国立精神卫生研究所1955—1956年度研究薪金的情况下，戈夫曼在圣伊丽莎白医院作实地调查；这是一家当时拥有超过6000位患者的机构。他不喜欢他所看到的，并把这家收容院看成是一个"纯粹的机构"，或说使患者幼稚化并限制他们生活的封闭体系。"一家精神病院的每项社会性安排，看起来都表明在一位医师和一位精神病患者之间可能存在深刻的不同。”关于住院，戈夫曼说，“这些新成员[患者]开始了一连串的自我贬低、堕落、羞辱和亵渎。”与监狱里的囚犯一样，精神病患者们中间，“有一种强烈的感受，即在这种设施中度过的时光，是被荒废的、或被毁掉的、或从一个人的生命中被拿走的时光；是必定被报废的时光；是某种必须要‘度过’，或必须要‘消磨’，或必须要‘花费’，或必须要‘拉长’的某种东西……结果，这位病友往往会觉得在他必需滞留的这段时间内——他的刑期——他完全被从生活中放逐了。”尽管戈夫曼的许多批评都被证明是正确的，但另一方面其根本假设却是，任何精神上的疾病都是不存在的，要治疗它的这种专家们的妄自尊大，只不过是一种无耻的掠夺。至于或许可以证明禁闭一位精神病患者是正当的精神疾病，戈夫曼认为根本就不存在。[133]

福柯、萨斯和戈尔曼的著作在大学精英中有很大影响，酿成了一种对精神病院和整个精神病学事业的愤慨。但是，极大地加剧了公众对精神病学不利的这种错觉的书，是一本由肯·凯西撰写的小说。当凯西自愿参加门洛帕克(Menlo Park)一家退伍军人管理的医院进行的政府委托的麦角酸二乙胺实验时，他刚刚在斯坦福拿下了一门创造性写作课程。他留下来在这家医院找了一份勤杂工的工作。正是得自于这段经历，出版了他 1962 年的小说《飞越疯人院》，一本形成了整整一代大学生对精神病学形象的书。凯西有关精神病的思想体现在了小说中非英雄式主人公兰德尔·麦克默菲(Randle McMurphy)身上：

> [麦克默菲]说：在军队收容他并让他知道什么是他的天生爱

> 好之前，他只是一个流浪汉和伐木的流民……他们教会了他打牌。从那以后他住了下来，一心扑在各种级别的赌博中。如果人们愿意让他就只是玩牌、独处，以及在自己乐意的地方过自己想要的生活的话，那么他会说："但你要知道社会在迫害一位富有献身精神的男人。"

的确，通过几次把他囚进监狱，然后证实太给人惹麻烦时，又把他送进一家精神病医院，社会迫害了麦克默菲。[134]其寓意是：精神病患者并没有病，他们只是离经叛道而已。1975 年，导演米洛斯 · 福曼(Milos Forman)将小说改编成了一部当时联美(United Artists)历史上最成功的电影。它通过赢得所有五大奥斯卡奖项而横扫了那一年的学院奖。

1966 年，加利福尼亚大学圣巴巴拉分校的社会学家舍夫(Thomas Scheff)断定，所谓精神疾病中的真正的问题是"贴标签"。舍夫说："大多数慢性精神病至少部分地是一种社会角色。""社会反应通常是进入那个角色的最重要的决定性因素。"精神病自身——舍夫总是把它放进讽刺性引号内——只是脱离社会常规而已。当社会给一位规则破坏者贴上精神病的标签时，其结果是要固定这些离经叛道者，以便这些"实施社会控制的代理人"认出他或她是一个目标。因此，一个精神疾病的诊断并没有对这个人作任何断定，倒是意味着既成秩序不能迁就偏常行为。[135][对于这整个研究方式，圣 · 路易斯的精神病医师萨穆埃尔 · 古泽(Samuel Guze)说："几乎所有用我们的一生来和精神病患者及其家人打交道的人，都认为这种'贴标签理论'根本就是荒唐的。"[136]]

莱恩(Ronald D. Laing)是英国最早的反精神病学作家之一，1960

年出版的《分裂的自我》(*The Divided Self*)的作者。作为一位苏格兰人，莱恩在格拉斯哥接受精神病学训练，在伦敦塔维斯托克诊所(Tavistock Clinic)接受精神分析训练。像萨斯一样，他后来转向了分析学说。在他的早期工作中，他提出一种精神分裂症的心理；在这种心理中，明显莫名其妙的讲话只是企图“摆脱危险的人们……精神分裂症患者常常嘲弄他自己和医师。他在玩疯癫……”[137]莱恩后来指责病态的家庭是精神分裂症的原因，这种所谓的疾病实际上代表了一种天赋的和创造性的意识状态，一个对疯狂社会的理智的反应。正如他在1964年所说的，精神分裂患者在“探索意识的这种内部时间和空间”。“或许我们将学会给予回到我们身边的所谓精神分裂患者——或许若干年后——不亚于往往被遗忘的文艺复兴时期的探索者们受到的尊敬。”莱恩说，“未来的人们会发现，我们所谓的‘精神分裂症’是这些形式之一，即在这些形式中，常常通过很平常的人，觉悟开始冲破我们太过封闭心灵里的裂隙。”[138]不可思议的是，莱恩居然成为塔维斯托克医院精神分裂症研究小组的首席研究员。

随着莱恩对《疯癫史》(*Histoire de la Folie*)英文节译本——题名为《疯癫与文明》——的整版的评论在1967年《新政治家》(*New Statesman*)*[139]上的发表，福柯本人正式进入了持进步主义的盎格鲁-撒克逊圈子。这时，福柯成为抨击这种精神病学事业的邪恶的头号权威。

到20世纪60年代末期，对“所谓的精神病”的这种反精神病学解释，已经在美国和欧洲的知识分子中获得了强势地位。在这些圈

* 这本刊物创刊于1934年，主要发表有关政治、社会问题、书刊、电影、戏剧等方面的评论。——译者

子中形成了一种共识，即精神病学这门学科是一种不正当的社会控制形式，精神病医师们监禁人民的权力必须与病院长期的精神病看护——皮内尔提倡的治疗性收容院——一起废除。

即使这些解释在大学生和知识分子中非常流行，但现实中的患者们却发现那些解释不那么令人信服。乔安妮·格林伯格，《我不曾允诺你一座玫瑰花园》一书的作者，笔名"汉娜·格林"（Hannah Green），患一种真正的精神病。她憎恶凯西的书。她后来说："创造力和精神疾病是对立面，不是配对的东西。这是一种对精神疾病和创造力的混淆……疯狂是[想象力的]对立物：它是一座拥有监狱的要塞。"

"[切斯纳特·]洛奇的一些人直到充分了解精神病之前，他们都对精神病太过着迷了，因为他们认为精神病是有创造力的和可爱的，或说至少如此。人们会告诉你一位患者说过多么富于洞察力的事情。问题在于，我想要选择我的洞察。我不希望它们来自于某种无意识的汤（unconscious soup）。我希望它是某种我选择要说的东西，而不是某种说我的东西。"[140]然而在20世纪60年代和70年代，某种说我的东西依然被认为是一种肯定的体验，体验它的人们应该受到保护，以避免接受精神病治疗。总之，他们应该受到保护以免被关进收容院。

回归"社区"

远在反精神病学运动兴起之前，对收容院的破坏就已经开始了。患者后来回归到了"社区"。这个词现在变得非常令人失望，证明是我们时代最大的社会失败之一。

但是，20世纪60年代以前的收容院可不是一个文明社会的胜利。早在第二次世界大战时，公众就开始从在那里服务的有良心的批评者负面报道中了解到，精神病院已变成了一个极其危险的地方。1946年，坚定的记者阿尔贝特·多伊奇（Albert Deutsch）——他已经结识了比尔斯并一直活跃于精神卫生运动中——开始调查全国收容院的状况。他带着一位摄影师，主要探访了那些"位于或靠近美国财富和文化重要中心"的收容院。多伊奇1948年的书《国家的耻辱》（*The Shame of the States*）反映了他所看到的恐怖。怀特在几十年前描述的，有着和蔼但家长式的门卫和家庭作风的护理人员的庇护环境已经成为过去。[141]多伊奇描绘了一幅被抛弃进悲惨的境遇，随后好像被遗忘了的男男女女的画面。在一所精神病院中，最令人心酸的场景之一——人们在每次探访时都能目击到——是当一位医师巡诊匆匆经过病房时，患者胆怯地拉住他的臂膀或外套的景象：

> "医师，能给我看看吗？只要一分钟。"
>
> "对不起，下次，下次，"一成不变地回答说。
>
> "此外我还能做什么呢？"一位医师最近绝望地告诉我，"我知道我应该一个一个地看更多的患者。但是，当我有500位患者要我看护时，我能怎样呢？"

在费城州立精神病院（Philadelphia State Hospital for Mental Disease）——当地人所熟知的"拜比尔"（Byberry）——多伊奇看到"数以百计的患者睡在满是小虫子的潮湿地下室里。吵闹和狂暴的患者使畜棚般的日间休息室里的生活变得难以忍受，因为没有他们能被隔离直到平静下来的隔离间"。医院没有足够的人员来实施胰岛素休克疗法。多伊奇发表的男性"失控病房"的照片，确实令人毛骨悚然。正如他描述的，像“但丁的地狱(Dante's Inferno)中的一个场景”。“在这个空空的屋子里，300 位赤裸的男人站立着，蹲坐着，仰躺着，夹杂着尖叫、呻吟和非尘世的笑声。”[142]

举国震惊。1949 年初，20 世纪福克斯公司发行了一部改编自沃德(Mary Jane Ward)半自传体的有关精神疾病的小说《毒龙潭》(*The Snake Pit*)的电影，由奥利维娅·德·哈维兰(Olivia de Havilland)主演。《时代》杂志在 1948 年 12 月预告了它，封面是一位微笑的德·哈维兰，精神失常的面孔就在她的背后。《时代》透露说，“当加利福尼亚一家收容机构的护士主管参观摄影棚时，她看着这些呜咽、嘟囔和惊恐的妇女说，‘哎哟，她们全看上去像我的姐妹们。’”[143]

在这种对精神病学的令人惊骇的宣传中——反精神病学运动为其所助长，几个基本事实被掩盖了。第一，大多数小于 65 岁的患者相对较快地从精神病院出院了：他们没有经历过延时的滞留，更不用说终身监禁了。在 1946 到 1950 年间的宾夕法尼亚州沃伦市沃伦州立医院(Warren State Hospital)，几乎 80%的 65 岁以下的患者是在 5 年之内出院的。[144]第二，多伊奇和后来的反精神病学作家们归罪于“医院主义”(hospitalism)——意味着病院收容造成的这种医源性后果，被证实是此类疾病的一种固有的生物特征，如精神分裂症在影响整个大脑的同时，也影响整个神经系统。[145]第三，虽然精神病院的环境够令人不安的了，但其他选择更糟。一个选择就是交由社区摆布。

导致这种精神病患者大规模出院回到“社区”——一种众所周知的去收容化步骤——的事物，是 1954 年对抗精神病药物的引进。这一年食品和药品管理局批准了氯丙嗪。[146]一旦用药物镇静紧张不安的患者并消除精神失常变得可能，患者在理论上就能相当轻松地在正常的社区环境中生活，直至这种精神失常最终完全消亡。亨利·布里

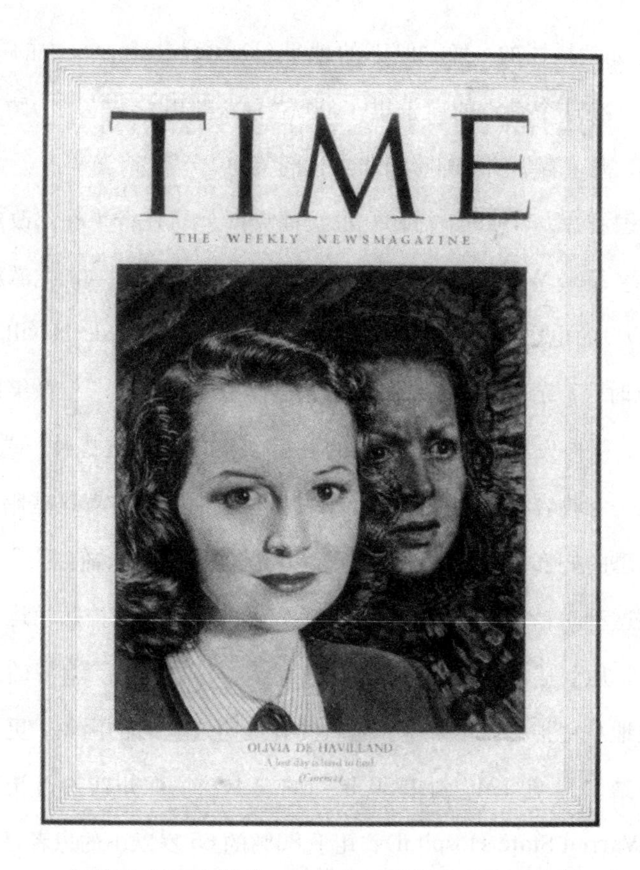

《时代》封面上的德·哈维兰，她在1949年发行的《毒龙潭》中担任主角。（1948年时代公司版权，授权翻印）

尔（Henry Brill），纽约州精神卫生副专员，是开始使用这种药的最早这批人中的一员。1955年1月，亨利冒着极大的、威胁他职业生涯的、敌对的弗洛伊德主义者所带来的风险，开始在纽约的公立医院使用氯丙嗪和利血平。在接下来的12个月中，这个州住院的精神病人数下降。[147]相似的下降在其他地方也很快发生了。因此，严格说来，去收容化是第二次生物精神病学而非反精神病学运动的一个结果。

在美国，州和县的精神病院的患者数从1955年历史上最高的

559 000人，下降到1970年的338 000人，更下降到1988年的107 000人，表现出在这30多年间有一个超出80%的减少。[148]这些红砖墙精神病院失去了它们的4/5的患者。在1955年，所有精神病“患者的看护”的77%都发生在精神病院，在1990年则只有26%。进一步说明这种转变的，是那个时期精神卫生机构的看护总量膨胀了5倍，从1955年的170万件增长到1990年的860万件。[149]这是医学历史上确实史无前例的一次看护领域里的转变。

但是，如果药物疗法开启了去收容化，那么，什么使它进行下去，驱使各种患者进入社区而不管他们能不能用药物治疗呢？它就是由医学外部的反精神病学运动和医学内部的社区精神病学思想造成的这种混合的压力。考虑到根本就没有什么精神疾病，反精神病学运动鼓吹精神病院本身是邪恶的。同时，掌握了比勒、梅因及其他人的学说的好心的精神病医师们，相信“治疗性社区”能够在大城市阴冷的街区中建立起来，一幅被浪漫化了的热情的朋友和邻居把精神疾病患者紧紧拥抱在怀中的景象。1946年的《心理健康法案》创建的国立精神卫生研究所部分地负起了宣传这个神话的责任。这个研究所应该管理约翰·F·肯尼迪1963年的法规所大批设立的社区精神保健中心(Community Mental Health Centers，简称CMHC)。但是，这些社区精神保健中心很快转用于面向这些能自由行走的患者的心理疗法，并且在去收容化的第一个十年中没有做出任何管理上的安排，来接纳那些完全被推出精神病院大门外的疾病发作期的患者。[150]

去收容化因此在美国成为真正的“国家耻辱”。1/3的无家可归者实际上患有精神病，不能安排他们的生活，不能找到庇护场所或工作。其他的出院患者则不知不觉陷进刑事司法制度；一项研究发现，县监狱囚犯中的14%从前曾接受精神病学方面的治疗。[151]应该接收他们的社区设施，结果成了护理之家和寄宿屋。[152]同时，一旦患者回到街区的话，因为迟发性运动障碍——这种导致面部抽搐和其他一些不随意运动的令人讨厌的副作用——他们常常不会服用医院里的具有非常有效的缓解作用的抗精神病药物。[153]一篇报道说："身处最绝望的成年人中的这些街区居民，是任何寻找一些零用钱、一包香烟、一瓶酒的人的天然猎物。他们是被迫与狗生活在一起的兔子。"[154]

一位20世纪50年代早期在美国工作过的英国精神病医师，在几十年后重返美国时说，"应受谴责的"是这种"出院"的政策。"至少当我探视他们的时候[在我的第一次旅行中]，他们还有一个家，尽管它在许多方面存在不足；并且他们得到了照料，虽然这种照料的标准或许不是最好的。尽管有这些短处，但对那些不幸的、无助的和长年患病的人来说，当今的生活一定是极其悲惨的，除了待在人行道上、小客栈里或是监狱中外，别无选择。"[155]

在20世纪80年代，一种对这些糟糕的情况的抵制发生了，综合医院和私立精神病院开始收治不断增长的精神病患者。美国私立精神病院的总数，从1970年的150家上升到1988年的444家。[156]在1994年被送进精神病治疗设施的160万美国人中，43%进了综合医院，35%在州或县的收容院，11%在私立精神病院。[157]因此，最终这场反精神病学运动失败了。社区精神病学虽然在精神上值得肯定，但是，作为一种治疗严重精神病——既非产生于社区，也不能在社区得到治愈——的实用方法，它开始受到怀疑。

为电惊厥疗法而战

然而，在反精神病学衰退之前，它让最后一枚毒镖留在了这条路上：抵制电惊厥(电休克)疗法，或说ECT。在整个20世纪50年代，ECT得到有规律的实践。它只算得上是许多精神疾病治疗方法中的一种，没有引起任何大众特别的关注。例如，《期刊文献读者指南》(*The Reader's Guide to Periodical Literature*)在这整个十年中仅列举了有关这个主题的一篇文章。记者卢西·弗里曼(Lucy Freeman)撰写的这篇文章收载于《科学文摘》(*Science Digest*)中，它断言，“尽管存在一些令人惊讶的结果……但我们正在过度使用休克疗法。”[158]

随着20世纪60年代早期反精神病学运动的出现，所有这一切都戏剧性地改变了。这些反精神病学学者指控ECT损害大脑，被用作一种惩罚方式而非治疗，并且在任何情况下都是无效的。(事实上没错，州立收容院有时为了让患者们安静而用ECT威胁他们，米利奇维尔的“乔治亚电力鸡尾酒”就是明证。[159])然而，因为很少有证据支持有关大脑损伤和治疗无效的断言，这种凶猛的对ECT的抵制——因为对它的阻挠变成了一种宗教圣战——必定基于别的东西。回想起来，它或许是一种基于联想到电刑和死刑的、对短暂电流进入身体的文化性惊恐(cultural squeamishness)。毫无疑问，ECT在反精神病学学者中引起了这种敌视。例如，戈夫曼在《收容院》(*Asylums*)中就不客气地提到它，书中这些邪恶的精神病医师拒绝事先向患者展示ECT治疗室。[160]

但是，因为提到“这些黑人小伙子[勤杂工]称为‘休克间’的那个肮脏的大脑谋杀室”而在公众的心灵中将ECT与精神病学的邪恶联系起来的，首先是凯西的著作。以下是在疯人院他们给“拉克利”(Ruckly)使用ECT之后，发生在可怜的“拉克利”身上的事：

两周之后他们把他送回了病房。光头，脸的前面有一处浸着油的瘀伤，两个小钮扣大小的插头缝合在每只眼睛的上方。你能通过他的眼睛看到他们在那里如何烧坏了他；他的双眼全被烟熏过，灰暗，像熔断的保险丝被废弃在里面。现在他整天不做事，但会在那张烧坏的脸庞前面举一张旧照片，用他冰冷的手指翻来转去。这张照片的两面在他的把玩下磨得像他的眼睛一样发灰，直到你再也无法辨识它曾经是什么。[161]

这段描述和ECT中实际发生了什么没有任何关系，离题太远。它震惊了一代读者：ECT必须废止。

这里还有一个因素。ECT在科学论派(Scientology)运动者的眼中成了一个敌视的对象。1950年开创“戴尼提(dianetics)*”以替代心理疗法(科学论派作为一个“教会”创建于1954年)的L·罗恩·哈伯德(L. Ron Hubbard)，从一开始就反对ECT。他认为，ECT把新的和有毒的“印痕”(engrams)植入了身体，根除掉它是戴尼提的任务，如果大脑还没有太被严重损害的话。[162]当科学论派运动变得有钱有势时，它的公民人权委员会(Citizens Commission on Human Rights)领导了使ECT非法的运动。萨斯是该组织首位顾问精神病医师。[163]

为了回应患者权利团体的骚动，美国的州立法机构开始管制ECT。犹他州在1967年最先通过这样的立法。到1983年，26个州通过了某种法令，另外6个州发布了管理条例，1个州根据联邦法院法令管理。[164]在一些管辖区域内，ECT实际上被取缔了。1974年秋，加利福尼亚的立法机构通过了一个相当于禁止ECT的议案，规

* 排除有害印象的精神治疗方法。——译者

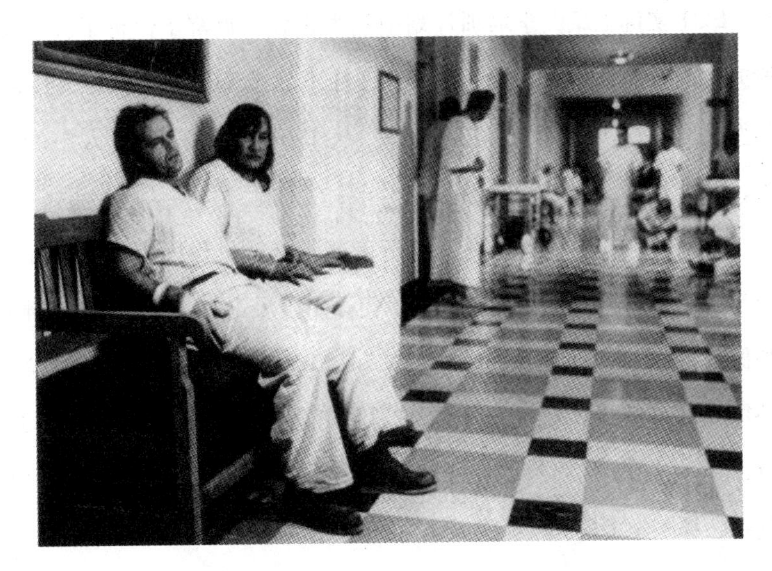

这是1975年改编自小说《飞越疯人院》的电影中的一个场景。由尼科尔森(Jack Nicholson)饰演的麦克默菲(Randle P. McMurphy)和由桑普森(Will Sampson)饰演的布朗顿酋长(Chief Bromden),在"休克间"等待一次治疗。这部热门电影把ECT描绘成是对脱离社会常规行为的一种惩罚,既反映也助长了这个时期的反ECT情绪。

资料来源:《飞越疯人院》。福曼(Milos Forman)导演,岑兹(Saul Zaentz)和道格拉斯(Michael Douglas)出品。1975 Fantasy Film 版权所有。

定甚至当患者自愿时,它也仅在由医学界权威们委任的审核小组的同意下,并仅在所有其他精神病治疗方法都用尽后才能被实施。违者将导致吊销医师的执照。由于在法院上受到质疑,这项法规没能生效。[165] 1982年,为了提出一个取缔ECT的预案("一项轻罪可处罚500美元罚金或6个月的监禁"),伯克利的一个"抵制电休克联盟"征集了必需的1400个签名。它以一个很大的优势获得通过,但这项禁令又被推翻了。[166]在科学论派信徒的支持下,1995年废止ECT的法案被提交给得克萨斯州立法机构。[167]这项法案没能通过,但获得了广泛的新闻报道。鉴于这种公众恐慌,在1960年到1980年的这些年里，ECT 实际上从大学培训计划中消失也就一点都不惊奇了。在这段时期内接受培训的精神病医师，往往不熟悉 ECT。例如在纽约州门罗县，首次 ECT 的年均实施率，从 1961 年的每 10 万人中的 31 人，跌到 1975 年的 19 人，有一个 39%的下落。[168]

当反精神病学学者试图让马萨诸塞州立法机构废止 ECT 时，这个州的精神病医师在 20 世纪 70 年代开始了反击。[169] 1972 年初，州精神保健专员（State Commissioner of Mental Health）格林布拉特（Milton Greenblatt）组建了一个“马萨诸塞州电惊厥疗法”的专门小组，由哈佛大学的弗兰克尔（Fred Frankel）担任组长。研究兴趣在催眠和心身医学上的弗兰克尔夹在了这个州的两个敌对阵营之间，一方是私人诊所的精神分析取向的精神病医师，另一方是公立病院的精神病医师。专门小组问卷调查了该州 650 位精神病医师，其中 66 人作了回答，综合正反两方的评价，略微有利于这种方法。在他们 1973 年的报告中，专门小组成员们暴露了一个明显的除自杀以外在任何情况下的对心理疗法的喜爱。但他们勉强给了一个有保留的对 ECT 用于重症抑郁症和躁狂症的认可，虽然这个门槛很高：在患者有资格使用 ECT 之前，必须要多抑郁呢？“患者对‘抑郁’术语的使用，不应该直接被解释为暗示了一种情感障碍的出现。”他们推论 ECT 的主要优势在于，“帮助患者重建了失去的控制，以使他能进入一种治疗性关系中。”[170]

1974 年秋，美国精神病学学会效仿马萨诸塞州的专门小组，决定组建它自己的 ECT 专门小组，并让弗兰克尔担任组长。小组问卷调查了美国精神病学学会的会员，大约有 1/3 的会员不赞成它的使用。然而，这个学会使用过 ECT 的会员却报道其效果非常好。而且，这些精神病医师报告的患者中的 83%声称，他们对治疗结果很满意。

至于被非常在意的副作用，患者中不到一半出现了对 ECT 前后发生的事情的暂时性记忆缺失，13%出现了“久远记忆的暂时性缺失”，1%出现了“久远记忆的永久性缺失”。ECT 和药物疗法相比会怎样呢？在其 1978 年的报告中，专门小组发现这两种疗法势均力敌，在治疗重症抑郁和自杀患者时 ECT 更优先（考虑到抗抑郁症药物大约需要三周时间才起效）。虽然 ECT 被犹疑和忠告的言语包围，但大体上说这篇报告给 ECT 在重症精神病，尤其是抑郁症的使用上亮了绿灯。[171]

当芬克（Max Fink）初露头角，成为一位 ECT 的积极倡导者时，这些围栏在 20 世纪 80 年代早期开始脱落了。20 世纪 50 年代在希尔赛德医院（Hillside Hospital）时，芬克是精神药理学的早期领导人之一，后来成为纽约州立大学斯托尼布鲁克（Stony Brook）分校的精神病学教授。他作为贝尔维医院的住院医师首次在 1944 年接触到了 ECT，此后一直使用它。1981 年，芬克提出理由说明，所有可利用的资料给出了一个“有说服力的”ECT 优于抗精神病药物的论据。他说，没有求助于 ECT 的主要原因，或许是“这种有关它的特殊危险性的公众形象”。[172]换句话说，ECT 主要的外行反对者们的二十几年干涉，结果把公众从一种重症精神病的治疗选择中吓走了。

一个全面恢复 ECT 名誉的努力现在开始了。1985 年夏，国立卫生研究院召开了一次“共识建立会议”，聚集来自整个神经科学界的专家，以确定与其他疗法相比 ECT 具有的好处和危险。报告总结说：“没有一个单独的受控研究显示，另外一种形式的治疗方式在短期处理严重抑郁症上更优于 ECT。”那么风险性呢？“大体上来说，这种风险与联想到的短效巴比妥酸盐麻醉剂的使用没什么差别。”最常见的副作用是对治疗前后几周记忆的缺失。报告的结论是，医学院校应该在精神病学研究生课程中恢复ECT的训练。[173]

20世纪80年代，许多国家的精神病学组织开始宣布支持ECT。[174]这篇美国精神病学学会1978年发布的勉强允许使用ECT的文件，现在显得过时了。1987年，学会又组建了一个新的ECT专门小组。他们的报告在1990年公开发表。ECT不再是仅仅适用于处在自杀边缘的绝望的患者。这篇报告总结道："ECT是一个对所有单相重症忧郁症亚型、躁狂抑郁症（现在称双相障碍）、躁狂症以及精神失常性精神分裂症都有效的治疗方法。"[175]到1994年，精神病住院医师们会在他们白大褂的口袋中放一本列举全部疗法的袖珍指南。据此，ECT在抑郁症上比其他疗法都更有效：ECT对模拟ECT，有一个31%的疗效提高；ECT对安慰剂，提高41%；ECT对静脉注射抗抑郁药物（"杂环抗抑郁药物"），提高20%，等等。[176]

恢复ECT名誉并不意味着它会在精神病学里普遍得到应用，而仅仅意味着它不再是一个令人恐惧的对象。根据一份调查，到1988年十位精神病医师中不足一位在过去的月份中使用过ECT。[177]

与疯人院的恐怖故事不同，一大堆温情的轶事开始充斥进这种患者的文化中。当心理学家恩德勒（Norman Endler）自己患上抑郁症时，他和他的医师尝试了这本书里的每一种方法，但收效甚微。正如他后来在康复后所描述的，在这个病最重时，恩德勒的行为变得"古怪和多疑"。有一个关于尿瓶的插曲：医师要一份尿样，恩德勒的妻子在找遍了屋子后，只能找一个以前装过他们女儿的抗生素的空药瓶。"因为某种不可能将上面的标签完全清除的原因，我非常不情愿使用它。然而，将所有识别性信息处理掉却是可能的。这对我来说还不够。由于某种原因我荒谬地确信，如果我把尿样留在那个容器中，P医师会认为那不是我的尿样，并由于说谎而把我送进医院。"

恩德勒在屋子四周东奔西跑，拒绝留下尿样。“这使得房子里的每个人都心烦意乱，我还记得我妻子对着我叫喊。”

最后，恩德勒的医师建议用ECT。恩德勒，一位心理学家，起初被吓坏了。他和他的心理学家同仁曾深深领略过20世纪60年代反精神病学学说。过去，他曾和精神病学同仁争辩过，让他们看负面的文章，指责他们“从中收‘费’”。“我的大多数心理学同仁都持否定的态度，与我没有二致。我们全是偏颇的、有成见的，并拒绝接受这项新疗法。”

但现在恩德勒要铤而走险了。他说，如果他的精神病医师告诉他，光着身子沿着城市的主要大街步行能帮助他的话，他就去那样做了。那天晚上，一位心理学同事过来批评他。“他想知道，为什么我愿意‘让我的一半大脑烧坏’，为什么我没有接受深度心理治疗。”

1977年8月30日，星期二，恩德勒同意接受一个疗程的ECT。星期五早晨，他登记进了诊所，躺在一张帆布床上，然后被推进ECT治疗室。“一个注射器扎进了我的臂膀，我被告诉要从100倒着计数。我大约数到了91。”恩德勒知道的接下来的事情是，他醒了，躺在康复室里。“我有些轻微的头晕和疲倦，但没有思维混乱。我的记忆并没有受损。我明确知道我在那里。”他稍稍休息了片刻，吃了些饼干和咖啡，然后就回家了。在未来的两周里，恩德勒又接受了六次治疗。随着每一次后续的治疗，他觉得好多了。到9月15日，他能够重新胜任他部门的全职主席职责了。他说：“两周内奇迹发生了。我从感觉像一个情绪的跛子，变得感觉良好。”[178]

这些成绩不是微不足道的。这种新生物精神病学使像恩德勒这样的个体好转的能力，代表了一种历史尺度上的成功。但是，它开启了精神病学中的一种分裂。一边是“硬头脑”(tough-headed)者，以一种对医学模式、对疾病的器质性解释和对药物疗法的偏爱为特色；另一边是“软头脑”(soft-headed)者，他们援引疾病的“心理”模式，把症状解释为这种生活上的问题的结果，倾向于心理疗法和家庭疗法。软头脑的从业者们以精神分析的、家庭的和存在主义的思想为标志，硬头脑者们则认同生物精神病学。[179]古泽是这些最硬硬头脑者中的一位，他说“并不存在一门过分生物学性的精神病学”。[180]

然而，主张所有精神病都归因于不显眼的、可以辨识的大脑损伤，并非是这种生物学的简明指示。不仅通过引发一种潜在的遗传倾向，而且还通过独立将压力和绝望转变为疾病，社会和心理的因素明显在焦虑的产生中扮演了一个角色。正如一位重要的生物精神病学家所说的：“低估这种心理的和社会的因素在精神病出现中的重要性，或忽视生物疗法中……的心理方面，都将是临床上愚蠢的行为。”[181]

但是，在20世纪50年代，精神分析和社区精神病学的提倡者认为，生理实际上没有发挥任何作用，它是完全后天而非先天的。因此，从30年前的观点来说，认为先天和后天处于某种五五开的关系，已经是相当极端的了。人们不必成为一名器质绝对论者(organic absolutist)，就能将器质性因素置于他们恰当的判断中：先天和后天是纠缠在一起的。但是，甚至为先天因素赢得一席之地，已经证明是一项了不起的成就。

第八章　从弗洛伊德到百忧解

生物学思想在20世纪末赋予了精神病学这种能力，即像其他医学一样是科学驱动的。但是，这种潜质一直没有化为现实，这是精神病学陷入流行的价值观、企业文化以及诊断上的科学至上主义(diagnostic scientism)泥沼的一个结果。当研究重症精神病的精神病学在20世纪70年代及其后选择走神经科学这条康庄大道时，关注日常苦恼的精神病学却开始迷失了方向。

在这个日常焦虑和悲哀的世界中，在这些行为的强迫特征和属于人类命运的失败人格类型中，科学容易误入歧途。这里遗传踪迹变得模糊，神经递质消失不见。生理很少有什么价值，文化和社会化却意义重大。也许有许多不同的紊乱存在于这种神经症的范畴里，也许只有很少，也许根本没有。这种精神病学的边缘没有被清晰地勾画，病理和古怪之间的界线模糊不清。尽管精神病学停泊于其他医学之中，但它会很容易在这里无目标地漂移。

这并不都是精神病学的过错。在20世纪末，精神病学面临的一个首要问题在于人们从心理学角度解释苦恼的新趋势，而不是像在以往的神经病中那样将其医学化，或通过从社会阶层和性的角度来论述它而使之社会化。在20世纪70年代及其以后，曾经可能让人们去找神经病医师商谈的个人问题，现在倾向于用心理学术语来说明，这意味着人们相信他们的困难可能通过非医学的心理疗法解决。19世纪的美国人可能会为之去找米切尔或比尔德的问题，在这个新时代倾向于摆脱医学的注视，以融入北美烦恼交谈(trouble-talk)的主流中。由此，医学的一个分支的精神病学，输给了诸如心理学和社会工作这样的提供咨询的非医学类型。当在苦恼方面的自我意识成为社会一般文化(*Kulturgut*)的一部分时，作为被最好装备来治疗这些紊乱的医学专业，精神病学的使命受到了更大的威胁。

怀有后现代苦恼的这个人群是庞大的。到20世纪80年代早期这个数据可以利用的最近时期，一年有2200万美国人为精神问题而寻求帮助。[1] 合计这些个体每年会创造3亿多次就诊。到1987年，心理疗法本身占到整个全国门诊患者费用的8%。[2] 这些都是相当大的数字。在100年中，心理疗法已经从一种神经病医师实施的异国情调的疗法，变为一种事实上的全国性消遣：按一生来计算，有超过1/4的美国成年人会从形形色色的职业咨询师那里寻求帮助。[3]

在心理服务需求的这种惊人增长中，有两种事态的发展在起作用。一、人们定义成疾病的东西的门槛大幅降低，增加了心理疾病全体的数量。精神病学本身在降低这种道槛上有一个明显的作用；二、有一种为非疾病性的东西寻找疗法，为压力和生活问题寻求咨询的趋势。这代表了一种对困境——从前可能被认为在本质上是经济的、社会的或道德的，而且会为此寻求牧师或一位好邻居的帮助——的心理解释而非医学处理。这两种事态促成针对个人痛苦的疗法远远涌出精神病学，进入到心理学家、精神病治疗社会工作者以及其他一般称为“精神保健护理”（mental-health care）的东西的提供者的领域中。对于其收入基于诊室心理疗法的精神病医师而言，这种潜在业务的涌现令人不安。

保持市场份额

降低被视为精神病的这种东西的门槛，部分是由医师驱动的，部分是由患者驱动的。精神病医师们在病理化人类行为（pathologizing human behavior）方面有一个明显的私欲，并一直希望在他们的努力下将病理分界线划得更低，以便从与之相竞争的心理学家、社会工作者那里尽可能夺得更多的咨询服务。作为例子，我们来看看童年期（boyhood）问题。尽管汤姆·索耶式（Tom-Sawyer-esque）的狂热曾被认为是少年时期（ladhood）正常心态的一部分，但是，在 20 世纪 60 年代及以后，整个一系列的心理学诊断却把这样的行为成功地定义为病理性的。这些精神病医师一开始就很大胆，作出“轻微大脑机能障碍”的诊断，正如在 20 世纪五六十年代它被称呼的那样。换句话说，汤姆·索耶的大脑有损伤。当这种诊断由于明显的荒谬而被抛弃时，多动性和注意力分散成为焦点，因为在课堂上男孩子有时可能非常令人恼火。教育专家们无视学校-教师精神病学（school-teacher psychiatry）可招致的危险，感激地试图抓住这种新的男孩儿童期病理化。1968 年，“儿童期（或青春期）多动反应”进入正式术语中，据称表现在不能保持安静和注意力不集中上。[5]1980 年，这个术语以“伴有多动的注意力缺失障碍”（attention deficit disorder with hyperactivity，简称 ADD）而正式为人们所知。[6] 人们仍然不清楚，是否有某个被诊断为“ADD”的核心群体，他们患有一种真正的器质性疾病。然而，关键是针对它的医学治疗只能由医学博士们来实施，开一种称为“利他林”的安非他命类化合药物。到1995年，医师们每年开出的利他林处方有600万张，250万美国儿童服用这种药物。[7]这是一种维护市场份额的方式。

自古以来，男孩们和女孩们都对恐怖故事感到不安。然而，直到“创伤后应激障碍”(posttraumatic stress disorder，简称PTSD)——一种最初与战争创伤联系在一起的综合征——出现后，若干世纪以来才有人意识到给这些对幽灵感到的不安作出精神病学上的诊断。是否一种特殊的与压力有关的老兵精神病综合征确实存在还不清楚。但即使它存在，一旦PTSD列入正式的精神病学行话，那么大众文化就会紧抓住它，并无望地把它无聊地列为一种从心理角度分析生活经验的方式。到1995年，治疗专家们在谈论受诸如《蝙蝠侠》(*Batman*)之类的电影影响的儿童中的“PTSD”。据一位权威说，看过有关发生在数百英里之外的犯罪事件媒体报道的80%的儿童，会表现出“创伤后应激”症状。[8]在这个世界上，孩子们自身的不安不是什么新鲜事。新鲜的是精神病学乐于说服家长们相信，成长中的日常问题代表一种特殊的医学疾患。

这种构成抑郁症的界线被不断向外扩大。作为一种重症精神病，伴随有情感缺失、自我厌恶、体验快乐无能和自杀思维的抑郁症，许多世纪以来一直为人们所熟知。这种疾病具有很多生物学成分。在20世纪60年代之后的美国精神病学词汇中，抑郁症等同于不安，意味着不快乐，并伴有食欲缺失和睡眠困难。于是，如此定义的抑郁症的发病率稳步上升和在非常小的年龄出现，也就不令人惊讶了。[9]1991年，美国国立精神卫生研究所开始在“理解精神病周”(Mental Illness Awareness Week)中安排一个“全国抑郁症筛查日”

(National Depression Screening Day)。这样的计划鼓励家庭医师们在对其患者的诊断过程中更为经常地诊断抑郁症，并将他们转诊给精神病医师。尽管这在某种程度上是合法的——一例漏诊的重症抑郁症可能导致一位患者的自杀——但最终结果是精神病学帝国扩张以对抗其他的护理。事实上，美国精神病学学会每年都为“纪录数据”而欢呼雀跃。[10]作为这种对抑郁症主题不断强调的一个结果，抑郁症已经成为在精神病学实践中唯一最常见的疾病，占所有患者请求诊治的疾病的28%。[11][诸如“百忧解”——据说对整个“范围的”情感性障碍都有特效——这类药品的可以利用，无疑同样有助于增加抑郁症的诊断：医师们偏爱诊断他们可以治疗的病症，而非那些他们治不了的。]

人格障碍变成了一个完完全全的势力扩张的沙地。尽管这种有关人格的一种障碍——除患者外每个人会为之感到痛苦——的概念从科学上说仍然相当模糊，但在实践中受非难的人格障碍开始走红。像反社会人格障碍(antisocial personality disorder)这类诊断偏爱出现在私人精神病诊所中，在其他医学环境中事实上无人知晓。[12]多重人格障碍(multiple personality disorder，简称MPD)从默默无闻中喧嚣起来，变得在20世纪80年代非常流行。[13]其他所谓的人格障碍仅仅代表了对常见性格特质的夸大。但是，因为对其他人来说他们是烦人的而给他们以患者的身份，这整个观念代表了一种对令人厌恶但本质上却是正常的行为的病理化。这样以来，这些对人格的诊断连同其他膨胀了的疾病标签，大大地降低了个体被说成有病的门槛。

降低这个门槛以一种历史上前所未有的方式增加了患者的基数。如果是在19世纪，精神病学会关注精神失常的住院患者，在20世纪早期则为患神经症的门诊患者，在20世纪末，精神病学则愈来愈感兴趣于这些先前由家庭医师诊治或根本不被医学诊治的患者。这一领域的权威人士已经开始谈论“轻度抑郁、混合性焦虑抑郁和轻度神经认知障碍，作为……或许值得考虑成不同种类的不适”。作为一种伸向“先前的阈下患者”的手段，一种有关“亚阈症状群”(subthreshold symptoms)的观念被接受。[14]这是扩大势力和占领市场的语言。在流行性腮腺炎和重症抑郁症属于紊乱这个意义上，这些不适意味着疾病或说紊乱的证据是极其薄弱的。

在内部讨论中，精神病医师们相互间会就这种焦点从疾病转向不幸福坦率地交换意见。该领域的一位资深人士沃斯坦因(Robert Wallerstein)在1991年说：

> 在深入的个体心理治疗中，我们为之治疗人们的许多内容——明显的对他们人生的不满，在人际关系或工作调整上面临困难……顾虑上学或工作等等——并不为第三方付款人[保险公司]认为是正式的疾病，为之应期望他们支付治疗费用。总之，一位要完成比较语言学方面博士论文的研究生的无力……很难被认为是一项保险项目应当为之提供医疗的疾病状态。

沃斯坦因强调，那位学生或许是失望和沮丧的，并值得帮助。[15]然而，他的问题在传统意义上并不是精神病性的，而是从属于阈下类型的。

因此，在许多方向上精神病学都超出了限度。在他们为养活自己以反对非医学竞争的斗争中，精神病医师们无法抗拒这种冲动，即选择常见的、真正的疾病，然后扩大它们外缘。这不同于19世纪神经病医师们的那些努力：用“歇斯底里”来病理化妇女们的各种内在感受，并使歇斯底里和女性气质联系在了一起。[16]但是现在，是抑郁症等等正在受到鼓励，导致它们异乎寻常的流行。孟菲斯(Memphis)的精神病学家阿基斯卡尔(Hagop Akiskal)消解了“这种对精神病概念的到了不再有任何意义的地步的稀释”。他举出了“像边缘型精神分裂症这样的时髦诊断造成的一种精神病的伪流行”。[17]从重症抑郁症到悲伤，或从精神分裂症到怪僻行为，在这种症状的连续体中，精神病学稳步地向右推移病理的界限，超出病症，朝向平常的事情。它带给我们的信息是，这些无处不在的人类处境上的特征，意味着容易得到宣传的精神病疾患。

全国渴望心理治疗

在这种尺度扩大的背后，是精神病学面对公众高涨的对心理疗法的需求而希望不被拉在后面的决心。因为精神病学力图维持它的市场份额，心理疗法市场的竞争正日趋激烈。最早的挑战来自社会工作。当被认为是第一位美国社会工作者的阿道夫·迈耶的妻子布鲁克斯(Mary Potter Brooks)，开始拜访迈耶任主管的沃德岛(Ward's Island)的患者的家庭时，社会工作者在1904年发现了心理疗法。[18]第一次世界大战之后，社会工作的领导者们开始有系统地将这一职业从提供社会服务转变为心理疗法。1920年，在新奥尔良举行的全国社会工作会议(National Conference of Social Work)上，来自费城的塔夫脱(Jessie Taft)称社会工作是“基础心理学的，或者——如果你喜欢的话——在本质上是精神病学的”。纽约拉塞尔·塞奇基金会(Russell Sage Foundation)慈善部主任里士满(Mary Richmond)从“小型组心理学”的观点出发，呼吁对家庭进行“社会治疗”。[19]精神病学社会工作者的数量从1945年的2000人左右增长到1985年的近55 000

人（与1985年有精神病医师32 000人形成对照）。[20]到1990年，美国有80 000个“临床”社会工作者。[21]在那一年，全国社会工作协会(National Association of Social Work)1/4的会员从事兼职或全职的私人执业。[22]用伯克利一位资深社会工作教授施佩希特（Harry Specht）的话来说，这些社会工作者所选择的，是“‘一些非常闷闷不乐的人’，属于白人中产阶级，年龄在20至40岁之间，苦恼、空虚和缺乏满足感的。”[23]这恰恰是20世纪70年代以后精神病学顾客的基础。

心理学家后来对自己进行了重新定位，包括从测试到心理疗法的方方面面，他们成为精神病医师们的强大竞争对手。正是由于心理学家罗杰斯(Carl Roger)的著作《来访者中心疗法》（*Client-Centered Therapy*）在1951年的出版，心理学家们才闯入心理疗法市场。罗杰斯的这种“人本主义取向心理疗法”，不需要精通某种像弗洛伊德的或荣格的分析那样的复杂治疗体系，而需要重建自我的感觉良好的信念。罗杰斯避免了心理治疗的系统化“方法”。当事人中心，意味着“对个体处理他的心理境况和他自己的这种能力有信念或说信心”。[24]罗杰斯说，它是这样一种观念，即“个体自身内部拥有极大的理解自我、改变他的自我概念、他的态度和他的自主行为的才智——并且要是一种可明确规定的援助性心理态度的氛围，即由心理工作者传导的这种心理治疗能准备好，这些才智就能得到利用”。罗杰斯后来说：“[我的方法]彻底颠覆了这个咨询领域。”[25]在心理治疗的世界中，他的观点被精炼为，用有点坏脾气的施佩希特的话来说“你能够做到；你是出色的和令人满意的，你拥有财富，只要你感觉良好就行。”[26]

最初，精神病医师们对心理学家的进入作出了强烈的反应，声称他们是无证行医。在罗切斯特大学(University of Rochester),精神病学系试图将罗杰斯指导中心(Rogers' Guidance Center)驱逐出经营场所。罗杰斯迁居芝加哥后,一场持久的支持他的运动才阻止了芝加哥大学精神病学系关闭他刚刚成立的咨询中心。[27]心理学家们最终占了上风。到1996年,美国心理学协会的临床心理学分支已拥有近7000名会员,更不用说其他心理学家也在提供心理治疗了。[28]到20世纪90年代,临床心理学家和社会工作者合在一起,数目大大超过了精神病医师。精神病学促进小组(Group of Advancement of Psychiatry)为此悲哀道:"心理疗法……已经成为一种主流的非医学性活动。"[29]

到底谁需要所有这些新兴的心理保健专业的服务呢?是患有精神病(然而是被宽泛定义的)的个体吗?不。的确,美国社会存在大量的疾病。据全国精神障碍共病调查(National Comorbidity Survey,简称NCS)——一个20世纪90年代早期进行的美国人口随机抽样——48%的美国成年人在生活史里可能会患一种精神病性或物质滥用性障碍,30%在调查的前一年曾经历过这样一种障碍。(该调查用最宽泛的可行的术语来定义精神疾病,真正将其外围推到了极限。)这些数据——如果精确的话——使精神病问题跻身于美国社会最普通的医学问题中,发病率同高血压不相上下。[30]

然而,这些有着精神病问题的个体不是心理疗法的主要顾客。全国精神障碍共病调查研究发现,仅有21%的患者接受治疗。[31]其他4/5的人对心理疗法或治疗毫无兴趣,并且不管愉快与否,都显然愿意同他们的问题共处。

相反,对心理疗法的极大的需求,来自于对其生活不满意的人,但他们没有经历过抑郁症、焦虑、强迫行为和其他的精神病特有的症状。各种研究表明，相当数量的接受心理治疗的人没有精神病问题。例如，1990年在加拿大安大略省实施的一项调查发现："在过去的一年中，寻求帮助的那些人中的42%在那段时间里没有患精神障碍。"[32]正如加利福尼亚大学洛杉矶分校(UCLA)一位颇具影响力的生物精神学家弗里德曼(Daniel Freedman)指出的："每个人都有问题。但不是每个人都会有症状，患有一种障碍的人更少。"[33]

20世纪90年代，精神病学由于一种大的定位失败而被弯曲走样。精神病医师们为一种东西接受训练，结果却治疗另一种东西。为治疗重症精神病，他们被训练为住院医师。但是，一旦进入诊室工作，他们却被吸引到更普通和更有利可图的精神神经症上。在这样做时他们发现，他们自己直接在与社会工作者和心理学家竞争。他们不是转向主要的精神病——即生物精神病学选择的领域——而是走上了相反的道路，拓宽这种疾病的定义，以包括原先被认为是"亚阈值"的行为和症状，同时迎合美国公众在处理生活问题时对心理治疗的巨大需求。

即使从经济上的自身利益来说，留在这条科学大道上也会是更为可取的，因为将精神病学从它的竞争对手那里区分开来的正是对神经科学的控制。并且这种令人难堪的与非医学治疗者争夺生意无济于事，反而在公众看来会败坏精神病学的声誉。例如1995年，美国精神病学协会竭力游说国会以阻止心理工作者开药物处方，在全体公众看来令精神病学蒙羞，因为它诉诸自身利益而非科学。[34]这些插曲产生了这样的印象：精神病医师正在让他们自己更为远离他们要成为一门医学专业的科学主张。因此，就诊断和治疗而言，美国精神病学已经开始迷失了它的方向。

诊断中的科学与时尚

当精神病学开始挑战诊断并发现它同科学一样多地受到政治的驱动时，在荒野中徘徊的这种风险增加了。诊断在医学中很重要，因为它将钥匙提供给了治疗和预后，而这些是对患者有着至关重要意义的事情。同精神病学相比，其他医学专业中的诊断是相对直接的，因为大多数病痛的原因是知道的：在病理学课堂上，医科学生们记忆一个器官系统内的疾病产生的原因，如“创伤性、传染性、肿瘤性、中毒性、自身免疫性……”等等。大多数器质性疾病病因在数目上是相对有限的，而且不是一件有极大争议的事情。很难想象一群胸肺科医师就肺炎的病因激烈争论，分裂成不同的社团，并创建他们自己的刊物讨论这个问题。在精神病学中情况不是这样的，遗传学除外，很少有疾病的病因是已知的。什么是像色情狂——这种别人爱上你的妄想性信念——这种东西的原因呢？没有人知道。精神病因此往往根据症状而非病因来进行分类，这是19世纪其他医学所处的地步。将各种不同的症状纳入较大的疾病种类，会因此带有某种程度上的任意：色情狂是精神分裂症的表现，还是妄想症的表现，或是一种单独的疾病呢？以所有精神病学学派在如何归类“歇斯底里”这个问题上的起起落落来看，这些分类本身在历史上就是相当矛盾的。这些需仔细考虑的事暗示，在分类中精神病学非常容易迷失它的方向。

不同国家传统的存在增加了这种风险，以至于一位给定的患者从一个国家到另一个国家得到的诊断或许会大相径庭。在法国，任何人都会想到“阵发性妄想症”（*la bouffée délirante*），一个在其他地方没有任何对应物的诊断。伟大的精神病学史家埃伦贝里在20世纪50年代中期说：“英国人几乎将任何情绪问题都称为‘神经症’。法国人则相当随意地使用意志薄弱（feeblemindedness）的诊断。”至于瑞士人，“法国人说瑞士人在‘90%的精神失常者和50%的正常人中’诊断出了精神分裂症。”[35]

但是，没有人比美国人更经常地使用精神分裂症这个诊断了。精神分裂症是美国精神病学很大的怪癖。在20世纪40年代和50年代，美国精神病医师诊断该症的频率要高出英国同行很多倍。在一项研究中，46位美国精神病医师和205位英国精神病医师观看了一部《F患者》的录像片。F患者是一位来自布鲁克林(Brooklyn)的年轻男子，他的一只手臂患有歇斯底里性麻痹，并有一个被与酗酒联系起来的情绪波动病史。随后，69%的美国医师将之诊断为“精神分裂症”，而仅有2%的英国医师作出同样的诊断。[36]

这样的国际性差异是非科学性的和令人尴尬的，因为它们暗示精神病学中没有科学，只有本国传统的影响，这使这门学科成为一个民俗学而非医学的分支。

更糟糕的是，在精神分析的全盛时期，许多精神病医师对诊断完全漠不关心，并相信查明这种推断的精神动力原因，比将这些显现的症状分类更为重要。斯皮策(Robert Spitzer)这位哥伦比亚的精神病医师，1980年引入美国精神病学中的新型分类系统的幕后推动者，回忆起60年代参加美国精神病学协会年会的情形：“兴趣在于介绍他们的描述性诊断工作的学院派精神病医师，通常被安排在最后一天的下午，没有人会参加。精神病医师们完全对诊断问题不感兴趣。”[37]

在20世纪60年代，这门学科开始意识到正确理解诊断的重要性。新的一代人判定精神病学应该像其他医学专业所做的那样前进，根据显现的症状建立一套基于差别的诊断，然后实施一种适当的考察，以最终提出一种临床诊断或说“意见”。第一声唤醒呼叫来自旧大陆，更确切地说来自流亡中的历史上的维也纳精神病学传统。

施滕格尔(Erwin Stengel)1902 年出生于维也纳，并在那里学习过医学。他认识弗洛伊德和瓦格纳-尧雷格，还是扎克尔的同学。然而，尽管施滕格尔曾学过一年的精神分析，但他并不是一位深层心理学的行家里手，反而整体上对精神病学持一种严肃的学者观点。1938 年，施滕格尔被迫离开维也纳，首先落脚在莫兹里医院，然后在 1958 年(据说被刘易斯排挤出了伦敦)创建了谢菲尔德大学精神病学系。[38]

1959 年，施滕格尔针对精神病学诊断中的这种可靠性欠缺发表了一篇有影响的评论。他说，精神分析家和阿道夫·迈耶的美国追随者都“强调了个体的唯一性”。他冷冰冰地指出：“这样一种探索路径往往会阻碍对精神病的分类。”[39]这是复兴诊断运动的第一炮。

10 年后的 1969 年，一项在美英两国之间进行的大型诊断比较研究查明，两个国家严重地不同步。在评论这个结果时，莱曼说，现在是“精神病学诊断复兴”的时候了。“今天，它在许多地区已经变质……成为一种不受控制的、表面化的、不可信的，因而常常是无效的方法。”[40]这样一来，从这门学科内部产生了一种沿天然边界切分事物的知性尝试。

第二股使精神病学走向一个可靠的诊断体系的力量是药物疗法的引进。精神失常和抑郁症特效药物的可以利用，使诊断成为一个实际问题。一本有影响的教科书的作者古德温(Donald Goodwin)和古泽说：“由于锂剂和神经安定剂的可以利用，在躁狂症和精神分裂症之间做出区分——曾是一项有趣的学院训练——现在会决定一位患者被如何治疗。”[41]

这些问题在 20 世纪 70 年代开始变得尖锐起来。以前，美国精神病学的诊断分类传统——甚至在精神分析外——并不光荣。19 世纪的疯病医师们为了他们收容院的年度统计才使用了几个显而易见的疾病种类(忧郁症、精神错乱性全身麻痹、痴呆等等)。只是由于人口普查急需，美国精神病学才被迫进行大的思考。1908年，人口普查局(Bureau of Census)要求美国医学心理学协会(American Medico-Psychological Association)组织一个关于疾病命名法(或说疾病分类法)的委员会。到1918年，这个协会联合国家精神卫生委员会(National Committee for Mental Hygiene)，最终整理出了首个美国精神疾病分类法《精神障碍诊断与统计手册》(*Diagnostic and Statistical Manual of Mental Disorders*)。[42]

到这时为止，美国医学普遍缺少它自己的命名法系统。1927年，纽约医学院(New York Academy of Medicine)率先构思了一个全国承认的“标准疾病分类法”。次年，它召集所有医学专业举行了一个关于这个主题的研讨会，制订了《疾病标准分类命名法》(*Standard Classified Nomenclature of Disease*)，1933年出版。美国精神病学学会撰写了精神病学部分。[43]

在第二次世界大战爆发时，美国精神病学主要依靠为公立收容院患重症精神病的患者所设计的命名系统。但是，战争带给精神病学的挑战完全不同于精神错乱。在市民生活中出现的轻微的寻常人格问题，在军队环境中变得极为重要。但是，仅有像“病态人格”(psychopathic personality)这样的术语可以被利用来理解它们。[44]心身障碍(psychosomatic disorders)还没有被归入任何单一特殊的类中，而是出现在胃肠病学者或心脏病学者发明的什么术语下面(有很多，如“战士之心”)。还有对紧张、战斗疲劳的心理反应等问题。所有这些全都需要一个新的分类体系。于是新体系被设计了出来。精神病学疾病命名法成倍增加。到20世纪40年代晚期，混乱出现了。

1948年，美国精神病学协会的有关术语审订的委员会开始制定单一的全国性分类体系。一份提议草案传阅给会员，他们的建议被采纳。到1952年，美国精神病学协会（APA）第一个独立的命名体系公布，即《精神病诊断与统计手册》，随后以简称*DSM-I*广为人知。

这些细节很重要，因为一个命名体系融入了这个时代占主导地位的哲学而且在1952年，不论在命名委员会中，还是在协会成员中，精神分析师在APA都有极大的影响。1951年，在APA命名与统计委员会（APA's Committee on Nomenclature and Statistics）的28位现时及既往成员中，至少有10位是精神分析组织的成员，或根据他们的著述可知赞同精神分析。[45] *DSM-I*由此编辑了许多他们的知识。例如，一位直率的弗洛伊德主义精神分析师就接受“精神神经性障碍”：“精神神经性障碍的主要特征是焦虑，它可以被直接感知和表达，或通过利用各种心理防卫机制（抑郁、转换、移情等）可以被无意识地和自动地控制。”[46]因为更尊敬阿道夫·迈耶而非弗洛伊德，像在“精神分裂症反应”（schizophrenic reaction）和“反社会反应”（antisocial reaction）中那样，“反应”这个术语被随意地到处点缀。

在20世纪50年代和60年代早期，精神分析加强了它对美国精神病学的控制。1968年出现的第二版《精神病诊断与统计手册》（简称*DSM-II*）就反映了这种影响。[47]起草委员会10位成员中的6位是精神分析师或隶属于持同情态度的组织。命名法反映出了这种优势：精神神经性问题不再被称为“反应”，而是称为“神经症”。顽固的弗洛伊德主义术语“歇斯底里”出现了，替代了“转换反应”和“解离反应”。那么什么是歇斯底里？这一术语涉及的症状和“情绪紧张场合”（emotionally charged situations）相关联，后者是“内在冲突的象征”（symbolic of the underlying conflicts）。[48]对所有精神病症的描述都很简略，并且通常缺乏操作标准以供应用。诸如在鉴别精神分裂症和躁狂症过程中，寻求指导的精神病学家会发现它很少能帮助他们。

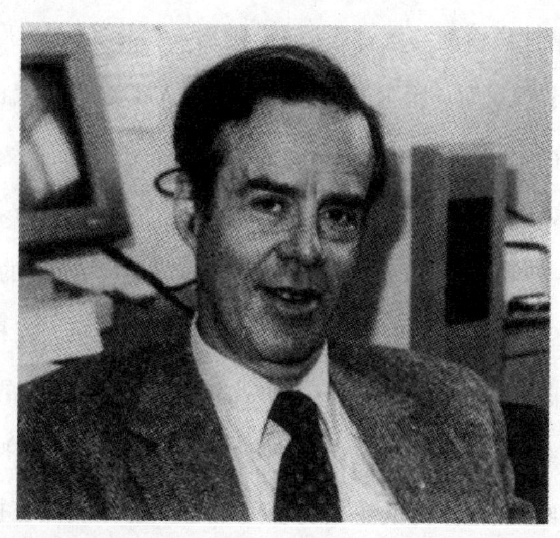

斯皮策这位哥伦比亚精神病学家，是“*DSM-III*”的主要编定者。这部美国精神病专业的诊断手册推行于 1980 年。（承蒙斯皮策博士提供）

这个起草委员会的成员之一是一位有点离经叛道的名叫斯皮策的精神分析师。斯皮策出生于 1932 年，毕业于纽约大学医学院，随后在纽约州立精神病学研究所接受培训，同时在哥伦比亚精神分析诊所（Columbia's Psychoanalytic Clinic）获得一个精神分析师资格。然而，他在 1959 年前后放弃了精神分析道路，加入到分类者中。到 1968 年，斯皮策已成为纽约州立精神病学研究所评估小组（Evaluation Unit）的负责人。

在那些年中，斯皮策决心将精神病学诊断引向完全别的方向，使诊断尽可能精确，以达到与推定的天然疾病实体相一致。这就是众所周知的“沿天然边界切分事物”，它恰恰是克雷珀林很多年前开始要做的。然而，这些天然边界究竟在哪里，只能通过研究来确定。进行研究的最好方法可能是，在医师未及做出一个特定诊断前，设计操作标准，准确判定什么症状是必须存在的。

对于斯皮策而言幸运的是，在美国精神病学舞台的其他地方，别的一些研究小组也正开始在接合处来切分种类。1948年，伊莱·罗宾斯，一位拥有哈佛医学博士学位、曾在马萨诸塞综合医院受训的得克萨斯人，接受了圣·路易斯的华盛顿大学精神病学方面的访问学者职位。到来后，他遇到了两位年轻的住院医师威诺克（George Winokur）和古泽，他们的兴趣与他自己的非常相似：脑化学、生物学和分类学——都是当时的冷门学科。他们三人形成了一个核心，一场精神病学中反对精神分析的革命运动将从这里发源。他们作为“新克雷珀林主义者”而为人所知。[49]考虑到克雷珀林对脑生物学并无兴趣，这就不完全是一个准确的标签。1955年，古泽成为该系的教授，并开始带给它一个生物学思想中心的国际声誉，培养了诸如克莱顿（Paula Clayton）（与威诺克合作撰写了一本有关精神病学医学基础的教科书[50]）、费纳（John Feighner）（即“Finer”，他成为一位重要的诊断学家）和伍德拉夫（Robert Woodruff）（对“歇斯底里”的生物学研究非常感兴趣）这样的研究者。

1972年，费纳领导的圣·路易斯研究小组发表了首套做诊断的严格标准。在这套标准中，人们将不仅受他们的“最佳临床判断和经验”的引导，而且受到患者必须达到的固定症状的引导。这位患者抑郁吗？他或她将必须具有：①一种烦躁不安的情绪；②至少包括食欲不振、负罪感等等在内的一个8项标准的列表中的5项；③一种在寻求帮助前已经至少持续了一个月的精神疾病。针对各种精神障碍的类似标准被清晰地制定出来了。[51]从临床医师到临床医师、从大学到大学、从国家到国家，在使这种诊断标准化成为可能上，“费纳标准”（Feighner criteria）或说斯皮策完善的“研究用诊断标准”

(Research Diagnostic Criteria)[52]是革命性的。

同时，美国精神病学协会迫于压力开始修订 *DSM-II*。同性恋群体为同性恋一直被算作是一种疾病而感到不悦。[53]如果保险公司打算为长期心理疗法买单的话，他们希望有更加准确的诊断。许多临床医师也开始不满精神分析，并希望诊断是以症状为基础，而非根据有关深层病因的可疑理论。1973 年初，APA 的医学主任巴顿(Walter Barton)成立了一个专门小组“来修订 *DSM-II*，并在接下来的两年内准备 *DSM-III*”。[54]萨布夏恩(Melvin Sabshin)，一位年轻的土耳其人，后来接替巴顿担任医学主任。萨布夏恩意识到，如果这个曾制订 *DSM-II* 的小组被安排来进行这次修订的话，那么 *DSM-III* 将只会成为前者的“小变种”。所需要的是某种完全不同的东西。1974 年 4 月，萨布夏恩召集斯皮策和另一位年轻的土耳其人、芝加哥伊利诺斯大学医学中心神经精神病学研究所(Neuropsychiatric Institute)的博士心理学家米隆(Theodore Million)，举行了一整天会议。[55]这次会议产生了推动 *DSM-III* 向前的领导小组，*DSM-III* 于 1980 年发表。

斯皮策领导这个专门小组。在小组任职的还有来自古泽小组(这个专门小组的 1/3 曾在华盛顿大学受训)的克莱顿和伍德拉夫；曾与古泽一起做研究的堪萨斯大学的古德温也是其成员；还有谵妄(delirium)——一种器质性精神病症——研究专家利波夫斯基(Z. J. “Bish” Lipowski)。还有唐纳德·克莱因(Donald Klein)，一位精神药理学家和精神病学家，他在 1978 年成为哥伦比亚大学精神病学教授，以及其他 13 位成员。正如先前的 *DSM* 专门小组有利于精神分析，这个专门小组不利于精神分析并转向生物精神病学，尽管其成员并没有使用那个当时具有煽动性的词语。正如斯皮策后来所述：“由于它的知性根源在圣·路易斯而非维也纳，而且由于它的知性灵感源自克雷珀林而非弗洛伊德，这个专门小组从一开始就被外界认为，不同情其理论和实践源于精神分析传统的那些人的兴趣。”[56]

毫无疑问，这个专门小组倾向于出台一份以科学为动力的文件。正如斯皮策在 *DSM-III* 的导言中所说的：“在试图解决各种诊断问题上，专门小组尽可能多地根据与各种诊断有效性相关的研究证据。”在 1977 年至 1979 年间，国家精神保健研究所资助了一项实地跟踪，来自于不同中心的 500 位精神病医师使用 *DSM-III* 初稿诊断了 12 000 多名患者。大约 300 名精神病医师被配成对，他们的评估随后就一致性被进行比较。[57] *DSM-II* 有 134 页，但 *DSM-III* 则将近 500 页，每一页都有做出一个特定诊断前必须达到的标准的很长的列表。

于是，科学的精神在这里出现了。例如，正是根据凯蒂的哥本哈根领养子女研究，斯皮策提出了“精神分裂症型人格障碍”的诊断，某种发生在个体里的人格类型，该个体有一个精神分裂症大量出现的家族史。[58]哈佛的精神病学家克勒曼（Gerald Klerman）称 *DSM-III* 是科学的“一个胜利”。[59]无疑，基于 *DSM-III* 的这种推定的科学基础，美国精神病学重又回到了医学领域，在诊断中应用医学模型，淡化有太多胡闹发生其中的含混的“生物心理社会模式”（biopsychosocial model）。在一位精神病学史家的判断中，*DSM-III* 成为“这个专业的知识库（knowledge base）的最重要特征”。[60]

美国精神病学的这次重置，对其他地方的事态有一个巨大的冲击。到 20 世纪 90 年代早期，*DSM-III* 或 1987 年出现的它的修订版（*DSM-III-R*），已经被译成 20 多种语言。最初赞同反精神病学并支持拉康（Jacques Lacan）与福柯的学说的法国精神病住院医师们，开始记忆焦虑障碍的 4 条标准（和 18 种可能的症状，其中的 6 种必须出现）。[61]在德国，*DSM-III-R* 译本再次唤起克雷珀林主义者有关精神

"疾病"(*Krankheiten*)和不合理的"障碍"的记忆。[62] *DSM-III* 的出现因而是一件不仅对美国，而且对整个世界的精神病学都极其重要的事件。它翻过精神动力学(psychodynamics)这一页，将这门学科引向科学航向，再次拥抱19世纪的实证主义原则，否定了有关精神病是神话的这种反精神病学学说。

然而，无法摆脱的不知如何处理的问题出现了。*DSM* 类型的精神病学看起来在以某种方式正在前行进入荒漠，而不是启程进入美好的科学新世界。首先，随着 *DSM* 系列的每一次后续修订，独立障碍(discrete disorders)的数量持续增长。*DSM-III* 列出265种不同的障碍，从 *DSM-II* 的180种上升了1/3多。*DSM-III-R* 有292种障碍，1994年出版的 *DSM-IV* 则有297种。[63]"事物真有297条天然分界吗？"尽管起草者们避免使用克雷珀林之流的标签"疾病"，但实际上，识别独特的"障碍"就意味独特的疾病实体(disease entities)。[64] 人们不会期待在肾病学或心脏病学中发现如此多的不同疾病。当然，大脑是更为复杂的，但即便如此，皮内尔就曾设法将精神障碍的数目从"一种难以确定的种类数目"减少为4个。[65]精神病学有一个在知性上追求简洁的传统，一个进行归并而非离析的传统。一位 *DSM-III* 的起草者论证广泛包涵是正当的，其理由在于希望"尽可能多地包括执业临床医师们通常能观察到的病症"，以让未来的研究者们去评判那些症状的有效性是"一种有效的症候群实体"。[66]但是，这种全然没有止境的症候群系列引起了一种不安，即这一进程或许会以某种方式失控。

DSM-III 还看起来是高度种族中心主义的，在一门相信普遍性的学科中，这是一个严重的缺陷。它的许多诸如神经性厌食症这样的障碍，在世界的其他地方完全不为人们所知。人们可以确信，如果

DSM-III 是在印度制订出来的，那么它或许就会包括有关魔鬼附体(demonic possession)的一大章节。[67]这个精神病学的美妙新世界可能正陷入“边缘型人格障碍”等等而不能自拔吗？——了解一下由完全特殊的东海岸文化病理产生的“伍迪·艾伦症候群(Woody Allen syndromes)”吧。正如一位评论家所言：“边缘型和自恋型人格在艾奥瓦城(Iowa City)或者墨比尔市(Mobile)极为少见；当然，它们也不会在丹吉尔(Tangiers)或布加勒斯特(Bucharest)得到认可。”[68]在两个世纪里，文化被证明是精神病学的一个泥沼；19世纪的“卵巢性歇斯底里”和20世纪初源于一种城市中产阶级肠道强迫观念的“结肠性自体身中毒”就是其见证。如果所谓的科学精神病学只是试图对北美中产阶级的这种文化成见进行分类，那么，它的命名手册很快就会像维多利亚时代女士们的礼节指南一样被废弃。

对 *DSM-III* 的起草者而言，政治是科学大道上的最后一个凹坑。即使他们极力忠于“数据”，仍受到意识形态性的议院外游说者们的冲击，被迫作出一系列的让步。所有这种磋商都留下这样的印象：这些起草者所制订的东西，既是一份科学性文献，同样也是一份政治性文件。首先，存在关于将同性恋从疾病名录中剔除出去的争论。(*DSM-II* 曾称同性恋是一种“性反常”。[69])*DSM-III* 专门小组的一个下属委员会曾认真讨论过将其称为“‘同性异常爱’、‘异常同性爱’、‘同性恋冲突障碍’、‘情爱关系障碍’……以及最后的‘自我认同困难同性恋’”。由于无法达成一致意见，这个下属委员会将问题踢给了上面的专门小组成员，他们则决定完全删除掉它。[70]1974年美国精神病学协会会员的一次全体投票认可了这项决定。在一个世纪以上时间里曾被认定是一种重症精神障碍的东西，一下子不再存在了。

这些精神分析师的政治力量也塑造 *DSM-III* 的结构。当精神分析师们在专门小组完成于1975年的初稿里看到，障碍(disorders)将依据“当时已知的”病因而避免“无法证实的病原学概念”时，他们愤怒了。分析师们争辩说，数十年的精神分析实践经验构成了弗洛伊德类型心理起因的证据。他们还对“神经症”从专门小组的草案中消失感到不悦。在1979年5月美国精神病学协会全体会议上，面对分析师们要破坏整个这项事业的威胁时，这个专门小组作了让步，在“障碍”这个词后面用括号恢复了“神经症”(neurosis)。[71]起草者们有些缺乏说服力地在导言中解释说，他们意谓神经症“仅仅是描述性的”，没有暗示是一种“神经机能病性过程”。[72]这种对一个重要利益群体(interest group)的明显的政治性安慰，显然与科学无关。

在1971年之后的若干年里，越战老兵代表了一个强势的利益团体。他们相信在重返美国社会上他们遇到的困难，在本质上是精神病性的，并只能被解释为这场战争带来的创伤的一个后果。用为这种“争取承认”大量日后疾病归属的“斗争”做准备的语言，诸如压抑性记忆综合征(repressed memory syndrome)，这些老兵和他们的精神病医师们论述“延迟性大范围创伤”，会引起随后的“内疚、愤怒、被当成替罪羊的感觉、精神麻木和孤僻”。1973年初，全国教会协进会(National Council of Churches)组织了“首届越战时期老兵情感需要全国会议”(First National Conference on the Emotional Needs of Vietnam-Era Veterans)。由此引发了一场全国范围的运动，游说持反对意见的精神病学界的权威承认这些新的病症。一旦美国精神病学协会命名委员会多么轻易地就在同性恋上让步一事被公之于众，显然这些精神病学家就能被转向。老兵们的病因的精神病学上的拥护者组成的一个“工作组”，建议设立“战斗后障碍”(post-combat disorder)这种诊断。当这个工作组开始同斯皮策和由他任命的一个有关“反应性障碍”的专门小组下属委员会见面时，出现共识就变成必然的了：1978年，反应性障碍委员会向专门小组推荐，在新手册中包含一个“创伤后应激障碍”或说PTSD的诊断。研究这场运动的一位学者总结说：“PTSD出现在*DSM-III*中，是因为有一个由精神病医师们和老兵们组成的核心，多年来有意识地并审慎地工作以成就此事。他们最终大获成功，因为他们被更好地组织了起来，政治上更为活跃，并比他们的对手运气更好。”[73]

同性恋者和越战老兵们的经验表明，精神病学诊断是可以赢得的。下一个给命名委员会施加压力的群体是女性主义者们，她们不满1987年出版的*DSM-III-R*包含诸如“自我挫败型人格障碍”(self-defeating personality disorder)这样的列项；据说以2∶1的比例在女性中比在男性中更为普遍。这个委员会就将其放进一个“有待进一步研究”的新障碍类中。女性主义者们也没有被“晚黄体期焦虑障碍”(late luteal phase dysphoric disorder)所迷惑，也放进了“有待进一步研究”的类中。[74]正是一种政治压力而非进一步研究的结果，自我挫败型人格障碍在1994年发表的*DSM-IV*中被放弃了。月经问题作为“行经前焦虑障碍”(premenstrual dysphoric disorder)还继续留在清单中以供研究。[75]

考虑到这些哗众取宠的行为，围绕性取向、应激精神病学或是女性以及月经问题严肃地提出任何正式的精神病学官方声明，都将是非常困难的。这些问题都会明显地根据多数人的意愿，或顺从坚持施压群体所发起的运动，而被病理化或去病理化。让科学指引道路的这种根本失败，唤醒了人们对*DSM-III*及其后续版本事实上正在将精神病学引入荒漠的这种程度的注意，而它们原本被设计用来带领精神病学走出精神分析的泥沼。

精神分析的衰落

在这种 *DSM* 系列发展的背景中横躺着正在衰落中的精神分析。*DSM-IV* 放弃了神经症这个术语，因为新的专门小组意识到，它现在有足够多的票数来逃脱指责。正如精神病学史家米切尔·威尔逊(Mitchell Wilson)在20世纪70年代谈及精神分析时所言："美国精神病学内部的这种权力天平就在他们的脚下一直发生着偏移。就在20年前还是新型、现代的精神病学的东西，已经变成……一种[对20世纪70年代的精神病学来说]太过笨重而难以承负的累赘。"[76]

但是，具有讽刺意味的是，精神分析的失宠导致了精神病学中更进一步的迷失和混乱，而非使它走向科学——以这种19世纪早期体液理论的衰落使病理学有了如此之大的一个进步的方式。随着精神分析学改观为又一种后现代形式的"话语"，竞争的心理疗法如雨后春笋般涌现，以至于到20世纪70年代，人们能统计出至少130种不同的版本。[77]从"治疗性触摸"到又一次诞生于客厅地毯上的沙发靠垫间的练习，在出现的这片心理疗法的丛林中，任何疗法都被认为是有效的，而不管多么古怪。对精神病医师们来说，接触这些就好比在接触一堆盘曲的蛇。

精神分析的衰落尤其使精神病学中的一个迄今为止其大多数心理学见解仍依赖于弗洛伊德观念的"生物心理社会"流派迷失方向。如果没有弗洛伊德，那么我们能为心理疗法提供什么呢？可供选择的心理疗法都有着相近的成功率。人们选择的是人际关系疗法、小组疗法、家庭疗法、心理剧、催眠术，还是麻醉综合法，真的似乎不重要了。这些患者的康复机会几乎差不多。[78]正如心理学家艾森克

(Hans Eysenck)所指出的，更令人气馁的是，统计研究暗示，这些疗法中没有一个显著地超出了运气。[79]因此在20世纪70年代及其以后，精神病学中心理疗法一方开始在荒野中徘徊，这有什么奇怪吗？心理疗法这一方是精神分析——这种先前曾给予治疗师们大量的确定的事实的唯一的心理疗法——衰落带来的一个自相矛盾的结果。

行家们震惊于这些改变。当沃斯坦因还是堪萨斯州托皮卡(Topeka)的美国退伍军人管理局医院(Veterans Administration Hospital)(那时受门宁格诊所领导)一位住院医师时，精神分析是“通向精神病治疗的道路”。他的高级住院专科实习期培训主要是深度心理疗法方面的课。在一位住院医师平均每周40小时的工作时间中，20小时将用于“对患者进行的个体心理治疗工作”。每周20小时乘以50周，再乘以3年，等于“在高级住院专科实习培训期间有3000个小时的心理疗法”。

沃斯坦因指出，自从1949年以来，年轻精神病医师们的培训已发生了巨大变化。今天，在一个典型的4年期高级住院专科实习中，这些主要的轮换“不再是心理疗法中心的，而是药物控制中心的”。由于患者们很少滞留超过一个月，这些住院医师没有机会尝试长程的心理疗法。今天的精神病科住院实习医师们必须在社区精神保健中心、摄食障碍诊所、性障碍诊所和药物维护诊所上临床课，“他们全都专注于药物治疗和行为治疗为中心”。所有这种培训都被从曾经分配给深度心理疗法的时间中拿走，以致今天的住院实习医师们会通常有约200小时的心理疗法实践。“考虑到总计4年的高级住院专科实习项目有8000小时的预定时间，而200小时的心理疗法实习仅占到那个时间的2.5%，那么人们会很容易问……”[80]尽管沃斯坦因把这个问题搁置了起来，其暗示是十分清楚的。在精神分析取向的心理疗法从占到研究生课程的50%下降到2.5%的这种转变中，可以追踪到精神病学中精神分析的这种衰落和实际上的消亡。

这些精神分析师们失去了对精神病学培训这个大据点的控制。1945年，国立精神保健研究所所长伯特伦·布朗（Bertram Brown）说："一位非精神分析学家几乎不可能成为一个系的主任或精神病学教授。"到20世纪70年代中期，一心一意的精神分析学家很少被选拔为系里的教授。[81]到1990年，在美国163项高级住院专科实习培训项目中，有超过100个已经取消了强化心理疗法方面的指导。一位评论者说："超过60%的目前受培训的精神病医师可能已经完成了他们的培训，却未曾看到一位患者接受一周两次或更多的强化心理治疗。"[82]

伴随着精神分析的这种衰落，成为一名精神病医师的这整个社会经验改变了：从为一个白人中产阶级社会的业务做准备，到为这个现实的世界做准备。20世纪40年代和50年代的培训项目，都用来培养"银样镴枪头"式的精神病医师了。正如纽约州立精神病研究所一位意志坚定的资深研究科学家保罗·霍克（Paul Hoch）所述："对要面对数百万美国人的严峻现实毫无察觉的男男女女……满足于度过他们的、服务于经济体顶端的一薄层富裕患者健康的职业生活。"[83]当1955年该研究所新所长科尔布（Lawrence Kolb）决定停止收治仅仅"有趣"的患者，即那些适合精神分析的人，并把医院的这些大门向曼哈顿华盛顿高地区（Manhattan's Washington Heights district）的当地居民敞开时，一种巨大的变化在患者中产生了：他们从是白人和犹太人转为是黑人与新教徒。[84]

由于学院性培训项目失去了它们的追随者，这种有兴趣成为精神分析师的精神病医师的补给逐渐减少。身兼精神分析师的精神病医师的百分比，从20世纪50年代的10%下降到1988年的2.7%。[85]

同时，精神分析在精神病诊所的世界里正在失去它的控制。当雷德利希和他的同事们1950年调查纽黑文(New Haven)精神病诊所时，他们发现精神分析在各处都占优势，全体患者的32%利用它，并且在耶鲁的住院实习医师们中是一个"广受欢迎"的科目。当雷德利希25年后再来时，不开处方药物的精神病医师"已经成为例外"，并且小组和家庭疗法已远远胜过了深度心理疗法。雷德利希说："这种大的重点在缓解症状……而非完成人格洞察或改变。"[86]曾是精神分析一个据点的堪萨斯州门宁格诊所，到1965年时，在209位患者中只有一位患者被叫去看精神分析，并且仅有23%正在参加一些心理治疗(从1945年62%的患者接受精神分析或心理治疗降了下来)。[87]

诸如弗洛伊德的瑞士追随者路德维希·宾斯万格这样的从前的领袖们开始背弃信仰：一位患精神疾病的宾斯万格的亲戚，成功地被年轻的药理学取向的、名叫弗里茨·弗吕格尔(Fritz Flügel)的德国医师所治愈。在治疗结束时，宾斯万格告诉弗吕格尔："弗里茨，你用2片药，摧毁了花费我50年时间建立的精神动力学城堡。"[88]克罗伊茨林根的宾斯万格诊所，曾是宾斯万格自己的深度"存在主义精神分析"的一个堡垒，在1980年关上了它的大门。

由于察觉到了灾难，美国精神分析协会(American Psychoanalytic Association)在1974年民意调查了它的会员，以究明现场正在发生什么事情。诸如小组和家庭疗法及"人类潜能开发"这样的替代心理疗法，正在撕裂患者的基础。"像生物反馈、冥想、自我催眠、意象和非正统生活方式等自助方法，被认为允诺给他们的使用者大量的好处。简而言之，20 年前当一个人对他的生活不满时，关于怎么办，他只有一个有限的选择。现在，他能转向许多方向，精神分析疗法只是其中之一。”这个学会会员的 3/5 已经开始开药物处方，另有 1/3 的会员正在提供婚姻疗法(marital therapy)或它的某种变体。这个报告悲叹道：“只有很少的完全传统的神经症患者。”与制造精神分裂症的母亲、闭门不出者、神经症患者一道，曾是长榻*上的宠儿的失落女性也正在消失，由“患自我实现冲突的女性患者”取代。[89]

最终，甚至这些患者自己失去了信心。美国精神分析协会 1974 年对它的会员的民意调查显示，在寻求全面精神分析治疗的患者数目上，与 1962—1967 年这个时期比较，有重大的下降：早期，几乎有一半的会员每周要治疗 4 到 7 位接受精神分析的患者；到 1976 年，这个人数大幅下降。之前，1/3 的会员每周诊治 8 位以上的患者。现在，这些执笔者们抱怨说：“仅有 1/5 我们的会员在上一年还有如此繁忙的精神分析业务。”[90] 健康维护组织(Health Maintenance Organizations)或者说简称 HMOs——这种美国卫生保健中的新风潮——在支付长期疗法费用上的不情愿有助于对部分的这种衰落的作出解释，但仅仅是部分的：对精神分析的需求正在减退。

在电影中，精神分析师的形象起初是受崇拜的，如休斯顿(John Huston)的《弗洛伊德》(*Freud*)(1962)或《纽曼军医》(*Captain Newman MD*)[1963，一部有关洛杉矶精神分析师拉尔夫·格林松(Ralph Greenson)的电影，他后来治疗过玛丽莲·梦露(Marilyn Monroe)]，后来却被描绘成性错乱好色者[《失言女孩》(*The Girl in the Freudian Slip*)]或家庭里的笨蛋[《浪漫千金》(*The Impossible*

* 患者躺在上面接受精神分析或精神病治疗的一种沙发。——译者

Years)*，一部由戴维 · 尼文(David Niven)和奥齐 · 内尔松(Ozzie Nelson)主演的1968年的电影]。令人好笑的是，在这些电影中“邪恶的精神病医师与他们的患者发生性关系，随后杀掉她们，而好的精神病医师只是同她们发生性关系”。[91] 1993年《时代》的一个有关精神分析的封面故事，展示了头颅碎裂成七巧板碎片的弗洛伊德；一张里面的照片有一个正在飞出窗外的精神分析用长榻。“如果弗洛伊德错了会怎样？”该刊询问一群也许是不安的读者。[92]与20世纪20年代讨论他们的“Minko's”的这些圆滑的柏林人不同，这些20世纪90年代的美国中产阶级转向了其他主题。字母“P”不再是精神分析。它是百忧解(Prozac)。

20世纪80年代的一桩法庭诉讼案，代表了对精神分析作为一种医学疗法的一次最后的羞辱。这件广受关注的案子让一位抑郁症患者奥谢罗夫(Rafael Osheroff)与精神分析取向的切斯纳 · 洛奇(Chestnut Lodge)私人医院作斗争。1979年，一位42岁的来自弗吉尼亚州亚历山德里亚(Alexandria)的内科医师奥谢罗夫，由于精神失常性抑郁症状而被送进了切斯纳 · 洛奇。在他滞留洛奇的7个月的疗程中，奥谢罗夫接受每周4节的强化心理疗法治疗，并被拒绝给予药物治疗，尽管他自己要求。很明显，因为他的临床医师希望他退回到初次创伤发生的童年期的那一刻，然后从那里开始“修建”。[93]相反，奥谢罗夫医师只想好转，并最终获准转到另外一家私人诊所，即康涅狄格州的西尔弗 · 希尔医院(Silver Hill Foundation)。在那里，他接受了酚噻嗪和抗抑郁症药物的治疗。3个月内，他出院了，并能回到正常的生活。当他回到家时，奥谢罗夫却发现他的世界已分崩离析：

---

* 又译为《有女初长成》。——译者

他的妻子离开了他，他的医院资格认定泡汤，而他的合伙人（送他到切斯纳·洛奇的这个人）已经把他驱逐出了他们的联合诊所。

1982年，奥谢罗夫起诉切斯纳·洛奇治疗失当，理由是他原本应当得到用被证明有效的药物进行的最新治疗，而非让他无所事事地呆7个月。仲裁委员会判给他250 000美元赔偿。洛奇和奥谢罗夫双方都提起了上诉；1987年判决将要下达前，该案以一个未透露的赔偿金额达成庭外和解。精神分析符合“公认的治疗标准”吗？克勒曼，一位为奥谢罗夫出庭作证的、当时哈佛颇具影响力的精神病学家，指出这种强化心理疗法的疗效从未经过对照实验得到证实，而药物治疗的疗效则已被确定，并且对照实验是科学的最终标准。[94]这一案例留下了一种强烈的印象，即仅仅利用精神分析来治疗重症精神疾病会构成治疗失当。

奥谢罗夫案引起社会一阵波动。尽管法院最终没有裁定生物的和行为的疗法构成新的治疗黄金准则（gold standard of care），但此后像切斯纳·洛奇收治奥谢罗夫那样治疗患者，都将冒着蒙受巨额罚款的风险。

精神分析从而开始非医学化自身。当医学对它失去信赖时，医师之外的人们开始填补精神分析培训项目中的空缺。许多年来，美国精神分析师们一直极力抵制在精神分析培训中接受非医学博士。1985年，4位心理学家向美国精神分析协会提起一项集团诉讼，认为它的培训垄断违反了联邦反垄断法。1988年，各种机构都同意开始接收非医学的申请者。这时，社会工作者与心理学家们开始涌入精神分析培训项目中：到1991年，21%的培训申请者是非医学出身的。[95]

为什么不呢？这样的观点越来越被接受，即精神分析并不是为了疾病，而是为了心灵之旅。精神分析师米歇尔斯（Robert Michels）虽然坚持精神分析仍是“重症精神病”的有效疗法，但他决定采取一种更为包容的态度：这门学科对“经验的优化与敏感性的增强”是非常理想的。[96]当评论家格林鲍姆（Adolf Grünbaum）进一步讨论米歇尔斯在其他地方发表过的评论时，他说，其实，精神分析几乎近于“由一张去歌剧院的季票提供的诸如此类的一种教诲性的经验”。[97]

从1895年的《歇斯底里研究》（*Studies in Hysteria*）到1994年的去歌剧院的一张票：多么漫长的一个探索过程啊！到20世纪90年代中期，精神分析绝没有在知识分子中过时，它还在许多语言和社会学系中很时髦。1994年，都柏林大学（University of Dublin）开始提供一种精神分析方面的本科文科课程。[98]这种20世纪晚期精神分析的轨道已经携带着它越出了精神病学这门学科，进入到了艺术和文学的天空。在那里，虽然它在发展着，但不会再被看作是一种优越的精神疾病疗法。

对精神分析来说，什么出了问题呢？有外部因素，诸如它的部分社会基础的这种变化了的人口统计特征。但是，内部因素也很重要。精神分析的消亡在很大程度上是其自身缺乏灵活性的一个结果，是它拒绝吸收神经科学新发现的一个结果。而这种不情愿直接与精神分析师们恐惧被证明是错误的有关。

美国的精神分析师一直对收集有关治疗效果的资料表现出强烈的抵制。1948年，美国精神分析协会成立了一个委员会来评估精神分析疗法。该委员会遭遇到“会员中的难以克服的抵制”，这个想法被允许终止。[99]在协会1952年5月的会议上，主席奈特（Robert Knignt）决定再尝试一下：“精神分析实际操作的高度个人主义特性……一直使得从精神分析经验中收集统计资料在过去变得极为困难。分析师们往往会隐藏在职业秘密这块幕布背后，没有足够多的人参加……”特别是在“接受精神分析治疗的患者们的疗效”研究上。但奈特决心完成该评估。1953年，他同库比敦促协会组织一个中央信息收集处(Central Fact Gathering Agency)。[100]这个委员会秘密工作，并且被指示在任何信息能发布给“任何学会外团体”前，执行委员会首先必须批准它。[101]到1956年4月库比报告这个委员会的进展的这一刻，报怨声已经很大：这个委员会的统计类别看起来太过粗糙，“不能表现出有关精神病的思考的这种细微差别、程度和水平”。库比要求会员们要有耐心：“在美国精神分析协会作为一个社团曾经承担的任务中，没有一项像中央信息收集委员会(Central Fact Gathering Commitee)的研究计划这样在关心医学和精神病学教育的外界人士中激起这么多的热情。这个计划也许能期望获得基金会的经费支持……”[102]因此，很明显，在没有一个长期的暂不置疑，其实是善意的鼓励的情况下，对科学标准感兴趣的研究者们对精神分析的这种最终的拒斥不会发生。

然而，该委员会一事无成。1957年12月，温斯托克(Harry Weinstock)主席在年会上说，这个委员会遭遇到了巨大困难。仅有很少的结果会被发布。“由于……这些统计具有的潜在的误导性，建议会员保守这份报告的机密性。”该委员会被解散。[103]随后发生的事情更令人遗憾：会员们的3000份报告和有关它们的分析结果的后续数据被送往IBM公司进行键盘机打孔*。这些原始数据遗失了。有些转译这些穿孔卡的编码遗失了。有些穿孔卡本身遗失了。很久以

* 为处理信息系统而在卡片或磁带上打孔。——译者

后的1967年，协会勉强将一点四平八稳的似是而非的东西交错安插在了一起，然后“评估”精神分析效果的这整个项目被放弃了。[104]这种彻底的失败是精神分析师们惧怕统计核查的一个见证。

他们这么做有着很好的理由。外界人士设法搜集的些许统计数据，相当否定性地谈到相较于其他心理疗法的精神分析的疗效。1952年，莫兹里医院心理部部长艾森克成为第一位将精神分析的效果与其他“兼收并蓄的”疗法进行比较的人。艾森克指出，全体神经症患者的2/3在两年内自然康复，并发现与接受兼收并蓄的疗法的患者64%的改善相比较，只有44%的接受精神分析的患者在其分析治疗结束时有所好转。[105]甚至连兼收并蓄的疗法都没有超出运气，而精神分析疗法，如果有什么的话，就是阻碍了它的顾客的康复。

在随之而来的几十年间表现出的对精神分析的科学怀疑增强了。一部1954年由迈尔-格罗斯(William Mayer-Gross)——一位在英国寻求庇护的海德堡精神病医师(尼斯尔的学生)——撰著的教科书，指责“产生在科学外衣下的弗洛伊德肤浅的理性诉求，可能是今天信仰治疗的最有效的形式”。[106]虽然迈尔-格罗斯因为美国人对弗洛伊德主义的不同寻常的顶礼膜拜而非常蔑视他们，但发出攻击精神分析的声音首先是在美国。

举一个例子。1959年，唐纳德·克莱因还在希尔赛德医院(Hillside Hospital)工作。他有一群非常焦虑、易恐慌的患者；他让他们服用新药氯丙嗪。一点用都没有。且慢，克莱因进行了分析。美国的精神分析学理论认为，心灵问题是由焦虑引起的，它本身是内心冲突的结果。精神分裂症患者常常是非常焦虑的，确实服用氯丙嗪就好转了。但焦虑症患者却未见改善。因此，单纯性焦虑只是沿着焦虑标尺从精神分裂症那儿下行几度，这种论断可能是错的。“延续理论(continuity theory)——它认为精神错乱仅仅是对带有更为一般的障碍的人承受的那种焦虑的一种量上的超出——可能是不正确的。要说有什么区别的话，那就是这种情形暗示着一种生理上的非连续性(discontinuity)，如同肺炎和感冒。”青霉素对肺炎有效，但对感冒不管用。“这一事实会令人们猜测，肺炎与感冒并不简单是同一主题的量上的变体，而是性质不同的疾病。”[107]换言之，精神病学中必定存在着单独的疾病实体，而非仅仅一把从健康状态到神经症，再到精神失常的滑尺。

在治疗精神分裂症上精神分析方法的情况如何呢？在20世纪60年代早期，加利福尼亚卡马里罗州立医院(Camarillo State Hospital)的两位研究者比较了不同组的精神分裂症首次发作患者住院的时间长短。一组用精神分析类型的心理疗法治疗，另一组使用药物，还有其他组用各种混合疗法，或——对照组——什么都不用。单独接受心理疗法的那些人起色最小(平均住院191天)。事实上，他们比不接受任何治疗的对照组还要差。那些接受抗精神病药物施他宁*(三氟拉嗪)治疗而不用任何心理疗法的患者，在151天内就出院了。[108]对于沙利文和弗罗姆-赖希曼的追随者来说，这些都不是鼓舞人心的结果。

20世纪70年代及之后，这种精神分析的退却变成了溃败。心理学家西摩·费希尔(Seymour Fisher)和罗杰·格林伯格(Roger Greenberg)在1977年总结说：“与被给予其他标签的、更省时和省钱的疗法相比，实际上没有任何证据证明，贴有‘精神分析’标签的疗

* 英文名为Stelazine。——译者

法产生了更为持久或更为重大的积极变化。”[109]在 1984 年和 1993 年出版的两大本书中，匹兹堡大学的哲学家格林鲍姆揭露了诸如“移情”——精神分析中的核心疗法概念——这类概念的无效。[110]一位学者接一位学者，指责精神分析师用随笔与轶事替代能为科学证实的临床数据。一本 1995 年的、有 75 页脚注的杰出著作温和地阐述了《为什么弗洛伊德错了》(*Why Freud Was Wrong*)。[111]俄狄浦斯情结、婴儿性欲、梦的性质、女性特殊的性特征：全都成了怀疑的对象，没有被证伪——因为它们不能被证伪——而是被降到了与占星术同样的科学地位上。就像格林鲍姆提到的，主流的精神病学和心理学对精神分析失去了兴趣，不再引用精神分析杂志上的文献，坚持研究思维、记忆、知觉和功能障碍——作为由一种遗传程序，而非由“弗洛伊德求助的本能冲动的满足造成的压力”驱动的过程。[112]

艾森克在 1985 年评论说：“所有的科学都不得不经历江湖骗术带来的一场考验。化学不得不摆脱炼金术的束缚；脑科学不得不让它们自己从颅相术的信条中挣脱出来……心理学和精神病学也将不得不抛弃精神分析这门伪科学(pseudo-science)……并承担一项艰巨的任务，即将它们的学科转变为一门真正的科学(genuine science)。”[113]

心理美容精神药理学

当克拉默(Peter Kramer)，一位布朗大学的精神病医师，在 1990 年杜撰了这个美妙的短语“心理美容精神药理学”(cosmetic psychopharmacology)时，[114]他正在将这个词用于礼来公司研制的被称为百忧解(Prozac)* 的一种新型抗抑郁症药物上。克拉默在炒作一种他声称使患者们感觉“比好更好”的药物时，受到了极大的嘲笑。[115]

然而，百忧解和相类似的药物治疗的这些抑郁和焦虑症状，并不是不严重的事。全国精神障碍共病调查(NCS)研究发现，在前12个月中，全体美国人的10.3%有过一次重症抑郁症插曲；以一生来看，人口的19%——每5人中1位——会经历一种时常无能为力的情绪障碍。在前12个月中，整个人口的近20%有过一种像广场恐惧症——畏惧空旷空间——这样的恐惧障碍经验；并且20个人中近乎有1人感觉到一种广泛化的焦虑。[116]换句话说，这样的情况非常普遍，并且那些为之遭受痛苦的人有权利得到帮助，而非嘲笑他们不能努力改善他们的表现。

毫无疑问，心理疗法有助于患者对他们的精神病医师感到满意，与老派的对人类心灵的这些复杂性缺乏兴趣的疯病医师完全不同。但是，在诊室里消除症状而非培养一种富有同情心的和睦的关系，一直是最终的治疗目的。而且，源于大脑的问题会在作用于大脑化学受体的药物中找到它们的疗法。这对精神病学来说是好消息：一大批新的药物让帮助患一般性焦虑和烦躁的人们成为可能，这与抗精神病药物、三环抗抑郁症药物和抗躁狂症药物用于重症精神病形成对照。

坏消息是，到20世纪末这些药物获得了如此的流行，以至于很像在18世纪那样，患者开始把医师看成只不过是富于传奇的新产品的供应渠道，而非能治疗性地应用医患关系自身的咨询者。随着心

---

* 百忧解是商品名，它的学名是氟西汀(fluoxetine)。——译者

理美容精神药理学的引入，医学又回到了当初。早先，患者曾常常对医师很不耐烦，主要把医师看作是引流疖子者和灌肠者，他们主要的才智在于能开一种非常强效的泻剂处方——这种传统患者渴望的治疗。在后现代医学的世界里同样，患者常常因为医师真实的或想象中的缺点而怨恨他们，并且把咨询看成主要是获得他们——这些患者——已经事先确定为他们问题的解决办法的一种药物处方的途径。从事基层医疗的医师会遇到索求青霉素和其他抗生素的这种点名要药的情况。[117]在精神病学中则会遇到像患者索要地西泮(安定)和百忧解的事。

作用于精神的药物一直以这种或那种方式帮助人们对付抑郁和焦虑。起初作为一种兴奋剂而后来作为一种镇静剂起作用的酒，同时间一样古老。鸦片开始流行于18世纪，在19世纪它的生物碱制品在医疗上被用于治疗抑郁症。从20世纪初叶开始，巴比妥酸盐镇静剂就一直是可以利用的。但所有这些都有成瘾性、日间镇静以及无法消除精神障碍核心症状方面的缺点。

心理美容精神药理学——用来消除日常焦虑和抑郁的、副作用相对较少的药物的利用——的故事开始于眠尔通(Miltown)。弗兰克·贝格尔(Frank Berger)，一位希特勒时期的犹太人流亡者，是这个故事的设计者。贝格尔1913年出身于捷克斯洛伐克的比尔森(Pilsen)，1937年从布拉格医科毕业。他逃到英国，并在战争期间作为一位细菌学家颠沛流离。1945年开始为英国药品公司(British Drug House)工作。在那里，他用一种名叫美芬新(mephenesin)的肌肉松弛剂做了一些工作，认为它或许能帮助患帕金森综合征的患者。结果它不能，但贝格尔指出它短时间内减低了患者的焦虑。“我对精神混乱的神经药理学基础很感兴趣，”贝格尔后来说，“最令我感兴趣的现象是神经症的生理基础。大多数人无缘无故就变得神经质和暴躁。他们都天赋很高，但不会在严重问题和无关紧要的问题之间作出区分，并会不知怎么就毫无必要地激动起来。这些人不是疯子；他们只是过度激动和易怒，并会在不重要的事情上制造危机事态(crisis situation)。这种过度激动(overexcitability)的生理基础是什么呢？[118]结果表明这是值十亿美金的问题。

1947年，贝格尔移民到美国，成为罗切斯特大学(University of Rochester)儿科学助理教授，并为一家名叫卡特制品(Carter Products)的小型药品公司担任顾问，该公司先前主要的令其出风头的是“卡特小肝药丸”。卡特希望贝格尔研制一种类似美芬辛的治疗焦虑症的产品，而且该公司指示他们的优秀的有机化学家路德维格(Bernie Ludwig)合成一些新化合药物。1950年5月，路德维格制造出了后来被给予了通用名甲丙氨酯(meprobamate)的化合物。然而，在民意抽样调查了一批医师，并询问他们是否会使用一种抗焦虑药物后，卡特对这个药物失去了兴趣。大多数回答不。其间，贝格尔在1949年加入了位于新泽西华莱士的卡特附属的华莱士实验室(Wallace Laboratories)。贝格尔对甲丙氨酯充满信心，并利用他在华莱士的行政权，完成了增强甲丙氨酯效果的所有步骤，为1000名患者安排实验，将它提供给受孕动物以了解它是否引起出生缺陷，甚至制作了一部电影来展现甲丙氨酯如何使恒河猴镇静——它们在被囚禁时通常会很愤怒。

一些来自韦思实验室(Wyeth Laboratories)的人观看了这部电影，向贝尔格表达了他们的兴趣，并了解到卡特制品想出售其特许权。1955年，华莱士开始用“眠尔通”的名字出售甲丙氨酯，韦思则用了

“安乐神”(Equanil)* 。[119]作为“镇静剂”，这两个名字在20世纪50年代美国文化史中一直有着巨大的反响。

在精神病学内部，对眠尔通的出现也表现出强烈的兴奋。在美国精神病学协会1955年5月的会议上，一个“私下公关活动”发生了，可能是由华莱士实验室唆使的。“你听说眠尔通了吗？我听说它棒极了。”正如资深的精神药理学家艾德(Frank Ayd)所回忆的，“很少有从这次1955年的美国精神病学协会会议回家的精神病医师和科学作家们不知道甲丙氨酯的存在。”

在随后的几个月里，对眠尔通和安乐神的需求非常大，超过曾在美国出售的任何药物。药店的这种供应很快脱销，药剂师们会在橱窗中放上告示牌，写上“眠尔通缺货”或“眠尔通明天到货”。[120]当电视主持人米尔顿·伯利(Milton Berle)开始幽默地将自己称为“眠尔通”·伯利时，眠尔通成为家喻户晓的名词。佩雷尔曼(S. J. Perelman)1957年出版了著作《通往眠尔通之路》(*The Road to Miltown*)，这个书名使该药物在每月好书(Book-of-the-Month set)中成为常见的新造词。[121]《看》(*Look*)、《基督徒世纪》(*Christian Century*)、《今日健康》(*Today's Health*)和《时代》刊登了有关“快乐药丸”、“幸福药丸”、“心灵宁静之药”和“处方带来幸福”的报道。[122]到1956年，20位美国人中就有1位在特定的一个月内服用镇静剂。[123]眠尔通因此是首个成为一种公众狂热追捧的对象的精神病药物。

地西泮(Valium)是下一个引起狂热的药物。[124]竞争的制药公司一直密切关注着氯丙嗪和眠尔通的出现。1954年，奥夫曼-拉·罗什

* 甲丙氨酯的中文译名中有“安乐神”、“安宁”等。——译者

(Hoffmann-La Roche)，一家以瑞士为基地、在美国新泽西州纳特利市(Nutley)有一个大办事处的制药公司，指示它的有机化学家研制一种“精神镇静药”。

有趣的是，不论是大学的科学家们还是政府基金，都没有被卷入其中：它完全是受赢利动机驱动。欧文·科恩(Irvin Cohen)是最早测试地西泮的姐妹药物利眠宁(Librium)* 的精神病医师中的一位，正如他后来反思的：“这种苯二氮䓬(benzodiazepine)[安定等]的故事大体是一种模式，它有关一种治疗药剂(therapeutic agent)如何被一家善于进取的药品制造商设计和生产出来。制造商仅仅是为了寻求发现一种药物，它要优于目前市场上已有的药物。”[125] 因此罗氏公司只是希望它的有机化学家们能使公司不落后于这场竞赛。

罗氏的化学家中有一位名叫施特恩巴赫(Leo Sternbach)的流亡人士，他在 1931 年获得了克拉科夫(Krakow)加基隆里安大学(Jagiellonian University)有机化学专业的博士学位。施特恩巴赫继续在苏黎世从事博士后研究，随后在 1940 年受雇于巴塞尔的罗氏公司。1940 年，瑞士人极为恐惧德国将要侵略他们。罗氏公司决定将它的犹太科学家们送到安全的地方，于是在 1941 年施特恩巴赫被转移到了位于纳特利市的分厂。

当施特恩巴赫在 1954 年接到上头的这个指示时，他想到了 20 世纪 30 年代中叶在克拉科夫工作时使用的一类染料。他开始着手合成一系列新染料型制品(benzheptoxdiazine)，但毫无进展。在对动物的药理学测试中全部都是惰性的。最后，罗氏的管理层要求他中止研究。1957 年 4 月，当他清理实验室杂乱的工作台时，他注意到他在

---

* 又译为利勃宁，是氯氮䓬的商品名。——译者

1955 年合成的化合物中的一种，已经在瓶底形成了结晶。带着典型的中欧人的细心，他决定将它送去测试，并向管理层保证，“这会是他这个系列的最后制品。”[126]

几天后，施特恩巴赫接到罗氏药理主任兰德尔（Lowell Randall）的一个电话。该系列的这个最后的化合物，后来称为甲氨二氮䓬（chlordiazepoxide，利眠宁），被证实非常有趣。他们尤其对它在不影响猴子机敏的剂量上，对一群被认为凶残的猴子产生的“驯服效

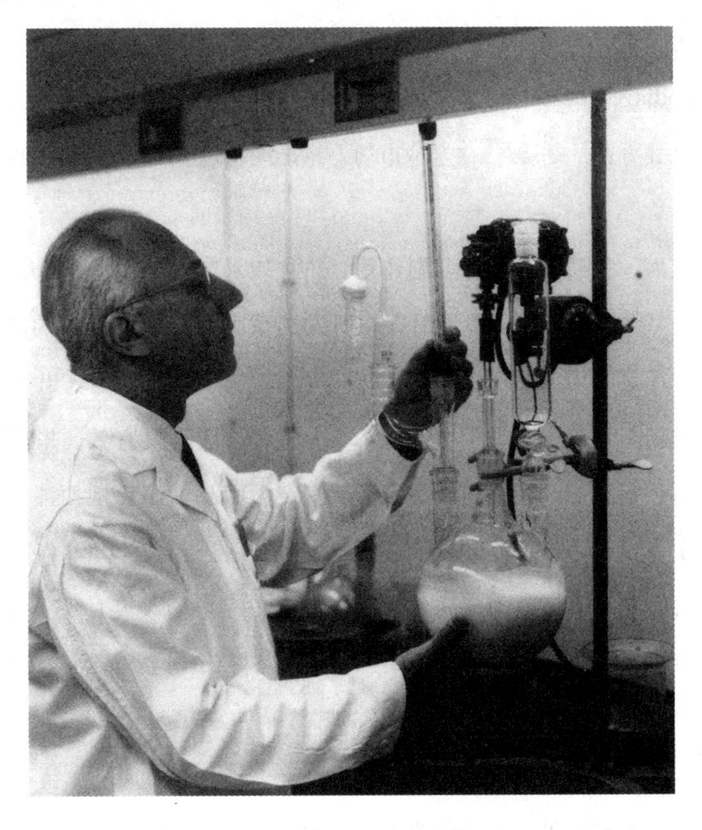

施特恩巴赫，20 世纪 50 年代后期合成首批苯二氮䓬类镇静剂（“利眠宁”、“安定”），这是他在位于新泽西州纳特利市罗氏实验室的工作室中。安定于 1963 年被采用，即这张照片拍摄一年后。（承蒙奥夫曼-拉罗什提供照片）

果”印象深刻。此外，“当握住一只老鼠的一边耳朵时，利眠宁能使它四肢无力地吊着；但是[不像甲丙氨酯]，当针刺时，它能够行走。”[127]这个药物确实看起来有着超乎寻常的性质。罗氏公司在1958年5月申请了专利。

1959年1月，罗氏医学主任说服几位精神病医师，给他们的一些诊室看病患者试用甲氨二氮䓬。这些患者的情况非常好，变得很少焦虑和紧张，睡得更好。[128]这些精神病医师们的热情给罗氏壮了胆，它在1960年2月用利眠宁这个商品名销售甲氨二氮䓬。它是首个苯二氮䓬(benzodiazepines，或说benzos)类药物，并且在20世纪60年代的美国是头号处方药。最终，在全球市场上将出现超过1000种的苯二氮䓬类药物。[129]

然而，利眠宁有着许多副作用，并且如果突然停药的话，会引起昏厥。[130]罗氏感到施特恩巴赫正在研发的系列药物还有更大的潜力。施特恩巴赫被调回到了实验室的工作台前。1959年，他拿出了一个相关的苯二氮䓬——地西泮(diazepam)，它被认为更有效，并且制成药片后会很稳定。罗氏在1963年以安定为商品名出售地西泮，到百忧解引入前，它一直是制药史上惟一最成功的药物。1969年，安定超过利眠宁，成为美国药品名录中的老大。[131]到1970年，5位女性和13位男性中分别有1位正在服用“弱安定剂和镇静剂”，主要指的就是这种苯二氮䓬类药物。[132]

苯二氮䓬类药物对精神病学实践有一个巨大的冲击。精神病医师们首次能够提供给他们的患者一种强效药物，不像药效不强的眠尔通，不会让他们镇静。(在精神病学中，抗精神病药物常规使用时药效会太强。)这种接受处方药物的精神病患者的份额，从1975年所有光顾诊室的人的1/4，增加到1990年的整整一半(从25.3%上升到

50.2%)。[133]以这些苯二氮䓬类药物为契机，精神病学越来越成为一门偏于提供药物治疗的专业。随着这个专业之前主要的治疗仪式——精神动力性心理疗法——如今遭到废弃，一种可供选择以替代它的东西可以帮上忙了。

然而，出现了一个问题：从患者的症状在试图停用药物后通常比开始时更糟这种意义上说，苯二氮䓬类药物被证明具有成瘾性。在确认其滥用的可能性后，食品和药品管理局在1975年将苯二氮䓬类和甲丙氨酯放入它的"目录IV"中，控制续加，强制药剂师实行特别申报规定。[134]销售平稳了下来，到1980年安定(地西泮)位列最常用处方药物名单的第32位，利眠宁(甲氨二氮䓬)位列第59位。[135]这是"安定热"(Valiumania)的终结。虽然如此，这些药物并没有完全过时：在美国，一年要不断开出近700万张安定类药品的处方。

到此为止，在这个故事中还极少有"非科学性"。这些苯二氮䓬类药物非常适合治疗焦虑症和轻度抑郁症，并且受科学训练的精神病医师会让他们的患者服用它们。但是，现在很清楚，在精神病药物的销售中会赚到大钱。随着安定大受欢迎，制药商们开始意识到这里有未来的市场。当一些极有竞争力的制药公司涌进精神药物领域中时，他们开始曲解精神病学本身的诊断含义。为了试图创建他们自己的市场地盘，制药公司会膨胀疾病的类目。一种特定的疾病或许直到一家制药公司声称拥有了治疗它的疗法时才为人们所注意，此后它会变得流行。正如精神药理学史家希利(David Healy)所指出的："就像在医学中常常发生的那样，一种疗法的可以利用，会增加对或许可从这种疗法中受益的疾病的认知。"[136]

以惊慌障碍(panic disorder)为例。精神病学的传统是把惊恐看成是焦虑的一部分。正如1968年版*DSM-II*对"焦虑性神经症"所表述的：“这种神经症以发展为惊恐并时常伴随躯体症状的焦虑性过度担忧为特征。”[137] 然而在1964年，当时在纽约格伦·奥克斯区(Glen Oaks)希尔赛德医院工作的唐纳德·克莱因，发表了一篇文章暗示，惊恐实际上是不同于焦虑的一种疾病实体。在盖吉公司和史密斯·克莱恩与弗伦奇制药公司的部分资助下，这项研究总结说，人们能够通过持续的药物治疗来防治这样的疾病发作。[138] 因为克莱因是 *DSM-III* 专门小组的一位成员，同时也是它的“焦虑和分离性障碍*”下属委员会的成员，所以他能够说服其他成员相信他的观点的正确性。1980年，随着 *DSM-III* 的出版，惊恐障碍成为一种独特的疾病，据说以“强烈忧惧的突然发作”为特征，并以像出汗和晕厥这样的身体感觉为标志。[139] 接下来的这一年即1981年，密歇根州卡拉马祖市(Kalamazoo)的厄普约翰公司(Upjohn Company**)出售一种新型苯二氮䓬类药物，通常称为的阿普唑仑[alprazolam，安宁神(Xanax)]。因为这时苯二氮䓬类药物的市场正在萎缩，厄普约翰试图把它的苯二氮䓬类药物重新定位为一种对新增加的疾病实体“惊慌性障碍”有特效的药物。在20世纪80年代，该公司资助了大范围的实地测试——由康奈尔大学的克勒曼组织策划——以证实惊慌性障碍是一种真正的独立疾病，阿普唑仑对它有奇效。[140] 结果并不完全令人信服。[141] 尽管如此，到20世纪90年代早期，安宁神已成为精神病学中最为风行的药物之一，并由许多精神病医师开成处方——他们真心相信他们正在科学地诊治，安宁神在席卷全国的惊慌性障碍的流行中

---

* 分离性障碍，原名歇斯底里，是一类由精神因素，如重大生活事件、内心冲突、情绪激动、暗示或自我暗示，作用于易病个体引起的精神障碍。主要表现为各种各样的躯体症状、意识范围缩小、选择性遗忘或情感爆发等，但不能查出相应的器质性损害。——译者

** 又译为普强公司。——译者

提供了唯一的希望。在内部人士中，惊慌状态开玩笑地被称以“厄普约翰症”。

正是在精神疾病诊断越来越受制药公司操纵的背景下，这个将在20世纪90年代成为家喻户晓的词的精神病药物出现了：百忧解。当安定出现时，患者和他们的医师都愿意从焦虑方面来解释他们的问题，一旦一种治疗它的有效药物存在的话。当百忧解——一种治疗抑郁症的药物——出场时，这种强调落在了作为苦恼的标志的抑郁症上。曼哈顿贝丝·伊斯雷尔医学中心（Manhattan's Beth Israel Medical Center）的一位医师说：“每次有人讲起百忧解时，我们的电话铃就响个没完。人们想试试它。如果你告诉他们，他们并不抑郁的话，他们会说：‘我肯定抑郁！’”[142]

百忧解的成名之路开始于1953年的7月，当时在爱丁堡工作并且是英国精神药理学创始人之一的加德姆（John Gaddum），向一个小却有影响的研究者团体讲了他的推测：“很可能是我们大脑中的5-HT[5-羟色胺]在使我们保持心志健全方面起了一个本质性作用。”[143]这个讲话成为整个一代年轻精神药理学家的“天上的北斗”。[144]加德姆自己做过某种评价5-羟色胺的基础性科学工作，并且这个早期事迹是英国药理学取得的那些成功之一。[145]但随之而来的是，如果5-羟色胺让我们保持心志健全的话，那么增加大脑中的可用5-羟色胺，或许能阻止精神病。

让我们把场景移向贝塞斯达的国立卫生研究院。在那里，伯纳德·布罗迪化学病理学实验室（Laboratory of Chemical Pathology）的研究人员在1957年发现，一种名为利血平的抗精神病药物能够释放人体内储存的5-羟色胺。布罗迪研究小组检验到行为变化与各种不同胺类的这种存在有关，而5-羟色胺成为一颗明星。正是布罗迪实验室，即化学病理学实验室(LCP)，打开了整个精神病学方面对5-羟色胺的研究。一位研究者深情地回忆到，“LCP可谓是药理学中的卡默洛特(Camelot)*。”[146]

但是，人们经常忘了还存在着一个英国的卡默洛特。就在美国人进行研究的同时，这些受加德姆鼓舞的年轻研究人员也正在深入进大脑化学里。1963年，科彭(Alec Coppen)，医学研究委员会(Medical Research Council)的一位生物化学精神病学家和圣·艾芭医院(St. Ebba's Hospital)的职员，他做了一项决定性实验，显示5-羟色胺等价物能够缓解抑郁症。[147]科彭后来说：“我断言这是暗示5-HT对抑郁症治疗重要的首个观察结论——是构成如今数十亿英镑药品市场的核心的一个观念。但是，许多年来人们嗤之以鼻——这没什么。在医学中时尚是一切，5-HT已不在时尚之中。”[148]

科彭很清楚。在20世纪60年代晚期，卡尔松进一步证实了5-羟色胺看起来能控制情绪和冲动的消息。[149]同时，卡尔松正在指导一家名为阿斯特拉药品(Astra Pharmaceuticals)的瑞典制药公司，致力于带给市场一种能够抑制5-羟色胺再摄取，从而防治抑郁症的药物。1981年，阿斯特拉在几个欧洲国家的市场上推出“齐美片”(Zelmid)[齐美利定(zimelidine)]。[150]这次经历以灾难告终：两年后齐美利定由于使用中的毒性而被收回。尽管如此，卡尔松和阿斯特拉公司算得上是后来被称为SSRIs——选择性5-羟色胺再摄取抑制剂(selective serotonin reuptake inhibitors)——的最初倡导者。

人们可能很容易绕过这些制药公司的故事和它们的不幸，如果在

---

* 卡默洛特是英国传说中亚瑟王的宫殿所在之地，现在一般指理想和美好的地方。——译者

20世纪晚期的精神病学中它们不是一个如此关键的因素的话。在印第安纳波利斯市(Indianapolis)的礼来公司，SSRIs在20世纪70年代也开始跻身时尚。公司的资深药理学家富勒(Ray Fuller)一直跟踪5-羟色胺的国际研发。当富勒1971年来到礼来公司时，他试图让公司对这种想法感兴趣，即5-羟色胺尤其可能有某种抵抗抑郁症的作用。礼来对此很抵触。科彭回忆起20世纪70年代初在萨里(Surrey)的礼来本部召开的一次会议："我将一直记得这位科研处副处长的话：'我感谢科彭博士的贡献，但我可能要告诉你们，我们将不会作为一种抗抑郁症药物去研发氟西汀(fluoxetine)[礼来的5-羟色胺类药物]。'"

然而，富勒联合了礼来的生化学家戴维·翁(David Wong)，在公司内部占了上风。礼来组建了一个5-羟色胺-抑郁症研究组。同时，礼来已经请化学家莫洛伊(Bryan Molloy)合成一系列化合物；它们可能有抗抑郁症的作用，而没有三环抗抑郁药物的副作用。翁发现这些化合物中的一些能在突触处抑制5-羟色胺的再摄取，由此增加它对大脑的供应。(在目前的文献中，这种观念被认为简单化了：抗抑郁药物可能并不是通过缓解诸如5-羟色胺这样的单胺的一种不足来起作用的。[151])到1974年，对"礼来110140"的实验室测试正在进行中，[152]它很快获得了通用名称氟西汀，后来又有了商品名百忧解。1976年，礼来公司在健康的志愿者身上测试一种百忧解的类似物尼索西汀(nisoxetine)，这些人没有出现任何副作用。这种研究也证实，这个药物看起来没有阻断对其他诸如去甲肾上腺素这样的神经递质的再摄取，[153]换句话说，它看起来也是一种选择性5-羟色胺再摄取抑制剂(SSRI)。(首字母缩写SSRI直到在20世纪90年代早期才得到通用。[154])到1978年，礼来一直在与氟西汀有关的情况下使用特效

5-羟色胺再摄取抑制剂这一用语。[155]在此期间，印第安纳波利斯和芝加哥正在进行氟西汀的临床试验：其结果是有希望的，虽然礼来——或许出于竞争的理由——没有公布它们。[156]

1980年，礼来公司决定全力以赴研发这种药物，并寻找一些大名鼎鼎的生物精神病学家来帮助测试氟西汀。费纳已经离开圣·路易斯分校古泽领导的精神病学系，在加利福尼亚的拉米萨(La Mesa)开设了他自己的私人精神病诊所。1983年，从该诊所传来一些对公司非常利好的消息：氟西汀在抗抑郁症方面和标准的三环抗抑郁剂同样好，而且没有很大的副作用。这里还有另一件事：在费纳评估的12种不同的新型抗抑郁药中间，氟西汀是唯一一种有体重减轻“副作用”的药物。[157](第一代抗抑郁症药物常常导致体重增加。)对数百万个体来说，体重减轻当然不是一种副作用，而是一种热切渴望的目标。一种无需任何饮食控制的减轻体重药物会有一个巨大的市场。自从礼来在它1985年的年度报告中提到公司正在开发一种减轻体重的药物后，它的股票飞涨。[158]

但是，礼来越是将其作为一种抗抑郁症药物来测试，公司就越是将体重减轻扔在脑后。来自1984年到1987年间的许多实地测试的结果显示，患者会发现氟西汀远胜过标准的三环抗抑郁药物，因为它有很少的副作用，让他们感觉良好。要说有什么的话，那就是欣快和“触电”*，而非沉重和便秘。它还起效快，有一个安全的治疗窗，即在治疗剂量和中毒剂量之间有一个很大的余地(因此患者不必验血进行监测)。[159]1987年11月，食品和药品管理局批准了百忧解的使用。[160]

---

* 这里的“触电”(wired)指非常兴奋的情绪。——译者

1990年，百忧解被批准制造、发售三年后，麦克莱恩医院(McLean Hospital)的两位研究者发表了一篇文章，暗示该药物不仅对抑郁症，而且对从惊恐到跌倒发作（“猝倒症”）的一系列障碍都有效。由于所有这些病症都对百忧解(也对其他药物)有反应，它们一定有些共同的东西，或许都属于一个情感系列障碍（Affective Spectrum Disorder，简称ASD)的成员。正如这两位作者所指出的，这就为极大地扩展抑郁症的概念制造了一个明显的科学理由，它现在成为了“最广泛流行的人类疾病”之一。[161]报道引述这两位作者之一的哈里森·波普(Harrison Pope)的话说，ASD“可能”影响了“这个世界上1/3的人口”。[162]对百忧解来说，它的前景变得不可估量。

就这样，这个消息传开了。到1993年，几乎一半去看美国精神病医师的人都是为了情绪障碍。[163]正如安定曾缓解了由焦虑症带来的一个全国性困扰一样，一种治疗抑郁症的新药的这种可供利用，产生了一种该药物可以治疗的疾病类型。

当百忧解和它的竞争药物作为一种应付甚至与精神疾病无关的生活问题的万能药提供给全世界的公众时，随之而来是媒体大肆的炒作(人们要注意起大批患一种正式的精神疾病的个体仍寻找不到任何方式的治疗)。《时代》在1993年宣布，百忧解“远非一时的走红”。使诸如“苏珊”(Susan)这样的个体解脱，“是一种医学上的突破”。苏珊，一位自命的工作狂，在经期前后会变得烦躁，并曾经把她的结婚戒指扔向丈夫。现在，她人格的这些棱角已经被刨平了一点。[164]主张在极度痛苦者和悲伤者的历史传说中，这类人患一种正式的精神病，这是荒唐的，因为真正的精神病会引起可怕的痛苦和能力丧失(disablement)。但是，这里正是百忧解的核心市场部分。

受无问题人格和体重减轻这个承诺的驱动，百忧解比历史上任何其他的精神病药物都要迅速地流行开来。到 1990 年，在它出现还不到三年时，它已成为由精神病医师们开出的头号处方药。[165]《纽约时报》(*New York Times*)的大字标题是，“数百万人服用百忧解，一种合法药物文化形成”。[166]由该药物而发展起来的黑市，看起来几乎没有必要，因为医师们会给每一种可以想象到的情况都开出这个药物。《新闻周刊》(*Newsweek*)在 1994 年说：“百忧解已经达到了克里内克斯(Kleenex)* 具有的这种为人熟知和矿泉水具有的这种社会地位。”“这个药物已经摧毁了旧的耻辱感”，据说美国人“在宴会上相互谈论它”。[167]到 1994 年，百忧解已经成为世界上第二位最畅销药物，或许有点讽刺，它跟在一个名为善胃得**(Zantac)的溃疡药物之后。[168]

把百忧解写入精神病学史，需要把好的科学从唯科学主义(scientism)中清理出来。好的科学是氟西汀发现背后的原因；它是一种比丙咪嗪和其他三环抗抑郁药物——库恩开启了它们的发现——更安全和更快速的第二代抗抑郁药物。将种种人类问题都转换成抑郁等级，并用一种奇药使之全都能够治疗，唯科学主义是其背后的原因。这种转换可能的，只是因为临床精神病学让它自身如此大规模地陷进了这种制药业大公司的文化中。其结果就是诸如精神病学这样的一门科学学科，培育了一种药理学享乐主义(pharmacological hedonism)的流行文化。数百万人——从另一方面讲他们并不患有一种精神障碍——渴望这种新的化合药物，因为它能减轻自我意识带来的重负，并使他们保持苗条成为可能。

但是，这个百忧解插曲给公众利益带来了一个巨大的好处：它有

---

* 克里内克斯是一种用于面部的柔软纸巾的商标，也泛指面巾纸。——译者

** 善胃得是雷尼替丁(ranitidine)的商品名。——译者

助于精神病症在公众的眼里开始看起来可以接受，尽管我们远非在谈论一个彻底的精神病去耻辱化(destigmatization of mental illness)。数世纪以来使公众恐惧的这种“疯子”现在已经消失了，取而代之的是很容易提供帮助的、承受“压力”折磨的人们。《新闻周刊》是一个值得信赖的反映公众心态的指南，它在1990年说：“随着百忧解成功故事的增多，这种感受也加深了，即抑郁症和其他精神病不过如此——是可以治疗的疾病，而非性格缺陷。”[169]在历史学家希利的判断中，这种轻度抑郁症的药物疗法已经证明它自己是如此成功，以致人们会断定：“‘生物性抑郁症’在很大程度上是一种轻度疾病，那些由于这种障碍而终身住院的人们是没有代表性的少数人群。”[170]

在这种刚刚起步的精神病去耻辱化中，还存在其他的重要力量。全国精神疾病联盟(National Alliance for the Mentally Ill)或者说NAMI，是一个以华盛顿为本部、创建于1979年的、由那些患有严重精神病的人的父母和朋友组成的援助团。它发起运动，反对诸如引起精神分裂症的家庭这样的耻辱性概念，主张精神分裂症是一种生物性疾病。到1996年，NAMI已经有13万会员和38位工作人员。精神疾病患者如此可怕，以至于地方社区应该用一辆公共汽车把他们送走？1985年，一个全国精神病医师反巴士治疗联盟(National Coalition of Psychiatrists Against Motorcoach Therapy)成立，致力于废止这种惯例，即“为经常性的和不受欢迎的精神病患者设法争取单程的巴士费用”——在他们出院后。[171]由此，援助团们以各种方式予以阻止，以确保接受精神病就是另外一种医学疾病，而不是古怪和可怕的东西。

尽管如此，如果说到20世纪末“精神错乱”最终看起来不那么可怕，那么，这种成功主要归功于精神药理学。并不是人们自身变得更为理解和宽容了，而只是这种药物革命使完全控制和消除精神病症状成为了可能，以致与手臂骨折或头部擦伤的人比起来，患有这些障碍的个体并不更加可怕。推动发起这场药理学革命的德尼凯说：“不仅仅通过精神药理学的手段，而且也通过心理疗法、社会疗法和社区患者康复的发展，在37年后，这种精神失常的面貌已经完全改变。”对于德尼凯而言，“精神不正常者或说疯子”已经蜕变成了“一位普通患者”。[172]不管人们是否认为药物疗法是“心理美容”精神药理学，这都是不小的成就。

为什么需要精神病学？

在200年的时间中，精神病医师们，从做治疗性收容院的医疗者，演进为当百忧解的看门人。精神病也从一种坏血统——一种遗传祸根——的可怕标志，变为一种容易治疗的疾病，在本质上与任何其他医学问题没有什么不同，并且具有大体相同的情感效价。的确，心灵障碍已经变得太像其他医学疾病了，以致一个令人不安的问题出现了，谁需要精神病医师们？

医师们自己开始越来越躲避这个领域。打算专门从事精神病学的美国医科毕业生的比例，从1984年的3.5%下降到1994年的2%，几乎下降了一半。到20世纪90年代中期，每年只有不到500位的年轻医师会参加精神病学培训项目。[173]

这种20世纪末精神病学的危机与20世纪初那场危机并无不同。当时神经医学和内科学已经威胁到要吞并诊室业务的心理疗法，而收容院则威胁到将精神病学自身葬入一个红砖砌成的陵墓中。不同的是，到这个世纪结束，精神病学已经拥有了一个比收容院更为坚固的物质基础，即药物使用的一种专有知识。

然而，这样的专业知识被证明有可能是偏狭的。其他的拥有专门知识的医学行业已经彻底失败了，因为科学已经快速超越了它们的学问，水疗就是明证。此外，精神病学有一段很长的失去阵地的历史。每次当一种精神障碍被医学化时，它就从精神病学中消失了。这样经过这些年，精神病学被内科医师夺去了神经梅毒，被儿科医师夺去了精神发育迟缓，被神经病医师夺去了中风。既然精神病学自身已经被医学化了，那还有什么理由将它作为一门单独的专业去保留呢？心理疗法方面能很容易地分离给心理学家和社会工作者，他们更被强化培训为治疗家；脑生物学方面可以指派给神经病学家，他们更会自如地看CT扫描图，并确定基底神经节严重的损伤。还剩下什么呢？[174]

考虑一下这种冲突吧。"我一直感到疲倦、虚弱，并且非常想哭，"一位患者说，"这种情况好像是无休无止的。尽管我不怎么看医师，但我感到有一个好的体检和确诊是明智的。他听了大约两分钟(甚至没有看我)，突然说：'你患了抑郁症。'便递给我一张处方，然后就出去了。"这位患者非常愤怒，她呼的一声关上了他的诊室大门，含泪奔回了家里。"在他治疗的所有人中，我可能只是一件不起眼的家具——我甚至没有得到一个体检！"[175]

精神病学是一门专攻医患关系的专业。不管人们是在接受心理疗法方面的还是神经科学方面的培训，人们会了解到，作为一名初露头角的精神病医师，给他们的患者时间是这门技艺的精髓。尽管内科或产科的平均面诊时间仅仅持续10分钟左右，但在精神病学中平均时间持续超过40分钟。[176]

在这40分钟内，精神病医师们大体做两件他们的任何一方——一边是心理学家，另一边是神经病医师——的竞争者都不做的事。精神病医师会提供心理治疗，一般而言神经病医师不去做它(神经病学中的平均面诊时间不超过28分钟，而进行那么长时间是因为神经病学检查时常花时间[177])。精神病医师会开处方药，而这些非医学的竞争者是不被允许这样做的。

在对付大脑和心灵障碍的所有方法中，心理治疗加药物治疗的混合体代表了最有效的途径。比较单独心理治疗、单独药物治疗和两者并用的疗效的调查，都汇聚到这种发现上：即“神经化学”(neurochem)和“神经交谈”(neurochat)互为增强，成为最佳的治疗方式。一项研究断定，“混合疗法的优势是十分显著的。”“多种疗法的一种混合可能意味着超出两种疗法的一种叠加效应。”一种疗法反而看起来能增强另一种疗法的效果。[178]在药物治疗带来的生物性改善，与同一位富于同情心的医师谈论这种精神病中的认知迷失(cognitive disorientation)的一次机会之间，或许存在一种协同作用的关系。

这里强调的是医师。虽然心理学家和社会工作者的技艺不应受到贬低，但医学的历史暗示，患者从知道他们正在和一位医师打交道中会得到某种意外的好处。这看起来是真的，即通过把一个人的故事讲给一位受尊敬的人而实现的这种情绪宣泄会被增强——当那位人物不只是一位朋友或知己，而是一位医师时。[179]一位评论者说：“遭受苦难的人对被归为治疗者的、富于同情心的人道出的口头话语，会有所反应。尽管人们知道这一点有很长、很长的时间，但它仍然是好消息。”[180]

注　　释

注释中用到的缩略语：

AJP	*American Journal of Psychiatry*
BJP	*British Journal of Psychiatry*
BMJ	*British Medical Journal*
BMSJ	*Boston Medical and Surgical Journal*
JAMA	*Journal of the American Medical Association*
JNMD	*Journal of Nervous and Mental Disease*
NEJM	*New England Journal of Medicine*
PNW	*Psychiatrisch Neurologische Wochenschrift*
Munk's Roll	William Munk，*Roll of the Royal College of Physicians of London*（London：RCP，1861—　）

第一章　精神病学的诞生

1. 转引自 William P. Letchworth，*The Insane in Foreign Countries*（New

York：Putnam's，1889），p. 172。

2. King Lear，III，iv.

3. Anton Müller，*Die Irrnanstalt in dem königlichen Julius-Hosptial zu Würzburg*（Würzburg：Stahel，1824），pp. 44，46—47，151，164—165.

4. K. Ernst，"Geisteskrankheit ohne institution：eine Feldstudie im Kanton Fribourg aus dem Jahr 1875，" *Schweizer Archiv für Neurologie，Neurochirurgie und Psychiatrie*，133（1983），pp. 239—262，引自 pp. 250，251。

5. Louis Caradec，*Topographie médico-hygiènique du dèpartement du Finistère*（Brest：anner，1860），p. 355.

6. William Perfect，*Select Cases in the Different Species of Insanity*（Rochester：Gillman，1787），pp. 131—133.

7. Dorothea L. Dix，"Report to the Legislature of Massachusetts of Jan. 1834，" *On Behalf of the Insane Poor：Selected Reports*（New York：Arno Press，1971 再版），引自 pp. 5—7。

8. 关于早期近代的情况，福柯写道："疯病勾画出社会全景中一个常见的轮廓。一种新的、生动的娱乐被引入古老的疯子的团伙中、他们的节日中、他们的集会中……""在任何意义上来说，17 世纪早期的世界都令人奇怪地善待疯病。"*Madness and Civilization：A History of Insanity in the Age of Reason*，译自 1961 法文版（New York：Random House，1965），pp. 40—41。在福柯的陈述中，历史的根据非常薄弱。福柯的著作已经极大地影响了其他精神病学史家，如 Klaus Dörner，*Bürger und Irre：Zur Sozialgeschichte und Wissenschaftssoziologie der Psychiatrie*（Frankfurt/M.：Europäische Verlagsanstalt，1969），p. 217。

9. 参阅 Patricai Allderidge，"Hospitals，Madhouses and Asylums：Cycles in the Care of the Insane，" *BJP*，134（1979），pp. 321—334，esp. p. 323。

10. 参阅 Kathleen Jones，*Asylums and After：A Revised History of the Mental Health Services：From the Early 18th Century to the 1990s*（London：Athlone，1993），pp. 7—10。

11. Richard Hunter and Ida Macalpine，*Three Hundred Years of Psychiatry 1535—1860*（London：Oxford U. P.，1963），p. 632.

12. Mark Winston，"The Bethel at Norwich：An Eighteenth-Century Hospital for Lunatics，" *Medical History*，38（1994），pp. 27—51；p. 27 n. 4 lists all eight.

13. 参阅 William Ll. Parry-Jones，*The Trade in Lunacy：A Study of Private Madhouses in England in the Eighteenth and Nineteenth Centuries*（London：Routledge，1972）。

14. John Haslam，*Observations on Madness and Melancholy*，2nd rev. ed.（London：Callow），1809;1798 初版，p. 317。

15. Andrew Halliday，*General View of the Present State of Lunatics and Lunatic Asylum Great Britain and Ireland*（London：Underwood，1828），pp. 14—15.

16. Foucault，*Madness and Civilization*；第 2 章标题为"The Great Confinement"。

17. 转引自 Introduction，George Mora 编辑和翻译，Vincenzio Chiarugi，*On Insanity and Its Classification*（Canton，MA：Science History Pubs.，1987），p. lxxxiii。Chiarugi 的 *Della Pazzia* 以三卷本(1793—1794)形式初版于佛罗伦萨。

18. 参阅 Iran-Pierre Goubert and Roselyne Rey 编辑的 *Atlas de la révolution française，vol. 7："Médecine et santé*（Paris：Éditions de l'Ecole des Hautes Etudes en Sceinces Sociales，1993），pp. 38，43。

19. 参阅 Goubeit，*Atlas*，p. 48，内容有关 Rouen 1788—1800 年的福利作坊

的统计。在这些作坊里,"醉酒者"在数量上远远少于赤贫者(健康的和非健康的)和得传染病的患者。

20. Johann Christian Reil, *Rhapsodieen über die Anwendung der psychischen Curmethode auf Geisteszerüttungen* (Halle, 1803; reprint Amsterdam: Bonset, 1968), pp. 7, 14.

21. 有关德意志这些主要机构及其创建日期的资料,参阅 Heinrich Laehr, *Ueber Irrsein und lrrenanstalten*(Halle: Pfeffer, 1852), pp. 242—283。

22. Müller, *Julius-Hospitale*, p. 17.

23. 例子出自 Mary Ann Jimenez, *Changing Faces of Madness: Early American Attitudes and Treatment of the Insane* (Hanover, NH: University Press of New England, 1987), pp. 38—39。

24. 有关概述,参阅 Gerald N. Grob, *The Mad among Us: A History of the Care of America's Mentally Ill* (New York: Free Press, 1994), pp. 17—21。

25. 关于 New York Hospital, 参阅 Henry M. Hurd 编辑的 *The Institutional Care of the Insane in the United States and Canada*, 4 vols. (Baltimore: Johns Hopkins Press, 1916—1917), vol. 3, pp. 133—135。

26. Norman Dain, *Disordered Minds: The First Century of Eastern State Hospital in Williamsburg, Virginia, 1766—1866* (Charlottesville: University Press of Virginia, 1971), p. 9.

27. Reil, *Rhapsodieen*, pp. 52—53.

28. Andrew Scull 在他的有影响的 *Museums of Madness: The Social Organization of Insanity in Nineteenth-Century England* (London: Allen Lane, 1979)中的 pp. 30—31 及各处猛烈地抨击了资本主义,然后在 *The Most Solitary of Afflictions: Madness and Society in Britain, 1700—1900* (New Haven: Yale U.P., 1993)中回头重啃这块骨头。这本书大体上是

Museums 第二版的一次全面修订，参阅 pp. 106，125。有关福柯的追随者援引中央政府为首犯的例子，参阅 Dirk Blasius，*Der verwaltete Wahnsinn：Eine Sozialgeschichte des Irrenhauses*（Frankfurt/M.：Fischer，1980，内容散见各处）。文献中充斥着这类狂想学者的文章。

29. Hunter and Macalpine，*Three Hundred Years of Psychiatry*，p. 402.

30. William Battie，*A Treatise on Madness*（London：Whiston，1758），pp. 68—69.

31. Battie，*Treatise*，p. 93.

32. Henri Ellenberger，*The Discovery of the Unconscious：The History and Evolution of Dynamic Psychiatry*（New York：Basic，1970）该书在寻找弗洛伊德的前辈时，悄然不提巴蒂。精神分析学家出身的历史学家 Gregory Zilboorg 稍稍地提到巴蒂"原先讨论过大脑"。*A History of Medical Psychology*（New York：Norton，1941），p. 301.

33. 关于基亚鲁吉的生平，参阅 P. L. Cabras，*Uno psichiatra prima della psichiatria：Vincenzio Chiarugi*（Florence：Scientific Press，1993）；同时参阅 Mora 对基亚鲁吉的介绍 *On Insanity*，esp. pp. lii—liii. 关于基亚鲁吉在有关意大利精神病学的历史文献中的形象，参阅 Patrizia Guarnieri，*La Storia della psichiatria：Un secolo di studi in Italia*（Florence：Olschki，1991），pp. 17—19。

34. 关于皮尔内的生平，参阅 Rene Semelaigne，*Philippe Pinel et son oeuvre au point de vue de la médecine mentale*（Paris：Imps. Réunies，1888；reprint Arno Press，1976），pp. 1—53，p. 20 有关皮内尔和贝洛姆诊所；Jan Goldstein，*Console and Classify：The French Psychiatric Profession in the Nineteenth Century*（New York：Cambridge U. P.，1987），pp. 67—72，122—123. 至于方便利用的概要，也请参阅 Raymond de Saussure，"Philippe Pinel，"收入 Kurt Kolle 编辑的 *Grosse Nervenärzte*，2nd ed.

vol. 1 (Stuttgart: Thieme, 1970), pp. 216—235。关于皮内尔是精神失常者的"解放者",也请参阅 Dieter Jetter, *Zur Typologie des hrenhauses in Frankreich und Deutschland (1780—1840)* (Wiesbaden: Steiner, 1971), pp. 18—27。关于贝洛姆诊所,参阅 René Benard, "Une maison de santé psychiatrique sous la révolution: La maison Belhomme," *Semaine des hôpitaux de Paris*, 32 (Dec. 20, 1956), pp. 3991—4000。

35. Philippe Pinel, *Traité médico-philosophique sur l'aliénation mentale*, 2nd ed., (Paris: Brosson, 1809; first ed. 1801), pp. 252—253.

36. 参阅当时德国参观者们的这份证词,它收载于基督徒 Müller 的 *Vom Tollhaus zum Psychozentrum: Vignetten zur Bausteine zur Psychiatriegeschichte in zeitlicher Abfolge* (Hürtgenwald, Switz.: Pressler, 1993), pp. 43—58。

37. 提供了这些事件的一个可靠的指南, *Console and Classify*, p. 124 及各处。

38. 关于埃斯基罗尔,参阅 René Semelaigne, *Les pionniers de la psychiatrie française avant et aprés Pinel*, 2 vols. (Paris: Bailliére, 1930), vol. 1, pp. 124—140; Henri Ey, "J. E. D. Esquirol," 收入 Kolle 的 *Grosse Nervenärzte*, 2nd ed., vol. 2 (1970), pp. 87—97。

39. 提及 Pinel 的 *Traité*, p. 236, n. 1。关于这家私人诊所,参阅 Dora B. Werner, "Esquirol's Patient Register: The First Private Psychiatric Hospital in Paris, 1802—1808," *Bulletin of the History of Medicine*, 63 (1989), pp. 110—120。

40. 作为例子,参阅 Esquirol 的"De la lypémanie ou mélancolie" (1820), in Esquirol, *Des maladies mentales*, 3 vols. (Paris: Bailliére, 1838), vol. 1, p. 470。

41. 关于赖尔生平和思想的概要,参阅 Otto M. Marx, "German Romantic

Psychiatry," *History of Psychiatry*, 1 (1990), pp. 351—381 esp. pp. 361—368 和 2 (1991), pp. 1—25, esp. p. 1。尽管有 Marx 文章的这个标题,仍很难认为赖尔是一位"浪漫主义精神病学家"。关于赖尔的生平,参阅 Adalbert Gregor, "Johann Christian Reil," in Theodor Kirchhoff, ed., *Deutsche Irrenärzte*, 2 vols. (Berlin: Springer, 1921—1924), vol. 1, pp. 28—42。关于赖尔妨碍皮内尔的观点在德国的传播,参阅 Heinrich Neumann 的 *Die Irrenanstalt zu Pöpelwitz bei Breslau* (Erlangen: Enke, 1862), p. 5。Neumann 认为,使埃斯基罗尔的观点吸引德国人的,是其基础建立在私人诊所经验上。

42. Reil, *Rhapsodieen*, pp. 16—17, 19.
43. Reil, *Rhapsodieen*, pp. 185—187, 209—211.
44. Ernst Horn, *Oeffentliche Rechenschaft über meine zwölfjährige Dienstführung* (Berlin: Realschul, 1818), p. 73.
45. Karl Birnbaum 的"Ernst Horn,"收入 Kirchhoff 的 *Deutsche Irrenärzte*, vol. 1, pp. 77—83, 引自 p. 81。关于霍恩的改革,也参阅 George Windholz 的"Psychiatric Treatment and the Condition of the Mentally Disturbed at Berlin's Charité in the Early Decades of the Nineteenth Century," *History of Psychiatry*, 6 (1995), pp. 157—176。
46. 关于这种不了解国际潮流的狭隘主义的一个教科书的例子,参阅 the American Psychiatric Association 自己的历史, Walter E. Barton, *The History and Influence of the American Psychiatric Association* (Washington: APA, 1987)。
47. Barton, *History American Psychiatric Association*, p. 302.
48. Benjamin Rush, "An Inquiry into the Influence of Physical Causes upon the Moral Faculty" (1786), 收入 Rush 的 *Medical Inquiries and Observations*, 4-vols.-in-2 (Philadelphia: Carey, 1815; Arno Press

reprint, 1972), vol.1, pp. 93—124, quote p. 97。早在 1944 年，Adolf Meyer 就称拉什是“美国精神病学之父”。“Revaluation of Benjamin Rush”(1944)，收入 Eunice E. Winters 编辑的 *Collected Papers of Adolf Meyer*, vol. 3: *Medical Teaching* (Baltimore: Johns Hopkins Press, 1951), pp. 503—515,尤其参阅 pp. 503,515。

49. Benjamin Rush, *Medical Inquiries and Observations upon the Diseases of the Mind* (1812), 3d ed. (Philadelphia: Grigg, 1827), p. 15.

50. 转引自 Hurd, *Institutional Care of the Insane*, vol. 3, p. 403。

51. Rush, *Medical Inquiries Mind*, pp. 241—242。

52. 参阅 Franco Valsecchi, *L'Italia nel Settecento dal 1714 al 1788* (n. p.: Mondadori, 1959), pp. 633—682; Eric Cochrane, *Florence in the Forgotten Centuries 1527—1800* (Chicago: University of Chicago Press, 1973), pp. 449—453。

53. 至于例子,参阅 Scull, *Most Solitary of Afflictions*, pp. 3—4, 198—199, 233—234。Scull 似乎持这种观点,即不存在精神疾病这样的东西——它会使精神病医师声称自己治疗这类多余的疾病。关于 19 世纪收容院精神病医师这个主题,他写道:“通过支持这种错误观念,即收容院是医学机构,他们对这个群体的行为进行了人道主义和科学的美化,使这种对不满的和令人讨厌的人的驱逐正当化。对他们的监禁很难基于别的理由得到解决。”(p. 246)

54. Reil, *Rhapsodieen*, p. 19.

55. According to Achim Mechler, “Das Wort ‘Psychiatrie’: Historische Anmerkungen,” *Nervenarzt*, 34 (1963), pp. 405—406. Mechler cites *Beiträge zur Beförderung einer Curmethode auf psychischem Wege* (Halle, 1808),该文献我未能见到。

56. John Ferriar, *Medical Histories and Reflections*, 4 vols. (London:

Cadell, 1810), vol. 2, pp. 109—110. 这本书的一个较早版本出现于1792—1798年。

57. 参阅文章"Begriff der psychischen Medicin als Wissenschaft",该文明显系Adalbert Kayssler所写,收入*Magazin für die psychische Heilkunde*, 1(i)(1805), pp. 45—77。

58. Battie, *Treatise on Madness*, p. 69.

59. Ferriar, *Medical Histories*, vol. 2, pp. 137—140.

60. Reil, *Rhapsodieen*, pp. 457—462.

61. Horn, *Rechenschaft*, p. 249.

62. Pinel, *Traité*, pp. 237—238.

63. Esquirol的文章"De la Folie" (1816),再版收入*Des maladies mentales*,引自vol. 1, pp. 126, 128。

64. Pinel, *Traité*;第8章题为"Préceptes généraux à suivre dans le Traitement moral"。

65. Molière, *L'amour médecin* (1665), (Paris: Nouveaux Classiques Larousse, 1975), pp. 50, 53.

66. Reil, *Rhapsodieen*, pp. 28—32.

67. 参阅Jean Camus and Philippe Pagniez, *Isolement et psychothérapie* (Paris: Alcan, 1904), p. 74。

68. Roy Porter, *Mind-Forg'd Manacles: A History of Madness in England from the Restoration to the Regency* (Cambridge: Harvard U.P., 1987), pp. 206—222.

69. Chiarugi, *On Insanity*, pp. 137—138, para. 517. Mora是其译者,他暗示"moral"最好理解为"psychological"。

70. Samuel Tuke, *Description of the Retreat, an Institution near York for Insane Persons of the Society of Friends* (York: Alexander, 1813; reprint

ed. London: Dawsons, 1964),引自 p. 136;也可参阅 pp. 139—140. On the Retreat, see Anne Digby, *Madness, Morality and Medicine: A Study of the York Retreat, 1796—1914* (Cambridge: Cambridge U. P., 1985);也可参阅 Porter 有见地的总结,收入 *Mind-Forg'd Manacles*, pp. 222—228。

71. Pinel, *Traité*, p. 219.

72. Pinel, *Traité*, pp. 134, 212.

73. 关于 Reil 的"psychische Curmethode"一般规则,参阅 *Rhapsodieen*, pp. 218—253。

74. Haslam, *Observations*, pp. 295—296.

75. Julius Preuss, *Biblisch-talmudische Medizin* (1911) (reprint New York: Ktav, 1971), p. 347.

76. 参阅 Stanley W. Jackson, "Unusual Mental States in Medieval Europe I. Medical Syndromes of Mental Disorder. 400—1100 A. D.," *Journal of the History of Medicine*, 27 (1972), pp. 262—297,特别是 pp. 284—285 有关梦魇;关于相对晚近的歇斯底里诊断(注意,该文没有追溯到古代),参阅 Helen King 的"Once upon a Text: Hysteria from Hippocrates",收入 Sander L. Gilman 等人的 *Hysteria beyond Freud* (Berkeley: University of California Press, 1993), pp. 3—90;关于 18 世纪流行的诊断,参阅 Edward Shorter, *From Paralysis to Fatigue: A History of Psychosomatic Illness in the Modem Era* (New York: Free Press, 1992), pp. 1—25。

77. Jacob Friedrich Isenflamm, *Versuch einiger praktischen Anmerkungen über die Nerven zur Erläuterung... hypochondrisch und hysterischer Zufälle* (Erlangen: Walcher, 1774), pp. 248—252.

78. 参阅 Alfred Martin, *Deutsches Badewesen in vergangenen Tagen* (Jena: Diederichs, 1906); Roy Porter 编辑的 *The Medical History of Waters and*

Spas（London：Wellcome Institute for the History of Medicine，1990）；Lise Grenier/Institut Français d'Architecture，*Villes d'eaux èn France*（Paris；Hazan，1985）。

79. Phyllis Hembry，*The English Spa*，*1560—1815*：*A Social History*（London：Athlone，1990），pp. 270—283.

80. Otto Mönkemöller，"Die Neurologie im Beginne des 19. Jahrhunderts，" *PNW*，9（July 13，1907），pp. 128—130.

81. [Augustus Bozzi-] Granville，*The Spas of Germany*，2 vols，（Brussels：Belgian Printing，1838），vol. 2，p. 386.

82. Gtanville，*Spas of Germany*，vol. 1 pp. 135—136.

83. Robert Peirce，*The History and Memoirs of the Bath*（London/Bath：Hammond，1713），pp. 190—191.

84. 摘自 Cheyne 的 *The Natural Method of Curing the Diseases of the Body*（1742），转引自 Hunter and Macalpine，*300 Years of Psychiatry*，p.353。

85. George Cheyne，*The English Malady*：*Or*，*A Treatise of Nervous Diseases of All Kinds*（London：Powell，1733；Scholars' Facsimiles reprint ed.，1976），p.2.

86. [Great Britain]，*Dictionary of National Biography*，pp. 217—219；也可参阅 Poter 的 *Mind-Forg'd Manacles*，pp. 83—84；William F. Bynum，"The Nervous Patient in，18th- and 19th-century Britain：The Psychiatric Origins of British Neurology"，收入 R. M. Murray and T. H. Turner，eds.，*Lectures on the History of Psychiatry*：*The Squibb Series*（London：Royal College of Psychiatrists，1990），esp. 117。

87. Charles Perry，*A Mechanical Account and Explication of the Hysteric Passion*（London：Shuckburgh，1755），pp. 1，5，185，187.

88. Pierre Pomme，*Traité des affections vaporeuses des deux sexes*（1763），3d

ed.（Lyon：Duplain，1768），引自 p. 33。

89. Joseph Daquin [or d'Aquin]，*Topographie médicale de la ville de Chambéry*（Chambéry：Gorrin，1787），pp. 131—133.

90. 与皮内尔要好的达坎，在 1792 年写了一篇文章，讨论了精神疾病和主宫医院收容院部分的组织，*La philosophic de la folie ou essai philosophique sur les personnes attaquées de folie*（1792），该文我没有见到。有关的一个概述，参阅 Marcel Gauchet and Gladys Swain，*La pra-tique de l'esprit humain：L'institution asilaire et la révolution démocratique*（Paris：Gallimard，1980），pp. 413—422。然而这两位作者最终荒谬地断言，想出道德疗法的是达坎："Le traite-ment moral，Daquin l'a conçu..."（p. 422）

91. Battie，*Treatise*，pp. 35，36，57.

92. Battie，*Treatise*，quotes pp. 1，66.

93. Chiarugi，*On Insanity*，p. 208，para. 813.

94. Chiarugi，*On Insanity*；参阅卷末有关 100 位患者的这个报告，例如观察 3，p. 249："发现大量淋巴聚在软膜"。

95. 转引自 Eric T. Carlson and Meribeth M. Simpson，"The Definition of Mental Illness：Benjamin Rush（1745—1813），" *AJP*，121（1964），pp. 209—214，引自 p. 211。

96. Pinel，*Traité*，pp. xix—xx. Pinel praised specifically Johann Greding's postmortem sections on "les maladies les plus ordinaires des aliénés，et sur les lésions de structure ou les vices de conformation qui semblent leur être propres"（p. xx）.

97. Reil，*Rhapsodieen*，p. 235. "Indem die zu reizbaren Hirnfasern zur Ruhe gebracht，die trägen erregt werden，kehrt die normale Proportion in der Dynarnik des Seelenorgans Zurück und der hervorstechende Wahn

schwindet."

98. Reil, *Rhapsodieen*, pp.184, 188—189.

99. Markus Schär, *Seelennote der Untertanen* (Zurich: Chronos, 1985), pp. 227, 279.

100. Battie, *Treatise*, pp.59, 60.

101. Haslam, *Observations*, p. 230.

102. Haslam, *Observations*, pp. 231—232.

103. Pinel, *Traité*, p. 13;关于他讨论"精神失常的起源或遗传",参阅 13—16。

104. Esquirol, "De la lypémanie ou mélancholie," *Des maladies mentales*, statistics pp. 435—436.

105. Esquirol, "De la Folie"收入 *Des maladies mentales*, p. 64。

106. Reil, "Medicin und Pädagogik," *Magazin für die psychische Heilkunde*, 1(1805), 411—446,术语见 p. 416。

107. Chiarugi, *On Insanity*, p. 285.

108. 参阅 Battie, *Treatise*, pp. 5—6, 33—34; Ferriar, *Medical Histories*, vol. 2, pp. 111—114。关于洛克的影响,参阅 Porter 的 *Mind Forg'd Manacles*, pp. 188—193。

109. Otto Braus, *Akademische Erinnerungen eines alten Arztes an Berlin sklinische Grössen* (Leipzig: Vogel, 1901), pp. 155—156.

110. Esquirol 的"De la folie",收入 *Des maladies mentales*, pp. 25—54。

111. 关于埃斯基罗尔和海罗特的友谊,参阅 Ey 的"Esquirol", p. 90。

112. Johann Christian August Heinroth, *Lehrbuch der Seelengesundheitskunde*, vol. 1 (Leipzig: Vogel, 1823), pp. 591—592. 关于海英罗特,参阅 Luc S. Cauwenbergh, "J. Chr. A. Heinroth (1773—1843): A Psychiatrist of the German Romantic Era," *History of Psychiatry*, 2

(1991), pp. 365—383; Emil Krae-pelin, "Hundert Jahre Psychiatrie," *Zeitschrift fur die gesamte Neurologie und Psychiatric*, 38 (1917), pp. 161—275, esp. pp. 181—186; Werner Leibbrand and Annemarie Wettley, *Der Wahnsinn: Geschichte der abe-ndländischen Psychopathologie* (Munich: Alber, 1961), pp. 492—496。

113. Carl Gustav Carus, *Lebenserinnerungen*, 4 vols. (Leipzig, 1865—1866), vol. 1, p. 228.

114. 关于例子,参阅 Ellenberger, *Discovery of the Unconscious*, p. 212。

第二章 收容院时代

1. U. S. Bureau of the Census, *Historical Statistics of the United States*, *Colo-nial Times to 1970*, *Bicentennial Edition*, Part 2 (Washington, DC: GPO, 1975), vol. 1, p. 84, tab. B-427;每 100 000 人中有 183 名患者在精神病院。

2. Henry C. Burdett, *Hospitals and Asylums of the World*, *vol. 1*: *Asylums* (London: Churchill, 1891), p. 322.

3. *Medical Directory for 1908* (London: Churchill, 1908), p. 389.

4. Heinrich Laehr, *Die Heil- und Pflegeanstalten für Psychisch-Kranke desdeutschen Sprachgebietes im J. 1890* (Berlin: Reimer, 1891), pp. vii~xi.

5. Samuel W. Hamilton 的"The History of American Mental Hospitals",收入 American Psychiatric Association, *One Hundred Years of American Psychiatry* (New York: Columbia U.P., 1944), pp. 73—166;特别请参阅这部州立精神病机构名录以及它们开业的日期。弗吉尼亚州威廉斯堡的东部州立医院(1773 年),是最早的这种机构。

6. 概述,参阅 Kathleen Jones, *Asylums and After*: *A Revised History of the*

Mental Health Services: From the Early 18th Century to the 1990s (London: Athlone, 1993)。

7. 关于弗兰克和医事警察这个传统,参阅 Erna Lesky, *Die Wiener medizinische Schule im 19. Jahrhundert* (Graz: Böhlau, 1978),《花园故事》, p. 175。

8. 有关更详细的叙述,参阅 Dieter Jetter, *Zur Typologie des Irrcnhauses in Frankreich und Deutschland (1780—1840)* (Wiesbaden: Steiner, 1971), pp. 119—169。

9. Theodor Kirchhoff 编辑的 *Deutsche Irrenärzte: Einzelbilder ihres Lebens und Wirkens*, 2 vols. (Berlin: Springer, 1921—1924), vol. 1, pp. 94—95。我关于海纳的记述,依据的是 pp. 94—99;也请参阅 Guido Weber, "Sonnenstein: Zur Hundertjahrfeier," *PNW*, 13 (July 1, 1911), pp. 127—133。

10. Heinrich Damerow,一位精神病学编辑,哈雷的收容院监管,发起运动反对这种将急性病与慢性病看护完全隔离的设施。参阅他的 *Über die relative Verbindung der Irren-Heil-und Pflege-Anstalten* (Leipzig: Wigand, 1840)。

11. G.A.E. von Nostiz and Jänckendorf 著名的 *Beschreibung der Königlich-Sächsischen Heil-und Pflegeanstalt Sonnenstein* (1829)我还不能利用,关于这些细节我依据 Otto Bach 的手稿论文"Soziotherapie in der psychiatrischen Betreuung sachsischer Anstalten des 19. und zu Beginn des 20. Jahrhunderts," p. 5。

12. 关于皮尼特兹管理的一些细节,请参看 Kirchhoff, *Deutsche Irrenär-zte*, vol. 1, pp. 99—103。

13. 埃米尔 · 克雷珀林引用 Damerow 的话,说索南施泰因是"德国的和为了德国的一个公共精神病学新时代里冉冉升起的太阳"。Kraepelin, "Hundert

Jahre Psychiatrie," *Zeitschrift für die gesamte Neurologie und Psychiatric*, 38 (1917), pp. 161—275,引自p. 232。在皮尼特兹后来的日子,无疑也在他死后,索南施泰因失去了一些这种改革主义的光芒。参阅一位医师Köhler关于1855年左右那里情况的报告,收入"Rückblicke auf meine 33jährige Tätigkeit im Bereich des practischen Irrenwesens von Mitte 1855 bis 1888," *Allgemeine Zeitschrift fur Psychiatrie*, 46 (1889), pp. 159—167, esp. pp. 141—146。

14. 关于朗格曼,参阅 Kirchhoff, *Deutsche Irrenädrzte*, vol. 1, pp. 42—51。
15. 这些细节源自 Kirchhoff, *Deutsche Irrenärzte*, vol. 1, pp. 83—84。
16. Maximilian Jacobi, *Über die Anlegung und Einrichtung von IrrenHeilanstalten, mil ausfuhrlicher Darstellung der lrren-Heilanstalt zu Siegburg* (Berlin: Reimer, 1834), pp. 16—17. ("……一家用来进行这种高级治疗的医院,医治被认为与器质性大脑疾病有关的精神紊乱。")
17. Maximilian Jacobi, *Die Hauptformen der Seelenstorungen in ihren Beziehungen zur Heilkunde*, vol. 1 (Leipzig: Weidmann, 1844), 病例 pp. 135—143。没有更多的卷册被发现。
18. Carl Pelman, *Erinnerungen eines alten Irrenarztes* (Bonn: Cohen, 1912), p. 47.
19. 关于革命后的法国省级收容院的情况,参阅 Jetter, *Zur Typologie des Irrenhauses*, pp. 44—79。很明显,政府的管理很快熄灭了创建了许多省级收容机构的埃斯基尔的这些学生的改革热情。
20. Jan Goldstein, *Console and Classify: The French Psychiatric Profession in the Nineteenth Century* (Cambridge: Cambridge U. P., 1987), p. 131. Goldstein不赞成地谈到,埃斯基罗尔相信这种精神病医师的人格所产生的治愈力量(pp. 132—133)。
21. Etienne [Jean-Etienne-Dominique] Esquirol, "Mémoire historique et

statistique sur la maison royale de Charenton”（1835），收入 Esquirol 编辑的 *Des maladies mentales*，vol. 2（Paris：Baillière，1838），pp. 539—706，引自 pp. 695，701—702。他引述道，在沙朗通的这些治疗特征中，“Les avantages de la situation，la régularité et la douceur de Fadministration，le zèle des médecins，l’abondance des services domestiques，la tenue générale”（p. 702）。

22. 关于 1838 年这条法律和它的序曲，参阅 Jacques Postel and Claude Qué-tel 编辑的 *Nouvelle histoire de la psychiatrie*（Toulouse：Privat，1983），pp. 171—185。Goldstein 精心研究出的解释转而被用于对系列事件的一种“医师阴谋式”的解释。*Console and Classify*，pp. 276—297。有关 1838 年 6 月 30 日的这条法律的文本，参阅 Georges Guillain 的“*Sémiologie psychiatrique*”，收入 Pierre Marie 编辑 *Pratique neurologique*（Paris：Masson，1911），pp. 252—259。

23. 参阅 Burdett 收容院的这个名录，*Hospitals of the World*，vol. 1，pp. 356—397。

24. John Ferriar，*Medical Histories and Reflections* [2nd ed.]（London：Cadell，1810），vol. 2，pp. 136—137.

25. 转引自 Richard Hunter and Ida Macalpine，*Three Hundred Years of Psychiatry*，1535—1860（London：Oxford U. P.，1963），p. 690。

26. George Man Burrows，*Commentaries on the Causes*，*Forms*，*Symptoms*，*and Treatment*，*Moral and Medical*，*of Insanity*（London：Underwood，1828），pp. 667，669. 关于伯罗斯，参阅 *Munk’s Roll*（*Lives of the Fellows of the Royal College of Physicians of London*），vol. 3，p. 290。

27. *Munk’s Roll*，vol. 3，p. 291.

28. William Charles Ellis，*A Treatise on the Nature*，*Symptoms*，*Causes*，*and Treatment of Insanity*（London：Holdsworth，1838），pp. 6—7.

29. Ellis, *Treatise*, p. 8.

30. Hunter 和 Macalpine 是埃利斯历史声誉恢复的起因（*Three Hundred Years of Psychiatry*, pp. 870—877)。的确,埃利斯在 1835 年获封爵士,是"第一位完全因为帮助精神障碍者而被授予爵士的精神病医师"。但是,他的名字却没有出现在通常的著名医师的传记辞典里。Andrew Scull,在他对精神病学的毁灭一切的抨击中,指责埃利斯——一位另外看来彻底进步的人物——怀有一种希望,通过使收容院单调,来放弃早期道德治疗带来的那种愉快的物质环境。*The Most Solitary of Afflictions*: *Madness and Society in Britain 1700—1900* (New Haven: Yale U.P., 1993), p. 167。

31. 由 Andrew Scull 再版，含有一篇内容广泛的导言,*The Asylum as Utopia*: *W. A. F. Browne and the Mid-Nineteenth Century Consolida tion of Psychiatry* (London: Tavistock, 1991)。Scull 痛斥布朗和其他许多这个时期的疯病医师们,因为他们试图使"这种对疯病的治疗成为一种独享的医学特权"(p. ixviii, n. 145)。但是,如果精神病医师真的不去治疗"疯病",那么,应该谁去治呢?

32. 讣告, "W. A. F. Browne," *Lancet*, 1 (Mar. 14, 1885), p. 499。

33. Browne, *What Asylums Were*. ... (1837), 再版收入 Scull, *Asylum as Utopia*, p. 177。

34. 苏格兰的"皇家"收容院是秘密建造的,但特许状强制它既接收富人,也接收穷人。

35. 转引自 Henry M. Hurd, *The Institutional Care of the Insane in the United States and Canada*, 4 vols. (Baltimore: Johns Hopkins Press, 1916), vol. 3, p. 384。有关法兰克福休养所历史的一个详细的叙述,参阅 pp. 439—455。

36. 转引自 Hurd, *Institutional Care Insane*, vol. 1, p. 235。有关托德和哈特福德休养所的进一步详情,参阅同书, vol. 2, pp. 76—102。也可参阅

Gerald N. Grob, *Mental Institutions in America: Social Policy to 1875* (New York: Free Press, 1973), pp. 78—80。关于托德和这家收养所,参阅 Francis J. Braceland, *The Institute of Living: The Hartford Retreat, 1822—1972* (Hartford: Institute of Living, 1972), pp. 28—41。

37. 有关怀曼和梅克林收容院的详细内容源自 Hurd, *Institutional Care of the Insane*, vol. 2, pp. 599—602, vol. 4, pp. 542—543;同时源自 S. B. Sutton, *Crossroads in Psychiatry: A History of the McLean Hospital* (Washington, DC: American Psychiatric Press, 1986), pp. 23—51。

38. 引自 Mary Ann Jimenez, *Changing Faces of Madness: Early American Attitudes and Treatment of the Insane* (Hanover, NH: University Press of New England, 1987), p. 116。有关它的基本叙述,参阅 Hurd, *Institutional Care of the Insane*, vol. 2, pp. 637—643。

39. 关于尤蒂卡,参阅 Hurd, *Institutional Care of the Insane*, vol. 3, pp. 152—159; Ellen Dwyer 完成一项有关尤蒂卡的研究, *Homes for the Mad: Life Inside Two Nineteenth-Century Asylums* (New Brunswick: Rutgers U.P., 1987)。关于米利奇维尔,参阅 Peter G. *Cranford, But for the Grace of God: The Inside Story of the World's Largest Insane Asylum, Milledgeville!* (Augusta: Great Pyramid Press, 1981), pp. 24—26 涉及其由来。

40. Hurd, *Institutional Care of Insane*, vol. 3, pp. 160—164.

41. Grob, *Mental Institutions in America*, pp. 371—372.

42. John Charles Bucknill, "Notes on Asylums tor the Insane in America," *Lancet*, 1 (May 13, 1876), pp. 701—703,引用 p. 702。

43. David J, Rothman, *The Discovery of the Asylum: Social Order and Disorder in the New Republic*, rev. ed. (Boston: Little Brown, 1990), p. 239。Rothman 强调犯人、穷人等从其他设施向收容院的移交。在我看来,

更可能是大部分这些被移交的个体患有一种精神疾病，同时也是贫穷的、犯罪的、或不受人欢迎的。

44. Adolf Meyer，“Thirty-Five Years of Psychiatry in the United States”（1928），收入 Eunice E. Winters 编辑，*The Collected Papers of Adolf Meyer*，vol. 2（Baltimore：Johns Hopkins，1951），pp. 1—23，引用 p. 12。

45. Hans Laehr，*Die Anstaken für Psychisch-Kranke in Deutschlandt Österreich，der Schweiz und den baltischen Ländern*，7th ed.（Berlin：Reimer，1912），p. 245。普鲁士数据。

46. Georg Dobrick，“Videant consules!” *PNW*，13（Sept. 30，1911），pp. 265—269，引用 p. 265。

47. Max Schroder，“Heilungsaussichten in den Irrenanstalten，” *PNW*，10（Sept. 26，1908），pp. 222—223，引用 p. 223。

48. Friedrich Vocke，“Ein Beitrag zur Frage，ob die Zahl der Geisteskrankenzunimmt，” *PNW*，8（Feb. 16，1907），pp. 427—430，引用 p. 428。

49. 有关这些统计，参阅 Josef Starlinger，“Über die zweckmässige Grösse der Anstaken für Geisteskranke，” *PNW*，15（June 21，1913），pp. 143—151，tab. p. 146；和 Burnett，*Hospitals of the World*，vol. 1，pp. 383—391。

50. H. A. Wildermuth，“Reiseerinnerungen an Frankreich，England，Schottland und Belgien，” *Allgemeine Zeitschrift fur Psychiatrie*，40（1883—1884），pp. 763—823，引用 p. 767。

51. Jones，*Asylums and After*，p. 116.

52. David Budden，*A County Lunatic Asylum*：*The History of St. Matthew's Hospital*（Burntwood：St. Matthew's Hospital，Pharmacy Department，1989），pp. 60—62.

53. Montagu Lomax, *The Experiences of an Asylum Doctor* (London: Allen and Unwin, 1921), pp. 14, 41, 206.

54. Thomas Szasz 在 *The Myth of Mental Illness: Foundations of a Theory of Personal Conduct*, rev. ed. (New York: Harper and Row, 1974)中,就这个论题给出了他的一个粗略的描述。有关更学术性的阐述,特别是借鉴福柯的著作,参阅 Dirk Blasius, "Psychiatrische Versorgung in Preussen, 1880—1910," *Sudhoffs Archiv*, 66 (1982), pp. 105—128 ("这种19世纪末和20世纪初的精神病热,远不是一个上升的社会疾病扩散问题,而是一个社会疾病上的官僚控制问题" p. 111);同时参阅 Richard W. Fox, *So Far Disordered in Mind: Insanity in California, 1870—1930* (Berkeley: University of California Press, 1978),他认为收容院在"隔离非生产性者" (p. 176)。Andrew Scull 开始是一位福柯追随者,后来让自己远离这些社会建构论者,主张精神病医师是为了增加他们自己的权力,将那种只不过是"问题"的行为"医学化"。Scull 一直未能走得更远,停留在将精神疾病描绘成只是(社会的)麻烦,而且将精神疾病这个术语打上反讽的引号。参阅 *Most Solitary of Afflictions*, pp. 378, 381。

55. 这种意见看起来反映了团结在伦敦 Wellcome Institute for the History of Medicine 周围的学者们的特征,他们虽然承认"疯病"的存在,但不愿意将"疯病"分解成细类;他们感到讨论社会性"观点"比讨论这种现象本身更轻松。参阅这三卷著作的序言,由 W. F. Bynum, Roy Porter and Michael Shepherd 编辑, *The Anatomy of Madness: Essays in the History' of Psychiatry* (London: Tavistock, 1985—1988)。

56. 参阅 Edward Hare 的这些开创性论文,特别是"The Changing Content of Psychiatric Illness," *Journal of Psychosomatic Research*, 18 (1974), pp. 283—289; "Was Insanity on the Increase?" *BJP*, 142 (1983), pp. 439—455。通过回顾性诊断,回过头来分析这些患者的原始卡片,Trevor H.

Turner已经证实在19世纪的患者中,存在复杂的精神疾病层次。参阅 *A Diagnostic Analysis of the Casebooks of Ticehurst House Asylum, 1845—1890* (Cambridge: Cambridge U. P., 1992; Psychological Medicine, monograph supplement 21)。Turner 拒绝接受福柯的观点:"这类充分发展的精神失常的素材和混乱的行为范式非常惊人。"至于一个所谓的对离经叛道者的医学化,Turner 断言:"主张有一种医学模式……似乎一直被强加给那些仅仅是背离一种社会观点或古怪而无害的人,这是毫无道理的。这儿看到的这幅图景,恰恰是一种医学的无能为力。" Turner, "Rich and Mad in Victorian England," *Psychological Medicine*, 19(1989), pp. 29—44,引自 pp. 24—25, 43。

57. Julius Wagner-Jauregg, "Der Rechtsschutz der Geisteskranken," *Wiener Klinische Wochenschrift*, 14 (May 23, 1901), pp. 518—521, 引用 p. 519。

58. Dwyer, *Homes for the Mad*, p. 87.关于精神病医师们试图将疯狂医学化这种指控,Dwyer 宣称:"收容院医师常常简直是默认一种在院外做的诊断。"(p. 117)

59. H. C. Erik Midelfort, *Mad Princes of Renaissance Germany* (Charlottesville: University Press of Virginia, 1994).

60. 参阅 Hunter and Macalpine, *Three Hundred Years of Psychiatry*, pp. 13—15。

61. 我在另一部著作中给出了关于这种变化的我的解释,在这儿我将不再重复这种证据或做讨论。参阅 Shorter, *The Making of the Modern Family* (New York: Basic, 1975)。关于紧密的家庭情感在英格兰私人收容院的增长上所可能扮演的角色,参阅 Charlotte MacKenzie, *Psychiatry for the Rich: A History of Ticehurst Private Asylum, 1792—1917* (London: Routledge, 1992), pp. 20—21。

62. Bruno Goergen, *Privat-Heilanstalt für Gemüthskranke* (Vienna:

Wimmer, 1820), pp. 3—4.

63. Wilhelm Svetlin, *Zweiter Bericht über die Privatheilanstalt für Gemüthskranke auf dem Erdberge zu Wien* (Vienna: Urban & Schwarzenberg, 1891), p. 28, tab. 5.

64. Anon, "Neurological and Psychiatrical Clinics in Germany," *BMJ*, 1 (June 20, 1908), p. 1534.

65. John Crammer, *Asylum History: Buckinghamshire County Pauper Lunatic Asylum—St. John's* (London: Gaskell, 1990), p. 120.

66. Dwyer, *Homes for the Mad*, p. 101, fig. 4.6.

67. Morton Kramer 等, *A Historical Study of the Disposition of First Admissions to a State Mental Hospital: Experience of the Warren State Hospital during the Period 1916—50* (Washington, DC: GPO, 1955; Public Health Service Pub. No, 445), p. 9, tab. 6。最早的数字是 1916—1925 年的。

68. Gerald N. Grob, *From Asylum to Community: Mental Health Policy in Modern America* (Princeton: Princeton U.P., 1991), p. 159.

69. 关于此,参阅 Burdett, *Hospitals of the World*, vol. 1, pp. 164—165, 151—152, 175。

70. Notably Scull, *Most Solitary of Afflictions*, pp. 361—373.

71. Budden, *History of St. Matthew's Hospital*, pp. 34—35.

72. 有关这种神经梅毒历史的一个简要的通览,参阅 Edward Shorter, "What Can Two Historical Examples of Sexually-Transmitted Diseases Teach Us About Aids?"收入 Tim Dyson ed., *Sexual Behaviour and Networking: Anthropological and Socio-Cultural Studies on the Transmission of HIV* (Liège: Eds, Derouaux-Ordina, 1992), pp. 49—64。

73. Lewis Thomas, *The Youngest Science: Notes of a Medicine-Watcher* (New

York: Viking, 1983), pp. 46—47.

74. Kurt Kolle, *Wanderer zwischen Natur und Geist: Das Leben eines Nervenarztes* (Munich: Lehmann, 1972), p. 28.

75. Maria Rivet, *Les Aliénés dans la famille et dans la maison de santé* (Paris: Masson, 1875), p. 145.

76. 有关早期著作的一个概论,参阅 Heinrich Obersteiner, *Die progressive allgemeine Paralyse*, 2nd ed. (Vienna: Holder, 1908), pp. 3—7。Obersteiner 断定,进行性麻痹是"一种现代病"(p. 7)。在这个主题上的学术兴趣的复苏,要归功于 Edward H. Hare 的"The Origin and Spread of Dementia Paralytica," *BJP*, 105 (1959), pp. 594—626。

77. William Perfect, *Select Cases in the Different Species of Insanity* (Rochester: Gillman, 1787), pp. 68—71。珀费克特自己的一位患者是年轻男性,后来有过一期和二期梅毒的症状,也"越来越瘦,成为一个完全的白痴"(pp. 242—246)。

78. George Mora 编辑和翻译, Vincenzio Chiarugi, *On Insanity and Its Classification* (1793) (Canton, MA: Science History Pubs., 1987), obs. 3, pp. 248—249; obs. 83, p. 302。

79. John Haslam, *Observations on Madness and Melancholy*, 2nd rev. ed. (London: Callow, 1809), pp. 208—209n., 259.

80. Etienne Esquirol, "Démence,"收入 *Dictionnaire des sciences médicales*, vol. "Dac-des" (Paris: Panckoucke, 1814), pp. 280—293,表格和引用来自 pp. 285—293; 仅女性患者在萨佩提耶;私人患者则两种性别都有。

81. Etienne Esquirol, "De la démence"(1814 [sic]),出版收入 Esquirol, *Des maladies mentales*, vol. 2 (Paris: Bailliére, 1838), pp. 219—282,引自 pp. 271—272;培尔的学位论文, *Traite des maladies du cerveau et de ses mem branes* (1826),是被埃斯基罗尔在他的文章中引述的最新的参考文

献，p. 275。

82. Christian Friedrich Harless，“Noch einige praktische Bemerkungen über die Myelitis，”收入 Harless and Valerian Aloys Brera 编辑的 *Über die Entzündung des Rückenmarks*（Nürnberg：Schrag，1814），pp. 36—73，引用 p. 54。

83. Moritz Heinrich Romberg，*Lehrbuch der Nervenkrankheiten des Menschen*，vol. 1，pt. 2（Berlin：Duncker，1846），有关“脊髓痨”[sic]部分，pp. 794—801，引用 p. 801。

84. Stephanie Austin，“The History of Malariotherapy for Neurosyphilis，” *JAMA*，268（July 22，1992），pp. 516—519.

85. 关于 6%，参阅 E. Gurney Clark and Niels Danbolt，“The Oslo Study of the Natural Course of Untreated Syphilis，” *Medical Clinics of North America*，48（1964），pp. 613—623。H. J. Källmark 最终提出这种死于神经梅毒的百分比仅在 2%—4% 之间，*Eine statistische Untersuchung über Syphilis*（Uppsala：med. diss.，1931），pp. 196，226。

86. Heinrich Neumann，*Die Irrenanstalt zu Pöpelwitz bei Breslau*（Erlangen：Enke，1862），p. 41.

87. John Punton，“The Results of Six Years' Work in a Sanitarium for Nervous and Mental Diseases，” *The Kansas City Medical Index-Lancet*，28（1907），pp. 177—186，tab. opp. p. 178.

88. Max Sichel，“Die progressive Paralyse bei den Juden，” *Archiv fur Psychiatrie und Nervenkrankheiten*，52（1913），pp. 1030—42，esp. p. 1034.

89. Joseph Workman，“On Paresis，” *Canada Lancet*，10（1878），pp. 357—359，引自 pp. 358，359。

90. Lomax，*Experiences of an Asylum Doctor*，p. 93.

91. Caesar Heimann，*Bericht über Sanitätsrath Dr. Karl Edel's Asyl für*

Gemüthskranke（Berlin：Hirschwald，1895），pp. 75—78。数据是 1869—1893 年这个时期的。

92. 关于酒精与中枢神经系统，参阅 William A. Lishman，*Organic Psychiatry*：*The Psychological Consequences of Cerebral Disorder*（Oxford：Blackwell，1978），pp. 699—715。

93. William L. Langer，*The Rise of Modern Europe*：*Political and Social Upheaval*，*1832—1852*（New York：Harper & Row，1969），p. 14.

94. B. R. Mitchell，*Abstract of British Historical Statistics*（Cambridge：Cambridge U. P.，1971），pp. 260—261.

95. W. J. Rorabaugh，"Estimated U. S. Alcoholic Beverage Consumption，1790—1860，" *Journal of Studies on Alcohol*，37（1976），pp. 357—364，p. 361，tab. 2. 美国酒精的消费在 18 世纪已经非常高了，在 19 世纪早期急剧下降。

96. T. J. Markovitch，*L'industrie française de 1789 à 1964*（Paris：Institut de science économique appliquée，1966；cahier no. 173），p. 213。亦见 Michael R. Marrus，"Social Drinking in the Belle Époque" *Journal of Social History*，7（1974），pp. 115—141，p. 123，fig. 1。

97. Alexander von Oettingen，*Die Moralstatistik in ihrer Bedeutung für eine Socialethik*，3d ed.（Erlangen：Deichert，1882），pp. 688n2，691.

98. Hermann Grutiau，*Über Frequenz*，*Heilerfolge und Sterblichkeit in den öffentlichen preussischen Irrenanstalten von 1875 bis 1900*（Halle a. S.：Marhold，1905），p. 45；"Delirium potatorum."

99. Karl Bonhoeffer，*Nervenärztliche Erfahrungen und Eindrücke*（Berlin：Springer，1941），p. 48. "现今"指希特勒时期的德国，在那里，邦赫费尔的儿子们为纳粹政权杀害。

100. Grunau，*Über Frequenz*，p. 41，tab. B.

101. Paul Gamier, *La Folie à Paris* (Paris: Baillière, 1890), p. 24.

102. K. Pandy, *Die hrenfürsorge in Europa* (Berlin, Reimer, 1908), pp. 305—306.

103. Margaret S. Thompson, "The Wages of Sin: The Problem of Alcoholism and General Paralysis in Nineteenth-Century Edinburgh," 收入 Bynum, *Anatomy of Madness*, vol.3, pp. 316—340,参阅数字 12:1, p. 319。

104. *Medical Directory*, *1908*, pp. 1958—1966.

105. Grunau, *Über Frequenz*, p. 41, tab. B.

106. John Hasiam, *Observations on Madness and Melancholy*, 2nd ed. (London: Callow, 1809), pp. 49—51, 64—67。哈斯勒姆将这种年轻男性的问题归咎于酗酒,但这个病例很可能是一个非常早的有关精神分裂症的描述。

107. Philippe Pinel, *Traité médico-philosophique sur l'aliénation mentale*, 2nd ed. (Paris: Brosson, 1809), p. 182.

108. Edward Hare, "Schizophrenia as a Recent Disease," *BJP*, 153 (1988), pp. 521—531;亦见他的"Commentary One",就另一篇论文做出的评论,收入 *Australian and New Zealand Journal of Psychiatry*, 21 (1987), pp. 315—316。Hare 的观点是精神分裂症或许是由一种病毒引起的,这种假设的病毒的传播是 19 世纪精神分裂症上升的原因,但这种观点还没有广泛得到认同。Hare, "Epidemiological Evidence for a Viral Factor in the Aetiology of the Functional Psychoses," P. V. Morozov, ed., *Research on the Viral Hypothesis of Mental Disorders* (Basel: Karger, 1983), pp. 52—75.

109. Hare, "Insanity on Increase," p. 449.

110. 作为例子,参阅 Andrew Scull, "Was Insanity Increasing? A Response to Edward Hare," *BJP*, 144 (1984), pp. 432—436。Scull 对 Hare 的回答

是，不是精神分裂症的上升，而是“什么能构成被监禁的疯病的这些边界在整个19世纪期间扩大了”(p. 434)。换句话说，随着时间的流逝，患者变得越来越少患精神病(而不是越来越多，像Hare和其他人主张的那样)。

111. Dilip V. Jeste et al., “Did Schizophrenia Exist before the Eighteenth Century?” *Comprehensive Psychiatry*, 26 (1985), pp. 493—503; Nigel M. Bark, “On the History of Schizophrenia: Evidence of Its Existence before 1800,” *New York State Journal of Medicine*, 88 (1988), pp. 374—383.

112. Rajendra Persaud, “The Reporting of Psychiatric Symptoms in History: The Memorandum Book of Samuel Coates, 1785—1825,” *History of Psychiatry*, 4 (1993), pp. 499—510，引自p. 510。

113. Robert Wilkins, “Hallucinations in Children and Teenagers Admitted to Bethlem Royal Hospital in the Nineteenth Century and Their Possible Relevance to the Incidence of Schizophrenia,” *Journal of Child Psychology and Psychiatry*, 28 (1987), pp. 569—580; Wilkins, “Delusions in Children and Teenagers Admitted to Bethlem Royal Hospital in the 19th Century,” *BJP*, 162 (1993), pp. 487—492.

114. Edward B. Renvoize and Allan W. Beveridge, “Mental Illness and the Late Victorians: A Study of Patients Admitted to Three Asylums in York, 1880—1884,” *Psychological Medicine*, 19 (1989), pp. 19—28，引用pp. 25, 27。

115. Hermann Lenz, *Vergleichende Psychiatrie: erne Studie über die Beziehung von Kultur, Soziologie und Psychopathologie* (Vienna: Maudrich, 1964)，依据奥地利Niedernhart收容院的记录，参阅esp. tab. p. 41。Turner, *Ticehurst Casebooks*, p. 19; R. R. Parker et al.,

"County of Lancaster Asylum, Rainhill: 100 Years Ago and Now," History of Psychiatry, 4 (1993), pp. 95—105.

116. Karl Kahlbaum, "Über jugendliche Nerven- und Gemütskranke und ihre pädagogische Behandlung in der Heilanstalt," *Allgemeine Zeitschrift für Psychiatrie*, 40 (1883—84), pp. 863—873,引用 p. 863。"Hebephrenie" p. 865。

117. Rivet, *Les Aliénes*, pp. 188—190.

118. William A. White, *Forty Years of Psychiatry* (New York: Nervous and Mental Disease Publishing Company, 1933), pp. 12—13.

119. Crammer, *Asylum History: Buckinghamshire*, p. 181.

120. Eliot Slater, "Psychiatry in the Thirties," *Contemporary Review*, 226 (1975), pp. 70—75,引自 pp. 71—72。

121. Lomax, *Experiences of an Asylum Doctor*, p. 94.

122. Emil Kraepelin, *Lebenserinnerungen* (Berlin: Springer, 1983), pp. 11—12.

123. Werner Heinz (pseud.), *Tagebuch eines alten Irrenarztes* (Lindenthal: Wellersberg, 1928), pp. 1—2.

124. Birgit Schoop-Russbult, ed., *Psychiatrischer Alltag in der Autobiographie von Karl Gehry (1881—1962)* (Zurich: Juris, 1989), pp. 50—51.

125. Grob, *Mental Institutions in America*, p. 149.

126. Silas Weir Mitchell, "Address before the Fiftieth Annual Meeting of the American Medico-Psychological Association, Held in Philadelphia, May 16th, 1894," *JNMD*, 21 (1894), pp. 413—437, 引自 pp. 415, 422, 427。

127. William N. Bullard, "The New Era in Neurology," *JNMD*, 39 (1912), pp. 433—439,引自 p. 438。

128. White, *Forty Years of Psychiatry*, p. 18.

129. John Romano, "On Becoming a Psychiatrist," *JAMA*, 261 (Apr. 21, 1989), pp. 2240—2243, 引自 p. 2241。

第三章 第一次生物精神病学

1. Ernest Billod, *Les Alignénés en Italie* (Paris: Masson, 1884),引自p. 6; "le stygmate" p. 5。这里他在谈论法国的情况。
2. Richard Hunter and Ida Macalpine, *Three Hundred Years of Psychiatry, 1535—1860* (London: Oxford U.P., 1963), p. 404.
3. Mentioned in Richard von Krafft-Ebing, *Der klinische Unterricht in der Psychiatric* (Stuttgart: Enke, 1890), p. 15.
4. *Dorland's Illustrated Medical Dictionary*, 26th ed. (Philadelphia: Saunders, 1981), pp. 1200—1206.
5. 关于慈善医院的事态发展，参阅 Paul Sérieux, *L'assistance des aliénés en France, en Allemagne, en Italie et en Suisse* (Paris: Imprimerie municipale, 1903), p. 292。
6. 有关德国大学精神病教学的历史的基本情况，可以从 Hans-Heinz Eulner, *Die Entwicklung der medizines-chen Specialfächer an den Universitäten des deutschen Sprachgebietes* (Stuttgart: Enke, 1970)中查明，pp. 670～680。
7. 参阅 Franz Kohl, "Das erste Projekt einer 'akademischen Irrenklinik' in Heidelberg (1826 bis 1842)," *Historia Hospitalium*, no. 18 (1989—1992), pp. 181—184。Ioannis Pilavas, *Psychiatrie im Widerstreit der Konzepte: Zur Enistehungsgeschichte der Tübinger Nervenklinik* (Sigmaringen: Thorbecke, 1994), p. 14。
8. 参阅 Krafft-Ebing, *Psychiatrischer Unterricht*, pp. 16—17。
9. Alfred E. Hoche, *Jahresringe: Innenansicht eines Menschenlebens*

(Munich：Lehmann，1934)，p. 120. “Sonderbare Eigenbrötler.”

10. Wilhelm Griesinger，*Die Pathologie und Therapie der psychischen Krankheiten für Aerzte und Studirende*（Stuttgart：Krabbe，1845）.

11. Griesinger，*Die Pathologies und Therapie der psychischen Krankheiten*，第二次增订本(Stuttgart,1861,没有做任何改动的情况下再版于 1867 年;阿姆斯特丹的 E. J. Bonset 公司于 1964 年再版了 1867 这一版)。

12. 韦尼克被引用于 Karl Bonhoeffer，“Lebenserinnerungen,”收入 J. Zutt et al.，eds.，*Karl Bonhoeffer zum Hundertsten Geburtstag*（Berlin：Springer，1969)，p. 45。

13. 关于教学方法上的特色,参阅“Nachrichten von der psychiatrischen Clinik zu Berlin,” *Archiv für Psychiatrie und Nervenkrankheiten*，1 (1868)，pp. 232—234。

14. Robert Wollenberg，*Erinnerungen eines alten Psychiaters*（Stuttgart：Enke，1931)，pp. 64—65.

15. Wilhelm Griesinger，“Über Irrenanstalten und deren Weirer Entwickelung in Deutschland,” *Archiv fur Psychiatrie und Nervenkrankheiten*，1 (1868)，pp. 8—43，esp. 11—12.

16. Griesinger，“Vorwort,” *Archiv für Psychiatrie und Nervenkrankheiten*，1 (1868)，p. III.

17. 有关格里辛格生活与工作的基本叙述,参阅 Theodor Kirchhoff 编辑 *Deutsche Irrenärzte*，2 vols.（Berlin：Springer，1921—1924)，vol. 2，pp. 1—14；Rudolf Thiele，“Wilhelm Griesinger,” 收入 Kurt Kolle，ed. *Grosse Nervenärzte*，2nd ed.，vol. 1（Stuttgart：Thieme，1970)，pp. 115—127；亦见 Werner Janzarik，“Die klinische Psychopathologie zwischen Griesinger und Kraepelin im Querschnitt des Jahres 1878,”收入 Janzarik 编辑，*Psychopathologie als Grundlagenwissenschaft*（Stuttgart：

Enke, 1979), pp. 51—61。在像 Paul Weindling 这样的职业化学者的手中,格里辛格一直被塑造成一位过分简单的滑稽人物,即:"格里辛格发现了流行于中产阶级以及特别是在年轻女家庭教师和教师中的'神经症'。给一个解放的人群打上这种烙印,警告了精神病的遗传倾向会削弱中产阶级这种成功的自信。" Weindling, *Health, Race and German Politics between National Unification and Nazism, 1870—1945* (Cambridge: Cambridge U. P., 1989), pp. 83—84。

18. Kirchhoff, *Deutsche Irrenärzte*, vol. 2, pp. 75—82.

19. 关于古登,参阅 Franz Kohl, "Bernhard von Gudden (1824—1886): Anstaltspsychiater, Hirnanatom und einflussreicher Universitätslehrer," *Psychiatrische Praxis*, 21 (1994), pp. 162—166。

20. 有关 Meynert 的生平与著作,参阅 Erna Lesky, *Die Wiener medizinische Schule im 19. Jahrhundert* (Graz: Böhlau, 1978), pp. 373—382;亦见 Franz Günther von Stockert, "Theodor Meynert," in Kolle, *Grosse Nervenärzte*, vol. 2, pp. 98—105。

21. Meynert 的首部精神病学教科书基本上是一部神经解剖学手册,穿插一些关于额叶是抑制中心和皮层下区域是刺激中心的假想性观察。*Psychiatrie: Klinik der Erkrankungen des Vorderhirns* (Vienna: Braumüller, 1884),关于例子,可参阅 p. 268 关于皮层和下皮层之间关系的内容。

22. Theodor Meynert, *Klinische Vorlesungen über Psychiatrie* (Vienna: Braumüller, 1890), p. v.

23. Arthur Schnitzler, *Jugend in Wien: Eine Autobiographie* (1918) (Frankfurt/M.: Fischer Taschenbuch, 1981), p. 260.

24. Adolf Strümpell, *Aus dem Leben eines deutschen Klinikers* (Leipzig: Vogel, 1925), p. 108。关于一个最近的非常赞同精神分析的对 Meynert

的非同情性讨论，参阅 Albrecht Hirschmüller，*Freuds Begegnung mit der Psychiatrie：von der Hirnmythologie zur Neurosenlehre*（Tübingen：Diskord，1991），pp. 93—104，109—117。

25. Theodor Meynert，"Über die Nothwendigkeit und Tragweite einer anatomischen Richtung in der Psychiatrie，" *Wiener Medizinische Wochenschrift*，18（May 3，1868），pp. 573—576.

26. 关于一个介绍，参阅 Mary A. B. Brazier，*A History of Neurophysiology in the 19th Century*（New York：Raven，1988）。

27. Emil Kraepelin，*Lebenserinnerungen*（Berlin：Springer，1983），pp. 20—21。弗莱克西希曾在 Gudden 慕尼黑的门诊部待过，学习一些实用的精神病学，但未能用于巡诊中。

28. Daniel Paul Schreber，*Denkwürdigkeiten eines Nervenkranken*（Leipzig：Mutze，1903），关于例子，参阅 p. 23，"Flechsig als Urheber des Seelenmords"。

29. Sigmund Freud，"Psychoanalytische Bemerkungen über einen autobiographischen beschriebenen Fall von Paranaoia（Dementia Paranoides）"（1911），收入 Freud，*Gesammelte Werke*，vol. 8（Frankfurt/M.：Fischer，1945），pp. 239—320。

30. 这是瓦格纳-尧雷格对希齐格的挖苦人的评价，表述在他的硕士论文里（1939），"Nachgelassene Lebenserinnerungen，" p. 58，at Institut. für Geschichte der Medizin，Vienna，shelf no. HS 3290。亦见 Alfred W. Grubser and Erwin H. Ackerknecht 编辑的 *Constantin von Monakow，VitaMea. Mein Lehen*（c. 1927）（Berne：Flans Huber，1970），p. 125。

31. Carl Wernicke，*Lehrbuch der Gehirnkrankheiten für Aerzte und Studirende*，3 vols.（Kassel：Fischer，1881—1883）.

32. Carl Wernicke，*Grundriss der Psychiatrie*（Leipzig：Thieme，1900）.

33. Karl Kleist, "Carl Wernicke,"收入 Kolle, *Grosse Nervenärzte*, vol. 2, pp. 106—128,引自 p. 114。亦见 Mario Lanczik, *Der Breslauer Psychiater Carl Wernicke* (Sigmaringen: Thorbecke, 1988),以及 Lanczik and G. Keil, "Carl Wernicke's Localization Theory and Its Significance for the Development of Scientific Psychiatry," *History of Psychiatry*, 2 (1991), pp. 171—180。

34. Karl Jaspers, *Allgemeine Psychopathologie für Studierende, Arzte und Psychologen* (1913), 3d ed. (Berlin: Springer, 1923), p. 13. "Solche anatomischen Konstruktionen sind durchaus plastisch ausgefallen (Meynert, Wernicke) und werden mit Recht 'Hirnmythologien' genannt."但是,Oswald Bumke 主张尼斯尔首次使用了这个说法。Bumke, "Fünfzig Jahre Psychiatrie," *Münchener Medizinische Wochenschrift*, 72 (July 10, 1925), pp. 1141—1143;参阅 p. 1141。

35. Emil Kraepelin, "Hundert Jahre Psychiatrie," *Zeitschrift fur die gesamte Neurologic und Psychiatrie*, 38 (1917), pp. 161—275;参阅 p. 234.

36. Jan Goldstein, *Console and Classify: The French Psychiatric Profession in the Nineteenth Century* (Cambridge: Cambridge U. P., 1987), pp. 135—136.

37. Sérieux 列出法国精神病学训练中的这些不足,与德国作了令人不快的比较, *L'Assistance des aliénés*, pp. 397—417。

38. 参阅 Stefan Müller, *Antoine-Laurent Bayle: Sein grundlegender Beitrag zur Erforschung der progressiven Paralyse* (Zurich: Juris, 1965), esp. p. 16。

39. 参阅 René Semelaigne, *Les pionniers de la psychiatrie française*, 2 vols. (Paris: Baillière, 1930—1932), vol. 1, pp. 244—249。

40. Vincente J. Iragui, "The Charcot-Bouchard Controversy," *Archives of*

Neurology, 43 (1986), pp. 290—295, esp. pp. 292—293.

41. Bénédict-Augustin Morel, *Traite des dégénérescences physiques, intellectuelles et morales de l'espèce humaine* (Paris: Baillière, 1857), p. 46.

42. 这段叙述基于 Semelaigne, *Pionniers psychiatrie française*, vol. 1, pp. 342—351。

43. Semelaigne, *Pionniers psychiatrie française*, vol. 2, pp. 40—49. 关于 Lasègue 对神经性厌食症的描述，参阅"De l'anorexie hystérique," *Archives generates de médecine*, 21 (1873), pp. 385—403。关于 the creation of Lasègue's half-chair in the 1860s, 参阅 Goldstein, *Console and Classify*, pp. 347—348。

44. 关于鲍尔的任命，参阅 Pierre Pichot, *A Century of Psychiatry* (Paris: Dacosta, 1983), pp. 25—27。这些痛苦的商议，特别涉及鲍尔能获得到多少门诊床位，或许可以在 1877 年 10 月和 11 月、1878 年 11 月和 12 月、1879 年 5 月 24 日和 11 月 22 日的 *Progrès médical* 中得到理解。关于鲍尔的生平，参阅 Semelaigne, *Pionniers psychiatrie française*, vol. 2, pp. 201—209。

45. 关于沙尔科的"歇斯底里"的故事，详见 Edward Shorter, *From Paralysis to Fatigue: A History of Psychosomatic Illness in the Modern Era* (New York: Free Press, 1992), pp. 166—200。

46. "Centenaire de Charcot," *Revue neurologique*, 32 (1925), pp. 746—1168.

47. 关于马尼昂的生平，参阅 Paul Sérieux, "V. Magnan: sa vie et son oeuvre," *Annales medico-psychologiques*, 10 ser., 8 (1917), pp. 273—329, 449—507; 9 (1918), pp. 5—59；基本的传记资料在 pp. 274—300。此书再版为 Paul Sérieux, *V. Magnan: Sa vie et son oeuvre* (*1835—1916*) (Paris: Masson, 1921)。

48. Sérieux, *Magnan*, p. 291。Sérieux在他极端民族主义的解释中主张:"在精神病学史上,这个时期对我们来说仍是一个由改变了当时精神病学的科学先驱者们构成的精英群的时期,其特征在于这种由杰出的教师和出众的学生形成的独特联合体。"

49. Sérieux, Ann. *méd.-psych.*, 9 (1918), p. 46.

50. 参阅 Pichot, *Century of Psychiatry*, pp. 75—76。亦见 Pichot, "The Diagnosis and Classification of Mental Disorders in French-Speaking Countries: Background, Current Views and Comparison with Other Nomenclatures," *Psychological Medicine*, 12 (1982), pp. 475—492。

51. Clarence B. Farrar, MS diary of his trip to Europe c. 1902—1904, in possession of Queen Street Mental Health Centre, Greenland-Griffin Archive, Toronto, Canada。关于斯托达德,参阅其传记性个人档案,收入 *Munk's Roll*, vol. 4, p. 495。

52. Walter Rivington, *The Medical Profession* (Dublin: Fannin, 1879), pp. 315—316.

53. John Haslam, *Observations on Madness and Melancholy*, 2nd rev. ed. (London: Callow, 1809), p. 238.

54. William Charles Ellis, *A Treatise on the Nature, Symptoms, Causes, and Treatment of Insanity* (London: Holdsworth, 1838), p. 22.

55. David Skae, "A Rational and Practical Classification of Insanity," *Journal of Mental Science*, 9 (1863), pp. 309—319, 引文 p. 318。

56. 关于例子,参阅 W. H. W. Sankey, "On Melancholia," *Journal of Mental Science*, 9 (1863—1864), pp. 176—196, esp. p. 195。

57. 关于 Sankey 的生平,参阅 *Munk's Roll*, vol. 4, pp. 147—148,里面记载他的讲师职位始于1864年。也参阅这份讣告,它收入于 *BMJ*, 1 (March 23, 1889), pp. 689—690。

58. Michael Collie, *Henry Maudsley: Victorian Psychiatrist* (London: St. Paul's Bibliographies, 1988), p. 20.

59. John Conolly, *The Treatment of the Insane without Mechanical Restraint* (1850)。我查阅过后来的这个版本：London: Smith, 1856。关于Conolly,参阅 Richard Hunter and Ida Macalpine, *Three Hundred Years of Psychiatry* (London: Oxford U. P., 1963), pp. 805—806, 1030—1034。James Crichton-Browne 留下一篇富于同情心的有关他的形象的描述,收入 *Victorian Jottings from an Old Commonplace Book* (London: Etchells, 1926), pp. 326—329。

60. Collie, *Maudsley*, p. 23。关于 Lawn House 的一些详情,参阅 William Ll. Parry-Jones, *The Trade in Lunacy: A Study of Private Madhouses in England in the Eighteenth and Nineteenth Centuries* (London: Routledge, 1972), pp. 80, 231。

61. Henry Maudsley, *Body and Mind* (London: Macmillan, 1870), p. 41。莫兹里将这种"手指梢"的观察归功于他的同事 John Charles Bucknill。

62. 参阅 Aubrey Lewis, "Henry Maudsley,"收入 Kolle, *Grosse Nervenärzte*, vol. 3, pp. 101—108, 引自 p. 106;关于成立 Maudsley Hospital,亦见 Aubrey Lewis, "Henry Maudsley: His Work and Influence" (1950), reprinted in Lewis, *The State of Psychiatry: Essays and Addresses* (London: Routledge, 1967), pp. 29—48, esp. p. 45。

63. Eunice E. Winters, ed., *The Collected Papers of Adolf Meyer*, vol. 2 (Baltimore: Johns Hopkins, 1951), pp. 237—255, 引自 p. 250;源自他的文章"Medicinische Studien in Paris, Edinburgh und London" (1891)。

64. Rosemary Stevens, *American Medicine and the Public Interest* (New Haven: Yale U. P., 1971), p. 60 n. 13.

65. Edward R. Hun, "Haematoma Auris," *American Journal of Insanity*, 27

(1870), pp. 13—28。“当面孔和眼睛给出证据,有力地确定出血液向头部流动时,前述我们在一只耳朵——在很少病例中是两只耳朵——上发现的这种肿块的外观开始变红和膨大[!]”(p. 14)关于洪,参阅 Henry M. Hurd, *The Institutional Care of the Insane in the United States and Canada*, vol. 1 (Baltimore: Johns Hopkins, 1916), p. 282。

66. John Charles Bucknill, “Notes on Asylums for the Insane in America,” *Lancet*, 1 (June 3, 1876), pp. 810—812, 引自 p. 811。亦见 D. Hack Tuke's favorable assessment of Deecke, 收入 *The Insane in the United States and Canada* (London: Lewis, 1885), p. 116。虽然据说迪克在柏林学习过,但不清楚他所学是什么。参阅他的讣告,收入 *JAMA*, 45 (Dec. 23, 1905), p. 1973。
67. Hurd, *Institutional Care Insane*, vol. 1, pp. 282—283.
68. 参阅 William A. White, “Presidential Address,” *AJP*, 5 (1925), pp. 1—20, phrase pp. 4—5。
69. Meyer, *Collected Papers*, vol. 2, pp. 220—221.
70. Meyer, *Collected Papers*, vol. 1, pp. 239—240.
71. 参阅 Hans H. Walser 编辑, *August Forel: Briefe/Correspondance, 1864—1927* (Berne: Huber, 1968),例如,1893 年 1 月 3 日迈耶给 August 的信, p. 285。
72. 关于坎卡基,参阅 Hurd, *Institutional Care Insane*, vol. 2, pp. 222—259; 关于迈耶的聘用,参阅 p. 239。
73. Meyer, *Collected Papers*, vol. 2, p. 93.
74. Meyer, *Collected Papers*, vol. 2, p. 59.
75. Meyer, *Collected Papers*, vol. 2, p. 274.
76. 关于这些事情,参阅 Gerald N. Grob, *Mental Illness and American Society, 1875—1940* (Princeton: Princeton U. P., 1983), pp. 127—131。

77. 一些有关迈耶任职期间的曼哈顿州立医院的回忆，参阅 David Kennedy Henderson，*The Evolution of Psychiatry in Scotland*（Edinburgh：Livingstone，1964），pp. 156—167。

78. Meyer，*Collected Papers*，vol. 2，p. 115.

79. 参阅 Meyer's tour of the horizon，*Collected Papers*，vol. 2，p. 70。

80. 严格说来，这些精神病院——第一所于 1906 年在密歇根州的安阿伯建立——结合了教学与研究。它们甚至早于迈耶于 1913 年开设的、作为约翰·霍普金斯医院一部分的亨利·菲普斯（Henry Phipps）精神病学门诊。参阅 Hurd，*Institutional Care Insane*，vol. 2，pp. 815—824。波士顿州立医院（Boston State Hospital）的精神病部开设于 1912 年，与院长索瑟德（Elmer Southard）是其神经病理学教授的哈佛有一层关系（ibid.，p. 653）。不过，来自菲普斯的影响更大。

81. S. L. Sherman 等，"Further Segregation Analysis of the Fragile X Syndrome with Special Reference to Transmitting Males，" *Human Genetics*，69（1985），pp. 289—299，在脆性 X 综合征上发现了遗传早现现象，意指一种疾病的"外显率"在后续几代人中不断增高：Ying-Hui Fu 等，"Variation of the CGG Repeat at the Fragile X Site Results in Genetic Instability：Resolution of the Sherman Paradox，" *Cell*，67（1991），pp. 1047—1058，该研究发现，"在脆性 X 家系中，这种精神受损的危险视个人在家系中的位置而定：正常传递的男性中的弟兄风险低（～9%），但是，孙子和曾孙们的风险高得多（40%到 50%）。"（p. 1047）；Robert I. Richards and Grant R. Sutherland，"Dynamic Mutations：A New Class of Mutations Causing Human Disease，" *Cell*，70（1992），pp. 709—712，让人们注意动态突变（dynamic mutation）作为包括脆性 X 综合征在内的几种重要的人类遗传性疾病背后的过程；关于脆性 X 综合征中的基因的分离，参阅 Gregory J. Tsongalis and Lawrence M. Silverman，

"Molecular Pathology of the Fragile X Syndrome," *Archives of Pathology and Laboratory Medicine*, 117 (1993), pp. 1121—1125; Stephen T. Warren and David L. Nelson, "Advances in Molecular Analysis of Fragile X Syndrome," *JAMA*, 271 (Feb. 16, 1994), pp. 536—553,该研究观察到,当这种基因(一连串三核苷酸重复序列, 即 CGG)被传递下去时,重复序列的数目急剧增大,6 至 52 个重复序列出现在一个无症状的个体里,230 至 1000 个重复序列出现在一个受到侵袭的个体里。这些作者总结说:"当这种前突变(premutation)在一个家庭中垂直传递时,它常常扩增,因而在后代里可以观察到更多数量的受侵害的儿童……"(pp. 538—539)。关于亨廷顿病,一条文献指出:"这种重复序列除了扩增也可能数量减少。"社论,*Journal of Medical Genetics*, 30 (1993), pp. 975—977, 引自 p. 975。

82. Morel, *Traité dégénérescences*, pp. iii—ix, 5—6, 62, 72, 346.

83. Morel, *Traité dégénérescences*,他关于酗酒的主要担忧,参阅 pp. 79—140;关于贫民窟,pp. 635—644;关于隔离,p. 691。关于莫雷尔理论(Morel's theories)的一个简短的概述,参阅 Rafael Huertas, "Madness and Degeneration, I: From 'Fallen Angel' to Mentally Ill," *History of Psychiatry*, 3 (1992), pp. 391—411;Huertas 给出有关这种退化的历史的大量第二手文献,收入"Disease and Crime in Spanish Positivist Psychiatry",出处同上, 4 (1993), pp. 459—481,参阅 pp. 459—460, n. 2。

84. Richard von Krafft-Ebing, "Die Erblichkeit der Seelenstörungen und ihre Bedeutung für die forensische Praxis," *Friedreich's Blätter für gerichtliche Medicin*, 19 (1868), pp. 188—211.

85. Richard von Krafft-Ebing, "Über die prognostische Bedeutung der erblichen Anlage im Irresein," *Allgemeine Zeitschrift für Psychiatrie*, 26

(1869)，pp. 438—456，引自 p. 439；他提及莫雷尔退化中的这种皮肤上的红斑，p. 443。

86. Richard von Krafft-Ebing，*Lehrbuch der Psychiatrie*（1879），3d ed.（Stuttgart：Enke，1888），p. 424.

87. Richard von Krafft-Ebing，*Psychopathia Sexualis*：*Eine klinisch-forensische Studie*（Stuttgart：Enke，1886）.

88. Moritz Benedikt，*Aus meinem Leben*：*Erinnerungen und Erörterungen*（Vienna：Konegen，1906），p. 392.

89. Valentin Magnan and Maurice Paul Legrain，*Les Dégénérés*（*État mental et syndromes épisodiques*）（Paris：Rueff，1895），p. 79。关于这种退化概念在法国的演进，参阅 Ian R. Dowbiggin，*Inheriting Madness*：*Professionalization and Psychiatric Knowledge in Nineteenth-Century France*（Berkeley：University of California Press，1991）。

90. Magnan，*Les Dégénérés*，p. 235.

91. Anon. [W. H. O. Sankey]，"On the Degeneracy of the Human Race，" *Journal of Psychological Medicine*，10（1857），pp. 159—208.

92. Maudsley，*Body and Mind*，pp. 61，63.

93. 关于英格兰的退化学说，参阅 Janet Oppenheim，"*Shattered Nerves*"：*Doctors*，*Patients*，*and Depression in Victorian England*（New York：Oxford U.P.，1991），pp. 265—292。

94. Samuel Alexander Kenny Strahan，"Propagation of Insanity and Allied Neuroses，" *Journal of Mental Science*，36（1890），pp. 325—338，引自 pp. 329—330。斯特拉恩离开医学界做了一名律师，继续撰写了 *Marriage and Disease*：*A Study of Heredity and the More Important Family Degenerations*（New York：Appleton，1892）。

95. Laurence J. Ray，"Models of Madness in Victorian Asylum Practice，"

Archives européenes de sociologie，22（1981），pp. 229—264，data p. 252.

96. François Ritti 撰写的马尼昂的讣告顺便提及他的有争议的学说"la folie des dégénérés"和"le délire chronique"。François Ritti，"Mort de M. Magnan，" *Annales médico-psychologiques*，10 ser.，8（1917），pp. 74—79，esp. p. 76。

97. [Wilhelm Stekel] Med. Dr. Serenus（pseud.），*Äskulap als Harlekin*：*Humor*，*Satire und Phantasie aus der Praxis*（Wiesbaden：Bergmann，1911），p. 3.

98. Oswald Bumke，*Landläufige Irrtümer in der Beurteilung von Geisteskranken*（Wiesbaden：Bergmann，1908），pp. 13—14.

99. 参阅 Jaspers，*Allgemeine Psychopathologie*，pp. 13—37。

100. Émile Zola，*Germinal*，trans. Stanley and Eleanor Hochman（New York：NAL，1970），pp. 38，106.

101. Alfred Hoche and Karl Binding，*Die Freigabe der Vernichtung lebensunwerten Lebens*（Leipzig：Meiner，1920）。虽然这两位作者主要赞同这种医学上晚期的、自己也渴望死亡的患者的安乐死，但霍赫建议被收容的患有严重精神发育迟缓的人也可以做安乐死的实验对象。医学报刊对这本书褒贬不一；比较这篇负面的评论，它收入 *Berliner Klinische Wochenschrift*，57（July 19，1920），pp. 695—696，和这篇扼要的正面短评，它收入 *Münchener Medizinische Wochenschrift*，67（Sept. 3，1920），p. 1048。种族主义者的 *Archiv für Rassen-und Gesellschaftsbiologie* 发现这部著作"缺乏优生学的观点"（vol. 13，1921，p. 211）。关于魏玛共和国期间对这些建议的一般负面反应，参阅 Flans-Walter Schmuhl，*Rassenhygiene*，*Nationalsozialismus*，*Euthanasie*：*Von der Verhütung zur Vernichtung "lebensunwerten Lebens，" 1890—1945*

(Göttingen：Vandenhoeck，1987)，pp. 115—125。通过混合退化、优生学和遗传学，Weindling 设法—— 在我看来是不正确的——提出，精神病学家是传播导致纳粹主义的学说的最糟糕的那些人的一员。关于例子，参阅他的 *Health*，*Race and German Politics*，pp. 336—338。关于一个尤其存有偏见的、学院性的尝试责备精神病学家的例子——一种风格的历史学写作，其中每一种生物学的想法都不可避免地通向希特勒——参阅 Hans-Georg Güse and Norbert Schmacke，*Psychiatrie zwischen bürgerlicher Revolution und Faschismus*，2 vols.（Kronberg：Athenäum，1976），esp. vol. 2，pp. 387f。Gustav W. Schimmelpennig 试图恢复霍赫的声誉，理由是他亲犹太人，没有为希特勒的安乐死实践铺平道路。*Alfred Erich Hoche. Das wissenschaftliche Werk "Mittelmässigkeit?"*（Göttingen：Vandenhoeck，1990），pp. 5—11，论述犹太人的，p. 9 n. 25。

102. 关于纳粹以前及其间的医学，参阅 Robert N. Proctor，*Racial Hygiene*：*Medicine under the Nazis*（Cambridge：Harvard U. P.，1988）；和 Michael Kator，*Doctors under Hitler*（Chapel Hill：University of North Carolina Press，1989）。Kator 指出，纳粹重要的种族遗传学专家之一费许尔（Otmar von Verschuer），曾经作为一名内科医师得到培训（p. 232）。

103. 除这些资料（如 Kolle，*Grosse Nervenärzte*，vol. 1，pp. 175—186）中的这种权威的克雷珀林生平的记述外，参阅：R. Avenarius，"Emil Kraepelin，seine Persönlichkeit und seine Konzeption，"收入 Janzarik，*Psychopathologie ah Grundlagenwissenschaft*，pp. 62—73；Hans W. Gruhle，"Emil Kraepelin 100. Geburtstag，"*Nervenarzt*，27（1956），pp. 241—244；P. Hoff，"Nosologische Grundpostulate bei Kraepelin：Versuch einer kritischen Würdigung des Kraepelinischen Spätwerkes，"

Zeitschrift für klinische Psychologie，36（1988），pp. 328—336；关于克雷珀林的人格和临床方式，参阅 Shorter，*From Paralysis to Fatigue*，pp. 241—244。

104. Emil Kraepelin，*Compendium der Psychiatrie*（Leipzig：Abel，1883）。Weindling 决心到处去寻找罪人，提及克雷珀林 1904 年移居慕尼黑，使他成为"慕尼黑主要的种族卫生学家"之一。Weindling，*Health*，*Race and German Politics*，p. 307。

105. 关于克雷珀林的早期岁月，参阅他的 *Lebenserinnerungen*，pp. 1—24；Wilhelm Wirth，"Emil Kraepelin zum Gedächtnis!" *Archiv für die gesamte Psychologie*，58（1927），pp. 1—32。

106. Franz Nissl，*Die Neuronenlehre und ihre Anhänger*（Jena：Fischer，1903）。遗憾的是，尼斯尔开始否定神经元理论，这也是为什么他主要出名在他的染色剂，而非他在神经科学上的一些发现。

107. 关于例子，参阅 Ugo Cerletti，"Erinnerungen an Franz Nissl，" *Münchener Medizinische Wochenschrift*，101（1959），pp. 2368—2371。

108. Aloys Alzheimer，"Über eine eigenartige Erkrankung der Hirnrinde，" in resumé of the 37th "Versammlung Südwestdeutscher Irrenarzte in Tubingen...1906，" *Allgemeine Zeitschrift für Psychiatrie*，64（1907），pp. 146—147.

109. 关于黑尔帕赫因克雷珀林而遭受的厄运，参阅 Willy Hellpach，*Wirken in Wirren*：*Lebenserinnerungen*，*vol*. *1*：*1877—1914*（Hamburg：Wegner，1948），pp. 277—278，354—355。

110. 关于例子，参阅 Anton Delbrück 对第 5 版的评论。*Zeitschrift für Hypnotismus*，5（1897），pp. 362—365，esp. p. 362。

111. 关于诺伊曼（以及关于先前持这种 *Einheitspsychose* 看法的代表），参阅 M. Lanczik，"Heinrich Neumann und seine Lehre von der

Einheitspsychose," *Fundamenta Psychiatrica*, 3 (1989), pp. 49—54。关于诺伊曼的生平，参阅 Arthur Leppmann, "Heinrich Neumann. Nekrolog," *Allgemeine Zeitschrift für Psychiatrie*, 42 (1885), pp. 180—186。诺伊曼实际上在当时是德意志精神病学掌权派中唯一的犹太人。19 世纪 50 年代,他已经在布雷斯劳从内科医学转向精神病学。从 1874 年开始,他领导一个坐落于城市医院内的大学精神病学诊所直到 1884 年。那时,韦尼克接任了他的职务。

112. Karl Kahlbaum, *Die Gruppirung der psychischen Krankheiten und die Eintheilung der Seelenstörungen* (Danzig: Kafemann, 1863), p. 129.

113. Ewald Hecker, "Die Hebephrenie: ein Beitrag zur klinischen Psychiatrie," *Archiv für pathologische Anatomie und Physiologie und für klinische Median*, 52 (1871), pp. 394—429. 关于黑克尔,参阅 Mark J. Sedler, "The Legacy of Ewald Hecker: A New Translation of 'Die Hebephrenie,'" *AJP*, 142 (1985), pp. 1265—1271。

114. 参阅 Mark J. Sedler, "Falret's Discovery: The Origin of the Concept of Bipolar Affective Illness," *AJP*, 140 (1983), pp. 1127—1133。

115. Kraepelin, *Erinnerungen*, pp. 68—69.

116. Emil Kraepelin, *Psychiatrie. Ein kurzes Lehrbuch für Studirende und Aerzte*, 4th ed. (Leipzig: Abel, 1893);我将"die Erreichung möglichster Naturwahrheit"(p. v)译为"在天然边界处切分事物"。

117. Bénédict-Auguste Morel, *Etudes cliniques, traité théorique et pratique des maladies mentales*. 2 vols. (Paris: Baillière, 1852—1853),我仍未看到它; *Traitè des maladies mentales* (Paris: Masson, 1860), p. 566。在 1860 年,这个术语对莫雷尔来说几乎不是一个中心范畴,他只是顺便用到它。

118. Thomas S. Clouston, "The Morisonian Lectures on Insanity for 1873,"

Journal of Mental Science, 19 (1874), pp. 491—507, 参阅 pp. 496—498 有关"insanity of pubescence"部分。在同一讲座系列，克劳斯顿后来谈论了"the hereditary insanity of adolescence,"同上，21 (1875), pp. 205—206。克劳斯顿后来采用了这个术语"发展的神经症"(neuroses of development)；参阅他的"Some of the Physician's Developmental Problems—Bodily and Mental," [London] *Medical Magazine*, 1 (1892), pp. 425—440，参阅 p. 431。

119. Thomas S. Clouston, "The Neuroses of Development: Adolescent Insanity and its Secondary Dementia," *Edinburgh Medical Journal*, 36 (1891), pp. 104—124.

120. 关于沙彭蒂耶论文的一个摘要，参阅 *Revue de l'hypnotisme*, 5(1891), pp. 90—91。除其他的讨论青春期精神失常的著作者外，关于例子，参阅 Heinrich Schüle（一位巴登的 Illenau asylum 的医师），*Handbuch der Geisteskrankheiten*（Leipzig: Vogel, 1878），"das pubische Irresein" [pubic insanity], p. 232。

121. Kraepelin, *Psychiatrie*. 4th ed. (1893), pp. 434—442。关于克雷珀林思想的这种精神病学背景，参阅 G. E. Berrios and R. Hauser, "The Early Development of Kraepelin's Ideas on Classification: A Conceptual History," *Psychological Medicine*, 18 (1988), pp. 813—821。

122. Emil Kraepelin, *Psychiatrie: Ein Lehrbuch für Studirende und Aerzte*, 5th ed. (Leipzig: Barth, 1896), p. v. "In dem Entwicklungsgange des vorliegenden Buches bedeutet die jetztige Bearbeitung den letzen, entscheidenden Schritt von der symptomatischen zur klinischen Betrachtungsweise des Irreseins. Diese Wandlung des Standpunktes zeigt sich vor allem in der Abgrenzung und Gruppirung der Krankheitsbilder. Ueberall hat hier die Bedeutung der äusseren Krankheitszeichen hinter

den Gesichtspunkten zurücktreten müssen, die sich aus den Entstehungsbedingungen, aus Verlauf und Ausgang der einzel-nen Störungen ergeben haben. Alle reinen 'Zustandsbilder' sind damit aus der Formenlehre verschwunden."

123. Kraepelin, *Psychiatrie*, 5th ed. (1896), pp. 14—15.

124. Emil Kraepelin, *Psychiatrie: ein Lehrbuch für Studirende und Aerzte*, 6th ed., vol. 2: *Klinische Psychiatrie* (Leipzig: Barth, 1899), p. 5.

125. Kraepelin, *Psychiatrie*, 6th ed. (1899), p. 359;关于这种分类，参阅这个目录，pp. v—x。克雷珀林从躁郁症中分离出某种忧郁症，将它附加到"更年期精神失常"(*das Irresein des Rückbildungsalters*)中，据称是由变老造成。一些忧郁症的病例仍被归属到"精神变态性疾病(退化性精神失常)"中。但是，在这本教科书的第8版——这一临床卷出版于1913年——中，他放弃了这些范畴。Kraepelin, *Psychiatrie: ein Lehrbuch*, 8th ed., 4 vols. 1909—1915, vol. 3: *Klinische Psychiatrie*, part 2 (Leipzig: Barth, 1913), pp. 1353—58。克雷珀林承认他的学生的著作的这种影响，Georges L. Dreyfus, *Die Melancholic ein Zustandsbild des manisch-depressiven Irreseins* (Jena: Fischer, 1907)，为此他写了这篇序言。到1920年，通过承认预后可以不总是要依据呈现的症状而被做出，克雷珀林稍微软化了这种在情感性和非情感性精神失常之间做出的严密区分。Kraepelin, "Die Erscheinungsformen des Irreseins," *Zeitschrift fur die gesamte Neurologic und Psychiatrie.*, 62 (1920), pp. 1—29，参阅p. 27。

126. 布洛伊尔的论文摘要，"Die Prognose der Dementia praecox (Schizophreniegruppe)," *Allgemeine Zeitschrift für Psychiatrie*, 65 (1908), pp. 436—437 ("Erlaube ich mir, hier das Wort Schizophrenic zur Bezeichnung des Kraepelinschen Begriffes zu benützen")。

127. Eugen Bleuler, *Dementia Praecox oder Gruppe der Schizophrenien*(1911)(重印 Tubingen: Diskord, 1988). 参阅 Manfred Bleuler 的序言,内容有关他的父亲作为一名克雷珀林真正的学生的自我形象。

128. Meyer, *Collected Papers*, vol. 2, p. 393.

129. Oswald Bumke, "Alfred Erich Hoche," *Archiv für Psychiatrie und Nervenkrankheiten*, 116 (1943), pp. 339—346, 引自 p. 342。关于霍赫,参阅 Schimmelpennig, *Alfred Erich Roche*。

130. 转引自 Erwin Stransky MS "Autobiographic,"藏于维也纳, 医学史研究所,架号 HS 2065, p. 272. "Ein norddeutscher Dorfschulmeister in Riesenformat."

131. 由 Bonhoeffer 报告,"Lebenserinnerungen," p. 46。

132. Clarence B. Farrar, "I Remember Nissl," *AJP*, 110 (1954), pp. 621—624, 叙述见 pp. 623—624。

133. Franz Nissl, "Über die Entwicklung der Psychiatrie in den letzten 50 Jahren," *Verhandlungen des Naturhistorisch-Medizinischen Vereins*, N. F., 8 (1908), pp. 510—525,引自 p. 520。

134. S. B. Sutton, *Crossroads in Psychiatry: A History of the McLean Hospital* (Washington: American Psychiatric Press, 1986), pp. 149—150.

135. Meyer, *Collected Papers*, vol. 3, p. 523.

136. Meyer, *Collected Papers*, vol. 2, p. 280.

137. Henderson, *Evolution Psychiatry Scotland*, p. 183.

138. Meyer, *Collected Papers*, vol. 2, p. 199. 关于一个简明记述,参阅 Hurd, *Institutional Care Insane*, vol. 2, pp. 571—573; 亦见 A. McGhee Harvey 等, *A Model of Its Kind, vol. 1: A Centennial History of Medicine at Johns Hopkins* (Baltimore: Johns Hopkins, 1989),

pp. 62—63 及其他页。

139. 据 Theodore Lidz 说,"……当[迈耶]坚决反对克雷珀林 1896 年的疾病分类,即认为精神病是特定的疾病单位时,对美国精神病学来说,这是决定性的一步"。Lidz, "Adolf Meyer and the Development of American Psychiatry," *AJP*, 123 (1966), pp. 320—332, 引用 pp. 326—327。关于迈耶的多种不同观点的一个概论,参阅 U. H. Peters, "Adolf Meyer und die Beziehungen zwischen deutscher und amerikanischer Psychiatrie," *Fortschritte der Neurologie und Psychiatrie*, 58 (1990), pp. 332—338。

140. Meyer, *Collected Papers*, vol. 2, p. 266. 这一主张见于迈耶的论文,"A Review of the Signs of Degeneration and of Methods of Registration," *American Journal of Insanity*, 52 (1895), pp. 344—363。

141. 附带的迈耶对克雷珀林教科书第 5 版的评论,参阅 Meyer, *Collected Papers*, vol. 3, p. 523。

142. Meyer, *Collected Papers*, vol. 3, pp. 536—539. 科顿的工作"必将继续下去,即使没有了这位诚挚且令人信服的倡导者的这种领导和实干精神"(p. 537)。关于科顿,参阅 Andrew Scull, "Desperate Remedies: a Gothic Tale of Madness and Modern Medicine,"收入 R. M. Murray and T. H. Turner, eds., *Lectures on the History of Psychiatry* (London: Gaskell, 1990), pp. 144—169。

143. 参阅 Meyer, *Collected Papers*, vol. 3, pp. 102, 285—314, 309—310。

144. 对这种风格的一个好评,参阅 C. Macfie Campbell, "Adolf Meyer," *Archives of Neurology and Psychiatry*, 37 (1937), pp. 715—724, esp. p. 723。

145. 参阅 Lidz, *AJP*, p. 327。

第四章 神经质

1. *The Works of Edgar Allan Poe*，*vol*．*2*：*Tales*（London：Oxford U. P.，1927），pp. 376—381，引自 pp. 376，378。有关不相关文献的一个概述——它涉及爱伦·坡的问题，如果有的话，参阅 Alexander Hammond，"On Poe Biography：A Review Essay，" *ESQ*，28（1982），pp. 197—208。亦见 Robert Patterson，"Once upon a Midnight Dreary：The Life and Addictions of Edgar Allan Poe，" *Canadian Medical Association Journal*，147（1992），pp. 1246—1248。
2. 参阅 Richard Hunter and Ida Macalpine，*Three Hundred Years of Psychiatry*，*1535—1860*（London：Oxford U. P.，1963），p. 695 有关诺里斯；pp. 696—703 有议会特别委员会报告摘编。该委员会在 1814 年和 1815 年的调查产生了非常大的轰动。
3. Bruno Goergen，*Privat-Heilanstalt für Gemüthskranke*（Vienna：Wimmer，1820），p. 10.
4. Charles Reade，*Hard Cash*：*A Matter-of-Fact Romance*（c. 1863）；我查阅了第 2 版（London，Sampson Low，1864），vol. 2，p. 290。第 1 版没有注明日期。非常流行的是这本书的许多版本中的最后一版，出现于 1927 年。
5. Adolf Grohmann，*Technisches und Psychologisches in der Beschäftigung von Nervenkranken*（Stuttgart：Enke，1899），pp. 64，68—69，70。上述第一对父母实际上希望他们的儿子悄悄地去为收容院护理做义工，而非去办理一个棘手而必需的入院手续。
6. Hugo Gugl and Anton Stichl，*Neuropathologische Studien*（Stuttgart：Enke，1892），p. 18.
7. David Drummond，"The Mental Origin of Neurasthenia and its Bearing on Treatment，" *BMJ*，vol. 2（Dec. 28，1907），pp. 1813—1816，引自

p. 1814。

8. Georg Dobrick，“Odium psychiatricum，” *PNW*，13 (Dec. 16，1911)，pp. 381—383.

9. Short notice，*PNW*，27 (Nov. 28，1925)，p. 496.

10. Georg Lomer，“Ein antipsychiatrisches Zentralorgan，” *PNW*，11 (Oct. 23，1909)，pp. 273—278.

11. Alfred E. Hoche，*Jahresringe：Innenansicht eines Menschenlebens* (Munich：Lehmann，1934)，p. 121.

12. Zbigniew J. Lipowski 观察到，患者们喜欢“压力”这个术语，远超过任何特殊的精神病学诊断。他于是安排精神经验转为身体症状的患者去接受“压力管理”等等。“Somatization and Depression，” *Psychosomatics*，31 (1990)，pp. 13—21，参阅 p. 19。

13. [George] Bernard Shaw，“Preface” (1911) to *The Doctor's Dilemma：A Tragedy* (Harmondsworth：Penguin，1946)，p. 76. 该剧首次公演于1906年。

14. Gregory Bateson，ed.，*Perceval's Narrative：A Patient's Account of His Psychosis，1830—1832* (Stanford：Stanford U. P.，1961)，p. 178.

15. J. Evans Riadore，*Introductory Lectures to a Course on Nervous Irritation，Spinal Affections* (London：Churchill，1835)，p. 59.

16. 关于例子，参阅 Jean-Amédée Dupau，*De l'éréthisme nerveux ou analyse des affections nerveuses* (Montpellier：Martel，1819)，pp. 6—7。

17. Heinrich Laehr，*Über lrrsein und Irrenanstalten* (Halle：Pfeffer，1852)，p. 244；“Zusammenstellung der Irren-Anstalten Deutschlands，” *Allgemeine Zeitschrift für Psychiatrie*，15 (1858)，“Anhang” [appendix]，p. 2.

18. “Anhang，” *Allg. Z. Psych.* 1858，p. 7；the *Index-Catalogue of the*

Library of the Surgeon-General's Office, *United States Army*, series 1, vol. 9, p. 780 有关"Heil-und Pflegeanstalt für Nervenkranke zu Eitorf"的一个简介,由 August Meyer 出版(Eitorf, 1876)。

19. Ewald Hecker, *Über das Verhältniss zwischen Nerven- und Geisteskrankheiten* (Kassel: Fischer, 1881), p. 13;黑克尔的收容院创建于 1881 年,叫做"Kuranstalt für Nervenleidende"(神经质患者医院)。
20. Robert Sommer, "Kliniken für psychische und nervöse Krankheiten," *Medicinische Woche*, 7 (1906), pp. 4—6,引自 p. 4。名称从 *Irrenklinik*(精神失常诊所)变成 *Klinik für psychische und nervöse Krankheiten*(精神与神经疾病诊所)。他选择这个新术语也是为了避免对这个医学部门的敏感;该部门控制整个神经病学,并且不希望佐默冒称神经病理学。
21. Ferdinand Adalbert Kehrer, "Erinnerungen eines Neuro-und Psychopathologen," *Hippokrates*, 35 (1964), pp. 22—29,引自 p. 27。这篇简短的回忆录见证了这代精神病学家的本领;他们受到纳粹主义的毒害,对 1933 到 1945 这些年保持了缄默。
22. John R. Lord, "The Evolution of the 'Nerve' Hospital as a Factor in the Progress of Psychiatry," *Journal of Mental Science*, 15 (1929), pp. 307—315, esp. p. 313.
23. Johannes Bresler, "Eine Oberschlesische Nervenklinik," *PNW*, 26 (Aug. 9, 1924), pp. 104—106,引自 p. 105。这所被谈论的机构是位于 Oberschlesien[上西里西亚(Upper Silesia)]的 Kreuzburg 的一所落后的精神病院。
24. Paul Näcke, "Die Trennung der Neurologie von der Psychiatrie und die Schaffung eigener neurologischer Kliniken," *Neurologisches Zentralblatt*, 31 (1912), pp. 82—89,引自 p. 88。内克当时是胡贝图斯堡收容院(Hubertusburg asylum)院长。

25. 关于这段早期的历史,参阅 Richard Metcalfe, *The Rise and Progress of Hydrotherapy in England and Scotland* (London: Simpkin, 1906), pp. 58—76;亦见 Phyllis Hembry, *The English Spa, 1560—1815: A Social History* (London: Athlone, 1990)。

26. Janet Browne 提出该论点,见"Spas and Sensibilities: Darwin at Malvern," *Medical History*, Supplement no. 10 (1990), pp. 102—113; 参阅 p. 106。

27. Edward Bulwer Lytton, *Confessions of a Water-Patient* (London: Colburn, 1845), pp. 13—15.

28. Edward Sparks 患肺结核,并长期住在法国里维埃拉(Riviera)的芒通(Mentone),他建议反对将里维埃拉向神经紊乱者开放,号召患者们与他们一道"宁愿受到伤害而不接受西里维埃拉(Western Riviera)气候的调养"。*The Riviera: Sketches of the Health Resorts* (London: Churchill, 1879), p. 140.

29. Hermann Weber, "Klimatotherapie," 收入 Hugo von Ziemssen, ed., *Handbuch der allgemeinen Therapie* (Leipzig: Vogel, 1880), vol. 2, pt. 1, pp. 1—212. 我仅能够查阅到这个指南的法译本, *Climatothérapie* (Paris: Alcan, 1886), 参阅 pp. 276—278;关于郝尔曼·韦伯,参阅 *Munk's Roll*, vol. 4, pp. 121—122。

30. Hermann Weber and Frederick Parkes Weber, *The Mineral Waters and Health Resorts of Europe* (London: Smith, 1898), p. 334.

31. Frederick Parkes Weber, Casebooks, vol. for 1907—1909, p. 200. Contemporary Medical Archives Centre, Wellcome Institute for the History of Medicine, London.

32. Notice, *BMJ*, vol. 1 (Apr. 1, 1922), p. 533.

33. Neville Wood, "British Spas and Their Waters," *The Prescriber*, 15 (1921), pp. 113—119, 引自 p. 119。

34. Paul Gerbod, “Les ‘fièvres thermales’ en France au XIXe siècle,” *Revue historique*, 277 (1987), pp. 309—334. esp, p. 312.

35. A. Bellanger, *Le Magnétisme: verités et chimères de cette science occulte* (Paris: Guilhermet, 1854), p. 219; “une sorte de république champêtre de buveurs d'eau.”

36. Octave Mirbeau, *Les vingt et un jours d'un neurasthénique* (Paris: Charpentier, 1901), p. 337.

37. Fernand Levillain, *Les maladies nerveuses et arthritiques à Royat* (Clermont-Ferrand: Malleval, 1894), p. 60.

38. Edouard Egasse and Joseph-Frédéric Guyenot, *Eaux minérales naturelles autorises de France* (Paris: Editions scientifiques, 1891), pp. 130—148.

39. 关于温泉 Pougues-les-Eaux 的历史中的这些主题,参阅 Jean Certhoux, “De la neurasthénie aux névroses: le traitement des névroses dans le passé,” *Annales médico-psychologiques*, 119(1961), pp. 913—932。

40. Dr. Sauvage, “Les maladies nerveuses sur le littoral méditerranéen,” *Poitou médical* 22 (1907), pp. 206—212; Albert Rosenau, “Monte Carlo als Winterstation,” *Zeitschrift für Balneologie, Klimatologie und Kurort-Hygiene*, 1 (1908—09), pp. 594—596.

41. Dr. Vogelsang, “Montreux,” *Zeitschrift für Balneologie ...*, 2 (1909—1910), pp. 442—446,统计见 p. 445,引自 p. 446。

42. Alfred Béni-Barde, *La Neurasthénie* (Paris: Masson, 1908), pp. 367—369.

43. Béni-Barde, *Neurasthénie*, p. 52.

44. 参阅 Gerbod, *Revue historique*, pp. 316—317,内容涉及偏爱巴登-巴登、威斯巴登(Wiesbaden)、巴特洪堡(Bad Homburg)和波西米亚温泉的法国人的倾向。

45. J. Charvát, "Eine analytische Betrachtung der Karlsbader Kurfrequenz 1756—1960," *Balneologia e Balneotherapia*, 21 (1961), pp. 407—420, 统计见 pp. 417—419。

46. Dr. Rompel, "Der Fremdenverkehr der bedeutenderen deutschen Badeorte," *Zeitschrift für Balneologie, Klimatologie und Kurort-Hygiene*, 6 (1913), pp. 391—399, 统计见 p. 399。

47. David Hess, *Die Badenfahrt* (Zurich: Füssli, 1818), p. 85, 一位匿名医师的注释。

48. 参阅 *Jahrbücher für Deutschlands Heilquellen und Seebäder* (1837), pp. 104—105, 141—146, 154 et seq., 191。

49. Louis Lehmann, *Die chronischen Neurosen als klinische Objekte in Oeynhausen* (*Rehme*) (Bonn: Cohen, 1880), 数据见 pp. 7—9, 关于"手淫"的评论见 p. 58。著者最大的范畴是"淋巴结结核和血量减少", 一个整形外科、妇科和其他紊乱的混合类。

50. Alfred Martin, "Die Reilsche Badeanstalt in Halle mit ihrem Kur und Badebetrieb," *Zeitschrift für physikalische und diätetische Therapie*, 26 (1922), pp. 131—138.

51. 参阅 "Philo vom Walde" [pseud. for Johannes Reinelt], *Vincenz Priessnitz: Sein Leben und sein Wirken* (Berlin: Moller, 1898)。

52. 关于一个概述, 参阅 Edward Shorter, "Private Clinics in Central Europe, 1850—1933," *Social History of Medicine*, 3 (1990), pp. 159—195, esp. pp. 168—175。

53. 他没宣扬他的精神病学经历, 这条信息是从他在 Vienna Universitätsarchiv 的个人文件中收集到的。

54. Landes-Irren-Anstalt Kierling-Gugging (今天的 Niederösterreichisches Landeskrankenhaus für Psychiatrie und Neurologie Klosterneuburg), 院内

部档案,出院编号1903/171。

55. Dr. Walther, "Die offenen Anstalten fur Nervenkranke und Leicht Verstimmte," *Correspondenz-Blatt der deutschen Gesellschaft für Psychiatrie*, 20 (1874), pp. 81—91,引自 p. 86, p. 87n。

56. Caspar M. Brosius, *Aus meiner psychiatrischen Wirksamkeit: Eine zweite Adresse* (Wiesbaden: Bergmann, 1881), p. 19.

57. Karl E. Hoestermann, *Zur Erinnerung an die Feier des fünfzigjährigen Bestehens der Wasserheilanstalt Marienberg zu Boppard am Rhein* (Boppard: Richter, 1889), pp. 29—30.

58. Paul Wiedeburg, "Uber die psychischen Einflüsse auf Patienten in offenen Heilanstalten mit Ausschluss der direkten arztlichen Behandlung," *Zeitschrift für diätetische und physikalische Therapie*, 4 (1900—1901), pp. 409—415,引自 p. 412。"eine angebliche Vorstufe zu Irrenanstalten."

59. Salomon Federn (也以 S. Bunzel-Federn 的名字为人所知), *Blutdruck und Darmatonie* (Leipzig: Deuticke, 1894), p. 25。

60. George Beard, "Neurasthenia, or Nervous Exhaustion," *BMSJ*, 80 (Apr. 29, 1869), pp. 217—221,引用 pp. 217, 218。关于比尔德的生平,参阅 Charles M. Rosenberg, "The Place of George M. Beard in American Psychiatry," *Bulletin of the History of Medicine*, 36 (1962), pp. 245—259。杜森(Edwin Van Deusen)是一位收容院主管,完全与比尔德无关,他于1869年4月也使用了神经衰弱这个术语。"Observations on a Form of Nervous Prostration (Neurasthenia) Culminating in Insanity," *American Journal of Insanity*, 25 (1869), pp. 445—461。但是,比尔德的贡献影响力大得多。

61. George Beard, *A Practical Treatise on Nervous Exhaustion (Neurasthenia): Its Symptoms, Nature* ... (New York: Wood, 1880),

p. vi.

62. Federn, *Blutdruck*, p. 24.

63. William Perfect, *Select Cases in the Different Species of Insanity* (Rochester: Gillman, 1787), pp. 3—7.

64. Caspar M. Brosius, *Aus meiner psychiatrischen Wirksamkeit* (Berlin: Hirschwald, 1878), p. 35.

65. 关于例子,参阅 Goergen, *Privatheilanstalt*, p. 28。

66. S. Weir Mitchell, "The Evolution of the Rest Treatment," *JNMD*, 31 (1904), pp. 368—373,例子见 pp. 370—372。

67. S. Weir Mitchell, "Rest in Nervous Disease,"收入 Edouard C. Seguin, *A Series of American Clinical Lectures*, vol. 1: Jan.-Dec, 1875 (New York: Putnam, 1876), pp. 83—102,引自 p. 84。

68. Theodore H. Weisenburg, "The Weir Mitchell Rest Cure Forty Years Ago and Today," *Archives of Neurology and Psychiatry*, 14 (1925), pp. 384—389,引自 p. 385。

69. Weber, *Mineral Waters*, pp. 439—440.

70. William S. Playfair, "Notes on the Systematic Treatment of Nerve Prostration and Hysteria Connected with Uterine Disease," *Lancet*, 2 (May 28, 1881), pp. 857—859,引自 p. 857。

71. 参阅这份值得注意的、有关如何实施一个静养治疗的报告,甚至涉及患者对它的怀疑,收入 Alfred T. Schofield, *The Management of a Nerve Patient* (London: Churchill, 1906), pp. 190—229。

72. [Jean-Martin Charcot], "De l'isolement dans le traitement de l'hystérie," *Progrès médical*, 13 (Feb. 28, 1885), pp. 161—164; Georges Gilles de la Tourette 负责整理沙尔科的用于出版的演讲,一项对专家来说太过烦燥的工作。

73. 关于例子,参阅 Rudolph Burkart,“Zur Behandlung schwerer Formen von Hysterie und Neurasthenie,” [*Volkmann*] *Sammlung klinischer Verträge*, no. 245 (1884), pp. 1771—1818。

74. 参阅 *American Medical Directory*, 1906, 广告页 lVl, lXV。

75. *Bäder-Almanack*, 1910, pp. 484, 661—662.

76. Schofield, *Management Nerve Patient*, p. 225.

77. Elizabeth Robins, *A Dark Lantern: A Story with a Prologue* (New York: Macmillan, 1905),引自 pp. 134—135, 146—149, 153—156, 169, 209, 220。关于罗宾斯的生平,参阅 Joanne E. Gates, *Elizabeth Robins, 1862—1952: Actress, Novelist, Feminist* (Tuscaloosa: University of Alabama Press, 1994),参阅 pp. 136—143,此部分有关她的静养治疗。据 Gates 的观点,她的静养治疗几乎是完全的失败。

78. Fernand Levillain, *La Neurasthenie: Maladie de Beard (Méthodes de Weir-Mitchell et Playfair. Traitement de Vigouroux, avec une preface du Professeur Charcot)* (Paris: Maloine, 1891), pp. 238, 243。维古鲁(Romain Vigouroux)是萨佩提耶的一位电疗师,为这部书加了一个“治疗学附言”(therapeutic postscript)。

79. 见于由 Edward W. Taylor 撰写的一篇论文的讨论中,“The Attitude of the Medical Profession toward the Psychotherapeutic Movement,” *JNMD*, 35 (1908), pp. 401—403 论文总结;Dercum 收入讨论 p. 406。

80. George A. Waterman, “The Treatment of Fatigue States,” *Journal of Abnormal Psychology*, 4 (1909), pp. 128—139,引自 p. 134。

81. Edwin Bramwell, “A Lecture on Psychotherapy in General Practice,” *Edinburgh Medical Journal*, NS, 30 (1923), pp. 37—59,引自 p. 46。

82. Gabriel Gustav Valentin, *Traité de nécrologie* (Paris: Baillière, 1843), 瓦朗坦(Valentin)关于神经解剖学的著作的法译本。

83. “Report of the Council to the American Medico-Psychological Association,” *American Journal of Insanity*, 67 (1910), pp. 400—411,与会人员名录 pp. 405—410。

84. 参阅 Bonnie Ellen Blustein, “‘A Hollow Square of Psychological Science’: American Neurologists and Psychiatrists in Conflict,” 收入 Andrew Scull 编辑, *Madhouses, Mad-Doctors, and Madmen: The Social History of Psychiatry in the Victorian Era* (Philadelphia: University of Pennsylvania Press, 1981), pp. 241—270。J. Pantel, “Streitfall Nervenheilkunde—eine Studie zur disziplinären Genese der klinischen Neurologie in Deutschland,” *Fortschritte der Neurologie und Psychiatrie*, 61 (1993), pp. 144—156。

85. *Bäder Almanach*, 1910, p. 655; “Psychische Beeinflussung.”弗里德伦德尔曾经在几家“开放式”神经疗养院工作过,据我所知从未受雇于一家收容院。

86. 关于催眠术兴起、衰落的详细情况,可能在 Edward Shorter, *From Paralysis to Fatigue: A History of Psychosomatic Illness in the Modern Era* (New York: Free Press, 1992)中找到, pp. 129—165, 246—247。在许多有关催眠术历史的著述中,参阅 Adam Crabtree, *From Mesmer to Freud: Magnetic Sleep and the Roots of Psychological Healing* (New Haven: Yale U. P., 1993)。

87. Hippolyte Bernheim, “De la Suggestion dans l'état hypnotique et dans l'etat de veille,” *Revue médicale de l'Est*, 15 (1883), pp. 610—619; 这是一个多部分系列的第四部分。亦见后续的第八部分, pt. 8, 16 (1884), pp. 7—20。贝尔南以扩充形式将这组文章发表于 *De la suggestion dans l'état hypnotique et dans l'état de veille* (Paris: Doin, 1884)。关于贝尔南的影响,参阅 Jean Camus and Philippe Pagniez, *Isolement et*

psychothérapie (Paris: Alcan, 1904)。"Il faut, en réalité, arriver à l'école de Nancy pour qu'avec la théorie de la suggestion solidement assise s'établisse une thérapeutique réglée" (p. 54)。

88. Frederik van Eeden, *Happy Humanity* (Garden City: Doubleday, 1912), p. 35.关于范·埃登,参阅 R. Th. R. Wentges, "De psychiater Frederik van Eeden," *Nederland. Tijdschrift voor Geneeskunde*, 120 (1976), pp. 927—934。

89. 参阅利博尔特 1887 年 5 月 18 日给奥古斯特·福雷尔的信,"Nous avons eu la visite." 收入 Hans H. Walser 编辑, *August Forel Briefe/Correspondance, 1864—1927* (Berne: Huber, 1968), p. 196。

90. Albert Willem van Renterghem and Frederik Willem van Eeden, *Clinique de psycho-thérapie suggestive* (Brussels: Manceaux, 1889).

91. 这段叙述汇编自 van Eeden, *Happy Humanity*, pp. 33—40; van Eeden, "Les Principes de la psychothérapie," *Revue de I'hypnotisme*, 7 (1893), pp. 97—120;亦见 p. 119 的讨论; van Renterghem, "Liébeault et son École," *Zeitschrift für Hypnotismus*, 4 (1896), pp. 333—375;续卷 5 (1897), pp. 46—55, 95—127, vol. 6 (1897), pp. 11—44; 参阅卷 4, pp. 333—334 和卷 6, pp. 11—15 内容,有关范·伦特赫姆的详细生平。这种主张,即丹尼尔·哈克·图克(Daniel Hack Tuke)——塞缪尔·图克的小儿子——在 1872 年因为使用了术语"精神-疗法"(psycho-therapeutics)而拥有优先权,是不可靠的。因为图克没有超出这种有关心影响身的含混的概述来讲清楚一项治疗技术。Daniel Hack Tuke, *Illustrations of the Influence of the Mind upon the Body in Health and Disease* (1872) (Philadelphia: Lea, 1873):"除随意的注意外,这种意志对疾病的影响在精神-疗法中也是一个重要的动因。"(p. 393)

92. 这种收容院传统的道德疗法也是一种形式的精神疗法,它从未灭绝过。甚至在贝尔南式暗示出现以前，医学上的非收容院的声音也呼唤着人们对心理学途径的注意。关于例子，参阅 Paul Julius Möbius, "Über den Begriff der Hysterie," *Zentrablatt für Nervenheilkunde*, 11 (1888), pp. 66—71，他说："除了这种精神性的[*die psychische*]外，再没有其他的对歇斯底里的治疗了。"(p. 69)

93. 弗雷尔相信催眠术产生了客观的大脑变化。*Der Hypnotismus: seine psycho-physiologische, medicinische, strafrechtliche Bedeutung und seine Handhabung* (1889), 2nd ed. (Stuttgart: Enke, 1891)，关于例子，参阅 pp. 13—19。

94. 参阅贝佐拉(Dumeng Bezzola)1908 年 4 月 9 日给弗雷尔的信件，收入 Christian Müller, "August Forel und Dumeng Bezzola: ein Briefwechsel," *Gesnerus*, 46 (1989), pp. 55—79，信件 p. 68。

95. August Forel, "Bemerkungen zu der Behandlung der Nervenkranken dutch Arbeit und zur allgemeinen Psychotherapie," *Zeitschrift für Hypnotismus*, 10 (1902), pp. 1—5, esp. p. 3.

96. Heinrich Obersteiner, *Der Hypnotismus mit besonderer Berücksichtigung seiner klinischen und forensischen Bedeutung* (Vienna: Breitenstein, 1887), p. 67.

97. Heinrich Obersteiner, *Die Privatheilanstalt zu Ober-Döbling* (Vienna: Deuticke, 1891), pp. 144—147.

98. Hugo Gugl and Anton Stichl, *Neuropathologische Studien* (Stuttgart: Enke, 1892), pp. 20—21, 34—35, 108, 137—138。他们没有明确提及催眠术，但这并不必然意味着他们没有实施过它。亦见 Richard von Krafft-Ebing, "Zur Verwerthung der Suggestionstherapie (Hypnose) bei Psychosen und Neurosen," *Wiener Klinische Wochenschrift*, 4 (Oct. 22, 1891), pp. 795—799。

99. 这被提及于施伦克-诺青(Albert von Schrenck-Notzing)的博士论文，*Ein Beitrag zur therapeutischen Verwerthung des Hypnotismus*（Leipzig：Vogel，1888)，p. 76。施伦克-诺青能够会见赫斯林实施过催眠术的患者。

100. 参阅 Karl Gerster，“Beiträge zur suggestiven Psychotherapie，” *Zeitschrift für Hypnotismus*，1（1892—1893)，pp. 319—335。催眠术被试图实施。一个后来的疗养院的广告提及“精神疗法”。*Zeitschrift für physikalische Therapie*，3（1899—1900)，广告 p. 5。

101. Caesar Heimann，*Bericht über Sanitätsrath Dr. Karl Edel's Asyl für Gemüthskranke zu Charlottenburg，1869—1894*（Berlin：Hirschwald，1895)，pp. 103—104.

102. Benedict-Augustin Morel，*Traité des dégénérescences*（Paris：Baillière，1857)，p. 685.

103. V.-A. Amédée Dumontpallier，“Séance d'ouverture，” *Revue de l'hypnotisme*，4（1890)，pp. 79—85，参阅 p. 79。

104. Van Renterghem，*Zeitschrift für Hypnotismus*，5（1897)，pp. 115—119。Dumontpallier 等人也实践催眠术。

105. Pierre Janet，*L'État mental des hystériques：Les Stigmates mentaux.... le traitement psychologique de l'hystérie*（1893)。我查阅了第 2 版(Paris：Alcan，1911)；参阅 pp. 645—657 催眠术，pp. 657—660 “暗示”，指非催眠性精神疗法。有关雅内和他的生平的一个极富同情的叙述，参阅 Henri F. Ellenberger，*The Discovery of the Unconscious：The History and Evolution of Dynamic Psychiatry*（New York：Basic，1970)，pp. 331—417。这位现代作家发现，雅内的作品早已被遗忘是有理由的。

106. Smith Ely Jelliffe，“Glimpses of a Freudian Odyssey，” *Psychoanalytic*

Quarterly, 2 (1933), pp. 318—329,引自 p. 323。

107. Smith Ely Jelliffe, "Deaths of M. Allen Starr and Joseph Francis Babinski," *JAMA*, 100 (Jan. 14, 1933), p. 134.

108. 参阅 Camus and Pagniez 著, *Isolement et psychothérapie*, pp. 1—3;参阅 pp. 99—107,一个有关这个部门的描述;也可参阅德热里纳所写的该卷的前言。德热里纳与 Ernest Gauckler 合作撰写了他的有关精神神经症的大部头著作, *Les manifestations fonctionnelles des psychonévroses* (Paris: Masson, 1911), pp. v-viii。关于德热里纳的生平,参阅 Gauckler, *Le Professeur J. Dejerine* (Paris: Masson, 1922)。

109. Jules-Joseph Dejerine, "Le Traitement des psycho-névroses à l'hôpital par la méthode de l'isolement," *Revue neurologique*, 10 (1902), pp. 1145—1148.

110. Jelliffe, *Psychoanalytic Quarterly*, 1933, p. 324.

111. Jelliffe, *Psychoanalytic Quarterly*, 1933, p. 324. 法勒记述说,人们在打听是否德热里纳患了神经衰弱或全身性麻痹。"日记 1902—1904,"条目未注明日期的日记。

112. Catherine Ducommun, "Paul Dubois (1848—1918)," *Gesnerus*, 41 (1984), pp. 61—99,生涯的详细情况,见 p. 64。

113. Paul Dubois, *Les psychonévroses et leur traitement moral* (1904), 3d ed. (Paris: Masson, 1909), p. XXIII.

114. Dejerine, *Psychonévroses*, p. VIII.

115. Jules-Joseph Dejerine, "Clinique des maladies du systéme nerveux: Leçon inaugurale," *Presse médicale*, Apr. 1, 1911, pp. 253—259.

116. Gilbert Ballet, "Le domaine de la psychiatrie," *Presse médicale*, May 10, 1911, pp. 377—380.

117. Jules-Joseph Dejerine, "Le domaine de la psychiatrie, réponse à M. le

Professeur Gilbert Ballet," *Presse médicale*, May 24, 1911, pp. 425—426.

118. Byrom Bramwell, "Functional Paraplegia," *Clinical Studies*, NS, 1 (1903), pp. 332—344, esp. pp. 340, 343.

119. 关于英国精神病学和神经病学之间的关系,参阅 William F. Bynum, "The Nervous Patient in 18th-and 19th-century Britain: the Psychiatric Origins of British Neurology," 收入 R. M. Murray and T. H. Turner 编辑, *Lectures on the History of Psychiatry* (London: Gaskell, 1990), pp. 115—127。

120. Ernest Jones, *Free Associations: Memories of a Psycho-analyst* (New York: Basic, 1959), p. 123.

121. Quentin Bell, *Virginia Woolf: A Biography*, 2 vols. (New York: Harvest, 1972), vol. 1, pp. 90, 94, 166.

122. William A. Hammond, "The Non-Asylum Treatment of the Insane," *Medical Society of the State of New York, Transactions*, 1879, pp. 280—297. 亦见 Gerald N. Grob, *Mental Illness and American Society, 1875—1940* (Princeton: Princeton U.P., 1983), pp. 49—55。

123. Lewellys F. Barker, *Time and the Physician* (New York: Putnam, 1942), pp. 168—170. 巴克曾经想在霍普金斯创建一个"精神病理学"部,但缺乏资金(p. 175)。

124. 关于例子,参阅 Joseph Collins, "The General Practitioner and the Functional Nervous Diseases," *JAMA*, 52 (Jan. 9, 1909), pp. 87—92, esp. p. 91,他稍稍不满于"心理疗法"技艺的这种膨胀,声称神经病医师一直是知晓它的。

125. Charles L. Dana, "The Future of Neurology," *JNMD*, 40 (1913), pp. 753—757,引自 pp. 754, 755, 756。

第五章　精神分析：间断

1. Gary B. Cohen，“Die Studenten der Wiener Universität von 1860 bis 1900，”收入 Richard Georg Plaschka and Karlheinz Mack，*Wegenetz europäischen Geistes II*：*Universitdten und Studenten*（Munich：Oldenbourg，1987），pp. 290—316，tab. 4，p. 297。

2. Steven Seller，*Vienna and the Jews*，*1867—1938*：*A Cultural History*（Cambridge：Cambridge U. P.，1989），p. 36.

3. Beller，*Vienna and the Jews*，p. 37.

4. 弗洛伊德生平的基本年表，可方便查于 Peter Gay 编辑，*The Freud Reader*（New York：Norton，1989），pp. XXXI-XIVII。

5. Robert A. Kann 编辑，*Theodor Gomperz*：*ein Gelehnenleben im Bürgertum der Franz-Josefs-Zeit*（Vienna：Akademie der Wissenschaften，1974），pp. 236—237.

6. Erwin Stransky，MS “Autobiographic，”未注明日期，Vienna，Institut für Geschichte der Medizin，HS. 2.065，p. 117。

7. Jeffrey M. Masson 编辑，*The Complete Letters of Sigmund Freud to Wilhelm Fliess*，*1887—1904*（Cambridge：Harvard U. P.，1985），p. 378。

8. MS “Nachgelassene Lebenserinnerungen von Julius Wagner-Jauregg，” Vienna，Institut für Geschichte der Medizin，HS. 3290，p. 95a.

9. Josef Breuer and Sigmund Freud，*Studies on Hysteria*（1895），James and Alix Strachey 英译本（London：Hogarth Press，1955）；Albrecht Hirschmüller，*Physiologie und Psychoanalyse in Leben und Werk Josef Breuers*（Berne：Huber，1978），参阅 pp. 348—364 布罗伊尔有关 Pappenheim 的真实病历，与 *Studies on Hysteria* 中的记述相反，后者是部分虚构的；关于 Anna von Lieben 和其他患者，参阅 Peter J. Swales，

"Freud, His Teacher, and the Birth of Psychoanalysis,"收入 Paul E. Stepansky 编辑,*Freud: Appraisals and Reappraisals*(Hillsdale, NJ: Analytic Press, 1986),pp. 3—82。

10. Freud, *Studies on Hysteria*(Harmondsworth: Pelican, 1974), pp. 225—226.

11. 关于例子,参阅弗洛伊德 1927 年 12 月 12 日给他的朋友 Wilhelm Fliess 的信,"Can you imagine what 'endopsychic myths' are? The latest product of my mental labor." Masson, *Freud/Fliess*, p. 286。

12. Masson, *Freud/Fliess*, p. 57.

13. Masson, *Freud/Fliess*, pp. 155—158.

14. Eva Brabant 等编辑,*Sigmund Freud/Sandor Ferenczi: Briefwechsel*, vol. 1, pt. 1 (Vienna: Böhlau, 1993), p. 221。

15. Emil Raimann, *Die hysterischen Geistesstörungen*(Vienna: Deuticke, 1901), p. 217.

16. Emil Raimann, *Zur Psychoanalyse*(Vienna: Urban, 1924), pp. 32—33.

17. Sigmund Freud, "L'Hérédité et l'étiologie des névroses"(1896),收入 Freud, *Gesammelte Werke*, vol. 1(Frankfurt/M.: Fischer, 1952), pp. 407—422, esp. p. 416。

18. 这三条基本原则到 1899 年时已经牢固地确立。关于例子,参阅弗洛伊德的"Über Deckerinnerungen"(1899), *Gesammelte Werke*, vol. 1, pp. 531—554。

19. Franz Alexander, "A Review of Two Decades,"收入 Alexander and Helen Ross 编辑,*Twenty Years of Psychoanalysis*(New York: Norton, 1953), pp. 13—27,引自 p. 16。

20. Masson, *Freud/Fliess*, p. 398.

21. Wilhelm Stekel, "Zur Geschichte der analytischen Bewegung," *Fortschritte der Sexual-Wissenschaft*, 2 (1926), pp. 539—575, esp.

p. 551.

22. Paul Roazen, *Freud and His Followers* (1971) (reprint: ed. New York: New York U.P., 1984), p. 302n.

23. Sigmund Freud, *Das Unbehagen in der Kultur* (1930),收入 *Gesammelte Werke*, vol. 14, pp. 421—506。

24. 传闻报告自 Hermann Keyserling, *Reise durch die Zeit*, *vol. 2*: *Abenteuer der Seele* (Darmstadt: Holle, 1958), p. 281。这位同行的名字没有被提及。

25. Gerhard Fichtner 编辑, *Sigmund Freud/Ludwig Binswanger: Briefwechsel*, *1908—1938* (Frankfurt/M.: Fischer, 1992), p. 81。

26. Crete Meisel-Hess, *Die Intellektuellen* (Berlin: Oesterheld, 1911), pp. 341—346.

27. 参阅 Max Eitingon, *Bericht über die Berliner psychoanalytische Poliklinik* (*März 1920 bis Juni 1922*) (Vienna: Internationaler Psychoanalytischer Verlag, 1923)。

28. Martin Gumpert, *Hölle im Paradies*: *Selbstdarstellung eines Arztes* (Stockholm: Bermann-Fischer, 1939), p. 185.

29. Elias Canetti, *Das Augenspiel*: *Lebensgeschichte*, *1931—1937* (1985) (Frankfurt/M.: Fischer Taschenbuch, 1988), pp. 142—143. "... zu jener Zeit in Gesprächen nichts gesagt werden konnte, ohne dass es durch die Motive, die dafür sofort bei der Hand waren, entkräftet wurde. ..." 卡内蒂用了这个措词,"die psychoanalytische Verseuchung"。

30. Elias Canetti, *Die Fackel im Ohr*, *Lebensgeschichte*, *1921—1931* (1982) (Frankfurt/M.: Fischer Taschenbuch, 1988), pp. 134—135.

31. Andreas Kluge, "Über Psychoanalyse," *PNW*, 25 (Aug. 25, 1923), pp. 131—134, 引文 pp. 132, 133。

32. 参阅 Ahram de Swaan，“On the Sociogenesis of the Psychoanalytic Setting,” in *Human Figurations：Essays for Norbert Elias*（Amsterdam：Sociologisch Tijdschrift，1977），pp. 381—413，esp. pp. 385—386。

33. Gustav Aschaffenburg，“Die Beziehungen des sexuellen Lebens zur Entstehung von Nerven-und Geisteskrankheiten,” *Münchener Medizinische Wochenschrift*，53（Sept. 11，1906），pp. 1793—1798.

34. Adolf Albrecht Friedlander，“Hysterie und moderne Psychoanalyse,” *PNW*，11（Jan. 29，1910），pp. 393—396，esp. p. 395.

35. Friedlander，“Hysterie und moderne Psychoanalyse”（concl.），*PNW*，11（Mar. 5，1910），pp. 442—445，引自 p. 444。

36. Johannes Heinrich Schultz，*Lebensbilderbuch eines Nervenarztes*（Stuttgart：Thieme，1964），p. 71.关于邦赫费尔精神病诊所和柏林的精神分析诊所之间的联系，参阅 Uwe Henrik Peters，*Psychiatric im Exil：Die Emigration der dynamischen Psychiatrie aus Deutschland，1933—1939*（Düsseldorf：Kupka，1992），pp. 99—100。

37. Adolf Strümpell，*Aus dem Leben eines deutschen Klinikers：Erinnerungen und Beobachtungen*（Leipzig：Vogel，1925），pp. 278—279.

38. Christian Müller，“August Forel und Dumeng Bezzola：ein Briefwechsel,” *Gesnerus*，46（1989），pp. 55—79，引自 p. 64；也请参阅 pp. 69—70。

39. Hannah Decker 别样的有关弗洛伊德在德国的接受的有区别的分析，不能得出这种观点。*Freud in Germany：Revolution and Reaction in Science，1893—1907*（New York：International U. P.，1977），pp. 179—188。

40. Konrad Rieger，“Über die Behandlung ‘Nervenkranker,’” *Schmidt's Jahrbucher der in- und ausländischen Gesammten* Median，251（1896），pp. 193—198，引自 p. 196。

41. Viktor von Weizsäcker，*Natur und Geist：Erinnerungen eines Arztes*

(Göttingen：andenhoeck，1955)，p. 190.

42. 关于例子，参阅 Ernst Romberg，"Über Wesen und Behandlung der Hysterie," *Deutsche Medizinische Wochenschrift*，36 (Apr. 21，1910)，pp. 737—742，他相信患者讲故事给医师所带来的这种宣泄的效率，是有疗效的。

43. 关于这个私人诊所世界的某种背景，参阅 Edward Shorter，"Private Clinics in Central Europe，1850—1933," *Social History of Medicine*，3 (1990)，pp. 159—195。

44. Wolfgang Warda，"Ein Fall von Hysterie，dargestellt nach der kathartischen Methode von Breuer und Freud," *Monatsschrift für Psychiatrie und Neurologie*，7(1900)，pp. 471—489.

45. [Ludwig Binswanger]，*Zur Geschichte der Heilanstalt Bellevue in Kreuzlingen，1857—1932* (N.p. [Zurich]，n.d.)，p. 29.

46. Fichtner，*Freud/Binswanger*，pp. 53—54.

47. 参阅尤利乌斯布格尔与反犹太人精神病医师 Johannes Bresler 就是否收容院院长应是基督徒的争吵。Juliusburger，"Psychiater und Religion，" *PNW*，31 (June 1，1929)，pp. 270—272。

48. Fritz Eichelberg，*Jahrbuch der ärztlich geleiteten Heilanstalten und Privatkliniken Deutschlands* (Berlin：Pulvermacher，1927)，p. 31.

49. Landes-Irren-Anstalt Kierling-Gugging (今天的 Niederösterreichisches Landeskrankenhaus fur Psychiatrie und Neurologie Klosterneuburg)，院内部档案，出院编号 1903/73。

50. Heinrich Meng，*Leben als Begegnung* (Stuttgart：Hippokrates，1971)，p. 65.

51. Alfred Döblin，*Berlin Alexanderplatz* (1929)，英译本 (Penguin：Harmondsworth，1978)，pp. 448—450。德布林在 1906 年已经来到 Buch

收容院;20 世纪 20 年代,他和时年 30 岁的 Heinrich Meng 确实一起尝试过去精神分析一位患者。

52. Menachem Amitai and Johannes Cremerius, "Dr. med. Arthur Muthmann: Ein Beitrag zur Frühgeschichte der Psychoanalyse," *Psyche*, 38 (1984), pp. 738—753,故事见 pp. 743—744。

53. Birgit Schoop-Russbült, ed., *Psychiatrischer Alltag in der Autobiographic von Karl Gehry (1881—1962)* (Zurich: Juris, 1989), pp. 52—53, 63, 135.

54. 在这 496 名来自德国、奥地利和瑞士的医师中,70.4%给出了住址,25.0%是某机构的地址(通常是公立收容院和私人诊所,但也散见综合性医院和其他医学机构)。此外的 4.6%身份无法判定。参阅 Wladimir Eliasberg 编辑, *Psychotherapie: Bericht über den J. Allgemeinen ärztlichen Kongress für Psychotherapie in Baden-Baden, 17—19. April 1926* (Halle/S.: Marhold, 1927), "Teilnehmerverzeichnis," pp. 319—327。对精神病性和神经病性疾病怀有兴趣的医师,时常不能像在 *Arztliches Handbuch nebst Verzeichnis der Ärzte im Deutschen Reich*, 10th ed., for 1924—1925 (Leipzig: Verlagsbuchhandlung des Verbandes der Arzte Deutschlands, 1925)中这样确认他们自己的身份,并且有关"精神病医师"的这种比例如此精确的数字是不可能获得的。必须要牢记,许多收容院精神病医师尤其可能不曾参加过一次心理疗法会议。因此,主张所有精神病医师的 70%显示出一种强烈的在精神分析方面的兴趣将是不正确的。

55. 在国际层面上,这种发展或许可以从一种心理学性质的医学论文的内容上迅速勾勒出来。虽然在 19 世纪最后的这二十年里,催眠术一直很流行,但到 1910—1919 年,有关催眠术的论文数量却下降了几乎 90%。相反,在 19 世纪 90 年代和 1910—1919 年间,有关"心理疗法"论文的数量从 4%上升到 76%。在 1910—1919 年,另有"精神分析"论文 148 篇。很明显,精神分析之犬正在摇晃着治疗之尾。到20世纪20年代晚期，这种国际性心理治疗学文献完全为精神分析所支配。在1920—1929年十年间，302篇精神分析论文发表，与之形成对比的是，催眠术136篇、心理疗法84篇以及暗示疗法31篇。这些数据依据对标明有“催眠-催眠术”、“心理疗法”、“暗示”和“精神分析”的论文——它们发表于1880到1929年间，收入三种系列出版物 *Index-Catalogue of the Library of the Surgeon-General's Office, United States Army* (Washington, DC: GPO, 1880—)——的一种分析。

56. E. Stanley Abbot, “Out-Patient or Dispensary Clinics for Mental Cases,” *American Journal of Insanity*, 77 (1920), pp. 218—225, esp. p. 218.
57. Walter Channing, “Dispensary Treatment of Mental Diseases,” *American Journal of Insanity*, 58 (1901), pp. 109—119，引自 p. 119。
58. Abbot, *American Journal of Insanity*, pp. 220—221.
59. 参阅 Gerald N. Grob, *Mental Illness and American Society, 1875—1940* (Princeton: Princeton U. P., 1985), pp. 144—166。
60. George M. Kline, “Presidential Address,” *AJP*, 7 (1927), pp. 1—22，引自 p. 4。
61. 关于1910年的这个数字，参阅 “Report of the Council to the American Medico-Psychological Association,” *American Journal of Insanity*, 67 (1910), pp. 400—411；与会成员名录 pp. 405—411; “Proceedings of the Seventy-Seventh Annual Meeting,” *AJP*, 1 (1921), pp. 216—240；与会成员名录 pp. 225—235。我用一个住址而不是一个机构地址来作为私人执业的证据。
62. James Jackson Putnam, “Recent Experiences in the Study and Treatment of Hysteria at the Massachusetts General Hospital; with Remarks on Freud's Method of Treatment by ‘Psycho-analysis,’” *Journal of Abnormal Psychology*, 1 (1906), pp. 26—41. 关于这些事情，参阅 Isador

H. Coriat, "Some Personal Reminiscences of Psychoanalysis in Boston," *Psychoanalytic Review*, 32 (1945), pp. 1—8; Eugene Taylor, "On The First Use of 'Psychoanalysis' at the Massachusetts General Hospital, 1903 to 1905," *Journal of the History of Medicine*, 43 (1988), pp. 447—471。

63. 关于布里尔,参阅 May E. Romm, "Abraham Arden Brill," 收入 Franz Alexander 等编, *Psychoanalytic Pioneers* (New York: Basic, 1966), pp. 210—223。

64. Peters, *Psychiatrie im Exil*, p. 123.

65. 在许多称颂弗洛伊德的文章中,典型的是罗斯福医院(Roosevelt Hospital)神经病医师 George M. Parker 的"Hysteria under Psychoanalysis," *Medical Record 18* (Aug. 6, 1910), pp. 219—226:"精神分析作为一种疗法,在这个国家正在显示出一种强劲的发展曲线。"(p. 219)关于"自大的驴",参阅弗洛伊德 1911 年 3 月 3 日给荣格的信,收入 William McGuire 编辑, *The Freud/Jung Letters* (Princeton: Princeton U.P., 1974), p. 399。

66. 虽然几个地方性学会和机构很早以前就限定他们自己只接收医师,但这成为正式的全国性学会的方针是在 1938 年。Robert P. Knight, "The Present Status of Organized Psychoanalysis in the United States," *Amer. Pa. Assn. J.*, 1 (1953), pp. 197—221, esp. p. 214。通常并不那么惧怕他们自己的欧洲的医师,对非医科的精神分析师更为宽容。虽然在中欧,一大堆头衔,诸如枢密官先生、内阁大臣先生、教授先生以及官员先生,都排在"医学博士先生"前,但是,美国的医学博士排在权势等级的最高位。

67. Nathan G. Hale, Jr., *Freud and the Americans: The Beginnings of Psychoanalysis in the United States, 1876—1917* (New York: Oxford U.P., 1971), p. 317, and pp. 527—528 n. 12.

68. Henry M. Hurd, *Institutional Care of the Insane in the United States and Canada* (Baltimore: Hopkins, 1916), vol. 3, p. 272.

69. David Kennedy Henderson, *The Evolution of Psychiatry in Scotland* (Edinburgh: Livingstone, 1964), p. 165.

70. "Foreword and Corrections," *Amer. Pa. Assn. Bull.*, 2 (1938), p. 8.

71. 参阅 Arcangelo R. T. D'Amore, "Historical Reflections on the Organizational History of Psychoanalysis in America,"收入 Jacques M. Quen and Eric T. Carlson 编辑, *American Psychoanalysis: Origins and Development* (New York: Brunner, 1978), pp. 127—140, esp. p. 131。

72. 关于这些地方性社团成立的信息,参阅他们在美国精神分析学会 1938 年会议上给理事会的报告。*Amer. Pa. Assn. Bull.*, 1 (1938), pp. 79f。

73. 年会"会议记录"(Proceedings), *AJP*, 8 (1928), pp. 355—359。

74. Knight, *Amer. Pa. Assn. J.*, 1953, p. 216。这个三年政策在 1954 年得到重申,参阅 *Amer. Pa. Assn. Bull*, 10 (1954), p. 358。

75. "Proceedings of Societies," *AJP*, 90 (1933), pp. 381—382;布里尔(A. A. Brill)当选为这个分会的主席,自动成为美国精神病学协会的一位副会长,巴特迈耶当选为分会的秘书。

76. Kubie in discussion, "Round Table on Problems of Training," *Amer. Pa. Assn. Bull*, 3 (1940), p. 27.

77. *Amer. Pa. Assn. Bull*, 1940, pp. 33—34.

78. Franklin G. Ebaugh and Charles A. Rymer, *Psychiatry in Medical Education* (New York: Commonwealth Fund, 1942), pp. 193—194.

79. Sally Willard and Jefferson Trask Pierce, *The Layman Looks at Doctors* (New York: Harcourt, 1929),引自 p. 200;关于萨莉·威拉德与精神分析的邂逅,参阅 pp. 199—226。

80. "The 'Nervous Breakdown'," *Fortune*, April 1935, pp. 84—88 et seq.,引自 p. 182。

81. 奈特(Knight)将 20 世纪 20 年代和 30 年代的美国精神分析师描绘为"根

本上是好内省的个体，勤于用功和思考，[他们]往往是极其个人主义的，并将他们的社交生活限定在与同事们的临床和理论讨论中”。*Amer. Pa. Assn. J.*，1953，p. 218。

82. 关于这 4000 名医学流亡者中的名流，参阅 Kathleen M. Pearle，*Preventive Medicine：The Refugee Physician and the New York Medical Community，1933—1945*（Bremen：University of Bremen，Research Center on Social Conditions，1981），p. 14。其他的统计数字来自 Peters，*Psychiatric im Exil*，p. 16。

83. Otto Fenichel，*Outline of Clinical Psychoanalysis*（New York：Norton，1934）.

84. “List of Colleagues from Abroad... ，” *Amer. Pa. Assn. Bull*，3（1940），pp. 59—61；这八位曾加入柏林精神分析学会的人是费尼切尔（他实际上是维也纳人）、弗里德曼（Paul Friedmann）、乔基姆·埃内尔（Joachim Haenel）、伊蕾娜·埃内尔（Irene Haenel）、卡姆（Bernard Kamm）、西梅尔（Ernst Simmel）、魏格特-福温克尔（Edith Weigert-Vowinckel）、贝恩菲尔德（Siegfried Bernfeld）（来自柏林的唯一非医学的精神分析师）。

85. 这则故事出自 Russell Jacoby，*The Repression of Psychoanalysis：Otto Fenichel and the Political Freudians*（New York：Basic，1983），p. 119。

86. Heinrich Meng，“Paul Federn：Teacher and Reformer，”收入 Ernst Federn，*Thirty-Five Years with Freud in Honour of the Hundredth Anniversary of Paul Federn，M. D.*（Brandon，VT：Clinical Psychology Pub.，1972；*Journal of Clinical Psychology*，suppl. no. 32），pp. 34—40，引自 p. 38。

87. 关于来自维也纳的移民精神分析师的名录，参阅 Johannes Reichmayr，*Spurensuche in der Geschichte der Psychoanalyse*（Frankfurt：Nexus，

1990)，pp. 154—157。

88. Franz Werfel，"Der Arzt von Wien"（1938），收入韦费尔的*Erzählungen aus zwei Welten*，vol. 3（Frankfurt/M.：Fischer，1954），pp. 40—45，引自 pp. 32—43。但是，韦费尔用这位主角的自杀结束了他的戏。对像保罗·费德恩和威廉·斯特克尔（但他在海外自杀）这样的维也纳精神分析师来说，这种自杀是一个不同寻常的结局。

89. 关于席尔德在美国的生活，参阅收入 Walter Bromberg，*Psychiatry between the Wars，1918—1945：A Recollection*（Westport：Greenwood，1982）的简述，pp. 83—90。

90. 关于这些事情，参阅 Dieter Langer，*Paul Ferdinand Schilder：Leben und Werk*（Erlangen：med. diss.，1979），pp. 86—88。

91. Else Pappenheim，"Zeitzeugin，"收入 Friedrich Stadler，*Vertriebene Vernunft，vol. 2：Emigration und Exil österreichischer Wissenschaft*（Munich：Jugend und Volk，1988），pp. 221—229，引自 p. 226。

92. Pappenheim，*Emigration*，p. 225.

93. Roazen，*Freud and His Followers*，p. 520.

94. 关于这种结盟，参阅 Lewis A. Coser，*Refugee Scholars in America：Their Impact and Their Experiences*（New Haven：Yale U. P.，1984），pp. 49—50。亦见 Nathan G. Hale，Jr.，"From Berggasse XIX [sic] to Central Park West：The Americanization of Psychoanalysis，1919—1940，" *Journal of the History of the Behavioral Sciences*，14（1978），pp. 299—315。

95. Arnold A. Rogow，*The Psychiatrists*（New York：Putnam 1970），p. 109.

96. Lewis A. Coser，*Refugee Scholars*，p. 53。前七位是哈特曼、克里斯、埃里克松、玛格丽特·马勒（Margaret Mahler）、格里纳克、雅各布森（Ruth Jacobson）和勒文施泰因。第八和第九——费尼切尔和海伦妮·多伊奇——也是流亡者。

97. Martin Grotjahn，*My Favorite Patient*：*The Memoirs of a Psychoanalyst*（Frankfurt/M.：Lang，1987），pp. 76—77.

98. Seymour B. Sarason，*The Making of an American Psychologist*：*An Autobiography*（San Francisco：Jossey-Bass，1988），p. 214.

99. Arnold A. Rogow，*Psychiatrists*，p. 37.

100. Coser，*Refugee Scholars*，p. 47.

101. 一个精神分析师团体反对对精神病学的精神分析性接管，因为害怕真正的接管会是精神病学将它自己强加在精神分析上。关于像费尼切尔这样的、通常也支持非医科的精神分析师的人物，参阅 Jacoby，*Repression of Psychoanalysis*，p. 130。

102. "Alphabetical List of Ail Members，" *Amer. Pa. Assn. Bull.*，3（1939—1940），pp. 145—152.

103. Report on American Institute for Psychoanalysis，*American Journal of Psychoanalysis*，2（1942），p. 28.

104. 关于在纽约的这些分裂，参阅 John Frosch，"The New York Psychoanalytic Civil War，" *Amer. Pa. Assn. J.*，39（1991），pp. 1037—1064。

105. 关于耶鲁，参阅 Sarason，*Making of a Psychologist*，pp. 215—216；Eugene B. Brody，"The New Biological Determinism in Socio-Cukural Context，" *Australian and New Zealand Journal of Psychiatry*，24（1990），pp. 464—469，esp. p. 466。

106. "Bulletin，" *Amer. Pa. Assn. J.*，4（1956），p. 374.

107. Edith Weigert，"Die Entwicklung der psychoanalytischen Ausbildung in USA，" *Psyche*，6（1953），pp. 632—640，引自 p. 633。

108. Henri Elienberger，"A Comparison of European and American

Psychiatry," *Bulletin of the Menninger Clinic*, 19 (1955), pp. 43—52, 引自 p. 46。参阅 Ellenberger, *The Discovery of the Unconscious: The History and Evolution of Dynamic Psychiatry* (New York: Basic, 1970)。

109. 参阅这个名录,它收入 Walter E. Barton, *The History and Influence of the American Psychiatric Association* (Washington, DC: APA Press, 1987), pp. 336—339。在布兰奇(Hardin Branch)的 1962—1963 年任期到雷蒙德 · 瓦格纳(Raymond Waggoner)的 1969—1970 年任期之间,每位主席都不是精神分析师,就是 GAP 或美国精神分析研究院(American Academy of Psychoanalysis)的一位成员。

110. Committee on Social Issues of the Group for the Advancement of Psychiatry, *The Social Responsibility of Psychiatry, A Statement of Orientation*, Report No. 13 (New York: GAP, July, 1950),引自 p. 3。

111. Grob, *Asylum to Community*, p. 32.

112. Weigert, *Psyche*, p. 633.

113. *The Psychiatrist, His Training and Development. Report of the 1952 Conference on Psychiatric Education ... Organized and Conducted by the American Psychiatric Association and the Association of American Medical Colleges* (Washington, DC: APA, 1953), p. 99.

114. Karl Menninger, "The Contribution of Psychoanalysis to American Psychiatry" (1953),收入 Barnard H. Hall 编辑, *A Psychiatrist's World: The Selected Papers of Karl Menninger* (New York: Viking, 1959),引自 p. 837。

115. Howard W. Potter and Henriette R. Klein, "Toward Unification of Training in Psychiatry and Psychoanalysis," *AJP*, 108 (1951), pp. 193—197,引自 p. 193。

116. *New York Times*, Oct. 9, 1994, p. 1.

117. Committee on Medical Education of the Group for the Advancement of Psychiatry，*Trends and Issues in Psychiatric Residency Programs*，report no. 31（New York：GAP，March 1955），pp. 13，15.

118. Potter，*AJP*，p. 194.

119. GAP，*Trends and Issues*，1955，p. 13.

120. Joan B. Woods 等，"Basic Psychiatric Literature as Determined from the Recommended Reading Lists of Residency Training Programs，" *AJP*，124（1967），pp. 217—224，参阅 tab. 1，p. 223。

121. Rogow，*Psychiatrists*，pp. 62，64.

122. *Freud/Ferenczi Briefwechsel*，pp. 52—53.

123. 参阅费德恩的早期论文，"The Analysis of Psychotics，" *International Journal of Psychoanalysis*，15（1934），pp. 209—214；"Psychoanalysis of Psychoses，" *Psychiatric Quarterly*，17（1943），pp. 3—19。Meng 指出，在费德恩的早期著作中，他将这种精神障碍疾病的起源归罪这位母亲。Meng，收入 Federn，*Thirty-Five Years of Freud*，p. 38。

124. 迈耶 1937 年 11 月 26 日给迈尔森的信，转引自 Gerald N. Grob，*The Inner World of American Psychiatry，1890—1940：Selected Correspondence*（New Brunswick：Rutgers U.P.，1985），p. 132。

125. Donald L. Burnham，"Orthodoxy and Eclecticism in Psychoanalysis：The Washington-Baltimore Experience，" 收入 Quen 编辑，*American Psychoanalysis*，pp. 88—91。St. Elizabeths Hospital 通常不用写撇号。

126. 关于沙利文在谢泼德的情况，参阅 Bliss Forbush，*The Sheppard & Enoch Pratt Hospital，1853—1970：A History*（Philadelphia：Lippincott，1971），pp. 80—81，106—09。关于他的观点的一个早期陈述，参阅 Harry Stack Sullivan，"The Modified Psychoanalytic Treatment of Schizophrenia，" *AJP*，11（1931），pp. 519—540。

127. *Amer. Pa. Soc. Bull.*, 1 (1938), pp. 122—123.

128. 关于弗洛姆-赖希曼的生平，参阅 Peters, *Psychiatrie im Exil*, pp. 173—188。

129. Frieda Fromm-Reichmann, "Notes on the Development of Treatment of Schizophrenics by Psychoanalytic Psychotherapy," *Psychiatry*, 11 (1948), pp. 263—273，引自 p. 265。

130. John Neill, "Whatever Became of the Schizophrenogenic Mother?" *American Journal of Psychotherapy*, 44 (1990), pp. 499—505，引自 p. 502。

131. Bertram Lewin, *The Psychoanalysis of Elation* (London: Hogarth, 1951), p. 137.

132. Sandor Rado, "The Problem of Melancholia," *International Journal of Psychoanalysis*, 9 (1928), pp. 420—438, esp. p. 423。拉多首先使用这个说法于 "An Anxious Mother: A Contribution to the Analysis of the Ego," 同上, 9 (1928), pp. 219—226；参阅 p. 225。

133. Melanie Klein, "A Contribution to the Psychogenesis of Manic-Depressive States" (1934), 收入 Klein, *Contributions to Psycho-Analysis, 1921—1945* (London: Hogarth, 1948; reprint New York: McGraw-Hill, 1964), pp. 282—310, esp. p. 284。

134. "Bulletin," *Amer. Pa. Assn. J.*, 6 (1958), p. 692; 600 名成员和候补者暗示了一种愿意执教这个项目的兴趣。

135. F. A. Freyhan, "Vier Jahrzehnte khnische Psychiatrie—aus persönlicher Sicht," *Fortschritte der Neurologie und Psychiatrie*, 47 (1979), pp. 436—441，引自 p. 437。在"Fritz" Freyhan 返回德国后，他成了那里的精神药理学的创建者之一。

136. Karl Menninger, *Selected Papers*, p. 851.

137. Karl Menninger，*The Vital Balance*：*The Life Process in Mental Health and Illness*（New York：Viking，1963），p. 33.

138. Lothar B. Kalinowsky，[Memoir]，收入 Ludwig J. Pongratz，ed.，*Psychiatrie in Selbstdarstellungen*（Berne：Huber，1977），pp. 147—164，引自 p. 158。

139. 弗罗姆-赖希曼相信用她的一位学生的话说，"在大众、精神失常者和别的之间不存在性质上的差别，仅有一些量上的不同"。Ralph M. Crowley，"Frieda Fromm-Reichmann：Recollections of a Student，" *Psychiatry*，45（1982），pp. 105—107，引自 p. 106。亦见 Mitchell Wilson，"*DSM-III* and the Transformation of American Psychiatry：A History，" *AJP*，150（1993），pp. 399—410，引用 p. 400。

140. Ellenberger，*Bull*. *Menninger Clinic*，p. 43.

141. Ellenberger，*Bull*. *Menninger Clinic*，p. 49.

142. Kalinowsky，*Selbstdarstellungen*，p. 161。从这个项目报告中还看不出这些分析师的哪些患者可能做过手术，因为仅仅来自精神病院的患者们有可能接受"额叶皮质局部切除术"（topectomy），但是，长老会医院神经医学研究所（Neurological Institute of Presbyterian Hospital）实施了其他的脑白质切除术，这些精神分析师的患者可能身在其中。参阅 Fred A. Mettler and Columbia-Greystone Associates 编辑，*Selective Partial Ablation of the Frontal Cortex*（New York：Hoeber，1949）；49 名患者被编号列出在 pp. 16—17。Lawrence Pool 和 Robert G. Heart 的报告给出 58 这个患者人数。"Topectomy，" *Psychosurgery*，*1st International Conference*（*Aug*. *4th—7th*，*1948*）（Lisbon：no publ.，1949），pp. 328—329.

143. Israel Zwerling 等，"Personality Disorder and the Relationships of Emotion to Surgical Illness in 200 Surgical Patients，" *AJP*，112（1955），

pp. 270—277，引自 p. 273。

144. 参阅 Judd Marmor，*Psychiatrists and Their Patients：A National Study of Private Office Practice*（Washington：American Psychiatric Association，1975），pp. 34f。

145. Herman M. van Praag，“*Make-Believes*” *in Psychiatry or The Perils of Progress*（New York：Brunner/Mazel，1993），pp. 10—11.

146. 根据一项 APA 调查，在 1970 年，全体美国精神病医师的 10%是精神分析师。Franklyn N. Arnhoff and A. H. Kumbar，*The Nations Psychiatrists—1970 Survey*（Washington，DC：APA，1973），tab. 7，p. 6.

147. Hale，*Journal of the History of the Behavioral Sciences* 1978，参阅 p. 313 n. 15。

148. 这项统计基于一个 97 位精神病医师的抽样。这些精神病医师 1941 年时分布在 6 个州执业，并在 1962 年时仍在执业。该统计取自 *Biographical Directory of the Fellows and Members of the American Psychiatric Association as of May 8，1962*（New York：Bowker，1963）。因为这个抽样有利于 1941 年时的那些年轻人，所以令人惊讶的是，几乎 2/3 的年轻精神病医师那时只做公立机构的工作。

149. Arnhoff and Kumbar，*The Nations Psychiatrists*，p. 16.

150. Robert A. Dorwart 等，“A National Study of Psychiatrists' Professional Activities，” *AJP*，149（1992），pp. 1499—1505，参阅 p. 1502。从 1982 年全体的 3.7%开始上升。

151. Leon Eisenberg，“Mindlessness and Brainlessness in Psychiatry，” *BJP*，148（1986），pp. 497—508，引自 p. 498。

152. 关于这个故事，参阅 Grob，*Asylum to Community*，p. 278。Jeremy Lazarus，“The Goldwater Rule Revisited，” *Psychiatric News*，Aug. 5，

1994, p. 14。

153. 关于例子,参阅 Hale, *J. Hist. Behav. Sci.*, p. 300。

154. John Demos, "Oedipus and America: Historical Perspectives on the Reception of Psychoanalysis in the United States," *Annals of Psychoanalysis*, 6 (1978), pp. 23—39.

155. 关于这"两大压力"在犹太人心因性疾病产生上的作用,参阅 Edward Shorter, *From the Mind into the Body: The Cultural Origins of Psychosomatic Symptoms* (New York: Free Press, 1994), pp. 92—94。

156. John Murray Cuddihy, *The Ordeal of Civility: Freud, Marx, Lévi-Strauss, and the Jewish Struggle with Modernity* (New York: Basic, 1974), p. 46.

157. Robert Musil, *Der Mann ohne Eigenschaften*, vol. 1 (1930) (Reinbek: Rowoholt, 1987), p. 388. "Dieser so durchseelte Mittelstand." 这句引言是给犹太人和非犹太人的,尽管前者可以被证明更为"durchseelt"。

158. Beller, *Vienna and the Jews*, p. 208.

159. Paul Harmat, "Die zwanziger Jahre—die Blütezeit der Budapester psychoanalytischen Schule," *Medizinhistorisches Journal*, 23 (1988), pp. 359—366,引自 p. 360。就精神分析是一种秘密典礼,他引证了作家 Istvàn Vas。

160. Hilda C. Abraham and Ernst L. Freud 编辑, *Sigmund Freud/Karl Abraham: Briefe, 1907—1926*, 2nd ed. (Frankfurt/M.: Fischer, 1980), pp. 47, 57。

161. Vincent Brome, *Ernest Jones: Freud's Alter Ego* (New York: Norton 1983), p. 109.

162. 弗里德伦德尔的 1922 年故事"Der operierte Goj"被作一个注释重印进 Oskar Panizza, *Der Korsettenfritz: Gesammelte Erzählungen* (Munich:

Matthes, 1981), pp. 279—292，引自 p. 287。关于弗里德伦德尔的背景，参阅 Sander L. Gilman, *The Case of Sigmund Freud: Medicine and Identity at the Fin de Siècle* (Baltimore: Hopkins, 1993), pp. 39—41。

163. Max Müller, *Erinnerungen: Erlebte Psychiatriegeschichte, 1920—1960* (Berlin: Springer, 1982), p. 23.

164. Stransky, "Autobiographic," p. 557. 斯特兰斯基他自己就有点是反犹太人的，并因为这种评论而受到过赞扬。关于荣格的反犹太主义，仅仅关于其程度有所争论。参阅 Andrew Samuels, "Psychologie nationale, national-socialisme et psychologie analytique: reflexions sur Jung et l'antisémitisme," *Revue Internationale d'histoire de la psychanalyse*, 5 (1992), pp. 183—219。

165. Ernest Jones, *Free Associations: Memories of a Psycho-analyst* (New York: Basic, 1959), p. 209.

166. Stransky, "Auto-Biographie," pp. 142—143.

167. Grotjahn, *My Favorite Patient*, p. 76.

168. Alexander, *Twenty Years of Psychoanalysis*, p. 16.

169. Sarason, *Making of an American Psychologist*, p. 215.

170. John Maclver and Frederick C. Redlich, "Patterns of Psychiatric Practice," *AJP*, 115 (1959), pp. 692—697, esp. pp. 693—694. 依据一个 40 位医师的调查。

171. Rogow, *Psychiatrists*, pp. 58—59.

172. Rogow, *Psychiatrists*, p. 78.

173. Victor D. Sanua, "Mental Illness and Other Forms of Psychiatric Deviance among Contemporary Jewry," *Transcultural Psychiatric ResearchReview*, 29 (1992), pp. 197—233, esp. pp. 198—199. Walter Weintraub and H. Aronson, "Patients in Psychoanalysis: Some Findings

Related to Sex and Religion," *American Journal of Orthopsychiatry*, 44 (1974), pp. 102—108; Leo Srole 等, *Mental Health in the Metropolis: The Midtown Manhattan Study* (New York: McGraw-Hill, 1962), pp. 300—324,他们总结说:"我们的观点是,这种对精神病学的认同,可能导致了犹太人中这种不同寻常的精神神经症的高发病率。"(p. 317)

174. Joseph Veroff, Richard A. Kulka, and Elizabeth Douvan, *Mental Health in America: Patterns of Help-Seeking from 1957 to 1976* (New York: Basic, 1981), tab. 5.30, p. 172。调查对象被询问是否曾经寻求过一位精神病医师或一位心理学家的帮助——我理解为意味着一个问题,是否接受了心理治疗。这个非犹太人的百分比是 6 个新教教派以及天主教的一个平均数。

175. 关于乔安妮·格林伯格的真实情况,参阅 Laurice L. McAfee, "Interview with Joanne Greenberg,"收入 Ann-Louise S. Silver 编辑, *Psychoanalysis and Psychosis* (Madison: International U. P., 1989), pp. 519—531。

176. Joanne Greenberg [pseud. "Hannah Green"], *I Never Promised You a Rose Garden* (1964) (New York: Signet, 1965), pp. 34, 61, 96, 98, 203。有关这个所谓的创伤的具体情况,参阅"Frieda Fromm-Reichmann Discusses the 'Rose Garden Case,'" *Psychiatry*, 45 (1982), pp. 128—136, esp. p. 129。

177. Greenberg, *Rose Garden*, p. 42.

178. *American Jewish Year Book*, 64 (1963), pp. 16—17; *American Jewish Year Book*, 92 (1992),参阅 p. 66 有关基于婚姻类型的犹太人儿童教育; pp. 43—46 有关异族婚姻中的各种风险性因素。

179. "A Gift to Help..." *New York Times*, Oct. 13, 1994, p. A18.

180. Leslie Y. Rabkin, "Mental Health..." 收入 Jack Fischel and Sanford

Pinsker 编辑，*Jewish-American History and Culture*：*An Encyclopedia*（New York：Garland，1992），pp. 387—392，引自 p. 387。

第六章　替代疗法

1. [American Psychiatric Association]，*One Hundred Years of American Psychiatry*（New York：Columbia U. P.，1944），pp. 150—151.

2. John R. Lord，"The Evolution of the 'Nerve' Hospital as a Factor in the Progress of Psychiatry，" *Journal of Mental Science*，75（1929），pp. 307—315，统计数据和引文见 p. 309。这位作者是伦敦郡最大的精神病院之一的霍顿(Horton)医院的一位精神病医师。

3. Lothar B. Kalinowsky，"The Discoveries of Somatic Treatments in Psychiatry：Facts and Myths，" *Comprehensive Psychiatry*，21（1980），pp. 428—435，引自 p. 428。

4. Henry Rollin，"The Dark before the Dawn，" *Journal of Psychopharmacology*，4（1990），pp. 109—114，引文见 pp. 109，110。

5. 关于这些相对高的出院率，参阅 Morton Kramer 等，*A Historical Study of the Disposition of First Admissions to a State Mental Hospital*：*Experience of the Warren State Hospital during the Period 1916—1950*（Washington：GPO，1955，PHS pub. no. 445），他们发现在 1916—1935 年间，所有被收容的 65 岁以下患者(他们没有在医院去世)的一半多在两年内出院，图表 8，p. 12。关于精神病学的这种低下地位，参阅 Max Müller，*Erinnerungen*：*Erlebte Psychiatriegeschichte*，*1920—1960*（Berlin：Springer，1982），p. 5。

6. 关于瓦格纳-尧雷格的反犹太主义和他选择精神病学作为一个研究领域，参阅他的手稿自传，题为"Medicinische Laufbahn，"收入 Vienna Institut für Geschichte der Medizin，书架号 HS 3290，pp. 27—28a，另外，Erwin

Stransky 的手稿自传，“Autobiographic,”书架号 HS 2065，pp. 172，227—230。

7. Julius Wagner-Jauregg，“Über die Einwirkung fieberhafter Erkrankungen auf Psychosen,” *Jahrbücher für Psychiatrie und Neurologic*，7（1887），pp. 94—131，esp. pp. 115，130.

8. 关于这种研究的一个详细的叙述，参阅 Magda Whitrow，*Julius Wagner-Jauregg（1857—1940）*（London：Smith-Gordon，1993），pp. 155—159。

9. 描述这项研究的一个多部分系列的这最后一部分，发表在 1919 年 1 月的第一个星期。这部分包含这些准确的病例。Julius Wagner-Jauregg，“Ober die Einwirkung der Malaria auf die progressive Paralyse,” *PNW*，20（Jan. 4，1919），pp. 251—255.

10. 到 1930 年，Sanatorium Rockwinkel bei Bremen 除向神经梅毒提供疟疾治疗外，还在向精神分裂症提供“发热治疗”。参阅记录“Referate,” *PNW*，32（Nov. 29，1930），pp. 583—584。

11. Abram E. Bennett，“Evaluation of Artificial Fever Therapy for Neuropsychiatric Disorders,”[*American Medical Association*] *Archives of Neurology and Psychiatry*，40（1938），pp. 1141—1158。考虑到在神经梅毒患者身上延长生命、阻止这种疾病的发展和缓解症状上的这种疟疾疗效的坚实证据，那么，像 Gerald Grob 那样评论“支持发热疗法的证据极其微弱”，就几乎是惹是生非的。Grob，*The Mad among Us：A History of the Care of America's Mentally Ill*（New York：Free Press，1994），p. 180。关于这种疗效问题，参阅 John H. Stokes 等，*Modern Clinical Syphilology*（Philadelphia：Saunders，1944），pp. 181，333。一位权威暗示，这种发热疗法在非麻痹性精神失常上的成功，或许归因于安慰作用。Otfried K. Linde，*Pharmakopsychiatrie im Wandel der Zeit*（Klingennmünster：Tilia-Verlag，1988），p. 94。

12. 关于疟疾疗法的利弊，参阅 Stokes，*Modern Clinical Syphilology*，pp. 333—347。

13. 关于一些细节，参阅 Edward Shorter，*The Health Century*（New York：Doubleday，1987），pp. 40—44。

14. John Mahoney 等，"Penicillin Treatment of Early Syphilis，" *American Journal of Public Health*，33（Dec. 1943），pp. 1387—91。

15. 参阅 Stokes，*Modern Clinical Syphilology*，见各处。该书显然印刷于 1944 年 8 月。第一份公开的青霉素对神经梅毒疗效的报告是 John H. Stokes，等，"The Action of Penicillin in Late Syphilis Including Neurosyphilis ..."，*JAMA*，126（Sept. 9，1944），pp. 74—79。青霉素通常不会越过血脑屏障，除非脑膜发炎，像常常出现在神经梅毒中的那样。参阅 Alfred Goodman Gilman 编辑，*Goodman and Gilman's The Pharmacological Basis of Therapeutics*，8th ed.（New York：McGraw-Hill，1990），p. 1070。

16. Stokes，*Modern Clinical Syphilology*，p. 1265.

17. Stokes，*JAMA*，1944，p. 76.

18. John Haslam，*Observations on Madness and Melancholy*，2nd ed.（London：Callow，1809），引文见 pp. 324，328。

19. Montagu Lomax，*The Experiences of an Asylum Doctor*（London：Allen & Unwin，1921），引自 p. 99。它也被给予用来作为一种惩罚。参阅 p. 100。

20. Eugène Asse 编辑，*Lettres de Mlle，de Lespinasse*（Paris：Charpentier，1876），p. 14。关于鸦片的基本情况，参阅 Matthias M. Weber，"Die 'Opiumkur' in der Psychiatrie：Ein Beitrag zur Geschichte der Psychopharmakotherapie，" *Sudhoffs Archiv*，71（1987），pp. 31—61，esp. pp. 44—45 涉及恩格尔肯（Engelken）家族的工作。该家族在靠近不

来梅(Bremen)的地方拥有几所私人诊所。

21. 参阅 Nancy Tomes，*A Generous Confidence*：*Thomas Story Kirkbride and the Art of Asylum-Keeping*，*1840—1883*（Cambridge：Cambridge U.P.，1984），pp. 194—195。

22. Alexander Wood，"A New Method of Treating Neuralgia by the Direct Application of Opiates to the Painful Points，" *Edinburgh Medical and Surgical Journal*，82（1855），pp. 265—281，引自 p. 267。

23. 参阅 Hermann Grunau，*Über Frequenz*，*Heilerfolge und Sterblichkeit in den öffentlichen preussischen Irrenanstalten von 1875 bis 1900*（Halle/S：Marhold，1905），p. 34，他将皮下吗啡注射引入德国收容院确定为1863年。

24. Robert Lawson，"On the Physiological Actions of Hyoscyamine，" *West Riding Pauper Lunatic Asylum Medical Reports*，5（1875），pp. 40—84；"A Contribution to the Investigation of the Therapeutic Actions of Hyoscyamine，" *Practitioner*，17（1876），pp. 7—19.

25. 参阅 Béla Issekutz，*Die Geschichte der Arzneimittelforschung*（Budapest：Kiadó，1971），p. 132。

26. Alan Norton，"Depression，" *BMJ*，2（Aug. 18，1979），pp. 429—430，引用 p. 429。

27. 关于水合氯醛的故事，参阅 Linde，*Pharmakopsychiatrie*，pp. 60—65。

28. *Aerztlicher Bericht der Private-Heilanstalt des Dr. Albin Eder von dem Jahre 1888*（Vienna：Ueberreuter，1889），病例 11，p. 267。

29. 弗吉尼亚·沃尔夫 1928 年 3 月 6 日写给萨克维尔-韦斯特的信，收入 *A Change of Perspective*，*The Letters of Virginia Woolf*，*vol. Ill*：*1923—1928*，ed. Nigel Nicolson（London：Chatto-Windus，1977），p. 469。

30. Heinz E. Lehmann，"Before They Called It Psychopharmacology，"

Neuropsychopharmacology, 8 (1993), pp. 291—303, esp. p. 294.

31. Mental Health Institute, Independence, Iowa, MS "Days of Yore," 1993, p. 6.

32. Evelyn Waugh, *The Ordeal of Gilbert Pinfold* (London: Chapman and Hall, 1957)。主人公一直在服用一种溴与水合氯醛的混合剂。

33. 评论见 Edward H. Sieveking 的讨论"Analysis of Fifty-Two Cases of Epilepsy," *Lancet*, 2 (1857), pp. 136—138,评论 p. 138, 关于洛科克的工作和这种溴的应用的详细情况,参阅 Robert J. Joynt, "The Use of Bromides for Epilepsy," *American Journal of Diseases of Children*, 128 (1974), pp. 362—363; R. H. Balme, "Early Medicinal Use of Bromides," *Journal of the Royal College of Physicians*, 10 (1976), pp. 205—208。

34. W. Petit, "Du bromure de potassium dans les maladies nerveuses," *Progres médical*, 19 (Feb. 28, 1891), pp. 177—178,引自 p. 177。

35. Charles A. Roberts, "Myths and Truths in Psychiatry,"1991 年 10 月在加拿大精神病学协会(Canadian Psychiatric Association)上的一篇演讲,抄件于多伦多女王街精神健康中心(Queen Street Mental Health Centre)档案室,引自 p. 15。

36. 关于这不多的、可以利用到的有关麦克劳德生平的事实,我要感谢爱丁堡大学图书馆的柯里(Jo Currie)夫人。麦克劳德 1847 年出生于伍利奇(Woolwich),1875 年成为医学学士,1880 年凭一篇有关肝脓肿的论文获医学博士(推荐)学位。参阅 *Medical Directory*, 1906, p. 1570, 内容有关他在上海的各种职位。至少到 1919 年他一直留在这座城市。

37. Neil Macleod, "Morphine Habit of Long Standing Cured by Bromide Poisoning," *BMJ*, 2 (July 10, 1897), pp. 76—77.

38. 有关她的疾病的叙述,拼凑自 Neil Macleod, "Cure of Morphine, Chloral,

and Cocaine Habits by Sodium Bromide"中的信息，*BMJ*，1 (April 15，1899)，pp. 896—898，有关"48岁的女士"的详细情况出自 p. 898；同时出自 Macleod，"The Bromide Sleep：A New Departure in the Treatment of Acute Mania，" *BMJ*，1 (Jan. 20，1900)，pp. 134—136，"case 8，" p. 1,35。

39. Macieod，*BMJ* 1900，pp. 134—136.

40. 例如，Wilhelm Griesinger 通过使用氯仿昏迷，能够获得一种暂时性的忧郁症和躁狂症的好转。*Die Pathologie und Therapie der psychischen Krankheiten* (1861/1867) (reprint Amsterdam：Bonset，1964)，p. 489。

41. 参阅 Philip M. Ragg，"The Bromide Sleep in a Case of Mania，" *BMJ*，2 (Nov. 3，1900)，pp. 1309—1310。Ragg 注意到，他的令人满意的治疗结果与 Thomas Clouston 关于溴在治疗急性躁狂症上无效的观点相矛盾。同时参阅 Wolff，"Trionalcur，" *Zentralblatt für Nervenkrankheiten und Psychiatrie*，24 (1901)，pp. 281—283，他在靠近贝鲁特的一家收容院里使用一种砜的衍生物而非溴。

42. Emil Fivscher and Joseph von Mering，"Über eine neue Klasse von Schlafmitteln，" *Therapie der Gegenwart*，44 (1903)，pp. 97—101.

43. Linde，*Pharmakopsychiatrie*，pp. 71—72；Kristina Goder，*Zur Einführung Synthetischer Schlafmittel in die Medizin im 19. Jahrhundert* (Frankfurt/M.：Lang，1985)，pp. 44—53。在美国，温斯罗普化学公司 (Winthrop Chemical Company)拥有佛罗拿的经营特许。

44. W. Fischer，"Uber die Wirkung des Veronal，" *Therapeutische Monatshefte*，17 (1903)，pp. 393—395.

45. Hermann von Husen，"Über Veronal，" *PNW*，6 (May 7，1904)，pp. 57—61，引自 p. 59。

46. Jane Hillyer，*Reluctantly Told* (New York：Macmillan，1935)，p. 8.

47. Roberts, "Myths and Truths," pp. 15—16.

48. William Sargant and Eliot Slater, *An Introduction to Physical Methods of Treatment in Psychiatry* (Edinburgh: Livingstone, 1944), p. 112.

49. 埃皮法尼奥在 1913 年 3 月 25 日将首剂鲁米那给了一位 19 岁的躁狂症患者"F. L"。注射持续了四天,直到她进入一种"深度睡眠"。她睡到 4 月 9 日,从开始看起来像是忧郁症的情形中缓慢康复,并在 6 月底出院。两年后,她明显的躁狂忧郁症仍然没有得到缓解。参阅 Giuseppe Epifanio, "L'ipnosi farmacologica prolungata e sua applicazione per la cura di alcune psicopatie," *Rivista di patologia nervosa e mentale*, 20 (1915), pp. 273—308, case 1, pp. 280—282。

50. 关于克莱斯的人品和克洛塔所扮演的角色,参阅 Müller, *Erinnerungen*, pp. 16, 405—407。

51. 关于卡罗利妮 · S(Karoline S)病例的详细情况,参阅 Jakob Klaesi, "Über die therapeutische Anwendung der 'Dauernarkose' mittels Somnifens bei Schizophrenen," *Zeitschrift fur die gesamte Neurologie und Psychiatrie*, 74 (1922), pp. 557—592, 它是其中的病例 3, p. 573。克莱斯给出了一个较完整的概要于他的论文集:"Jakob Klaesi," 收入 Ludwig J. Pongratz 编辑, *Psychiatrie in Selbstdarstellungen* (Berne: Huber, 1977), pp. 165—193, 病例见 pp. 183—185, 提到她是"Versuchsfall"或说实验用患者。

52. G. de M. Rudolf 后来指出,20%的精神分裂症患者会自然好转,克莱斯的 Somnifen 疗法决不会做得比运气更好。"Experimental Treatments of Schizophrenia," *Journal of Mental Science*, 77 (1931), pp. 767—791, esp. p. 769。

53. 米勒用 Somnifen 治疗的 24 位患者中有两位死亡;用另一种巴比妥酸盐治疗的 33 位患者中,虽然没有一例死亡,但有三位发展成致命性并发症。

Max Müller, "Die Dauernarkose mit flüssigem Dial bei Psychosen, speziell bei manisch-depressivem Irresein;" *Zeitschrift für die gesamte Neurologie und Psychiatrie*, 107 (1927), pp. 522—543；参阅 p. 528 有关死亡率和发病率的内容。关于 5% 和"治疗上的无奈"，参阅 Müller, *Erinnerungen*, p. 17。

54. Rudolf 讨论的另外 22 种精神分裂症疗法，实际上全都因为毒性和无效而半途而废。*Journal of Mental Science 1931*。

55. 关于例子，参阅 Harold D. Palmer and Alfred L. Paine, "Prolonged Narcosis as Therapy in the Psychoses," *AJP*, 12 (1932), pp. 143—164："对已经使其经受这种形式治疗的患者的夸张行为的逐字记录，在理解他们精神失常的动力上具有重要的价值。"(p. 153)

56. Eliot Slater, "Psychiatry in the Thirties," *Contemporary Review*, 226 (1975), pp. 70—75，引自 p. 74。

57. "Referate: das Sanatorium Rockwinkel," *PNW*, 32 (Nov. 29, 1930), pp. 583—584.

58. Harry Stack Sullivan, "The Modified Psychoanalytic Treatment of Schizophrenia," *AJP*, 11 (1931), pp. 519—540，引自 p. 533。

59. Kalinowsky, *Comprehensive Psychiatry* 1980，引自 p. 429。关于这种治疗的一个评价，参阅 G. Windholz and L. H. Witherspoon, "Sleep as a Cure for Schizophrenia: A Historical Episode," *History of Psychiatry*, 4 (1993), pp. 83—93。实际上，这种睡眠疗法很少在精神分裂症患者身上成功，但它在情感障碍方面给出了希望。

60. 睡眠疗法上的尝试持续到第二次世界大战后。利血平是一种抗精神病药物，由 Nathan Kline 在 1954 年引进精神病学。它作为一种产生治疗性睡眠的药物首次应用在苏黎世的布格霍尔茨。由血栓引起的死亡率明显相当地高。参阅 David Healy 对 Jules Angst 的采访，pp. 3—4。我非常感谢

Healy 博士复制了这次采访的一个拷贝供我利用。

61. D. Ewen Cameron, "Psychic Driving," *AJP*, 112 (1956), pp. 502—509.

62. Anne Collins, *In the Sleep Room: The Story of the CIA Brainwashing Experiments in Canada* (Toronto: Lester & Orpen Dennys, 1988), pp. 126—127。在我看来,这种中央情报局的视角是离题的,因为在没有拿中央情报局任何钱的情况下,卡梅伦也会做完全相同的事情。

63. D. Ewen Cameron 等, "The Depatterning Treatment of Schizophrenia," *Comprehensive Psychiatry*, 3 (1962), pp. 65—76。

64. 卡梅伦的讣闻, *New York Times*, Sept. 9, 1967, p. 31。

65. 人们会留意到 Max Müller 的 *Die körperlichen Behandlungsverfahren in der Psychiatrie, vol. I: Die Insulinbehandlung* (Stuttgart: Thieme, 1952)中的这篇激动人心的序言:"由于产生于这种精神病学内的对医学活动的力争,以及受这种减轻痛苦和进行治疗的决心的推动,[这种休克和昏迷疗法]在世纪之交以来的整个精神病学发展的框架中得到理解。取代了精神疾病不能治疗的这种教条,取代了无奈的看护,出现了对可能治疗的信心,出现了这种将当前技术水准的医学带进先前这片荒芜田地的雄心勃勃的努力。"(p. Ⅲ)

66. Manfred Sakel, "Neue Behandlung der Morphinsucht," *Deutsche MediZinische Wochenschrift*, 56 (Oct. 17, 1930), pp. 1777—1778.

67. David M. Cowie 等, "Insulin and the Mental State of Depression—A Preliminary Report," *Journal of the Michigan State Medical Society*, 22 (Sept. 1923), p. 383。但是,这种观察是昙花一现。他们在安阿伯精神病院的更进一步研究显示,胰岛素没有带患者们脱离抑郁。David M. Cowie 等, "Insulin and Mental Depression," [*American Medical Association*] *Archives of Neurology and Psychiatry* 12 (1924), pp. 522—533。

68. 参阅 Annibale Puca, "La insulino-terapia nei malati di mente," *Rassegna*

di studi psichiatrici，16（1927），pp. 461—468；Paul Schmidt，“Über Organtherapie und Insulinbehandlung bei endogenen Geistesstörungen，” *Klinische Wochenschrift*，7（Apr. 29，1928），pp. 839—842。关于精神病学中一个胰岛素的休克疗法前的历史的概述，参阅 Müller，*Körperliche Behandlungsverfahren*，pp. 1—3；米勒决意要尽可能贬低扎克尔的声誉。

69. Manfred Sakel，“Neue Behandlung der Morphinsucht，” *Zeitschrift für die gesamte Neurologic und Psychiatrie*，143（1933），pp. 506—534，esp. p. 530。“但是，我不想从这些不多的观察中得出任何太过笼统的结论。”

70. Karl Theo Dussik 的评论（pp. 1252—1253），附于 D. Ewen Cameron and R. G. Hoskins，“Experiences in the Insulin-Hypoglycemia Treatment of Schizophrenia，” *JAMA*，109（Oct. 16，1937），pp. 1246—1249。

71. 参阅扎克尔由 13 部分组成的系列文章，“Schizophreniebehandlung mittels InsulinHypoglykamie sowie hypoglykämischer Schocks，” *Wiener Medizinische Wochenschrift*，始于 vol. 84（Nov. 3，1934），pp. 1211—1213，终于 vol. 85（Feb. 9，1935），pp. 179—180。没有证据表明扎克尔开始时知道先前的用胰岛素治疗精神失常的努力。关于这种努力，参阅 F. E. James，“Insulin Treatment in Psychiatry，” *History of Psychiatry*，3（1992），pp. 221—235，esp. p. 221。

72. Manfred Sakel，*Neue Behandlungsmethode der Schizophrenic*（Vienna：Perles，1935），p. 111. 构成该书基础的那个 13 部分的系列文章没有包含这个统计数字。

73. 这页被复制进 Linde，*Pharmakopsychiatrie*，p. 99。

74. Müller，*Erirnnerungen*，p. 136。维也纳的种族政策可能在这整个恶意中扮演了一个角色。Josef Berze，这位维也纳 Steinhof mental Hospital 的前院长和天主教徒，是一位出名的反扎克尔团伙的领袖，参阅他的“Die Insulin-Chok-Behandlung der Schizophrenic，” *Wiener Medizinische*

Wochenschrift, 83 (Dec. 2, 1933), pp. 1365—1369。Stransky,一位前胰岛素时代的精神病医师(犹太人),回忆 Berze 是一位难缠的人。"Autobiographic," p. 292。

75. Peters 认为,扎克尔对其他流亡精神病医师的令人不快的对待,或许与他最初被拒绝有关系。Peters, "Die Einführung der Schockbehandlungen und die psychiatrische Emigration," *Fortschritte der Neurologie und Psychiatrie*, 60 (1992), pp. 356—365,参阅 p. 358。

76. 关于扎克尔的生平和胰岛素休克疗法的历史,参阅 Walter Freeman, *The Psychiatrist* (New York: Grune and Stratton, 1968), pp. 31—39; Linde, *Pharmakopsychiatrie*, pp. 96—103。

77. Müller, *Erinnerungen*, p. 152. 尽管米勒在许多方面都是一个迷人的男人,但他像任何他那个时代的瑞士人一样是一个反犹太主义者。他称扎克尔是"一位典型的东欧犹太人"(*ein richtiger Ostjude*),他的"巨大的野心"是"他的种族怨恨"的一个结果 (pp. 153—154)。

78. 参阅他在 1937 年明辛根(Münsingen)举行的有关精神分裂症身体疗法的国际会议上的报告, "Erfahrungen mit der Insulinbehandlung in England," *Schweizer Archiv fur Neurologie und Psychiatrie*, 39, supp. (1937), pp. 178—179。

79. Isabel G. H. Wilson, *Study of Hypoglycaemic Shock Treatment in Schizophrenia* (London: HMSO; Board of Control, England and Wales, 1937),引自 p. 60。这个报告的日期注为 1936 年 7 月。

80. 采访埃利奥特·斯莱特(1981),收入 Greg Wilkinson 编辑, *Talking about Psychiatry* (London: Gaskell, 1993), pp. 1—12,引用 p. 4。

81. Farrar 私人档案, J. Allan Walters 1937 年 7 月 11 日给 C. B. Farrar 的信。David Neil Parfitt 就巴比妥酸盐昏迷写过论文, "Treatment of Psychosis by Prolonged Narcosis," *Lancet*, 1 (Feb. 22, 1936), pp. 424—

426。关于胰岛素休克疗法传入英国，参阅 James，*History of Psychiatry* 1992，pp. 221—235。

82. Norton，*BMJ* 1979，p. 429.

83. Sargant and Slater，*Physical Methods*，pp. 16—38. 在一项有关 160 位接受过这种新身体疗法的精神分裂症患者和一个 80 位接受过常规医院护理的受控群的研究中，加的夫（Cardiff）的惠特彻奇医院（Whitchurch Hospital）的 Linford Rees 发现，胰岛素休克疗法明显优于其他的身体疗法，同样也优于任其自然发展。Rees，"A Comparative Study of the Value of Insulin Coma，Electronarcosis，Electro-Shock and Leucotomy in the Treatment of Schizophrenia，" *Premier Congères Mondial de Psychiatrie，Paris，1950，vol. 4：Thérapeutiqiie Biologique*（Paris：Hermann，1952），pp. 303—308。

84. Joseph Wortis，*Fragments of an Analysis with Freud*（New York：McGrawHill，1954），p. 110。有时据称卡梅伦在美国伍斯特州立医院（Worcester State Hospital）倡导了胰岛素昏迷疗法。但是，卡梅伦和同事们只是在 1936 年 3 月才开始他们的胰岛素工作。参阅 Cameron and R. G. Hoskins，" Some Observations on Sakel's Insulin-Hypoglycemia Treatment of Schizophrenia，" *Schweizer Archiv fur Neurologie und Psychiatrie*，39，suppl.（1937），pp. 180—182。

85. Joseph Wortis，" On the Response of Schizophrenic Subjects to Hypogiycemic Insulin Shock，" 报告发表在 1936 年 11 月 12 日纽约临床精神病学学会（Society of Clinical Psychiatry）的会议上，*JNMD*，85（Apr. 1937），pp. 446—456。

86. Joseph Wortis，"Early Experiences with Sakel's Hypoglycemic Insulin Treatment of the Psychoses in America，" *Schweizer Archiv fur Neurologie und Psychiatrie*，39，suppl.（1937），p. 208.

87. Manfred Sakel, “The Origin and Nature of the Hypoglycemic Therapy of the Psychoses,” *Bulletin of the New York Academy of Medicine*, ser. 2, 13 (1937), pp. 97—109.

88. 由 Michael Shepherd 记录，*Journal of Psychopharmacology* 1990，p. 131。卡梅伦在 1937 年明辛根会议上发表了他自己的胰岛素治疗经验。参阅 Cameron and R. G. Hoskins, “Some Observations . . . ,” *Schweiz. Arch. Neurol*. (1937), pp. 180—182；这篇论文被提交了，但没有被宣讲。

89. William L. Laurence, “Tribute to Manfred Sakel,” 收入 Max Rinkel，编辑，*Biological Treatment of Mental Illness* (New York: Page, 1966), p. 38。Uwe Henrik Peters 指出，是 Ruth Wilmanns（后来的 Wilmanns-Lidz），一位年轻的来自海德堡的犹太流亡精神病医师，他在 Phipps Clinic 介绍了胰岛素休克治疗。Peters, *Fortschritte der Neurologie und Psychiatrie* 1992, p. 359。

90. Walter Freeman, *Psychiatrist*, p. 35.

91. Slater, *Contemporary Review* 1975, p. 74.

92. Roberts, “Myths and Truths,” pp. 17—18.

93. 关于这种和巴比妥酸盐昏迷一样的结果，参阅 Brian Ackner 等，“Insulin Treatment of Schizophrenia: A Controlled Study,” *Lancet*, 2 (Mar. 23, 1957), pp. 607—611。关于一个对胰岛素昏迷疗法的不招致异议的历史学评价，参阅 W. A. Cramond, “Lessons from the Insulin Story in Psychiatry,” *Australian and New Zealand Journal of Psychiatry*, 21 (1987), pp. 320—326。

94. 关于迈杜瑙生平和著作的叙述，参阅 Max Fink 编辑，“Autobiography of L. J. Meduna,” *Convulsive Therapy*, 1 (1985), pp. 43—57, 121—135。亦见 Fink, “Meduna and the Origins *of* Convulsive Therapy,” *AJP*, 141 (1984), pp. 1034—41, esp. pp. 1034—1036。

95. A. Glaus，"Über Kombinationen von Schizophrenic und Epilepsie," *Zeitschrift für die gesamte Neurologie und Psychiatrie*，135（1931），pp. 450—500.

96. 迈杜瑙自传，*Convulsive Therapy* 1985，p. 54。

97. 关于樟脑在治疗失常障碍上的长期的历史，参阅 Linde，*Pharmakopsychiatrie*，pp. 106—107；Walter Sneader，"The Prehistory of Psychotherapeutic Agents," *Journal of Psychopharrnacology*，4（1990），pp. 115—119，esp. pp. 117—118。

98. Laszlo Joseph [sic] Meduna，"The Convulsive Treatment：A Reappraisal,"收入 Arthur M. Sackler 等编辑，*The Great Physiodynamic Therapies in Psychiatry：An Historical Reappraisal*（New York：Hoeber，1956），pp. 76—90；关于精确的日期，参阅 p. 79n。

99. Ladislaus von Meduna，"Versuche über die biologische Beeinflussung des Ablaufes der Schizophrenic," *Zeitschrift für die gesamte Neurologie und Psychiatric*，152（1935），pp. 235—262，L. Z. 的病例 pp. 237—238。作者给出"1933 年"作为住院的年份，但是内在的证据暗示大体在 1930 年。

100. 迈杜瑙自传，*Convulsive Therapy* 1985，p. 122。

101. Meduna，*Zeitschrift für die gesamte Neurologie* 1935，p. 237. 迈杜瑙关于他的疗法的最终报告是 *Die Konvulsionstherapie der Schizophrenie*（Halle/S.：Marhold，1937）。

102. Linde，*Pharmakopsychiatrie*，p. 107.

103. Müller，*Erinnerungen*，p. 244. "Qualvolle Todesangst und Verni-chtungsgefühl."

104. Müller，*Erinnerungen*，pp. 73—74.

105. Henry R. Rollin，*Festina Lente：A Psychiatric Odyssey*（London：British Medical Journal，1990），p. 69.

106. Freeman，*Psychiatrist*，pp. 41—42.

107. 关于迈杜瑙在芝加哥的岁月，参阅 Herbert L. Jackman，“Epilogue to the Autobiography of L. J. Meduna，” *Convulsive Therapy*，1（1985），pp. 136—138。

108. Peter G. Cranford，*But for the Grace of God*：*The Inside Story of the World's Largest Insane Asylum*，*Milledgeville!*（Augusta：Great Pyramid Press，1981），pp. 82—85；Bliss Forbush，*The Sheppard & Enoch Pratt Hospital 1853—1970*：*A History*（Philadelphia：Lippincott，1971），p. 123.

109. 关于先前精神病学中对电流的利用，关于例子参阅 A. W. Beveridge and E. B. Renvoize，“Electricity：A History of Its Use in the Treatment of Mental Illness in Britain During the Second Half of the 19th Century，” *BJP*，153（1988），pp. 157—162；Norman Endler，“The History of ECT，”收入 Endler and Emmanuel Persad 编辑 *Electroconvulsive Therapy*：*The Myths and the Realities*（Toronto：Huber，1988），pp. 3—30，esp. p. 6。

110. 在切莱蒂的各种讣告中，Henri Baruk 撰写的那个尽可能把他的生平放在了文脉中。参阅 Baruk，“Nécrologie，Le professeur Ugo Cerlett（1877—1963），” *Bulletin de l'académie nationale de médecine*，150（Nov. 1966）pp. 574—579。

111. 引自 Ferdinando Accornero，“Testimonianza Oculare sulla Scoperta dell'Elletroshock，” *Pagine di Storia della Medicina*，14（1970）pp. 38—52，引自 p. 38。关于切莱蒂的生平，参阅 A. Novelletto，“Cerletti，Ugo，”收入 *Dizionario biografico degli italiani*，vol. 23（Rome：Istituto della Enciclopedia Italiana，1979），pp. 759—763。

112. 参阅 Ugo Cerletti，“Electroshock Therapy，” *Journal of Clinical and Experimental Psychopathology*，15（1954），pp. 191—217，esp. p. 191。

113. 关于一些材料,我得益于兰贝托·隆吉教授的一封私人邮件。

114. 这段叙述选取自 Accornero, *Pagine di Storia della Medicina* 1970, p. 39ff。

115. Müller, *Erinnerungen*, p. 170. 关于这些会议论文,参阅 "Bericht über die wissenschaftlichen Verhandlungen auf der 89. Versammlung der Schweizerischen Gesellschaft fur Psychiatrie in Münsingen b. Bern am 29—31. Mai 1937: Die Therapie der Schizophrenic, Insulinschock, Cardiazol, Dauerschlaf," *Schweizer Archiv für Neurologie und Psychiatrie*, 39, suppl. [Ergänzungsheft] (1937), pp. 1—238。比尼的 "Ricerche sperimentali sull'accesso epilettico da corrente elettrica"刊载在 pp. 121—122。比尼结束时说,罗马诊所的这个小组将真正开展人体试验。

116. Accornero, *Pagine di Storia della Medicina* 1970, p. 43.

117. Accornero, *Pagine di Storia della Medicina* 1970, p. 43.

118. 这段叙述基于 Accornero, *Pagine di Storia della Medicina* 1970, pp. 43—48; Cerletti, *J. Clin. Exper*. 1954, pp. 193—194。亦见 Cerletti, "Old and New Information about Electroshock," *AJP*, 107 (1950), pp. 87—94。Kalinowsky 认为在第一次 ECT 试验时他在场,但实际上他参与的是第二次。Kalinowsky, *Comprehensive Psychiatry* 1980, pp. 430—431。关于一个历史性的叙述,参阅 Endler, "The History of ECT"。

119. Ugo Cerletti and Lucio Bini, "L'Elettroshock," *Archivio generate di neurologia*, 19 (1938), pp. 266—268. 1938 年 5 月 28 日,这两位作者向罗马医学研究院(Academy of Medicine of Rome)做了一个初步的消息发布。

120. Cerletti, *J. Clin. Exper*. 1954, p. 194.

121. W. H. Shepley and J. S. McGregor, "The Clinical Applications of

Electrically Induced Convulsions," *Proceedings of the Royal Society of Medicine*, 33 (1940), pp. 267—274。卡利诺夫斯基用他的文章介绍 ECT 给英国读者,"Electric-Convulsion Therapy in Schizophrenia," *Lancet*, 2 (Dec. 9, 1939), pp. 1232—1233。几乎在同时,布里斯托尔(Bristol)的伯登神经病学研究所(Burden Neurological Institute)的另外一批研究者,正在位于格罗斯特(Gloucester)的 Barnwood House Mental Hospital 开始实施 ECT:他们让一个伦敦公司制造他们的仪器。参阅 G. W. T. H. Fleming, F. L. Golla, and W. Grey Walter, "Electric-Convulsion Therapy of Schizophrenia," *Lancet*, 2 (Dec. 30, 1939), pp. 1353—1355。关于卡利诺夫斯基对这些事的回忆,参阅 Richard Abrams, "Interview with Lothar Kalinowsky, M. D.," *Convulsive Therapy*, 4 (1988), pp. 25—39, esp. pp. 32—33。

122. E. B. Strauss and Angus MacPhail, "Treatment of Out-Patients by Electrical Convulsant Therapy with a Portable Apparatus," *BMJ*, 2 (Dec. 7, 1940), pp. 779—782.

123. Kalinowsky,收入 Pongratz 编辑, *Psychiatric in Selbsdarstellungen*, pp. 155—157. Endler, *ECT*, p. 21。

124. Norton, *BMJ* 1979, p. 430.

125. Felix Post, "Then and Now," *BJP*, 133 (1978), pp. 83—86, 引自 p. 83。

126. Sargant and Slater, *Physical Methods*, p. 64.

127. David J. Impastato and Renato Almansi, "The Electrofit in the Treatment of Mental Disease," *JNMD*, 96 (1942), pp. 395—409;亦见 Impastato, "The Story of the First Electroshock Treatment," *AJP*, 116 (1960), pp. 1113—1114,该文基本上有关一次因帕斯塔托对切莱蒂的采访。朗维尤医院(Longview Hospital)的道格拉斯 · 戈德曼(Douglas

Goldman)同样声称优先权。"History of Psychopharmacology in North America," *Psychiatry Journal of the University of Ottawa*, 14 (1989), pp. 266—267。关于另一次早期的应用(从 1940 年 3 月开始),参阅 Victor E. Gonda, "Treatment of Mental Disorders with Electrically Induced Convulsions," *Diseases of the Nervous System*, 2 (1941), pp. 84—92。

128. 参阅 Endler, *ECT*, p. 22。

129. 一本有影响的涉及这三种休克疗法的美国教科书,很少考虑 ECT,认为胰岛素休克是精神分裂症的首选。Lucie Jessner and V. Gerard Ryan, *Shock Treatment in Psychiatry: A Manual* (New York: Grune and Stratum, 1941), pp. 101, 122。

130. Harry Stack Sullivan, *Conceptions of Modern Psychiatry* (Washington, DC: W. A. White Foundation, 1947), p. 73 n. 51。第一版出版于 1940 年。

131. Group for the Advancement of Psychiatry, *Shock Therapy*, report no. 1, Sept. 15, 1947,引自 p. 1。

132. Group for the Advancement of Psychiatry, *Revised Electro-Shock Therapy Report*, report no. 15, Aug. 1950.

133. 关于一个评论,参阅 L. Bruce Boyer, "Fantasies Concerning Convulsive Therapy," *Psychoanalytic Review*, 39 (1952), pp. 252—270。

134. 奈特在 1952 年 12 月美国精神分析协会上他的会长就职演说中,谴责了这种事态,主张收容院训练的住院医师在实施心理疗法上的无能,以及在精神分析机构和精神分析取向的院系里接受训练的住院医师在实施 ECT 上的无能,正在造成"从这一点来说是所谓的生理疗法的从业者,和从另一点来说是心理疗法的从业者之间的一个更为巨大的分裂"。Knight, "The Present Status of Organized Psychoanalysis in the United States,"

American Psychoanalytic Association Journal, 1 (1953), pp. 197—221, 引自 p. 217。

135. Arnold A. Rogow, *The Psychiatrists* (New York: Putnam, 1970), p. 79.

136. Rollin, *Journal of Psychopharmacology* 1990, pp. 111—112.

137. 关于这个故事,参阅 Walter Sneader, *Drug Discovery: The Evolution of Modern Medicines* (Chichester: Wiley, 1985), p. 128。

138. Abram E. Bennett, "Preventing Traumatic Complications in Convulsive Shock Therapy by Curare," *JAMA*, 114 (Jan. 27, 1940), pp. 332—324。

139. G. Holmberg and S. Thesleff, "Succinyl-Choline-Iodide as a Muscular Relaxant in Electroshock Therapy," *AJP*, 108 (1952), pp. 842—846。这些研究者工作在斯德哥尔摩卡罗琳医学院。

140. Lothar B. Kalinowsky, "Convulsive Shock Treatment,"收入 Silvano Arieti, *American Handbook of Psychiatry*, vol. 2 (New York: Basic, 1959), pp. 1499—1520,引自 p. 1510。

141. Louis Casamajor, "Notes for an Intimate History of Neurology and Psychiatry in America," *JNMD*, 98 (1943), pp. 600—608, 引自p. 607。卡萨梅杰曾在克雷珀林手下接受训练,对精神病学持一个彻底的器质论取向。

142. O. Lindvall, "Transplants in Parkinson's Disease," *European Neurology*, 31 (suppl. 1) (1991), pp. 17—27.

143. Michael A. Jenike 等, "Cingulotomy for Refractory Obsessive Compulsive Disorder," *Archives of General Psychiatry*, 48 (1991), pp. 548—555; Lee Baer 等, "Cingulotomy in a Case of Concomitant Obsessive-Compulsive Disorder and Tourette's Syndrome, ibid., 51

(1994), pp. 73—74。

144. 关于布尔克哈特的生平,参阅 Marco Mumenthaler, "Medizingeschichtliches zur Entwicklung der Neurologic in der Schweiz," *Schweizer Archiv für Neurologic und Psychiatrie*, 138 (1987), pp. 15—30, esp. pp. 15—16; Christian Müller, "Gottlieb Burckhardt, the Father of Topectomy," *AJP*, 117 (1960), pp. 461—463。克里斯琴·米勒是马克斯·米勒的儿子,他是一位精神病医师。

145. 参阅"Application de l'hypnotisme au traitement des maladies mentales," 这是布尔克哈特的七个病例的一个概括,它们显然取自普雷法尔日耶的年报。*Revue de l'hypnotisme*, 3 (1889), pp. 56—59。

146. Gottlieb Burckhardt, "Über Rindenexcisionen, als Beitrag zur operativen Therapie der Psychosen," *Allgemeine Zeitschrift für Psychiatrie*, 47 (1891), pp. 463—548. 关于布尔克哈特工作和资料的一个条理的概括,参阅 German E. Berrios, "Psychosurgery in Britain and Elsewhere: A Conceptual History,"收入 Berrios and Hugh Freeman,编辑, *150 Years of British Psychiatry, 1841—1991* (London: Gaskell, 1991), pp. 180—196。

147. 参阅莫尔(Albert Moll) 1890 年 8 月 11 日给 August Forel 的信,收入 Hans H. Walser 编辑, *August Forel, Briefe/Correspondance, 1864—1927* (Berne: Huber, 1968), pp. 242—243。

148. 关于例子,参阅 William Ireland, "German Retrospect,"收入 *Journal of Mental Science*, 37 (1891), pp. 606—618; 这部分从 613 页开始,概述了布尔克哈特的工作。

149. 参阅 Berrios, "Psychosurgery," pp. 182—185。

150. Karl Bonhoeffer 在他的自传中间接提到这些手术。该自传大体写于 1940 年,发表在 J. Zutt 等编辑 *Karl Bonhoeffer zum hun-dertsten*

Geburtstag (Berlin: Springer, 1969), p. 57。这些年的 *Index-Medicus* 不包含任何由米库里奇撰写的有关这个主题的论文。

151. Valentin Magnan, *Les Dégénérés* (Paris: Rueff, 1895), p. 219.

152. 转引自 Elliot S. Valenstein, *Great and Desperate Cures: The Rise and Decline of Psychosurgery and Other Radical Treatments for Mental Illness* (New York: Basic, 1986), p. 78。我对莫尼斯的叙述,有赖于 Valenstein、Berrios 的研究,有赖于 Stanley Finger, *Origins of Neuroscience: A History of Explorations into Brain Function* (New York: Oxford U. P., 1994), pp. 290—296。

153. 在一个早期的关于发现的英语陈述中,莫尼斯只给出了一个 18 位患者系列——他完成的第二个这种系列——中的 3 位患者的详细情况。"Prefrontal Leucotomy in the Treatment of Mental Disorders," *AJP*, 93 (1937), pp. 1379—1385;莫里斯有关他的方法的叙述不包含任何数据,并充满了关于假想的机制的夸夸其谈的推测。Moniz, "How I Came to Perform Prefrontal Leucotomy,"收入 *Psychosurgery, First International Conference* (Aug. 4—7, 1948) (Lisbon: no publ. given, 1949), pp. 15—21; 亦见 Valenstein, *Great and Desperate Cures*, p. 113。

154. 关于一个简明和可靠的精神外科手术历史的概述,参阅 Victor W. Swayze, II, "Frontal Leukotomy and Related Psychosurgical Procedures in the Era before Antipsychotics (1935—1954): A Historical Overview," *AJP*, 152 (1995), pp. 505—515, esp. tab. 1, p. 509。

155. Valenstein, *Great and Desperate Cures*, p. 229.

156. Sargant and Slater, *Physical Methods*, p. 145.

157. Joseph W. Friedlander and Ralph S. Banay, "Psychosis Following Lobotomy in a Case of Sexual Psychopathy," *Archives of Neurology and Psychiatry*, 59 (1948), pp. 302—321,引自 p. 319。

158. Cranford, *Milledgeville*, p. 157.

159. Gerald N. Grob, *From Asylum to Community: Mental Health Policy in Modern America* (Princeton: Princeton U. P., 1991), p. 130.

160. David Crossley, "The Introduction of Leucotomy: A British Case History," *History of Psychiatry*, 4 (1993), pp. 553—564, esp. p. 562.

161. 虽然脑叶切断术在20世纪50年代早期之后数量急剧下降,但这种手术至少在下一个十年里继续被实施。1961年,安大略的精神病院实施了58例脑叶切断术,从1953年的157例降了下来。参阅 Roger Baskett,"The Life of the Toronto Psychiatric Hospital," 收入 Edward Shorter,编辑,*TPH: History and* Memories *of the Toronto Psychiatric Hospital* (Toronto: Wall & Emerson, 1996), pp. 96—153, 参阅 p. 152, 脚注239。

162. Eben Alexander, "A Perspective of the 1940s," *Surgery and Neurology*, 28 (1987), pp. 319—320, 引自 p. 320。

163. Grob, *Asylum to Community*, p. 131.

164. Finger, *Origins of Neuroscience*, p. 294.

165. 参阅 Edward Shorter, "Private Clinics in Central Europe, 1850—1933," *Social History of Medicine*, 3 (1990), pp. 159—195, esp. pp. 177, 181。

166. 参阅 David Kennedy Henderson, *The Evolution of Psychiatry in Scotland* (Edinburgh: Livingstone, 1964), pp. 95—100。

167. Caspar Max Brosius, *Aus meiner psychiatrischen Wirksamkeit* (Berlin: Hirschwald, 1878), pp. 23—27.

168. Theodor Kirchhoff, *Deutsche Irrenärzte*, vol. 2 (Berlin: Springer, 1924), p. 71.

169. Grob, *Asylum to Community*, pp. 239—240.

170. Johannes Bresler 给出德国医院精神病门诊部的这些创建日期,见于

"Eine oberschlesische Nervenklinik," *PNW*, 26 (Aug. 9, 1924), pp. 104—106, esp. p. 104。

171. 关于一个英国精神健康立法的概述,参阅 Kathleen Jones, *Asylums and After: A Revised History of the* Mental *Health Services: From the Early 18th Century to the 1990s* (London: Athlone, 1993)。

172. Jones, *Asylums and After*, pp. 137—138.

173. 关于托马斯·珀西·里斯的生平,参阅 *Munk's Roll*, vol. 5, pp. 344—345; 对 Edward Hare 的采访,收入 Wilkinson, *Talking about Psychiatry*, pp. 62—63。

174. Joshua Bierer, "Psychotherapy in Mental Hospital Practice (Being the Preliminary Report of a Full-Time Psychotherapist in a Public Mental Hospital)," *Journal of Mental Science*, 86 (1940), pp. 928—952。有关比勒生平的详细情况,参阅 Raghu Gaind, "Bierer Obituary," *International Journal of Social Psychiatry*, 31 (1985), pp. 82—83。

175. Joshua Bierer, "From Psychiatry to Social and Community Psychiatry," *International Journal of Social Psychiatry*, 26 (1980), pp. 77—79.

176. Joshua Bierer, "Group Psychotherapy," *BMJ*, 1 (Feb. 14, 1942), pp. 214—217, 引自 p. 216。

177. 这些细节出自 Bierer, *J. Merit. Sci*. 1940, pp. 933—934; Bierer, "A Self-Governed Patients' Social Club in a Public Mental Hospital," *Journal of Mental Science*, 87 (1941), pp. 419—424, 引自 p. 419。就比勒来说,这些研究社会精神病学和治疗性社团的历史学家做得不好。N. P. Manning 有关这次运动的简史甚至没有提到他,"Innovation in Social Policy—the Case of the Therapeutic Community," *Journal of Social Policy*, 5 (1976), pp. 265—279。

178. Bierer, *J. Merit. Sci*. 1940, p. 934。由于来自战争的压力,两年后比勒

在鲁韦尔放弃了这种试验。参阅 Bierer，“Introduction to the Second Volume，” *International Journal of Social Psychiatry*，2（1956），pp. 5—11，esp. p. 5。

179. 关于这些细节，参阅 Maxwell Jones，*Social Psychiatry：A Study of Therapeutic Communities*（London：Tavistock，1952），pp. 1—15，引自 pp. 2，13。

180. 马克斯韦尔 · 琼斯访谈，收入 Wilkinson，*Talking about Psychiatry*，pp. 53—54。

181. 参阅 Sargant，*The Unquiet Mind*，pp. 77—78。

182. 参阅 Sargant，*The Unquiet Mind*，p. 29。

183. 参阅 Sargant，*The Unquiet Mind*，p. 30。

184. 关于诺斯菲尔德军人医院这种对精神神经症的治疗，参阅 Robert H. Ahrenfeldt，*Psychiatry in the British Army in the Second World War*（London：Routledge，1958），pp. 149—153；亦见梅因的讣告，刊载于 *Times*，June 5，1990，p. 14。

185. Thomas F. Main，“The Hospital as a Therapeutic Institution，” *Menninger Clinic Bulletin*，10（1946），pp. 66—70，引自 p. 67。

186. Thomas F. Main，“The Ailment，” *Medical Psychology*，30（1957），pp. 129—145，引自 p. 144。

187. Main，*Medical Psychology*，1957，p. 139.

188. H. V. Dicks，*Fifty Years of the Tavistock Clinic*（London：Routledge，1970），p. 111.

189. 这是比勒的哲学的要旨，虽然他没有使用像赋能和正常化这些术语。参阅他的“Theory and Practice of Psychiatric Day Hospitals，” *Lancet*，2（Nov. 21，1959），pp. 901—902：“有过失的关系是精神病的后果，这种假设可能是片面的。我越来越认为，有过失的或不适当的关系是引起精

神病的原因之一。”（p. 901）

190. D. Ewen Cameron，“The Day Hospital：An Experimental Form of Hospitalization for Psychiatric Patients，” *Modern Hospital*，69（1947），pp. 60—62.有关这个日间中心（像它在1950年后被称呼的那样）的活动的报告，参阅 D. Ewen Cameron，“The Day Hospital，”收入 A. E. Bennett 等编辑，*The Practice of Psychiatry in General Hospitals*（Berkeley：University of California Press，1956），pp. 134—150；A. E. Moll，“Psychiatric Service in a General Hospital with Special Reference to a Day Treatment Unit，” *AJP*，109（1953），pp. 774—776。

191. Joshua Bierer，*The Day Hospital：An Experiment in Social Psychiatry*（London：Lewis，1951），p. 10.

192. James Farndale，*The Day Hospital Movement in Great Britain*（Oxford：Pergamon，1961），pp. 2，5.

193. Bierer，*Lancet* 1959，p. 901.

194. Elmer E. Southard，“Alienists and Psychiatrists：Notes on Divisions and Nomenclature of Mental Hygiene，” *Mental Hygiene*，1（1917），pp. 567—571，引自 p. 569。关于索瑟德的生平，参阅 David Henderson［信件］，收入“Introduction to the Second Volume，” *International Journal of Social Psychiatry*，2（1956），pp. 8—9。

195. John B. MacDonald，“Social Service and Out-Patient Relations，” *AJP*，1（1921），pp. 141—157；Owen Copp，“Some Problems Confronting the Association，”同上，1（1921），pp. 1—13；Albert M. Barrett，“The Broadened Interests of Psychiatry，”同上，2（1922），pp. 1—13；后两篇论文是会长的讲演。

196. 关于例子，参阅 Arthur J. Viseltear，“Milton C. Wintenitz and the Yale Institute of Human Relations：A. Brief Chapter in the History of Social

Medicine," *Yale Journal of Biology and Medicine*, 51 (1984), pp. 869—889。

197. Paul Schilder, "Results and Problems of Group Psychotherapy in Severe Neuroses," *Mental Hygiene*, 23 (1939), pp. 87—98, 引自 pp. 87—88, 90。

198. Leo Srole 等, *The Midtown Manhattan Study, vol. 1: Mental Health in the Metropolis* (New York: McGraw-Hill, 1962), 以及 Thomas S. Langner and Stanley T. Michael, *The Midtown Manhattan Study: vol 2: Life Stress and Mental Health* (Glencoe: Free Press, 1963)。亦见 Grob, *Asylum to Community*, pp. 100—102。关于纽黑文的社区研究,参阅 August B. Hollingshead and Frederick C. Redlich, *Social Class and Mental Illness: A Community Study* (New York: Wiley, 1958)。

199. Marvin I. Herz, "The Therapeutic Community: A Critique," *Hospital and Community Psychiatry*, 13 (1972), pp. 69—72, 引自 p. 69。

200. Farndale, *Day Hospital Movement*, p. 1. Lawrence Friedman 关于门宁格诊所的研究提到一个患者委员会(Patients' Council)和一个治疗性社区的其他方面。这个门诊患者俱乐部一定起一个与日间医院的相同的作用。*Menninger: The Family and the Clinic* (Lawrence: University of Kansas Press, 1990), p. 275。

201. 关于 1963 年的《精神发育迟缓和社区精神卫生中心建设法案》(Mental Retardation and Community Mental Health Centers Construction Act)的出台,参阅 Grob, *From Asylum to Community* 1991, pp. 216—234。

202. 关于英国精神卫生界里社群主义思想的这种持续弹性证据,参阅 Lindsay Prior, *The Social Organization of Mental Illness* (London: Sage, 1993), 他认为"社区中心的服务"是 20 世纪精神病学的顶峰 (p. 1)。

第七章　第二次生物精神病学

1. Richard von Krafft-Ebing，“Untersuchungen über Irresein zur Zeit der Menstruation：ein klinischer Beitrag zur Lehre vom periodischen Irresein，” *Archiv für Psychiatric* 8（1878），pp. 65—107；引自 p. 93；参阅 pp. 94—97 上的这 19 位患者的概况表。

2. Emil Kraepelin，*Psychiatrie*，8th ed.，vol. 3，pt. 2（Leipzig：Barth，1913），p. 918.

3. Thomas Clouston，“The Neuroses of Development，Lecture III，” *Edinburgh Medical Journal*，37（1891），pp. 104—124，参阅 p. 108。

4. Clouston，“The Neuroses of Development [Lecture I]，” *Edinburgh Medical Journal*，36（1891），pp. 593—602，引自 pp. 600—601。

5. 引自医学研究委员会（Medical Research Council）的前言，见斯莱特（Eliot Slater），*Psychotic and Neurotic Illnesses in Twins*（London：HMSO，1953），p. Ⅲ。

6. 参阅 Peter McGuffin 等，*Seminars in Psychiatric Genetics*（London：Gaskell，1994），pp. 88—89。

7. Francis Galton，“The History of Twins，as a Criterion of the Relative Powers of Nature and Nurture，” *Eraser's Magazine*，NS，12（Nov. 1875），pp. 556—576，引自 p. 566。亦见 C. G. Nicholas Mascie-Taylor，“Galton and the Use of Twin Studies，” 收入 Milo Keynes 编辑，*Sir Francis Galton，FRS：The Legacy of His Ideas*（London：Macmillan，1993），pp. 119—218。

8. Hans Luxenburger，“Vorläufiger Bericht über psychiatrische Serienuntersuchungen an Zwillingen，” *Zeitschrift für die gesamte Neurologie und Psychiatrie*，116（1928），pp. 297—326，参阅 tab. 4，p. 313。

9. 关于卢森布格尔的生平,参阅 Thomas Haenel, *Zur Geschichte der Psychiatrie*: *Gedanken zur allgemeinen und Easier Psychiatriegeschichte* (Basel: Birkhäuser, 1982), pp. 167—168。

10. Kenneth S. Kendler and Scott R. Diehl, "The Genetics of Schizophrenia: A Current Genetic-Epidemiologic Perspective," *Schizophrenia Bulletin*, 19 (1993), pp. 261—285, 趣闻见 p. 262。

11. 关于罗萨诺夫的生平,参阅其讣告,收入 *AJP*, 99 (1943), pp. 616—617 和 773—774。

12. Aaron J. Rosanoff 等,"The Etiology of So-Called Schizophrenic Psychoses," *AJP*, 91 (1934), pp. 247—286,尤其参阅 p. 252。

13. Rosanoff, "The Etiology of Manic-Depressive Syndromes with Special Reference to Their Occurrence in Twins," *AJP*, 91 (1935), pp. 725—762,尤其参阅 p. 726,引自 p. 758。

14. Robert N. Proctor 对追随高尔顿的精神病遗传学家轻蔑地写道,"据称孪生子研究证明了从癫痫、犯罪、记忆、疝气,到肺结核、癌、精神分裂症和离婚的所有事物的遗传的可能性", *Racial Hygiene*: *Medicine under the Nazis* (Cambridge: Harvard U. P., 1988), p. 42。Weindling 没有提及孪生子研究本身,但轻率地拒绝了这整个方法:"一系列的疾病,诸如癫痫、愚侏儒症和歇斯底里,以及不正常的行为,都被归因于遗传这种神秘的力量。"*Health*, *Race and German Politics*, p. 82。事实上,这个名单上的每一种,除愚侏儒症外,都有重要的遗传成分(如果一个人知道歇斯底里意指慢性的身心症性疾病的话)。不用说,纳粹分子们滥用了孪生子研究来强化他们的种族卫生学,正如他们滥用物理学来制造导弹一样。但是,物理学家和精神病遗传学家或许都不能简单地被从这个清单中清除掉,因为他们有能力滥用。

15. Henry A. Bunker 撰述的有关美国贡献的概述,在百余年的别的参考书目中给了罗萨诺夫一个一时的赞同，"American Psychiatric Literature during the Past One Hundred Years，"收入 American Psychiatric Association，*One Hundred Years of American Psychiatry*（New York：Columbia U. P.，1944），p. 257。罗萨诺夫的名字没有出现在 Walter E. Barton 的 *The History and Influence of the American Psychiatric Association*（Washington：APA，1987）的索引中。该书包含 15 条与他自己有关的参考书目和 12 条与威廉·门宁格有关的参考书目。

16. Franz J. Kallmann，*The Genetics of Schizophrenia：A Study of Heredity and Reproduction in the Families of 1，087 Schizophrenics*（New York：Augustin，1938）.

17. Kallmann，"The Genetic Theory of Schizophrenia：An Analysis of 691 Schizophrenic Twin Index Families，" *AJP*，103（1946），pp. 309—322，esp. fig. 7，p. 313。卡尔曼的平生工作，集中在著作 *Heredity in Health and Mental Disorder：Principles of Psychiatric Genetics in the Light of Comparative Twin Studies*（New York：Norton，1953）。

18. Franz J. Kallmann，"The Genetics of Psychoses，"收入 *Premier Congrès Mondial de Psychiatrie Paris 1950*（Paris：Hermann，1952），vol. 6，pp. 12—20；有关这场讨论，参阅 pp. 57—74。

19. 一个值得注意的例子是 Slater 的 *Psychotic and Neurotic Illnesses in Twins*。

20. 参阅 McGuffin，*Seminars Psychiatric Genetics*，fig. 5.1，p. 88。

21. Seymour S. Kety 等，"The Types and Prevalence of Mental Illness in the Biological and Adoptive Families of Adopted Schizophrenics，" *Journal of Psychiatric Research*，6，suppl. 1（Nov. 1968），pp. 345—362，引自 p. 361。

22. Seymour S. Kety and Loring J. Ingraham，"Genetic Transmission and

Improved Diagnosis of Schizophrenia from Pedigrees of Adoptees," *Journal of Psychiatric Research*, 26 (1992), pp. 247—255, esp. p. 250.

23. Kety 等, "Mental Illness in the Biological and Adoptive Relatives of Schizophrenic Adoptees: Replication of the Copenhagen Study in the Rest of Denmark," *Archives of General Psychiatry*, 51 (1994), pp. 442—455, 参阅 p. 449。

24. A. Bertelsen 等, "A Danish Twin Study of Manic-Depressive Disorders," *BJP*, 130 (1977), pp. 330—351。

25. Svenn Torgersen, "Genetic Factors in Anxiety Disorders," *Archlives of General Psychiatry*, 40 (1983), pp. 1085—1089.

26. Michael Bohman 等, "An Adoption Study of Somatoform Disorders, III. Cross-Fostering Analysis and Genetic Relationship to Alcoholism and Criminality," *Archives of General Psychiatry*, 41 (1984), pp. 872—878; C. Robert Cloninger 等, "Symptom Patterns and Causes of Somatization in Men: II. Genetic and Environmental Independence from Somatization in Women," *Genetic Epidemiology*, 3 (1986), pp. 171—185。

27. Oguz Arkonac and Samuel B. Guze, "A Family Study of Hysteria," *NEJM*, 268 (Jan. 31, 1963), pp. 239—242; C. Robert Cloninger and Samuel B. Guze, "Hysteria and Parental Psychiatric Illness," *Psychological Medicine*, 5 (1975), pp. 27—31.

28. 关于一个总结, 参阅 Robert Plomin, "Genetic Risk and Psychosocial Disorders: Links Between the Normal and Abnormal," 收入 Michael Rutter and Paul Casaer 等, *Biological Risk Factors for Psychosocial Disorders* (Cambridge: Cambridge U. R, 1991), pp. 101—138, tab. 5.1, p. 107。

29. Robert Plomin and Denise Daniels, "Why Are Children in the Same

Family So Different from One Another?" *Behavioral and Brain Sciences*, 10 (1987), pp. 1—59,引自 p. 1。

30. Shengbiao Wang 等, "Evidence for a Susceptibility Locus for Schizophrenia on Chromosome 6 pter-p 22," *Nature Genetics*, 10 (1995), pp. 41—46。

31. Wade H. Berrettini 等, "Chromosome 18 DNA Markers and Manic-Depressive Illness: Evidence for a Susceptibility Gene," *Proceedings of the National Academy of Science USA*, 91 (1994), pp. 5918—5921; Richard E. Straub, "Possible Vulnerability Locus for Bipolar Affective Disorder on Chromosome 21q22. 3," *Nature Genetics*, 8 (1994), pp. 291—294。

32. Arturas Petronis and James L. Kennedy, "Unstable Genes—Unstable Mind," *AJP*, 152 (1995), pp. 164—172.

33. Otto Loewi and E. Navratil, "Über humorale Ubertragbarkeit der Herznervenwirkung. X. Mitteilung. Über das Schicksal des Vagusstoffs," *Pflügers Archiv fur die gesamte Physiologie*, 214 (1926), pp. 678—688.

34. 参阅 A. M. Fiamberti, "L'Acétylcholine dans la physio-pathogénèse et dans la thérapie de la schizophrenic," *Premier Congrès Mondial de Psychiatrie Paris 1950*, vol. 4, pp. 16—22; 亦见 Fiamberti, "Sul meccanismo d'azione terapeutica della 'burrasca vascolare' provocate con derivati della colina," *Giornale di psichiatria e di neuropatologia*, 67 (1939), pp. 270—280。这位作者推测,血管性休克或许是这种作用的机制。

35. Heinz Lehmann, "The Introduction of Chlorpromazine to North America," *Psychiatric Journal of the University of Ottawa*, 14 (1989), pp. 263—265,引自 p. 263。

36. 关于氯丙嗪的引入，参阅 Judith P. Swazey 的专著，*Chlorpromazine in Psychiatry：A Study of Therapeutic Innovation*（Cambridge：MIT Press，1974），该专著建立在 Anne E. Caldwell 的先驱性研究上，*Origins of Psychopharmacology from CPZ to LSD*（Springfield：Thomas，1970）；亦见 Caldwell，"History of Psychopharmacology，" 收入 William G. Clark and Joseph del Giudice 编辑，*Principles of Psychopharmacology*，2nd ed.（New York：Academic，1978），pp. 9—40，esp. 23—30。

37. Swazey，*Chlorpromazine*，p. 79，引自 Swazey 对拉博里的采访。

38. Swazey，*Chlorpromazine*，pp. 100—103.

39. 这个故事讲述在 Henri Laborit，*La Vie antèrieure*（Paris：Grasset，1989），pp. 91—92。特立独行的催眠师和半精神分析师 Leon Chertok 这时是维纳瑞夫的一位全职精神病医师，他在这次实验中在场。在这个实验的结尾，Chertok 请求在维纳瑞夫的患者身上尝试氯丙嗪，但遭到拒绝。Chertok 后来说："就这样我没能成为[精神药理学的]这些先驱中的一位。" Leon Chertok，"30 Ans Apres：La pet ite histoire de la découverte des neuroleptiques，" *Annales médicopsychologiques*，140（1982），pp. 971—976，引自 p. 974。

40. 关于午餐和缺乏热情的细节，取自 Swazey，*Chlorpromazine*，p. 117。

41. Henri Laborit et al.，"Un nouveau stabilisateur végétatif（le 4560 RP），" *Presse médicale*，60（Feb. 13，1952），pp. 206—208，引用p. 208。

42. Joseph Hamon，Jean Paraire，and Jean Velluz，"Remarques sur l'action du 4560 R. P. sur l'agitation maniaque，" *Annales médico-psychologiques*，110（March 1952），pp. 332—335，该文报告了 1952 年 2 月 25 日巴黎医师-心理学会（Parisian Medico-Psychological Society）的会议。

43. 首次进行的一次仅仅使用氯丙嗪的重要临床实验，是巴黎精神病医师 J. Sigwald 和 D. Bouttier，他们于 1952 年 2 月 18 日开始，最终把这种化合物给了 48 位患者。但是,他们直到 1953 年才公布，证明了赶快付印在争取医学上的优先权上的重要性。“Le Chlorhydrate de chloro-3 ... ,” *Annales de médecine*, 54 (1953), pp. 150—182。

44. Jean Delay, Pierre Deniker, and J.-M. Harl, “Utilisation en thérapeutique psychiatrique d’une phénothiazine d’action centrale élective (4560 RP),” *Annales médico-psychologiques*, 110 (2) (1952), pp. 112—120. Harl 是一位实习生。

45. Jean Delay, Pierre Deniker, and J.-M. Harl, “Traitement des états d’excitation par une méthode médicamenteuse dérivée de l’hibernothérapie,” *Annales médico-psychologiques*, 110 (2) (1952), pp. 267—273. 同时,1952 年 6 月 Andrée Deschamps ,一位直接受拉博里工作启发的 Fleury-les-Aubrais 收容院精神病医师,报告了一个她在 4 位患者身上成功试用了氯丙嗪和巴比妥酸盐的为时 8 天的深度睡眠治疗的结果。“Hibernation artificielle en psychiatrie,” *Presse médicale*, 60 (June 21, 1952), pp. 944—946。很清楚,像德莱和德尼凯一样,同时有许多医师在提供这种化合药物。

46. 正如一篇吹捧德莱的文章所说的:“1952 年,在对治疗性休克疗法的一个概述中,德莱教授和他的合作者德尼凯描述了一种不同的和新的治疗方法,通过使用称为氯丙嗪的单一药物……多亏了这首个安定药的发明……才出现了一个根本的改观,从那些年代的疯人收容院变为今天为人所知的、遍及全世界的这种精神病诊所。”“Leading Men of Science: Jean Delay,”收入 *Triangle*, 6 (1964), pp. 306—307。当 1957 年拉博里与德莱、德尼凯和莱曼这些其他人分享了一个拉斯克奖(Lasker Prize)时,他才获得了一个有关其作用的应有的荣誉。德尼凯后来给拉博里(几乎是)以充分的评价,见“Introduction of Neuroleptic Chemotherapy into Psychiatry,”收入 Frank J. Ayd, Jr., and Barry Blackwell 编辑,

Discoveries in Biological Psychiatry (Baltimore: Ayd Medical Communications, 1984), pp. 155—164, esp. p. 157。

47. Delay, *Ann. med.-psych.*, June 1952, case 1, pp. 268—269 Medico-Psychological Society, meeting of June 23, 1952. 这篇论文确实提及了拉博里,但只涉及他的有关外科患者深度降温的离题的工作。

48. Caldwell, "History of Psychopharmacology," p. 30. 我选出氯丙嗪的故事作为抗精神病药历史中最重要的叙事线索,但读者应该知道还存在其他的脉络,诸如利血平的故事,它在开始时显得很重要,但最终消退了。关于利血平,参阅 Frances R. Frankenburg, "History of the Development of Antipsychotic Medication," *Psychiatric Clinics of North America*, 17 (1994), pp. 531—540, esp. p. 532。精神病医师内森·克兰(Nathan Kline)在利血平故事中是一位重要的人物,因为他将单胺氧化酶抑制剂用于了忧郁症,别的故事在这本书中都略过了,因为单胺氧化酶抑制剂最终变得不重要了。关于克兰,参阅 Heinz Lehmann, "Nathan Kline,"收入 Thomas A. Ban and Hanns Hippius 编辑, *Psychopharmacology in Perspective* (New York: Springer, n. d. [1992]), pp. 26—28。David Healy 即将出版的 *History of the Antidepressants* (Cambridge: Harvard U. P., 1996) 会回顾所有这些史实。

49. 参阅 Simone Courvoisier 等, "Propriétés pharmacodynamiques du 4.560 R.P.," *Archives internationales de pharmacodynamie*, 92 (1953), pp. 305—361。

50. John D. M. Griffin, "An Historic Oversight," *Canadian Psychiatric Association Bulletin*, 26 (2) (April 1994), p. 5. 卡扬德从来没有发表她的工作成果,并在安大略湖桑德贝(Thunder Bay)工作到去世。

51. 戴维·希利(David Healy)对海因茨·莱曼的采访, p. 2。希利医师友善地制作了这次采访的一个副本供我利用。

52. Heinz E. Lehmann and Gorman E. Hanrahan, “Chlorpromazine: New Inhibiting Agent for Psychomotor Excitement and Manic States,” [*American Medical Association*] *Archives of Neurology and Psychiatry*, 71 (1954), pp. 227—237.

53. Heinz Lehmann, “Introduction of Chlorpromazine to North America,” p. 264.

54. Healy interview, p. 9.

55. Lehmann, “Introduction of Chlorpromazine to North America,” p. 265.

56. Lehmann, *Archives of Neurology*, p. 231.

57. John R. Young,私人通信。关于史密斯·克兰与弗伦奇公司对氯丙嗪的介入,参阅 Swazey, *Chlorpromazine*, pp. 159—190;相关的一个不长的附加资料,参阅 Shorter, *The Health Century* (New York: Doubleday, 1987), pp. 120—126。

58. Willis H. Bower, “Chlorpromazine in Psychiatric Illness,” *NEJM*, 251 (Oct. 21, 1954), pp. 689—692。Swazey 的专著对鲍尔的工作没有给予任何的注意。N. William Winkelman 的早期研究主要是在精神神经症患者身上。“Chlorpromazine in the Treatment of Neuropsychiatric Disorders,” *JAMA*, 155 (May 1, 1954), pp. 8—21。Winkelman 承认,氯丙嗪有一些益处,但它“将永远不会作为一个替代品被提供给精神分析取向的心理疗法”(p. 21)。

59. 关于这点,参阅 Swazey, *Chlorpromazine*, pp. 201—207。

60. *Time*, Mar. 7, 1955, p. 56.

61. Bliss Forbush, *The Sheppard & Enoch Pratt Hospital, 1853—1970: A History* (Philadelphia: Lippincott, 1971), pp. 124—125.

62. 参阅 Pierre Deniker, “From Chlorpromazine to Tardive Dyskinesia (Brief History of the Neuroleptics),” *Psychiatry Journal of the Univer-sity of*

Ottawa，14 (1989)，pp. 253—259，esp. p. 254。

63. Henry R. Rollin，“The Dark before the Dawn,” *Journal of Psychopharmacology*，4 (1990)，pp. 109—114，引自 p. 113。

64. John F. J. Cade，“Lithium Salts in the Treatment of Psychotic Excitement,” *Medical Journal of Australia*，2 (Sept. 3，1949)，pp. 349—352，引自 p. 351。亦见凯德有关他的发现的讲述，见 *Discoveries in Biological Psychiatry*，pp. 218—225。

65. 凯德的讲述，见 *Discoveries in Biological Psychiatry*，p. 219。

66. Mogens Schou 等，“The Treatment of Manic Psychoses by the Administration of Lithium Salts,” *Journal of Neurology，Neurosurgery and Psychiatry*，17 (1954)，pp. 250—260。奥胡斯大学的这家医院实际上在 Risskov。

67. Mogens Schou，“Lithium：Personal Reminiscences,” *Psychiatric Journal of the University of Ottawa*，14 (1989)，pp. 260—262，引自 p. 261。

68. Eddie Kingstone，“The Lithium Treatment of Hypomanic and Manic States,” *Comprehensive Psychiatry*，1 (1960)，pp. 317—320；Kingstone 是卡梅伦的主任住院医师。亦见 Samuel Gershon and Arthur Yuwiler，“Lithium Ion：A Specific Psychopharmacological Approach to the Treatment of Mania,” *Journal of Neuropsychiatry*，1 (1960)，pp. 229—241。关于钾剂向北美的这种引入的复杂性，参阅 F. Neil Johnson，*The History of Lithium Therapy* (London：Macmillan，1984)，pp. 94—104。

69. 参阅 Frank J. Ayd.，Jr.，“The Early History of Modern Psychopharmacology,” *Neuropsychopharmacology*，5 (1991)，pp. 71—84，details p. 82。

70. 关于刘易斯和谢泼德，参阅 Felix Post 的采访，收入 Greg Wilkinson 编辑，*Talking about Psychiatry* (London：Gaskell，1993)，p. 167。

71. 它符合把精神失常和忧郁症描述为完全不同疾病的这种说明的逻辑。但精神分裂症是一种不同于精神失常性忧郁症的疾病，这还完全不清楚。如，忧郁症时常在氯丙嗪治疗后有起色，而氯丙嗪是一种被设想为针对精神分裂症的药物。[参阅 Donald F. Klein and Max Fink，“Behavioral Reaction Patterns with Phenothiazines，*Archives of General Psychiatry*，7 (1962)，pp. 449—459，特别是类目 E。]倾向主张这两种疾病之间的这种无懈可击的区别的，是制药公司的策略，而非科学发现。

72. 在各种各样的叙述中，库恩贡献了这个“丙咪嗪故事”，最全面的是收入 Ludwig J. Pongratz 编辑的 *Psychiatrie in Selbstdarstellumgen* (Berne: Huber，1977)中的那篇，pp. 219—257，esp. pp. 235—239。“盖格”内部人所讲述的有些不同于他自己的，我感谢 David Healy 与我分享了一些这种素材。

73. Roland Kuhn，“Über die Behandlung depressiver Zustande mit einem Iminodibenzylderivat (G22355)，” *Schweizerische Medizinische Wochenschrift*，87 (Aug. 31，1957)，pp. 1135—1140.

74. Kuhn，*Schweiz. Med. Wochenschrift* 1957。首个国际性评论，是库恩 1958 年发表在这个重要的美国精神病学期刊上的论文：“The Treatment of Depressive States with G22355 (Imipramine Hydrochloride)，” *AJP*，115 (1958)，pp. 459—464。这篇论文错误地把库恩当成了“主任医学官”；他实际上是一位病房主任(Oberarzt)。Heinz Lehmann 进行了首次在北美的实验，参阅他的，“Tricyclic Antidepressants: Recollections，”收入 M，J. Parnham and J. Bruinvels，编辑，*Psycho- and Neuro-Pharmacology*，vol. 1 (Amsterdam: Elsevier，1983)，pp. 211—216。

75. National Center for Health Statistics，H. Koch，“Drug Utilization in Office-Based Practice，A Summary of Findings. National Ambulatory Medical Care Survey，United States，1980，” *Vital and Health Statistics*，

ser. 13，no. 65，DHHS Pub. No.（PHS）83—1726. Public Health Service，Washington，DC，U. S. Government Printing Office，Mar.，1983，tab. 1，p. 15；tab. 2，p. 17.

76. Felix Post，“Then and Now，” *BJP*，133（1978），pp. 83—86，引自 pp. 84，85。

77. Heinrich Laehr，*Über Irrsein und Irrenanstalten*（Halle：Pfeffer，1852），pp. ix，16.

78. Clouston，*Edinburgh Medical Journal* 1891，p. 595.

79. 应该注意 John William Thudichum 的这种先驱性的，但大部分被忽略了有关神经化学的工作；他在伦敦圣 · 托马斯医院（St. Thomas's Hospital）一个的演讲中谈到这些。他对精神病的这种生物化学性质感兴趣。参阅 David L. Drabkin 编辑，J. L. W. Thudichum，*A Treatise on the Chemical Constitution of the Brain*（1884）（reprint ed. Hamden，CT：Archon，1962）。

80. C. Grabow and Felix Plaut，“Experimentelle Untersuchungen zur Frage der Antikörperbildung im Liquorraum，” *Zeitschrift fur Immunitätsforschung und experimentelle Therapie*，54（1927），pp. 335—354。关于在 Deutsche Forschungsanstalt 的这些早期活动，参阅 Matthias M. Weber，“‘Ein Forschungsinstitut fur Psychiatrie...’：Die Entwicklung der Deutschen Forschungsanstalt fur Psychiatric in München zwischen 1917 und 1945，” *Sudhoffs Archiv*，75（1991），pp. 74—89，esp. pp. 82—83。

81. 关于普劳特的结局，参阅 David Krasner，“Smith Ely Jelliffe and the Immigration of European Physicians to the United States in the 1930s，” *Transactions and Studies of the College of Physicians of Philadelphia*，ser. 5，12（1990），pp. 49—67，p. 57。

82. Denis Hill，“Electroencephalography as an Instrument of Research in

Psychiatry," *Premier Congrès Mondial de Psychiatrie*, vol. 3, pp. 163—177,引自 p. 164。

83. 参阅 W. C. Corning, "Bootstrapping toward a Classification System," 收入 Theodore Millon and Gerald L. Klerman 编辑, *Contemporary Directions in Psychopathology* (New York: Guilford, 1986), pp. 279—306, esp. pp. 296—299。

84. R. E. Hemphill and M. Reiss 的论文的总结, "The Isotopes in Psychiatry," *Premier Congrès Mondial de Psychiatrie*, vol. 3, pp. 290—291。

85. Richter 的论文的总结,"Biochemical Changes in the Brain it Functional Activity," *Premier Congrès Mondial de Psychiatrie*, vol. 3, p. 296。

86. 参阅 Wilder Penfield, *The Difficult Art of Giving: The Epic of Alan Greg*, (Boston: Little Brown, 1967), pp. 273, 282—283,引自 p. 282。

87. 关于这个故事,参阅 Tracy J. Putnam, "The Demonstration of the Specific Anticonvulsant Action of Diphenylhydantoin and Related Compounds,"收入 *Discoveries Biological Psychiatry*, pp. 85—90。当这个小组仍在波士顿城市医院(Boston City Hospital)时,这项工作完成了。在那里,帕特南于 1934 年取代库布,成为神经病学的领导。

88. Johannes M. Nielsen and George N. Thompson, *The Engrammes of Psychiatry* (Springfield: Thomas, 1947)。这本书献给"对人类行为的神经元基础感兴趣的科学家们"。

89. 关于它的建立,参阅 Jules H. Masserman, "Preface and Dedication," *Biological Psychiatry: Proceedings of the Scientific Sessions of the Society of Biological Psychiatry*, San Francisco, May, 1958 (New York: Grune and Stratum 1959), p. XV。

90. "The Society of Biological Psychiatry," *AJP*, 111 (1954), pp. 389—391,

引自 p. 390。

91. 其主标题"Psychopharmakon"似乎是希腊文,副标题为拉丁文。由 Reinhard Lorich 编辑,该书在本质上是神学的而非医学的。由 H. Thorne 译成英文,书名为 *Physicke for the Soule*(London: Denham, c. 1568)。雷吉乌斯是一位路德教会的传教士,死于 1541 年。

92. Jacques-Joseph Moreau de Tours, *Du hachisch et de l'aliénation mentale: Etudes psychologiques* (1845) (reprint Paris: Ressources, 1980), pp. 29—30.

93. Claude Bernard, "Des effets physiologiques de la morphine et leu combination avec ceux de chloroform," *Bidletin thérapeutique*, 77 (1869) pp. 241—256.

94. Emil Kraepelin, *Über die Beeinflussung einfacher psychischer Vorgänge durch einige Arzneimittel* (Jena: Fischer, 1892), p. 227.

95. David I. Macht, "Contributions to Psychopharmacology," *Johns Hopkins Hospital Bulletin*, 31 (1920), pp. 167—173,引自 p. 167。但是,精神药理学这个术语的当代用法不能追溯到 Macht 的文章,而是出自 Jean Delay 和 Jean Thuillier,他们在写于 1956 年的一篇文章中使用了这个词(对抗不喜欢这个新词的 Delay 的异议)。Delay and Thuillier, "Psychiatrie expérimentale et psychopharmacologie," *Semaine des hôpitaux de Paris*, 32 (Oct. 22, 1956), pp. 3187—93。Thuillier 是 Delay 的助手,负责圣-安妮的实验精神病学实验室。"精神药理学"这个词于下一年在米兰的一次会议上得到认可。参阅 Jean Thuillier, note, 收入 Ban and Hippius, *Psychopharmacology in Perspective*, pp. 88—89。

96. 关于 LSD, 参阅 Abraham Wilder, *The Relation of Psychiatry to Pharmacology* (Baltimore: Williams & Wilkins, 1957), pp. 20—22 及各处。这部书是首部美国精神药理学教科书。

97. Wolfgang de Boor，*Pharmakopsychologie und Psychopathologie*（Berlin：Springer，1956）.

98. Ban，Psychopharmacology in Perspective，pp. XII—XIII.

99. Betty M. Twarog，"Serotonin：History of a Discovery，" *Comparative Biochemistry and Physiology*，91C（1988），pp. 21—24。Betty M. Twarog and Irvine H. Page，"Serotonin Content of Some Mammalian Tissues and Urine and a Method for Its Determination，" *American Journal of Physiology*，175（1953），pp. 157—161.她关于5-羟色胺是一种神经递质的论文原稿提交于1952年，直到1954年才发表，因为这个杂志的编辑最初认为它不重要而未予理睬，并懒得通知她。

100. Arvid Carlsson等，"On the Presence of 3-Hydroxytyramine in Brain，" *Science*，127（Feb. 28，1958），p. 471。3-羟酪胺是多巴胺。这篇论文1957年投稿。荧光光谱测定法在20世纪50年代的出现，极大地帮助了卡尔松的工作，并使一元胺研究中这种即将到来的尝试push在技术上成为可能。

101. Arvid Carlsson and Margit Lindqvist，"Effect of Chlorpromazine or Haloperidol on Formation of 3-Methoxytyramine and Normetanephrine in Mouse Brain，" *Acta Pharmacol et Toxicol.*，20（1963），pp. 140—144.

102. Solomon H. Snyder，"The Dopamine Hypothesis of Schizophrenia：Focus on the Dopamine Receptor，" *AJP*，133（1976），pp. 197—202.也请参阅更早被引证的Snyder 1974年的论文。

103. 这个论文系列的首篇是Alfred Pletscher，Parkhurst A. Shore，and Bernard B. Brodie，"Serotonin Release as a Possible Mechanism of Reserpine Action，" *Science*，122（Aug. 26，1955），pp. 374—375。

104. 我的部分这类观点要归功于David Healy对阿尔维德·卡尔松的采访，

pp. 2—3。我感谢 Healy 博士为我制作了这个手稿的副本。

105. Elizabeth F. Marshall 等，“The Effect of Iproniazid and Imipramine on the Blood Platelet 5-Hydroxytryptamine Level in Man,” *British Journal of Pharmacology*, 15 (1960), pp. 35—41。

106. Arvid Carlsson 等，“The Effect of Imipramine of [sic] Central 5-Hydroxytryptamine Neurons,” *Journal of Pharmacy and Pharmacology*, 20 (1968), pp. 150—151。亦见 Carlsson et al., “Effects of Some Antidepressant Drugs on the Depletion of Intraneuronal Brain Catecholamine Stores... ,” *European Journal of Pharmacology*, 5 (1969), pp. 367—373。

107. Solomon Snyder 等，“Drugs, Neurotransmitters, and Schizophrenia,” *Science*, 184 (1974), pp. 1243—1253。

108. David Healy, “The Structure of Psychopharmacological Revolutions,” *Psychiatric Developments*, 4 (1987), pp. 349—376，引自 p. 351。我还受益于 Healy 的“The History of British Psychopharmacology,” 收入 Hugh Freeman and German E. Berrios 编辑，*150 Years of British Psychiatry. Volume II: the Aftermath* (London: Athlone, 1996), pp. 61—88。

109. 参阅 David T. Healy, “The Psychopharmacologic Era: Notes toward a History,” *Journal of Psychopharmacology*, 4 (1990), pp. 152—167, esp. p. 164。关于氯氮平在挑战多巴胺假说上的作用，参阅 Alfred Goodman Gilman 等编辑，*Goodman and Gilmans The Pharmacological Basis of Therapeutics*, 8th ed. (New York: McGraw-Hill, 1990), p. 391。

110. 参阅 Floyd E. Bloom, “Advancing a Neurodevelopmental Origin for Schizophrenia,” *Archives of General Psychiatry*, 50 (1993), pp. 224—

227，引自 p. 224。

111. Joyce A. Kovelman and Arnold B. Scheibel, "A Neurohistological Correlate of Schizophrenia," *Biological Psychiatry*, 19 (1984), pp. 1601—1621，引自 p. 1616。

112. Francine M. Benes 等, "Increased Vertical Axon Numbers in Cingulate Cortex of Schizophrenics," *Archives of General Psychiatry*, 44 (1987), pp. 1017—1021。

113. Sarnoff A. Mednick 等, "Adult Schizophrenia Following Prenatal Exposure to an Influenza Epidemic," *Archives of General Psychiatry*, 45 (1988), pp. 189—192。亦见 Mednick and Tyrone D. Cannon, "Fetal Development, Birth and the Syndromes of Adult Schizophrenia,"收入 Mednick 等编辑, *Fetal Neural Development and Adult Schizophrenia* (Cambridge: Cambridge U. P., 1991), pp. 3—13, 又 pp. 227—237。

114. Christopher E. Barr 等, "Exposure to Influenza Epidemics during Gestation and Adult Schizophrenia: A 40-Year Study," *Archives of General Psychiatry*, 47 (1990), pp. 869—874。

115. Janice R. Stevens, "Neuropathology of Schizophrenia," *Archives of General Psychiatry*, 39 (1982), pp. 1131—1139.

116. Eve C. Johnstone 等, "Cerebral Ventricular Size and Cognitive-Impairment in Chronic Schizophrenia," *Lancet*, 2 (Oct. 30, 1976), pp. 924—926。关于一个概述，参阅 Herbert Y. Meltzer, "Biological Studies in Schizophrenia," *Schizophrenia Bulletin*, 13 (1987), pp. 77—111, esp. 78—81。

117. 参阅 Mary Seeman, "Schizophrenia: D4 Receptor Elevation: What Does It Mean?" *Journal of Psychiatry and Neuroscience*, 19 (1994), pp. 171—176, esp. 172。

118. Bloom，*Archives of General Psychiatry* 1993，p. 224.

119. Mednick and Cannon，*Fetal Neural Development*，pp. 6—9. 亦见 Barbara Fish 等，"Infants at Risk for Schizophrenia：Sequelae of a Genetic Neurointegrative Defect：A Review and Replication Analysis of Pandysmaturation in the Jerusalem Infant Development Study，" *Archives of General Psychiatry*，49（1992），pp. 221—235。

120. 正如 Thomas Clouston 描述的那样，在这个时代的语言中，"所有种类的发育进程延缓，所有形式的头和脸的不对称，都将是与神经遗传一道获得的危险信号"。Clouston，*Edinburgh Medical Journal* 1891，pp. 119—120。

121. Bloom，Archives of General Psychiatry 1993，p. 226.

122. Godfrey D. Pearlson and Amy E. Veroff，"Computerised Tomographic Scan Changes in Manic-Depressive Illness，" *Lancet*，2（Aug. 29，1981），p. 470.

123. Otto Fenichel，*Outline of Clinical Psychoanalysis*（New York：Norton，1934），p. 146.

124. Lewis R. Baxter，Jr. 等，"Local Cerebral Glucose Metabolic Rates in Obsessive-Compulsive Disorder，" *Archives of General Psychiatry*，44（1987），pp. 211—218。

125. 参阅 P. K. McGuire 等，"Functional Anatomy of Obsessive Compulsive Phenomena，" *BJP*，164（1994），pp. 459—468；Scott L. Rauch 等，"Regional Cerebral Blood Flow Measured during Symptom Provocation in Obsessive-Compulsive Disorder using Oxygen 15-Labeled Carbon Dioxide and Positron Emission Tomography，" *Archives of General Psychiatry*，51（1994），pp. 62—70。

126. Rudolf Hoehn-Saric 等，"Effects of Fluoxetine on Regional Cerebral

Blood Flow in Obsessive-Compulsive Patients," *AJP*, 148 (1991), pp. 1243—1245。

127. National Advisory Mental Health Council, *Approaching the 21st Century: Opportunities for NIMH Neuroscience Research. Report to Congress on the Decade of the Brain* (Rockville: National Institute of Mental Health, 1988), p. 2.

128. 关于这场争论，参阅 Edward Shorter, *Bedside Manners: The Troubled History of the Doctor-Patient Relationship* (New York: Simon and Schuster, 1985)；再版时有一个新的序言，*Doctors and Their Patients: A Social History* (New Brunswick: Transaction, 1991)。

129. 有关这些例子，参阅 Sherry Hirsch 等编辑，*Madness Network News Reader* (San Francisco: Glide, 1974), pp. 81, 91。

130. 关于这场反精神病学运动，参阅 Norman Dain, "Psychiatry and Anti-Psychiatry in the United States,"收入 Mark S. Micale and Roy Porter, *Discovering the History of Psychiatry* (New York: Oxford U. P., 1994), pp. 415—444; Gerald N. Grob, *From Asylum to Community: Mental Health Policy in Modern America* (Princeton: Princeton U. P., 1991), pp. 262—268, 279—287; 和 Digby Tantam, "The Anti-Psychiatric Movement,"收入 German E. Berrios and Hugh Freeman, *150 Years of British Psychiatry, 1841—1991* (London: Gaskell, 1991), pp. 333—347。

131. 关于一个简明概述，参阅 Mitchell Wilson, "*DSM-III* and the Transformation of American Psychiatry: A History," *AJP*, 150 (1993), pp. 399—410, esp. p. 402。

132. Thomas S. Szasz, *The Myth of Mental Illness*, rev. ed. (New York: Harper and Row, 1974; first ed. 1960), 引自 p. XIII。

133. Erving Goffman，*Asylums：Essays on the Social Situation of Mental Patients and Other Inmates*（New York：Doubleday，1961），pp. 14，67—68，111. 据戈夫曼讲，"这种对失去人的心灵的理解，是以文化中形成的和社会中积习已久的陈规为根据的……"(p. 132)。

134. Ken Kesey，*One Flew Over the Cuckoo's Nest*（New York：Viking，1962），p. 20.

135. Thomas J. Scheff，*Being Mentally Ill：A Sociological Theory*（Chicago：Aldine，1966），pp. 28，92—93，96.

136. Samuel B. Guze，*Why Psychiatry Is a Branch of Medicine*（New York：Oxford U. P.，1992），p. 14.

137. Ronald D. Laing，*The Divided Self：A Study of Sanity and Madness*（London：Tavistock，I960），p. 179.

138. Ronald D. Laing，*The Politics of Experience*（New York：Random House，1967），pp. 127，129. 这篇文章首次发表于 1964 年。

139. Ronald D. Laing，"The Invention of Madness，" *New Statesman*，73（June 16，1967），p. 843. 福柯的著作是一篇博士论文，初版时为 *Folie et déraison：Histoire de la folie à l'âge classique*（Paris：Plon，1961）。

140. Laurice L. McAfee，"Interview with Joanne Greenberg，"收入 Ann-Louise S. Silver 编辑，*Psychoanalysis and Psychosis*（Madison：International Universities Press，1989），pp. 513—531，引自 pp. 527—528。

141. William A. White，"Presidential Address，" *AJP*，5（1925），pp. 1—20，esp. p. 3.

142. Albert Deutsch，The *Shame of the States*（New York：Harcourt，1948），引自 pp. 28，42—43，49。

143. *Time*，Dec. 20，1948，引自 p. 41。

144. Morton Kramer 等，*A Historical Study of the Disposition of First Admissions to a State Hospital：Experience of the Warren State Hospital during the Period 1916—1950*（Public Health Service，Public Health Monograph no. 32；Washington，DC：Department of Health，Education and Welfare，1955），参阅图表 3，p. 13，内容涉及 1946—1950 年的一批患各种精神障碍的 65 岁以下的男性患者和女性患者。出院率一直稳步攀升，但是，甚至 1916—1925 年入院的这批最早的患者，也有 55%是在五年内出院的。

145. 参阅 P. John Mathai and P. S. Gopinath，"Deficits of Chronic Schizophrenia in Relation to Long-Term Hospitalization，" *BJP*，148（1985），pp. 509—516。

146. 下面的年表大体上反映了美国的事件。在德国，直到 20 世纪 70 代学生开始反叛和反精神病学兴起，去机构化才出现。参阅 K. Heinrich，"Psychopharmakologie seit 1952，" *Fortschritte der Neurologie und Psychiatrie*，62（1994），pp. 31—39，esp. p. 36。

147. 参阅 Frank J. Ayd，Jr.，"Henry Brill，"收入 Ban，*Psychopharmacology in Perspective*，pp. 2—3。

148. 参阅美国人口统计局，*Historical Statistics of the United States*，*Colonial Times to 1970*，*Bicentennial Edition*，*part 2*（Washington，DC：GPO，1975），tab. B-426，p. 84；Center for Mental Health Services and National Institute of Mental Health，R. W. Manderscheid and M. A. Sonnenschein，eds.，*Mental Health*，*United States*，*1992*. DHHS Pub. No.（SMA）1992—1942（Washington，DC：GPO，1992），tab. 1.2，p. 24。1955 年和 1970 年的图表提及一个给定年份的 7 月 1 日的精神病院人口普查，1988 年的图表提及病床数。但是，这些图表十分接近。

149. DHHS，Center for Mental Health Services，Richard W. Redick 等，

"The Evolution and Expansion of Mental Health Care in the United States Between 1955 and 1990," *Data Highlights*, *Mental Health Statistical Note*, no. 210, May 1994, p. 1。

150. 参阅 E. Fuller Torrey, *Nowhere to Go: The Tragic Odyssey of the Homeless Mentally Ill* (New York: Harper and Row, 1988), pp. 25—29, 126—128 及各处。

151. 参阅 Torrey, *Nowhere to Go*, pp. 7—9, 11。

152. 参阅 H. Richard Lamb and Victor Goertzel, "Discharged Mental Patients: Are They Really in the Community?" *Archives of General Psychiatry*, 24 (1971), pp. 29—34。

153. 有关这个问题的一个早期的 *prise de conscience*,参阅 George E. Crane, "Clinical Psychopharmacology in Its 20th Year: Late, Unanticipated Effects of Neuroleptics May Limit Their Use in Psychiatry," *Science*, 181 (1973), pp. 124—128。

154. 一篇 1984 年的新闻报道,转引自 Torrey, *Nowhere to Go*, p. 33。

155. Henry R. Rollin, *Festina Lente: A Psychiatric Odyssey* (London: British Medical Journal Memoir Club, 1990), p. 92.

156. *United States Mental Health 1992*, p. 21.

157. *United States Mental Health 1994*, p. 38.

158. Lucy Freeman, "We're Overdoing Shock Treatments," *Science Digest*, 34 (Sept. 1953), pp. 26—29. 该文浓缩自她的著作 *Hope for the Troubled*。

159. Peter G. Cranford, *But for the Grace of God: The Inside Story of the World's Largest Insane Asylum, Milledgeville!* (Augusta: Great Pyramid Press, 1981), pp. 86—87, 108, 149.

160. Goffman, *Asylums*, p. 81.

161. Kesey, *One Flew*, pp. 14, 15.

162. L. Ron Hubbard, *Dianetics: The Modern Science of Mental Health* (Los Angeles: American Saint Hill Org., 1950), pp. 97—98, 151, 193—194, 318, 367—369, 383.“戴尼提”首次出现在一篇文章中,“Dianetics, The Evolution of a Science,” *Astounding Science Fiction*, May 1950, pp. 43f。

163. Church of Scientology of California, *What Is Scientology?* (Los Angeles: CSC, 1978), p. 98.

164. William J. Winslade 等, “Medical, Judicial, and Statutory Regulation of ECT in the United States,” *AJP*, 141 (1984), pp. 1349—1355,参阅 p. 1350。

165. 参阅“Attack on Electroshock,” *Newsweek*, Mar. 17, 1975, p. 86。“Court Stays Curb on Shock Therapy,” *New York Times*, Jan. 3, 1975, p. 20; “Curb on Therapy Stirs a Dispute,” *New York Times*, April 6, 1975, p. 18。

166. “Berkeley Voters Ban ECT,” *Science News*, 122 (Nov. 13, 1982), p. 309; “Electroshock Therapy on Trial,” *Science Digest*, 92 (Oct. 1984), p. 14.

167. “Bill Would Ban ECT in Texas,” *Psychiatric News*, Apr. 21, 1995, pp. 1, 34.

168. Haroutun M. Babigian and Laurence B. Guttmacher, “Epidemiologic Considerations in Electroconvulsive Therapy,” *Archives of General Psychiatry*, 41 (1984), pp. 246—253,参阅 tab. 2, p. 247。

169. 关于这些事件,参阅 Max Fink, “Die Geschichte der EKT in den Vereinigten Staaten in den letzten Jahrzehnten,” *Nervenarzt*, 64 (1993), pp. 689—695, esp. p. 690。

170. Fred H. Frankel, "Electro-Convulsive Therapy in Massachusetts: A Task Force Report," *Massachusetts Journal of Mental Health*, 3 (1973), pp. 3—29，引文 pp. 18, 19。

171. American Psychiatric Association, *Report of the Task Force on Electroconvulsive Therapy* (Washington, DC: APA, May, 1978), pp. 3, 11, 12, 161—162.

172. Max Fink, "Convulsive and Drug Therapies of Depression," *Annual Review of Medicine*, 32 (1981), pp. 405—412;芬克自相矛盾的结论是："虽然 ECT 明显比三环抗抑郁症药和单胺氧化酵素抑制剂有效，但这种在实施 ECT 时额外的困难，有关它的特殊危险的这种公众形象，以及这种实施药物疗法上的这种方便，都使药物的利用通常成为首选。"(p. 410)

173. National Institutes of Health, Office of Medical Applications of Research, "Electroconvulsive Therapy," *Consensus Development Conference Statement*, 5(11) [1985]，引自 pp. 2, 3。这篇报告连同给专门小组的陈述摘要被再版，收入 *Psychopharmacology Bulletin*, 22 (1986), pp. 445—502。亦见"Electroconvulsive Therapy," *JAMA*, 254 (Oct. 18, 1985), pp. 2103—2108。

174. 参阅 John Pippard and Les Ellam, *Electroconvulsive Treatment in Great Britain, 1980* (London: Gaskell, 1981)；他们概述了他们的报告，见 *Lancet*, 2 (Nov. 21, 1981), pp. 1160—1161。但是，这些在英国使用的技术和设备据说很遗憾落后于时代。参阅社论："ECT in Britain: a Shameful State of Affairs," 同上, Nov. 28, 1981, pp. 1207—1208。

175. American Psychiatric Association, *The Practice of Electroconvulsive Therapy: Recommendations for Treatment, Training, and Privileging: A Task Force Report* (Washington, DC: APA, 1990), pp. 7—8.

176. Laurence B. Guttmacher, *Concise Guide to Psychopharmacology and Electroconvulsive Therapy* (Washington, DC: American Psychiatric Press, 1994), tab. 5—1, p. 122.

177. Robert A. Dorwart et al., "A National Study of Psychiatrists' Professional Activities," *AJP*, 149 (1992), pp. 1499—1505, 参阅p. 1503。

178. Norman S. Endler, *Holiday of Darkness: A Psychologist's Personal Journey out of His Depression* (New York: Wiley, 1982), pp. 50—51, 72—73, 81—83.

179. 关于这些术语,参阅 Hagop S. Akiskal and William T. McKinney, Jr., "Psychiatry and seudopsychiatry," *Archives of General Psychiatry*, 28 (1973), pp. 367—373, esp. p. 370。

180. Samuel B. Guze, "Biological Psychiatry: Is There Any Other Kind?" *Psychological Medicine*, 19 (1989), pp. 315—323,引自 p. 315。古泽对比了"实际的和不实际的"。参阅他的"The Need for Toughmindedness in Psychiatric Thinking," *Southern Medical Journal*, 63 (1970), pp. 662—671, esp. p. 670。

181. Ross J. Baldessarini, "Drugs and the Treatment of Psychiatric Disorders," 收入 *Goodman and Oilman*, 8th ed., pp. 383—435,引自 p. 385。

第八章 从弗洛伊德到百忧解

1. William E. Narrow 等, "Use of Services by Persons with Mental and Addictive Disorders: Findings from the National Institute of Mental Health Epidemiologic Catchment Area Program," *Archives of General Psychiatry*, 50 (1993), pp. 95—107,统计据见 p. 95。

2. Mark Olfson and Harold Alan Pincus, "Outpatient Psychotherapy in the United States, I: Volume, Costs, and User Characteristics," *AJP*, 151 (1994), pp. 1281—1288,参阅 tab. 2, p. 1285。

3. 参阅 Joseph Veroff 等, *Mental Health in America: Patterns of Help-Seeking from 1957 to 1976* (New York: Basic, 1981), p. 79。已经"利用帮助"的人口的比例几乎翻了一倍,从 1957 年的 14%到 1976 年的 26%。

4. 关于例子,参阅 Ronald Mac Keith and Martin Bax 编辑, *Minimal Cerebral Dysfunction* (London: Heinemann Medical, 1963)。这次研讨会在几经痛苦之后,最终判定在缺失大脑损伤的具体标志的情况下这种诊断是失策的。

5. American Psychiatric Association, *DSM-II: Diagnostic and Statistical Manual of Mental Disorders*, 2nd ed. (Washington, DC: APA, 1968), p. 50.

6. American Psychiatric Association, *DSM-III: Diagnostic and Statistical Manual of Mental Disorders*, 3d ed. (Washington, DC: APA, 1980), p. 41. 在这种高度人种混杂的儿童们的群体中,主要是男孩子——他们被诊断患有注意力缺陷多动症,存在一批核心人群具有某种明显的基于遗传的大脑自然改变。参阅 Joseph Biederman 等, "Family-Genetic and Psychosocial Risk Factors in *DSM-III* Attention Deficit Disorder," *Journal of the American Academy of Child and Adolescent Psychiatry*, 29 (1990), pp. 526—533; Hans C. Lou 等, "Focal Cerebral Dysfunction in Developmental Learning Disabilities," *Lancet*, 335 (Jan. 6, 1990), pp. 8—11。关于这些诊断的历史,参阅 Russell J. Schachar, "Hyperkinetic Syndrome: Historical Development of the Concept,"收入 Eric A. Taylor 编辑, *The Overactive Child* (Oxford: Blackwell, 1986), pp. 19—40。

7. *Mew York Times*, Jan. 13, 1996, p. A9. 利他林合成于 1955 年,两年后首

次推荐用于儿童“过动行为综合征”。参阅 Maurice W. Laufer and Eric Denhoff（工作在罗德岛普罗维登斯［Providence，RI］的 Emma PendletonBradley Home），“Hyperkinetic Behavior Syndrome in Children,” *Journal of Pediatrics*, 50（1957），pp. 463—474。但是，这两位著者首选安非他明。首个公开宣布利他林用来治疗制造麻烦的过动性儿童（“心理不正常的”儿童）的，是 C. Keith Conners and Leon Eisenberg（两位精神病医师都工作在约翰 · 霍普金斯大学）“The Effects of Methylphenidate on Symptomatology and Learning in Disturbed Children,” *AJP*, 120（1963），pp. 458—464。

8. “Media Coverage Can Trigger Stress Disorder in Kids,” *Medical Post*, June 13, 1995, p. 34.

9. Cross-National Collaborative Group, “The Changing Rate of Major Depression：Cross-National Comparisons,” *JAMA*, 268（Dec. 2, 1992），pp. 3098—3104.关于这种对忧郁症描述上的长期倾向，参阅 Edward Shorter, “The Cultural Face of Melancholy,”收入 Shorter, *From the Mind into the Body：The Cultural Origins of Psychosomatic Symptoms*（New York：Free Press, 1994），pp. 118—148。

10. “National Depression Screening Day Set Records in 1993,” *Psychiatric News*, April 1, 1994, p. 11.

11. S. M. Schappert, “Office Visits to Psychiatrists：United States, 1989—1990,” *Advance Data from Vital and Health Statistics*, no. 237（Hyattsvillie, MD：National Center for Health Statistics, 1993），参阅 tab. 6, p. 6。

12. Narrow, *Arch. Gen. Psych*. 1993, p. 101.

13. 有关对这个疾病实体的批评，参阅 Harold Merskey, “The Manufacture of Personalities：The Production of Multiple Personality Disorder,” *BJP*,

160 (1992), pp. 327—340; Herman M. van Praag, "*Make-Believes*" *in Psychiatry, or The Perils of Progress* (New York: Brunner/Mazel, 1993), pp. 203—209。

14. Allen J. Frances 等, "An A to Z Guide to *DSM-IV* Conundrums," *Journal of Abnormal Psychology*, 100 (1991), pp. 407—412, 引自 p. 410。

15. Robert S. Wallerstein, "The Future of Psychotherapy," *Bulletin of the Menninger Clinic*, 55 (1991), pp. 421—443, 引自 pp. 430—431。

16. 参阅 Edward Shorter, *From Paralysis to Fatigue: A History of Psychosomatic Illness in the Modern Era* (New York: Free Press, 1992), pp. 51—64。

17. Hagop S. Akiskal and William T. McKinney, Jr., "Psychiatry and Pseudopsychiatry," *Archives of General Psychiatry*, 28 (1973), pp. 367—373, 引自 p. 372。

18. Adolf Meyer, "Historical Sketch and Outlook of Psychiatric Social Work" (1922), 收入 Eunice E. Winters 编辑, *Collected Papers of Adolf Meyer*, vol. 4 (Baltimore: Hopkins, 1952), pp. 237—240。

19. National Conference of Social Work, *Proceedings of the National Conference of Social Work, 47th session, 1920* (Chicago: University of Chicago Press [1920], 引自 pp. 256, 378。

20. E. Fuller Torrey, *Nowhere to Go: The Tragic Odyssey of the Homeless Mentally Ill* (New York: Harper and Row, 1989), p. 164.

21. Stuart A. Kirk and Herb Kutchins, *The Selling of DSM: The Rhetoric of Science in Psychiatry* (New York: Aldine, 1992), p. 8.

22. 参阅 Harry Specht, "Social Work and the Popular Psychotherapies," *Social Service Review*, 64 (1990), pp. 345—357, 引自 p. 345。

23. Specht, *Sac. Serv. Review* 1990, p. 346.

24. Carl R. Rogers, *Client-Centered Therapy: Its Current Practice, Implications, and Theory* (Boston: Houghton Mifflin, 1951), p. 23.

25. Carl R. Rogers, "In Retrospect: Forty-Six Years," *American Psychologist*, 29 (1974), pp. 115—123,引自 pp. 115, 116。

26. 这段引语是施佩希特对罗杰斯的总结,*Soc. Serv. Review* 1990, p. 351。

27. Rogers, *American Psychologist* 1974, p. 117.

28. 美国心理学会,personal communication,到 1996 年 1 月有 6574 位成员。

29. Group for the Advancement of Psychiatry, *Psychotherapy in the Future* (Washington, DC: APA, 1992; report no. 133), p. 1.

30. Ronald C. Kessler 等, "Lifetime and 12-Month Prevalence of DSM-III-*R* Psychiatric Disorders in the United States," *Archives of General Psychiatry*, 51 (1994), pp. 8—19。15 到 54 岁的美国人接受了调查。参阅 tab. 2, p. 12。

31. Kessler, *Archives of General Psychiatry*, tab. 4, p. 14.

32. Province of Ontario, Premier's Council on Health, Weil-Being and Social justice, *Mental Health in Ontario: Selected Findings from the Mental Health Supplement to the Ontario Health Survey* (Toronto: Ministry of Health, n.d. [1994]), p. 40.

33. Daniel Freedman, "Foreword,"收入 Lee N, Robins 和 Darrel A. Regier 编辑, *Psychiatric Disorders in America*, (New York: Free Press, 1991), p. xxiii。

34. 关于例子,参阅"Congress Takes First Step," *Psychiatric News*, July 7, 1995, p. 1。

35. Henri Ellenberger, "A Comparison of European and American Psychiatry," *Bulletin of the Menninger Clinic*, 19 (1955), pp. 43—52,引

自 p. 48。

36. R. E. Kendell 等，“Diagnostic Criteria of American and British Psychiatrists,” *Archives of General Psychiatry*, 25 (1971), pp. 123—130, 参阅 p. 128。

37. Mitchell Wilson, “*DSM-III* and the Transformation of American Psychiatry: A History,” *AJP*, 150 (1993), pp. 399—410,引自 p. 403;威尔逊采访了斯皮策,并解释了他的评论。

38. 关于施滕格尔的生平,参阅 F. A. jenner, “Erwin Stengel: A Personal Memoir,”收入 German E. Berrios and Hugh Freeman 编辑, *150 Years of British Psychiatry, 1841—1991* (London: Gaskell, 1991), pp. 436—444。Felix Post 的采访,收入 Greg Wilkinson 编辑, *Talking about Psychiatry* (London: Gaskell, 1993), p. 169。

39. Erwin Stengel, “Classification of Merita: Disorders,” *Bulletin of the World Health Organization*, 21 (1959), pp. 601—663,引自 p. 603。

40. Morton Kramer, “Cross-National Disorders: Origin of the Problem,” *AJP*, 125 (suppl. 10) (1969), pp. 1—11; Heinz Lehmann 见同上, “Discussion: A Renalssance of Psychiatric Diagnosis”, pp. 43—46,引自 p. 46。

41. Donald W. Goodwin and Samuel B. Guze, *Psychiatric Diagnosis* (1974), 4th. ed. (New York: Oxford U. P., 1989), p. Ⅷ.

42. American Medico-Psychological Association and National Committee for Mental Hygiene, *Statistical Manual for the Use of Institutions for the Insane* (New York: no publ. given, 1918). 亦见 Gerald N. Grob, “Origins of *DSM-I*: A Study in Appearance and Reality,” *AJP*, 148 (1991), pp. 421—431, esp. p. 426; Theodore Millon, “On the Past and Future of the *DSM-III*: Personal Recollections and Projections,”收入

Millon and Gerald L. Klerman 编辑，*Contemporary Directions in Psychopathology*：*Toward the DSM-IV*（New York：Guilford，1986），pp. 29—70，esp. pp. 30—34。

43. National Conference on Nomenclature of Disease，H. B. Logie ed.，*A Standard Classified Nomenclature of Disease*（New York：Commonwealth，1933）；在有关“精神病”的三页中，两页给了精神失常。美国神经医学学会通过了这个简明的包括“精神神经症、神经症、适应性不良”等的名单（pp. 88—90）。关于这些事件，参阅美国精神医学学会的这篇前言，*Diagnostic and Statistical Manual*，*Mental Disorders*（Washington，DC：APA，1952），pp. Ⅴ—Ⅵ。“DSM-I.”

44. *DSM-I*，p. Ⅶ.

45. *DSM-I*，p. Ⅻ.

46. *DSM-I*，p. 31.

47. 同样，在起草 *DSM-II* 上争议的是协调美国的疾病分类和国际性 ICD 疾病分类。参阅 Millon，*Contemporary Directions*，pp. 34—36。但是，Milon 的 *DSM-II* 的起草者应该避免理论本位的主张看起来是不可能的。（p. 35）

48. *DSM-II*，p. 39.

49. 关于“新克雷珀林主义者”，参阅 Gerald Klernum，“The Contemporary American Scene Diagnosis and Classification of Mental Disorders，Alcoholism and Drug Abuse，”收入 Norman Sartorius 等编辑，*Sources and Traditions of Classification in Psychiatry*（Toronto：Hogrefe，1990），pp. 93—138，引自，p. 109。

50. George Winokur and Paula Clayton，*The Medical Basts of Psychiatry*（Philadelphia：Saunders，1986）.

51. John P. Feighner 等，“Diagnostic Criteria for Use in Psychiatric

Research," *Archives of General Psychiatry*, 26 (1972), pp. 57—63;有关抑郁症的标准,参阅 p. 58。

52. Robert Spitzer ed al., "Research Diagnostic Criteria," *Archives of General Psychiatry*, 35 (1978), pp. 773—782. 在应该如何诊断精神分裂症和精神失常的讨论中,斯皮策和同仁们拿 RDC 做了一次尝试。参阅 Spitzer 等, "Schizophrenia and Other Psychotic Disorders in *DSM-III*," *Schizophrenia Bulletin*, 4 (1978), pp. 489—509, esp. p. 500f。

53. 参阅 Ronald Bayer, *Homosexuality and American Psychiatry: The Politics of Diagnosis* (New York; Basic, 1981), pp. 101f。

54. 关于这些事件,参阅 Kirk and Kutchins, *Selling of DSM*, p. 79。

55. 参阅 Millon, *Contemporary Directions*, pp. 36—38。早在 1970 年,米隆就恳请萨布夏恩进行一个更加激进的 *DSM-II* 的修订(p. 36)。

56. Ronald Bayer and Robert L. Spitzer, "Neurosis, Psychodynamics, and *DSM-III*," *Archives of General Psychiatry*, 42 (1985), pp. 187—196,引自 p. 188。

57. *DSM-III*,引自 p. 3,实地测验 p. 5。

58. Kenneth S. Kendler 等, "Independent Diagnoses of Adoptees and Relatives as Defined by *DSM-III* in the Provincial and National Samples of the Danish Adoption Study of Schizophrenia," *Archives of General Psychiatry*, 51 (1994), pp. 456—468,特别参阅 p. 464。

59. Gerald L. Klerman, "The Advantages of *DSM-III*", *AJP*, 141 (1984), pp. 539—542。引自 p. 542。同时参阅 Klerman, "Is the Reliability of *DSM-III* a Scientific or a Political Question?" *Social Work Research*, 23 (1987), p. 3。

60. Wilson, *AJP* 1993, p. 399.

61. M. Bourgeois, "Connaissance et usage du *DSM-III*,"收入 Pierre Pichot 编

辑，*DSM-III et psychiatrie française*（Paris：Masson，1985），pp. 51—59；这些法国典型的精神病住院师的态度被描述在 pp. 51—52。

62. *Diagnostisches und Statistisches Manual psychischer Störungen*：*DSM-III-R*，H.-U. Wittchen et al.，eds. and trans.（Weinheim：Beltz，1989），参阅这个译本的导言，p. Ⅹ。

63. Kirk，*Selling of DSM*，pp. 118，199. American Psychiatric Association，*Diagnostic and Statistical Manual of Mental Disorders*，*4th ed*：*DSM-IV*（Washington，DC：APA，1994）. *DSM-IV* 中的数字编码的实际数目，减去"V"编码的话，是 374 种。Herb Kutchins 和 Stuart Kirk 断言，其净增是 5，我接受他们的数学运算，"*DSM-IV*：Does Bigger and Newer Mean Better?" *Harvard Mental Health Letter*，May，1995，pp. 4—6，特别参阅 p. 5。

64. 参阅 Herman van Praag 对这种"新障碍蜂拥而至"的批评，收入他的"*Make-Believes*" *in Psychiatry*，p. 250 及各处。

65. Philippe Pinel，*Traité médico-philosophique sur l'aliénation mentale*，2nd ed.（Paris：Brosson，1809），pp. ⅩⅩ—ⅩⅩⅠ，138—139.

66. Millon，*Contemporary Directions*，p. 39.

67. 有关这个观点，我非常感谢 Mitchell Weiss。

68. George E. Vaillant，"The Disadvantages of *DSM-III* Outweigh Its Advantages，" *AJP*，141（1984），pp. 542—545，引自 p. 543。

69. *DSM-II*，p. 44.

70. Millon，*Contemporary Directions*，pp. 50—51.

71. 参阅 Wilson，*AJP*（1993），pp. 406—407；Bayer and Spitzer，*Arch. Gen. Psych*. 1985。

72. *DSM-III*，p. 9；例如，恐惧障碍也成了"恐惧神经症"（p. 225）。

73. Wilbur J. Scott，"PTSD in *DSM-III*：A Case in the Politics of Diagnosis

and Disease," *Social Problems*, 37 (1990), pp. 294—310,引自p. 308。

74. American Psychiatric Association, *Diagnostic and Statistical Manual of Mental Disorders, 3d. rev. ed.: DSM-III-R* (Washington, DC: APA, 1987), pp. 371—374, 367—369.

75. DSM-IV, 1994, pp. 715—718. 有关 *DSM-IV* 科学有用性的一个激烈争论,参阅 Kutchins and Kirk, *Harvard Mental Health Letter*, May, 1995, pp. 4—6;关于这种由 Allen Frances 等做出回应,参阅"*DSM-IV*; Its Value and Limitations," *Harvard Mental Health Letter*, June, 1995, pp. 4—6。

76. Wilson, *AJP* 1993, p. 407.

77. Nathan G. Hale, Jr., *The Rise and Crisis of Psychoanalysis in the United States: Freud and the Americans, 1917—1985* (New York: Oxford, 1995), p. 355.

78. 有关这些主要的心理疗法的疗效的一个报告,参阅 American Psychiatric Association, Commission on Psychiatric Therapies, vol. 2: *The Psychosocial Therapies* (Washington, DC: APA, 1984)。

79. Hans J. Eysenck, "The Effects of Psychotherapy: An Evaluation," *Journal of Consulting Psychology*, 16 (1952), pp. 319—324. 对有关心理疗法的正式体系的疗效——与自然康复和安慰疗法相对照——的这种不断增长的怀疑,参阅 Leslie Prioleau 等, "An Analysis of Psychotherapy versus Placebo Studies," *Behavioral and Brain Sciences*, 6 (1983), pp. 275—310。这些著者写道:"在 Eysenck (1952)首次提出心理疗法疗效问题后的三十年间……我们仍然不知道一种单独的、令人信服的证明,它证实对真正的患者来说心理疗法的好处胜过那些安慰剂的。"(p. 284)

80. Wallerstein, *Bull Menninger Clin*. 1991, pp. 423, 425, 430, 433.

81. Bertram S. Brown, "The Life of Psychiatry," *AJP*, 133 (1976), pp.

489—495,引自 p. 492。

82. Kenneth Z. Altshuler, “Whatever Happened to Intensive Psychotherapy?” *AJP*, 147 (1990), pp. 428—430,引自 p. 430。

83. 霍克被直接引用进 Milton Greenblatt and Myron R. Sharaf 的“Poverty and Mental Health: Implications for Training,”收入 Nolan D. C. Lewis and Margaret O. Strahl 编辑, *The Complete Psychiatrist: The Achievements of Paul H. Hoch* (Albany: SUNY Press, 1968), pp. 688—697,引自 p. 688。

84. *Complete Psychiatrist Hoch*, p. 692.

85. 一项 1988—1989 年的民意测验发现,“仅有 2.7%的精神病医师的门诊患者被安排了精神分析”,参阅 Robert A. Dorwart 等, “A National Study of Psychiatrists' Professional Activities,” *AJP*, 149 (1992), pp. 1499—1505,统计见 p. 1503。执业精神分析师的准确百分比仍不清楚,因为许多曾被训练为分析师的精神病医师后来放弃了它。

86. Fritz Redlich and Stephen R. Kellert, “Trends in American Mental Health,” *AJP*, 135 (1978), pp. 22—28,引用 p. 26。

87. Linda Hilles, “Changing Trends in the Application of Psychoanalytic Principles to a Psychiatric Hospital,” *Bulletin of the Menninger Clinic*, 32 (1968), pp. 203—218,统计表 pp. 210—211。不幸的是,门宁格一家看错了时代思潮,从精神分析转向了社会精神病学而非生物精神病学。参阅 Lawrence J. Friedman, Menninger: *The Family and the Clinic* (Lawrence: University Press of Kansas, 1990), pp. 264—265。

88. Turan Itil, “Fritz Flügel,”收入 T. A. Ban and Harms Hippius 编辑, *Psychopharmacology in Perspective* (New York: Springer, n.d. [1992]), pp. 17—19,引自 p. 18。

89. Daniel S. Jaffe 等, “Survey of Psychoanalytic Practice 1976,” *American*

Psychoanalytic Association journal, 26 (1978), pp. 615—631,引自 pp. 619, 620。

90. Jaffe, J. *Am. Pa. Assn.*, 1978, p. 618.

91. Bruce Cohen, "Watch the Clock...," *Psychiatric News*, Feb. 4, 1994, p. 14.

92. Paul Gray, "The Assault on Freud," *Time*, Nov. 29, 1993, pp. 47—50.

93. 关于洛奇的这种哲学,参阅 Sandra G. Boodman, "The Mystery of Chestnut Lodge," *Washington Post Magazine*, Oct. 8, 1989, pp. 18f, esp. pp. 23, 41。

94. 有关奥谢罗夫案的细节,参阅 Gerald L. Klerman, "The Psychiatric Patient's Right to Effective Treatment: Implications of Osheroff v. Chestnut Lodge," *AJP*, 147 (1990), pp. 409—418;亦见 Klerman, "The Osheroff Debate: Finale," *AJP*, 148 (1991), pp. 387—388。

95. 参阅 Robert Pear, "M. D. s Are Making Room for Others among the Ranks of Psychoanalysts," *New York Times*, Aug. 19, 1992, p. C12。1989 年的这个数字是 17%。参阅 James Morris, "Psychoanalytic Training Today," *American Psychoanalytic Association Journal*, 40 (1992), pp. 1185—1210, esp. pp. 1191—1192。

96. Robert Michels, "Psychoanalysis and Psychiatry—The End of the Affair," [New York Academy of Psychoanalysis] *Academy Forum*, 25 (1981),引自 p. 9。

97. Adolf Grünbaum, "Does Psychoanalysis Have a Future? Doubtful," *Harvard Mental Health Letter*, 11 (4) (Oct. 1994), pp. 3—6,引自 p. 4。

98. "Centre Offers Course," *Medical Post*, Oct. 11, 1994, p. 27.

99. Amer. Pa. Assoc., meeting of Dec. 1952, "Scientific Committees: Evaluation of Psychoanalytic Therapy," *American Psychoanalytic*

Association Bulletin, 9 (Apr. 1953), p. 331.委员会主席 Jean G. N. Cushing 正式在 1953 年 5 月的会议上建议,这个委员会的工作应该"暂时终止"。同上。(Oct. 1953), p. 730。

100. Robert P. Knight, "The Present Status of Organized Psychoanalysis in the United States," *American Psychoanalytic Association Journal*, 1 (1953), pp. 197—220,引自 pp. 219—220。

101. Dec. 1954 meeting, "Committee Reports," *Amer. Pa. Assoc. Bull.*, 11 (1) (Apr. 1955), p. 327.

102. Meeting of Apr. 1956. "Central Fact-Gathering Committee," *Amer. Pa. Assoc. Bull.*, 12 (2) (Oct. 1956), pp. 712—713.

103. Dec. 1957 meeting, "Central Fact-Gathering Committee," *Amer. Pa. Assoc. Bull.*, 14 (1) (Apr. 1958), p. 362.

104. David A. Hamburg 等, "Report of Ad Hoc Committee on Central Fact-Gathering Data of the American Psychoanalytic Association," *Amer. Pa. Assoc. Journal*, 15 (1967), pp. 841—861。

105. Eysenck, *Journal of Consulting Psychology*, 1952,参阅 tab. 1, p. 321。"……一组神经症患者的三分之二,在他们疾病发作的约两年内,会康复或有一个显著的改善,而不管他们是否接受过心理疗法的治疗。"(p. 322)

106. William Mayer-Gross, Eliot Slater, and Martin Roth, *Clinical Psychiatry* (London: Cassell, 1954), p. 17.

107. Donald F. Klein, "Anxiety Reconceptualized,"收入 Klein and Judith G. Rabkin 编辑, *Anxiety: New Research and Changing Concepts* (New York: Raven, 1981), pp. 235—263,引自 p. 239。当这些恐慌患者们对丙咪嗪而非氯丙嗪反应时,克莱因对精神分析的怀疑得到进一步加强。

108. Philip R. A. May and A. Hussain Tuma, "The Effect of Psychotherapy

and Stelazine on Length of Hospital Stay...", *JNMD*, 139 (1964), pp. 362—369.从统计上看,只有这种药物疗法在缩短住院时间上有一些重要的作用。这些接受精神分析治疗的患者与未接受治疗的对照组没有差别。这种混合药物疗法不具有统计学上的重要意义。

109. Seymour Fisher and Roger P. Greenberg, *The Scientific Credibility of Freud's Theories and Therapy* (1977) (重印 New York: Columbia U.P., 1985), p. 395.虽然这两位著者对 1977 年以来完成的研究的评价证明更偏向精神分析而非从前的工作,但他们仍然发现,洞察取向的心理疗法的弗洛伊德的基本概念是不完善的:"患者们对他们自己的动机或精神动力的了解,证明在直接促进变化上比弗洛伊德起初设想的价值更为有限。Fisher and Greenberg, *Freud Scientifically Reappraised: Testing the Theories and Therapy* (New York: Wiley, 1996), p. 282.

110. Adolf Grünbaum, *The Foundations of Psychoanalysis: A Philosophical Critique* (Berkeley: University of California Press, 1984); Grünbaum, *Validation in the Clinical Theory of Psychoanalysis: A Study in the Philosophy of Psychoanalysis* (Madison, CT: International Universities Press, 1993).

111. Richard Webster, *Why Freud Was Wrong: Sin, Science and Psychoanalysis* (New York: Basic, 1995).

112. Grünbaum, *Harvard Mental Health Letter* 1994, p. 5.

113. Hans J. Eysenck, *Decline and Fall of the Freudian Empire* (1985) (London: Penguin, 1991), p. 207.

114. Peter D. Kramer, "The New You," *Psychiatric Times*, Mar. 1990, pp. 45—46.

115. Peter D. Kramer, *Listening to Prozac* (New York: Penguin, 1993), pp. XVI及各处。

116. Kessler, *Archives of General Psychiatry* 1994, p. 12.

117. 关于这种争论,参阅 Shorter, *Bedside Manners: The Troubled History of Doctors and Patients* (New York: Simon and Schuster, 1985), chs. 3, 8。

118. 这种有关甲丙氨酯(meprobamate)的叙述,主要依据了贝格尔的回忆。参阅 Frank M. Berger[附一个访谈], "The 'Social-Chemistry' of Pharmacological Discovery: The Miltown Story," *Social Pharmacology*, *2* (1988), pp. 189—204,引用 p. 191;亦见 Berger, "Anxiety and the Discovery of the Tranquilizers,"收入 Frank J. Ayd, Jr., and Barry Black-well 编辑, *Discoveries in Biological Psychiatry* (Baltimore: Ayd Medical Communications, 1984), pp. 115—129。

119. Berger, *Social Pharmacology* 1988, pp. 192—193.

120. 这些细节出自 Ayd, "The Early History of Modern Psychopharmacology," *Neuropsychopharmacology*, 5 (1991), pp. 71—84, esp. pp. 73—74。

121. S. J. Perelman, *The Road to Miltown or, Under the Spreading Atrophy* (New York: Simon and Schuster, 1957).这册幽默的小品文与眠尔通无关。

122. Mickey C. Smith, *Small Comfort: A History of the Minor Tranquilizers* (New York: Praeger Scientific, 1985), tab. 5.1, p. 67.

123. "Ideal' in Tranquility," *Newsweek*, Oct. 29, 1956, p. 63.

124. 下面的叙述基于 Willy Haefely 的"Alleviation of Anxiety: The Benzodiazepine Saga,"收入 M. J. Parnham and J. Bruinvels 编辑, *Psychoand Neuro-Pharmacology*, vol. 1 (Amsterdam: Elsevier, 1983), pp. 270—306, esp. pp. 272—277; Leo H. Sternbach, *The Benzodiazepine Story* (Basel: Eds. Roche, 1980;这是 Sternbach 的一个

修订本，“The Benzodiazepine Story,” *Progress in Drug Research*，22（1978），pp. 229—266；Sternbach's “The Discovery of Librium,” *Agents and Actions*，2（1972），pp. 193—196；也根据来自 Sternbach 的一个私人信件。

125. Irvin M. Cohen，“The Benzodiazepines,” 收入 Ayd，*Discoveries in Biological Psychiatry*，pp. 130—141，引自 p. 130。

126. Haefely，*Psycho- and Neuro-Pharmacology*，p. 274.

127. Lowell O. Randall，“Pharmacology of Methaminodiazepoxide,” *Diseases of the Nervous System*，21（suppl. no. 3）（1960），pp. 7—10，引自 p. 7。

128. 参阅 Joseph M. Tobin 等，“Preliminary Evaluation of Librium（Ro-5-0690）in the Treatment of Anxiety Reactions,” *Diseases of the Nervous System*，21（suppl. no. 3）（1960），pp. 11—19，另外，其他有关甲氨二氮䓬的论文提供给了 1959 年 11 月在加尔维斯敦得克萨斯大学举行的、一个“新近抗抑郁症及其他心理治疗药物研讨会”。亦见 Cohen 的论文，收入 *Discoveries Biological Psychiatry*。Tobin 和 Cohen 分享了将甲氨二氮䓬引入临床的优先权。

129. Sternbach，*Benzodiazepine Story*，p. 43.

130. 关于利眠宁停药引起的副作用，参阅 Leo H. Hollister 等，“Withdrawal Reactions from Chlordiazepoxide（‘Librium’），” *Psychopharmacologia*，2（1961），pp. 63—68。

131. Sternbach，*Benzodiazepine Story*，p. 7.

132. Hugh J. Parry 等，“National Patterns of Psychotherapeutic Drug Use,” *Archives of General Psychiatry*，28（1973），pp. 769—783，tab. 6，p. 775。

133. National Center for Health Statistics，“Office Visits to Psychiatrists：

National Ambulatory Medical Care Survey, United States, 1975—1976," *Vital and Health Statistics*, *Advance Data*, no. 38 (Aug. 25, 1978), tab. 4, p. 4. Shappert, *Vital and Health Statistics*, *Advance Data*, 1993, p. 11, tab. 10. 1980 年的数字是 36.0%。National Center for Health Statistics, H. Koch, "Drug Utilization in Office-Based Practice... . 1980," *Vital and Health Statistics*, ser. 13, no. 65, DHHS pub. no. (PHS) 83—1726 (Public Health Service, Wash-ington, DC: GPO, March 1983), p. 28, tab. 10.

134. Smith, *Small Comfort*, p. 217.

135. NCHS, "Drug Utilization" 1980, p. 15.

136. David Healy, "The History of British Psychopharmacology,"收入 Hugh Freeman and German E. Berrios 编辑, *150 Years of British Psychiatry*, *Volume II*: *The Aftermath* (London: Athlone, 1996), pp. 61—68,引自 p. 74。

137. *DSM-II*, p. 39.

138. Donald F. Klein, "Delineation of Two Drug-Responsive Anxiety Syndromes," *Psychopharmacologia*, 5 (1964), pp. 397—408.

139. *DSM-III*, pp. 230—231.

140. Gerald L. Klerman, "Overview of the Cross-National Collaborative Panic Study," *Archives of General Psychiatry*, 45 (1988), pp. 407—412. 关于厄普约翰和阿普唑仑,参阅 David Healy, *Images of Trauma*: *From Hysteria to Post-Traumatic Stress Disorder* (London: Faber, 1993), pp. 230—231;亦见 Healy, "The Psychopharmacological Era: Notes toward a History," *Journal of Psychopharmacology*, 4 (1990), pp. 152—167, esp. pp. 158—159。Healy 和其他人主张,Ciba-Geigy 创造了一类似的业绩:重新定位它的抗抑郁药氯咪帕明(clomipramine)为一种对强迫障碍

有特效的药物。

141. 参阅在阿普唑仑的怀疑者和支持者之间的争论：Isaac M. Marks 等[这些怀疑者]，“Alprazolam and Exposure Alone and Combined in Panic Disorder with Agoraphobia,” *BJP*, 162 (1993), pp. 776—787；关于这些支持者的回应，参阅 David A. Spiegel 等，“Comment on the London/Toronto Study of Alprazolam and Exposure in Panic Disorder with Agoraphobia,” 同上，pp. 788—789；Marks 等，对这种回应的回应在 pp. 790—794；关于一个更早的争论，参阅 Marks，书信：“The ‘Efficacy’ of Alprazolam in Panic Disorder and Agoraphobia: A Critique of Recent Reports,” *Archives of General Psychiatry*, 46 (1989), pp. 668—670；初期调查者的回答在 pp. 670—672。

142. “The Promise of Prozac,” *Newsweek*, Mar. 26, 1990, p. 39.

143. John H. Gaddum, “Drugs Antagonistic to 5-Hydroxytryptamine,” 收入 G. E. W. Wolstenholme and Margaret P. Cameron 编辑，*Ciba Foundation Symposium on Hypertension* (London: Churchill, 1954), pp. 75—77，引自 p. 77。

144. Merton Sandier and David Healy, “The Place of Chemical Pathology in the Development of Psychopharmacology,” *Journal of Psychopharmacology*, 8 (1994), pp. 124—133，引自 p. 124。

145. 但是，请参阅纽约洛克菲勒医学研究所（Rockefeller Institute for Medical Research）D. W. Woolley and E. Shaw, “A Biochemical and Pharmacological Suggestion about Certain Mental Disorders,” *Proceedings, National Academy of Sciences*, 40 (1954), pp. 228—231，两位作者在文中主张，“5-羟色胺在精神过程中有一个重要的角色要扮演，对它的活动的抑制会引起一种精神障碍（p. 230）”。参阅 Woolley's re-construction of this story，收入他的 *The Biochemical Bases of*

Psychoses, or the Serotonin Hypothesis about Mental Diseases (New York: Wiley, 1962), pp. 189—192。

146. Bernard B. Brodie and Parkhurst A. Shore, "A Concept for a Role of Serotonin and Norepinephrine as Chemical Mediators in the Brain," *Annals of the New York Academy of Sciences*, 66 (1957), pp. 631—642; 关于一些背景,参阅 Robert Kanigel, *Apprentice to Genius: The Making of a Scientific Dynasty* (New York: Macmillan, 1986), pp. 97—101,引自 p. 101。

147. Alec Coppen 等, "Potentiation of the Antidepressive Effect of a Monoamine-Oxidase Inhibitor by Tryptophan," *Lancet*, 1 (Jan. 12, 1963), pp. 79—81。色氨酸是 5-羟色胺的一个前体。第二年,科彭去了西公园医院(West Park Hospital),在那里他度过了余下的职业生涯。

148. 一份记录 David Healy 采访科彭的未注明日期的手抄本, p. 7。我非常感谢 Healy 博士提供一个副本给我。

149. Arvid Carlsson 等, "Effects of Some Antidepressant Drugs on the Depletion of Intraneuronal Brain Catecholamine Stores... ," *European Journal of Pharmacology*, 5 (1969), pp. 367—373。

150. 参阅 Alec Coppen 等, "Zimelidine: A Therapeutic and Pharmacokinetic Study in Depression," *Psychopharmacology*, 63 (1979), pp. 199—202; Arvid Carlsson 等编辑, *Recent Advances in the Treatment of Depression; Proceedings of an International Symposium, Corfu, Greece, April 16—18, 1980* (Copenhagen: Munksgaard, 1981; *Acta Psychiatrica Scandinavica*, suppl. 290, vol. 63 [1981])。关于卡尔松对他的优先权的辩护,参阅他的摘要, "A Historical Note on the Development of Zimelidine, the First Selective Serotonin Reuptake Inhibitor," *European Psychiatry*, 11 suppl. 4 (1996), pp. 235s—236s。

151. 参阅 Steven E. Hyman and Eric J. Nestler, *Molecular Foundations of Psychiatry* (Washington, DC: APA, 1993), p. 127。

152. David T. Wong 等, "A Selective Inhibitor of Serotonin Uptake: Lilly 110140... ," *Life Sciences*, 15 (1974), pp. 471—479。这部"礼来"研发氟西汀的故事,被讲述进药业协会(Pharmaceutical Manufacturers Association)的 *The Discoverers Awards*, 1993 (Washington, DC: PMA, 1993)。亦见 Bryan B. Molloy 等, "The Discovery of Fluoxetine," *Pharmaceutical News*, 1 (June 1994), pp. 6—10。另外的信息可以在对 Joachim F. Wernicke 的采访中获得。他是"礼来"1984 年到 1988 年之间的全职精神病医师。我对一个相当复杂的故事的一些这种细节进行了压缩。

153. Louis Lemberger 等, "The Effect of Nisoxetine (Lilly Compound 94939), a Potential Antidepressant, on Biogenic Uptake in Man," *British Journal of Clinical Pharmacology*, 3 (1976), pp. 215—220。亦见 M. J. Schmidt and J. F. Thornberry, "Norepinephrine-Stimulated Cyclic AMP Accumulation... ," *Archives internationales de pharmacodynamie et de thérapie*, 229 (1977), pp. 42—51。

154. 首字缩写 SSRI 随着 John P. Feighner and William F. Boyer, eds., *Selective Serotonin Re-uptake Inhibitors* (Chichester: Wiley, 1991)的出版而变得流行。

155. Louis Lemberger 等, "Pharmacologic Effects in Man of a Specific Serotonin-Reuptake Inhibitor," *Science*, 199 (1978), pp. 436—437。经由这项研究,"礼来"证实在没有血压副作用的情况下,氟西汀抑制了人的 5-羟色胺再摄取。

156. 首个发表的临床报告是非常负面的,令人惊奇的是"礼来"没有扼杀这种药物。三位患者中没有一人有好的反应,一人发展成一种严重的肌张力障碍。Herbert Y. Meltzer 等，“Extrapyramidal Side Effects and Increased Serum Prolactin Following Fluoxetine, a New Antidepressant,” *Journal of Neural Transmission*, 45 (1979), pp. 165—175。

157. John P. Feighner, “The New Generation of Antidepressants,” *Journal of Clinical Psychiatry*, 44 (1983), pp. 49—55,参阅 tab. 2, p. 51。

158. “Gilding Lilly,” *Barron's*, May 12, 1986, pp. 15, 63.“礼来”的科学家戴维·翁在一次采访中告诉这位作者,尽管存在这种减轻体重的狂热,该公司从来没有失去在抑郁症方面的兴趣。

159. 关于这些实地测试,参阅 William Boyer and John P. Feighner, “An Overview of Fluoxetine, A New Serotonin-Specific Antidepressant,” *Mount Sinai Journal of Medicine*, 56 (1989), pp. 136—140。

160. 1986 年,百忧解在比利时得到批准。

161. James L. Hudson and Harrison G. Pope, Jr., “Affective Spectrum Disorder: Does Antidepressant Response Identify a Family of Disorders with a Common Pathophysiology?” *AJP*, 147 (1990), pp. 552—564,引自 p. 558。

162. 转引自 Colette Dowling, *You Mean I Dont Have to Feel This Way? New Help for Depression*, Anxiety *and Addiction* (1991) (New York: Bantam, 1993), p. 20。

163. Schappert, *Advance Data* 1993, tab. 7, p. 7; 43.1%的看病者是为了情绪障碍; 48.8%是妇女, 34.9 %为男性。

164. “The Personality Pill,” *Time*, Oct. 1, 1993, p. 53.

165. Schappert, *Advance Data* 1993, tab. 14, p. 13.

166. *New York Times*, Dec. 13, 1993, p. 1.

167. “The Culture of Prozac,” *Newsweek*, Feb. 7, 1994, p. 41.

168. "Listening to Eli Lilly," *Wall Street Journal*, Mar. 31, 1994, p. Bl.到1993年,虽然百忧解没有排进前二位(Amoxicillin and Tylenol),但它也位列美国医师所开的头20位品牌药品中。D. A. Woodwell and S. M. Schappert, "National Ambulatory Medical Care Survey: 1993 Summary," *Advance Data from Vital and Health Statistics*, no. 270 (Hyattsville, MD: National Center for Health Statistics, 1995), tab. 21, p. 14.

169. *Newsweek* 1990, p. 41.

170. Healy, *Journal of Psychopharmacology* 1990, p. 159.

171. *Encyclopedia of Associations*, 1996, pp. 1794, 1795.

172. Pierre Deniker, "The Neuroleptics: A Historical Survey," *Acta Psychiatrica Scandinavica*, 82 (suppl. 358) (1990), pp. 83—87,引自p. 87。

173. Association of American Medical Colleges, *AAMC Data Book* (Washington, DC: AAMC, 1995),未标页码,tabs. B13, Fl;关于PGY-1高级住院专科实习期的数据;1327个可以获得的头年职位的这种余额,主要由外国医科毕业生补充。

174. *Lancet* 的一篇社论也问及这个问题。"Molecules and Minds," *Lancet*, 343 (Mar. 19, 1994), pp. 681—682.

175. Mark F. Longhurst, "Angry Patient, Angry Doctor," *Canadian Medical Association Journal*, 123 (1980), pp. 597—598,引自p. 598。

176. Kelly Kelleher 等, "Major Recent Trends in Mental Health in Primary Care,"收入 *Mental Health, United States*, 1994, pp. 149—164,参阅fig. 9.6, "Mean Duration of Physician-Patient Contact, by Specialty, 1989," p. 155。

177. Robert Wood Johnson Foundation, *Special Report: Medical Practice in*

the United States (Princeton: Robert Wood Johnson Foundation, 1981), fig. 2.4, p. 25.

178. Lester Luborsky 等, "Comparative Studies of Psychotherapies: Is it True That 'Everyone Has Won and All Must Have Prizes'?" *Archives of General Psychiatry*, 32 (1975), pp. 995—1008,引自 p. 1004。

179. 这是肖特的主张, *Bedside Manners*。

180. Kenneth S. Bowers, *Hypnosis for the Seriously Curious* (Monterey: Brooks, 1976), p. 152.

译　后　记

弗洛伊德是一位改变了中国人精神世界面貌的奥地利精神分析学家。当我们谈论潜意识、恋母(父)情结、文明对性的压抑时，我们已经在沿着他所指引的方向前进了。法国医史学家和思想家福柯的影响可能不及弗洛伊德。然而，在近几年的中国人文社科学界，福柯刮起了一股强风暴。如果说这个圈子里谁还不知道福柯的"话语权"，他恐怕就要被人笑为落伍了。

弗洛伊德和福柯在各个方面都显得格格不入，然而，他们都研究精神疾病。只不过前者是心理学的，后者是医学史意义上的。他们的伟大在于，从这一主题出发，开掘出富于冲击力的更大的思想主题。可以说，对精神疾病的研究，是他们后来思想的源头活水。弗洛伊德认为，精神疾病是心理冲突的结果；福柯则根本否认其客观存在，认为精神疾病是一种社会建构。福柯最著名的语录之一是："疯狂不是一种自然现象，而是一种文明产物。没有把这种现象说成疯狂并加以迫害的各种文化的历史，就不会有疯狂的历史。"然而，从现代医学和医学史来看，他们的观点或者无法证实，或者根本就是错误的。

大约是在 1999 年，我第一次读到了这部《精神病学史》的日文译本。该译本虽然存在一些问题，但它对我而言，仍是一次最好的精神病学知识启蒙。几年后，当有机会翻译一部著作时，我毫不犹豫地选择了它。几经寒暑，这部译作终于要出版了。流逝的时光和对该书不断深入的理解，都使我更加确信：肖特的这部著作是值得推介给中国读者的。不仅仅是因为他基于医学史的视野，批判了弗洛伊德和福柯的观点，更为重要的是，在精神疾病日益成为社会问题的今天，该书还非常适合于增进一般公众对精神病学的理解。它是对二百多年来在西方出现的现代精神病学史的最接近事实真相的论述。肖特赞同生物精神病学的立场，认为存在独立于性别和阶级习俗的精神疾病实体，充分肯定生物精神病学在精神疾病治疗上的革命性进展；同时，他也非常关注国家的政治传统、文化和商业等因素在塑造精神病学中所扮演的角色。可以说，肖特从各种意识形态的偏见中营救出了精神病学。此外，肖特优秀的写作技巧，让这段富于戏剧性的历史清晰且栩栩如生：它是一部引人入胜的历史著作。《精神病学史》自出版以来，已经被译成多国文字，足见它在国际上受欢迎的程度。

翻译这部著作，远比我们预想的困难。最富挑战性的难题，是如何来译介西方文化和历史中所特有的那些关键性术语——汉语缺乏与之相对应的词汇。我们尝试了让读者在文脉中把握这些术语本身意思的翻译策略。

像处理类似问题的许多古今中外学者一样，我们利用了外来语。以音译的方式进入汉语而形成的外来语，直接弥补了汉语中相应词汇的缺失。如“Hysteria”，我们就使用了“歇斯底里”这个译词。国内学者也有译成“癔病”的，但是，这种译法失去了原来术语的许多内涵。例如，在西方早期历史中，该病症被认为与女子缺乏性生活导致的子宫干燥有关，而“癔病”显然没有这层涵义。

不过，外来语在该译著中的使用也是非常有限的。更多的时候，我们用了在概念上部分对应的译词。原文中的一些术语所表达的概念后来发生了变化，我们就选用能较好表达该术语早期概念的译词来翻译该术语。这样一来，就会强用该汉语译词去表达原术语后来的那些概念，从而让读者在阅读中形成一种语义上的“别扭”，提示读者该译词所翻译的西方术语具有比中文译词更多的含义。例如，“asylum”原来指收容精神病患者、罪犯、流浪汉、孤儿和老弱病残者的地方，但后来该术语的指称发生了变化，成为专门收治精神病患者的地方，即疯人院。我们用“收容院”来翻译“asylum”，实际上是强用它表达了疯人院的概念。我们希望这样的处理，能提示读者在西方历史上这类机构的演进关系。如果随文译成“收容院”和“疯人院”，反而会误导读者把它们看成两样事物。另外一个需要特别提及的术语是“neurosis”，我们把它译成了“神经症”，而非“神经官能症”或“神经机能症”。因为在该术语的早期历史上，它指称的正是一种假想的器质性神经病变，但后来在医学中因为不能发现确凿的器质性病变证据，才把它解释为官能或机能性的。

对于这样一部部头不算小的译著来说，合作是非常必要的。笔者翻译本书的第一至第三章，李亚明翻译第四和第五章，胡颖翀翻译第六至第八章，最后由笔者统一修改了译文。胡颖翀还为全书编辑了人名、机构和医学术语表，方便了翻译工作。胡颖翀和李亚明当时是笔者所在的中国科学院自然科学史研究所的研究生，现在，他们已经毕业，踏上了自己的学术旅程。我相信，我们都从合作中相互学习到了很多东西。

在本书的翻译过程中，笔者得到了许多朋友的帮助。这里要特别感谢上海科技教育出版社的潘涛先生、侯慧菊女士、姚宁先生和章静女士。他们在组织该书的翻译出版过程中花费了大量心血，付出了极大的耐心。正是他们的支持与坚持，促使我们完成了这项困难重重的工作。

韩健平

2008 年 8 月 25 日

图书在版编目(CIP)数据

精神病学史：从收容院到百忧解/(美)爱德华·肖特(Edward Shorter)著；韩健平，胡颖翀，李亚明. —上海：上海科技教育出版社，2017.7
(世纪人文系列丛书.开放人文)
ISBN 978-7-5428-5865-8

Ⅰ.①精… Ⅱ.①爱… ②韩…③胡…④李… Ⅲ.①精神病学—医学史 Ⅳ.①R74-09

中国版本图书馆 CIP 数据核字(2017)第 055597 号

责任编辑 姚 宁 潘 涛 王乔琦
装帧设计 陆智昌 朱赢椿 汤世梁

精神病学史——从收容院到百忧解
[美]爱德华·肖特 著
韩健平 胡颖翀 李亚明 译

出　　版 世纪出版集团 上海科技教育出版社
(200235 上海冠生园路 393 号 www.ewen.co)
发　　行 上海世纪出版集团发行中心
印　　刷 上海商务联西印刷有限公司
开　　本 635×965 mm 1/16
印　　张 38.75
插　　页 4
字　　数 518 000
版　　次 2017 年 7 月第 1 版
印　　次 2017 年 7 月第 1 次印刷
ISBN 978-7-5428-5865-8/N·1004
图　　字 09-2017-307
定　　价 88.00 元

A History of Psychiatry：
From the Era of the Asylum to the Age of Prozac
by
Edward Shorter